皮肤病临床思维与实践

主编　王雅冬　张　岩　张志彪　李志刚

李牛勇　陈立明　黄　慧

黑龙江科学技术出版社
HEILONGJIANG SCIENCE AND TECHNOLOGY PRESS

图书在版编目（CIP）数据

皮肤病临床思维与实践 / 王雅冬等主编. -- 哈尔滨：
黑龙江科学技术出版社，2024.7. -- ISBN 978-7-5719
-2481-2

Ⅰ．R751

中国国家版本馆CIP数据核字第2024TC6031号

皮肤病临床思维与实践

PIFUBING LINCHUANG SHIWEI YU SHIJIAN

主　　编	王雅冬　张　岩　张志彪　李志刚　李牛勇　陈立明　黄　慧
责任编辑	包金丹
封面设计	宗　宁
出　　版	黑龙江科学技术出版社
	地址：哈尔滨市南岗区公安街70-2号　邮编：150007
	电话：（0451）53642106　传真：（0451）53642143
	网址：www.lkcbs.cn
发　　行	全国新华书店
印　　刷	黑龙江龙江传媒有限责任公司
开　　本	787 mm×1092 mm　1/16
印　　张	21.5
字　　数	541千字
版　　次	2024年7月第1版
印　　次	2024年7月第1次印刷
书　　号	ISBN 978-7-5719-2481-2
定　　价	198.00元

编委会

主　编

王雅冬　张　岩　张志彪　李志刚

李牛勇　陈立明　黄　慧

副主编

杨　竞　易清玲　柴永丽　韩绍华

宋　延　邱莉莉

编　委（按姓氏笔画排序）

王雅冬（青岛市黄岛区中心医院）

李牛勇（山东省郓城县人民医院）

李志刚（临邑县第二人民医院）

杨　竞（佛山市妇幼保健院）

邱莉莉（枣庄市皮肤病性病防治院）

宋　延（泗水县人民医院）

张　岩（济宁市皮肤病防治院）

张志彪（金乡宏大医院）

陈立明（珠海市第三人民医院）

易清玲（绵阳市中心医院）

柴永丽（国家应急医学研究中心应急总医院）

黄　慧（郑州大学第五附属医院）

韩绍华（济宁市兖州区人民医院）

前言

FOREWORD

近年来,随着我国综合国力的增强与科学技术的发展,特别是进入 21 世纪后,国民的生活水平有了很大提高,人们对生活的追求不再仅限于一日三餐的温饱,而是越来越注重生活质量,关注健康长寿,这给医学科学的发展带来了前所未有的契机。此契机体现在皮肤病的治疗方面,表现为随着医学免疫学、免疫病理学、细胞生物学及一些分子生物学新技术的发展,新发现的皮肤病种不断增多。此外,一些新的检测技术的问世,使不少皮肤病的诊断水平有了提高,新的药物及各种新的治疗技术也有了不少进展。目前,伴随着人民生活节奏的加快、饮食结构的变化及气候与环境的改变,皮肤病的发病有所增加,同时人们也越来越重视自己的外在形象,对美容相关疾病的治疗提出了更高的要求。在此形势下,我们邀请多位具有丰富临床诊治经验的专家编写了《皮肤病临床思维与实践》一书。

本书在结合中西方最新临床研究成果及临床医师们多年的疾病诊疗经验的基础上,系统地阐述了常见皮肤病的西医和中医治疗,详细地介绍了皮肤病的病因、发病机制与病理、临床表现、诊断与鉴别诊断及各种治疗方法。本书在编写模式上力求系统全面,实现了临床诊疗与基础学科相对应,体现出皮肤病学科发展的特色。本书因其翔实的皮肤病学理论与知识,可作为皮肤病学科专业医师的参考资料,也可用于在校研究生和专科医师继续教育的学习用书。

由于医学知识更新较快,且编者们临床经验有限,编写时间较为仓促,编写风格不尽相同,书中存在的不足之处,望广大读者不吝指正。

《皮肤病临床思维与实践》编委会

2024 年 4 月

目录
CONTENTS

第一章
皮肤的结构与功能

第一节 皮肤表面

皮肤被覆于体表，与外界环境直接接触。皮肤与口腔、鼻、尿道口、阴道口、肛门等体内管腔表面的黏膜移行连接，构成闭合系统，维持人体内环境稳定。皮肤表面并不完全平滑，其上纵横着大量的沟纹网络。这些深浅不一的沟纹被称为皮沟，皮沟之间的细长隆起称为皮嵴。较深的皮沟将皮肤表面划分成菱形或多角形微小区域，称为皮野。外泌汗腺开口于皮嵴上，表现为小的凹点。皮沟走向依体表部位而异，称为皮纹图案。指（趾）末节屈侧的皮沟、皮嵴平行排列并构成特殊的涡纹状图样，称为指（趾）纹，其图案由遗传因素决定，个体间存在差异。有些皮肤病的皮疹具有特征性的线条分布倾向，典型的如表皮痣，这些虚拟的按一定规律排布的线条被称为斑氏线（图 1-1），斑氏线被认为与胚胎发育过程中细胞克隆分化的伸展方向有关。

图 1-1 斑氏线

皮肤是人体最大的器官，其重量约占人体体重的 16%；成人皮肤平均总面积约为 1.5 m²，新

1

生儿约为 0.21 m²。由外及内,皮肤由表皮、真皮和皮下组织(也称皮下脂肪层)3 层构成。如不包括皮下组织,皮肤的厚度为 0.5~4.0 mm。皮肤厚度在不同个体、年龄和部位可有一定差异。眼睑、外阴、乳房的皮肤最薄,厚度约为 0.5 mm;掌跖部位皮肤最厚,可达 3~4 mm。表皮厚度平均约为 0.1 mm,但掌跖部位的表皮可达 0.8~1.4 mm。真皮的厚度一般在 1~2 mm,不同部位差异也很大,眼睑处较薄,约为 0.6 mm;背部和掌跖部位较厚,可达 3 mm 以上。皮下脂肪组织在腹部和臀部较厚;在鼻部和胸骨外皮肤处很薄。此外,皮肤含有丰富的血管、淋巴管、神经、肌肉以及各种皮肤附属器如毛发、皮脂腺、汗腺和甲等。

掌跖、指趾屈面及其末节伸面、唇红、乳头、龟头、包皮内侧、小阴唇、大阴唇内侧、阴蒂等部位皮肤没有毛发,称为无毛皮肤;其他部位皮肤均有长短不一的毛发,称为有毛皮肤。除口唇、外阴、肛门等皮肤-黏膜交界处皮肤,还可将皮肤大致分为有毛的薄皮肤和无毛的厚皮肤两种类型。前者被覆身体大部分区域;后者分布于掌跖和指(趾)屈侧面,具有较厚的摩擦嵴,能耐受较强的机械性摩擦。

人体皮肤的颜色从黑褐色至粉白色不等。有 4 种生物色素影响皮肤颜色,即褐色的黑素、红色的氧合血红蛋白、蓝色的还原血红蛋白和黄色的胡萝卜素及胆色素。皮肤颜色也受皮肤粗糙程度、水合程度等因素的影响,但决定皮肤颜色的主要因素是由黑素细胞合成的黑素。

(张　岩)

第二节　表　皮

表皮属于复层鳞状上皮,主要由两大类细胞构成,即角质形成细胞和树突状细胞,后者包括黑素细胞、朗格汉斯细胞和梅克尔细胞。角质形成细胞具有细胞间桥及丰富的胞质,用苏木精-伊红染色(简称 HE 染色)即可着色;树突状细胞需要特殊染色或组织化学方法,甚至电镜下才能被识别。此外,表皮内还有极少数的淋巴细胞,表皮借基底膜带与真皮相连接。

一、角质形成细胞

角质形成细胞由外胚层分化而来,是表皮的主要细胞成分,占表皮细胞总数的 80% 以上。角质形成细胞在分化过程中可产生角蛋白。角蛋白是一组中间丝蛋白,分布于所有上皮细胞(包括角质形成细胞),作为细胞骨架维系着细胞的结构。角蛋白分为 Ⅰ 型(酸性)和 Ⅱ 型(中性或碱性),两型角蛋白配对结合。细胞类型、组织类型、发育和分化阶段及疾病状态等因素决定哪种角蛋白被表达。根据角质形成细胞的分化阶段和特点可将表皮分为 4 层,由深至浅分别为基底层、棘层、颗粒层和角质层。在掌跖处,颗粒层与角质层之间还可见透明层。

(一)基底层

基底层位于表皮底层,由一层圆柱状细胞构成,其中包括表皮干细胞。基底层细胞排列整齐,呈栅栏状,细胞长轴与表皮-真皮交界线垂直。基底层的细胞胞质呈嗜碱性,胞核卵圆形,核仁明显,核分裂象较常见。电镜下可见胞质内有许多走向规则的张力细丝,直径约 5 nm,常与表皮垂直。基底层角质形成细胞表达角蛋白 K5/K14。基底层细胞底部借半桥粒与基底膜带相附着,借助桥粒形成细胞-细胞间的连接,借助缝隙连接形成细胞间的信息联系。

基底细胞内含有黑素,其含量与皮肤的颜色相一致。白皮肤的人基底细胞内仅含少量黑素颗粒;而晒黑或黑皮肤的人,其基底细胞内有大量黑素颗粒。通常黑素颗粒主要位于基底细胞核的上方,聚集或呈帽状排列;当数量较多时,可散布于胞质中。

角质形成细胞从基底层细胞开始分裂、分化成熟并最终从角质层脱落是一个精密调控的过程。正常情况下约30%的基底层细胞处于核分裂期,新生的角质形成细胞有序地逐渐向上移动,由基底层移行至颗粒层约需14天,再移行至角质层表面并脱落又需14天,共约28天,称为表皮通过时间或更替时间。

(二)棘层

棘层位于基底层上方,由4~8层多角形的角质形成细胞构成,因在组织切片中细胞呈棘刺样形态而命名。光镜下的"棘刺"富含桥粒结构,构成细胞间连接并可抵御机械损伤。由下至上,细胞轮廓由多角形渐趋向扁平状。棘层上部细胞胞质中散在分布直径为100~300 nm的包膜颗粒,称角质小体或 Odland 小体。角质小体是分泌型细胞器,能将脂质前体输送到角质细胞间隙。电镜下可见胞质内有许多张力细丝聚集成束,并附着于桥粒上。棘层角质形成细胞表达角蛋白 K1/K10。

(三)颗粒层

颗粒层因富含深嗜碱性的透明角质颗粒而命名,可产生许多皮肤屏障相关蛋白。在角质层薄的部位颗粒层由1~3层梭形或扁平细胞构成,而在掌跖等部位颗粒层细胞可多达10余层,细胞长轴与皮面平行。透明角质颗粒中的主要成分包括前丝聚蛋白、角蛋白和兜甲蛋白。颗粒层细胞最后通过程序性的自毁过程分化为无生命的角质细胞。在该过程中,几乎所有细胞结构均被破坏。

(四)角质层

角质层位于表皮最上层,由5~20层已经死亡的扁平细胞构成,在掌跖部位可厚达40~50层。该层主要是由富含蛋白成分的角化细胞和将其包绕的细胞外脂质构成。角质层是皮肤抵御机械损伤、防止机体水分丢失和环境中可溶性物质透过皮肤的主要功能层。该层细胞无正常结构,细胞内不再有细胞核,胞质内结构(黑素、线粒体、内质网、高尔基复合体)通常已消失。角质层上部细胞间桥粒消失或形成残体,故易于脱落。

在掌跖部位,颗粒层与角质层之间还可见一透明带,也称透明层,因在光镜下细胞界限不清,HE 染色阳性,胞质呈均质状并有强折光性而命名,由2~3层较扁平的细胞构成。

二、树突状细胞

(一)黑素细胞

黑素细胞起源于外胚层的神经嵴,位于表皮基底细胞层和毛囊。黑素细胞约占基底层细胞总数的10%,每平方厘米皮肤内有1 000~1 500个黑素细胞。人体日光暴露部位(如面部)、生理性色素较深的部位(如外生殖器)黑素细胞相对较多。HE 染色切片中黑素细胞胞质透明、胞核较小,也称透明细胞;银染色及多巴染色显示细胞有较多树枝状突起。黑素细胞高尔基体内含有不同阶段的黑素体。黑素体内含酪氨酸酶,以酪氨酸为原料合成黑素。成熟的黑素体被组装并运输到周围的基底层和基底层上方角质形成细胞内。一个黑素细胞可通过其树枝状突起向周围10~36个角质形成细胞提供黑素,形成1个表皮黑素单元。在基底细胞,黑素体集聚在胞质中细胞核的上方,形成一个黑素帽,保护细胞 DNA 免受紫外线损伤。人体肤色的种族差异是由黑素体的数量和大小决定的,不同种族人群黑素细胞数量和分布无明显差异。

(二)朗格汉斯细胞

皮肤朗格汉斯细胞是起源于骨髓的树突状细胞,位于表皮层,主要分布在基底层上方和表皮中部。表皮内的朗格汉斯细胞无桥粒,可以游走,数量占表皮细胞总数的3%～5%;密度因部位、年龄和性别而异,一般面颈部较多而掌跖部较少。朗格汉斯细胞可以识别、摄取、加工并提呈抗原给T淋巴细胞。

HE染色切片下的朗格汉斯细胞也像黑素细胞一样胞质透明,胞核较小并呈分叶状。朗格汉斯细胞多巴染色阴性,氯化金染色及ATP酶染色阳性。电镜下细胞核呈扭曲状,胞质着色淡、线粒体、高尔基复合体、内质网丰富,并有溶酶体,无张力细丝、桥粒和黑素体,内有特征性的Birbeck颗粒,后者多位于胞核凹陷附近,长为150～300 nm,宽约40 nm,其上有约6 nm的周期性横纹,有时可见颗粒一端出现球形泡而呈现网球拍样外观。目前认为Birbeck颗粒来源于高尔基复合体或细胞膜结构,能携带抗原。

朗格汉斯细胞有多种表面标记,包括IgG和IgE的FcR、C3b受体、MHCⅡ类抗原(HLA-DR、HLA-DP、HLA-DQ)及CD4、CD45、S-100等抗原。人类朗格汉斯细胞是正常皮肤内唯一的CD1a阳性细胞。

(三)梅克尔细胞

梅克尔细胞是位于表皮基底层内的触觉感觉细胞,多见于掌跖、口腔与生殖器黏膜、甲床及毛囊漏斗部,细胞有短指状突起,借助桥粒与周围的角质形成细胞连接,常固定于基底膜,不随角质形成细胞向上迁移。该细胞特异表达角蛋白K20,胞质中含许多直径为80～100 nm的神经内分泌颗粒,胞核呈圆形,常有深凹陷或呈分叶状。梅克尔细胞在感觉敏锐部位(如指尖和鼻尖)密度较大,这些部位的神经纤维在临近表皮时失去髓鞘,扁盘状的轴突末端与梅克尔细胞基底面形成接触,构成梅克尔细胞-轴突复合体,可能具有非神经末梢介导的感觉作用。

三、角质形成细胞间、基底细胞与真皮间的连接

(一)桥粒

表皮角质形成细胞之间主要通过桥粒连接,其他连接方式还有黏附连接、空隙连接和紧密连接。桥粒是角质形成细胞间连接的主要结构,由相邻细胞的局部细胞膜呈卵圆形致密增厚而形成。电镜下桥粒呈盘状,为成对的纽扣样结构,直径为0.2～0.5 μm,厚为30～60 nm,其中央有20～30 nm宽的电子透明间隙,内含低密度张力细丝;间隙中央电子密度较高的致密层称中央层;中央层的中间还可见一条更深染的间线,为高度嗜锇层。构成桥粒的相邻细胞膜内侧各有一增厚的盘状附着板,长为0.2～0.3 μm,厚约30 nm。许多直径10 nm左右的张力细丝呈祥状附于附着板上,又折回到胞质内。另外,还有较细的丝(跨膜细丝)起于附着板的内部,伸到细胞间隙,与中央致密层的细丝交错相连。

构成桥粒的主要蛋白:①跨膜蛋白主要由桥粒芯糖蛋白和桥粒芯胶蛋白构成,它们形成桥粒的电子透明细胞间隙和细胞间接触层;②胞质内的桥粒斑蛋白是盘状附着板的组成部分,主要由桥粒斑蛋白和桥粒斑珠蛋白构成。

桥粒本身具有很强的抗牵张力,而相邻细胞间由张力细丝构成的连续结构网更加固了细胞间的连接。分化过程中,角质形成细胞间的桥粒可以分离,也可重新形成。桥粒结构的破坏可引起角质形成细胞相互分离,形成表皮内的水疱或大疱。

（二）半桥粒

半桥粒是基底层细胞与下方基底膜带之间的主要连接结构，系由基底层角质形成细胞真皮侧胞膜的不规则突起与基底膜带相互嵌合，形成类似于半个桥粒的结构，但其构成蛋白与桥粒有很大不同。电镜下半桥粒内侧部分为高密度附着斑，基底层细胞的角蛋白张力细丝附着于其上；胞膜外侧部分为亚基底致密斑。两侧致密斑与中央胞膜构成夹心饼样结构。致密斑中含大疱性类天疱疮抗原1（BPAG1）、大疱性类天疱疮抗原2（BPAG2）、整合素等蛋白。

（三）基底膜带

基底膜带位于表皮与真皮之间。光镜下，过碘酸希夫（PAS）染色为一条0.5～1.0 μm的紫红色均质带，银浸染法可染成黑色。皮肤附属器与真皮之间、血管周围也存在基底膜带。电镜下基底膜带由胞膜层、透明层、致密层和致密下层4层结构组成。

1.胞膜层

胞膜层主要由基底层角质形成细胞真皮侧的胞质膜所构成，厚约8 nm，半桥粒横跨其间；半桥粒细胞侧借助附着斑与胞质内张力细丝相连接，另一侧借助多种跨膜蛋白（如BPAG2、整合素α6β4等）与透明层黏附，在基底膜带中形成"铆钉"样的连接。

2.透明层

透明层位于半桥粒及基底层细胞底部细胞膜之下，厚为35～40 nm，因电子密度低而显得透明。主要成分是板层素及其异构体组成的细胞外基质和锚丝，锚丝可穿过透明层达致密层，具有连接和固定作用。

3.致密层

致密层为带状结构，厚为35～45 nm，主要成分为Ⅳ型胶原和少量板层素。Ⅳ型胶原分子间交联形成高度稳定的连续三维网格，是基底膜带的重要支撑结构。

4.致密下层

致密下层也称网板，与真皮之间互相移行，无明显界限，主要成分为Ⅶ型胶原。致密下层中有锚原纤维穿行，与锚斑结合，将致密层和下方真皮连接起来，维持表皮与下方结缔组织之间的连接。

基底膜带的4层结构除保证真皮与表皮紧密连接外，还具有渗透和屏障作用。表皮内没有血管，血液中的营养物质通过基底膜带渗透进入表皮；而表皮的细胞产物又可通过基底膜带进入真皮。基底膜带可看成是一个多孔的半渗透性滤器，一般情况下，基底膜带限制分子量＞40 000的大分子通过，但当其发生损伤时，炎症细胞及其他大分子物质也可通过基底膜带进入表皮。基底膜带结构的异常可导致真皮与表皮分离，形成表皮下水疱或大疱。如营养不良型大疱性表皮松解症就是由于Ⅶ型胶原蛋白基因突变而造成表皮下大疱形成。

（张　岩）

第三节　真　皮

真皮由中胚层发育而来，主要由结缔组织构成，含有神经、血管、淋巴管、肌肉以及皮肤附属器。真皮的厚度是表皮的15～40倍。真皮结缔组织由胶原纤维与弹性纤维、基质以及众多细胞成分组成。胶原纤维和弹性纤维互相交织埋于基质内。胶原纤维、弹性纤维和基质都由成纤维细胞产生。网状纤维仅是幼稚的胶原纤维,并非独立的成分。

真皮由浅至深可分为乳头层和网织层。乳头层为凸向表皮底部的隆起,它与表皮突犬牙交错、呈波纹状彼此相连,含有丰富的血管和感觉神经末梢,胶原纤维较为纤细。网织层胶原纤维粗大、数量多,有较大的血管、淋巴管、神经穿行。

一、胶原纤维

成纤维细胞的粗面内质网合成胶原原纤维,经糖蛋白集聚后形成胶原纤维,占真皮干重的70%。胶原纤维肉眼下是白色的,HE 染色呈浅红色,其直径为 $2\sim15\ \mu m$。Ⅰ型胶原占真皮胶原纤维的80%左右。真皮乳头层、表皮附属器和血管附近的胶原纤维细小且无一定走向,其他部位的胶原纤维均结合成束;真皮中的胶原束随由上至下逐渐增粗,中下部胶原束的方向几乎与皮面平行,并互相交织在一起,在一个水平面上向各种方向延伸。因此,在组织切片中,可以同时看到胶原束的纵切面和横切面。胶原纤维的伸展性较差,但很坚韧,对平行拉力抵抗力很强。

二、网状纤维

网状纤维在胚胎时期出现最早,是新生的纤细的胶原纤维。HE 染色难以显示,但因其具有嗜银性,可用硝酸银溶液浸染加以显示呈黑色,故又称嗜银纤维。其直径仅为 $0.2\sim1.0\ \mu m$,主要成分为Ⅲ型胶原。在正常成人皮肤中含量较稀少,主要分布在表皮下、汗腺、皮脂腺、毛囊和毛细血管周围。在创伤愈合、成纤维细胞增生活跃或有新胶原形成的病变中,网状纤维大量增生。

三、弹力纤维

弹力纤维与胶原纤维一样坚韧,但非常富有弹性,主要分布在头皮区、面部的真皮层和类如血管与肌腱等伸展性好的组织。HE 染色不易辨认,醛品红染色呈紫色。其直径为 $1\sim3\ \mu m$,呈波浪状。弹性纤维在真皮下部最粗,缠绕在胶原纤维束之间,其排列方向和胶原束相同,与表皮平行。在表皮下的乳头体中,细小的弹性纤维几乎呈垂直方向上升至表皮下,终止于表真皮交界处的下方。

四、基质

基质为无定形物质,主要成分为蛋白多糖、糖蛋白和葡萄糖胺聚糖,充满于真皮胶原纤维和细胞之间。蛋白多糖和葡萄糖胺聚糖复合物具有很强的吸水性,能结合相当于自身体积数百倍至一千倍的水分子,在调节结合水、真皮可塑性方面发挥重要作用。基质参与细胞成分和纤维成分的连接,影响细胞的增殖分化、组织修复和结构重建。

五、细胞

真皮中的常驻细胞主要有 3 种:成纤维细胞、巨噬细胞和肥大细胞。它们主要分布在真皮乳头层、乳头层下的血管周围和胶原纤维束之间。成纤维细胞来源于中胚层,能合成、降解纤维和基质蛋白,以及合成多种其他蛋白成分,在真皮网络构建和表真皮的联系中发挥重要作用。巨噬细胞来源于骨髓,分化为循环中的单核细胞,然后移行到真皮分化为巨噬细胞,有吞噬、呈递抗原、杀菌、杀伤肿瘤细胞等作用。肥大细胞能合成和释放炎症介质,如组胺、肝素、胰蛋白酶等,参与Ⅰ型变态反应。此外,真皮中还含有少量真皮树突状细胞、朗格汉斯细胞、淋巴细胞等。

(张志彪)

第四节　皮下组织与皮肤附属器

一、皮下组织

皮下组织又称皮下脂肪层,位于真皮下方,向下与肌膜相连。皮下组织由疏松结缔组织及脂肪小叶构成,结缔组织包裹脂肪小叶,形成小叶间隔。皮下组织中含有血管、淋巴管、神经、外泌汗腺和顶泌汗腺等。其厚度随部位、性别、营养状况而异,在臀部和腹部较厚,而鼻部及胸骨部较薄。皮下组织具有提供皮肤弹力,参与脂肪代谢、糖代谢、贮存能量及内分泌等功能。皮下组织是激素转换的重要部位,如雄烯二酮在皮下组织中通过芳香化酶转化为雌酮;具有广泛生物学效应的瘦素在脂肪细胞中生成,作用于下丘脑代谢调节中枢,增加能量消耗、抑制食欲及脂肪合成,从而发挥调节体重的作用。

二、皮肤附属器

皮肤附属器包括汗腺、皮脂腺、毛发和甲,均由外胚层分化而来。

(一)汗腺

根据结构和功能不同,人体汗腺通常被分为外泌汗腺和顶泌汗腺。

1.外泌汗腺

外泌小汗腺也称小汗腺,为单曲管状腺(图 1-2),由分泌部和导管构成。分泌部位于真皮深层和皮下组织,由单层细胞构成,呈管状排列并盘绕呈球形;导管由两层小立方形细胞构成,穿过真皮,直接开口于汗孔。外泌汗腺的分泌细胞有明细胞和暗细胞两种,前者可以启动汗液生成,后者可以主动吸收钠离子,使等渗的汗液在到达皮肤表面时变成低渗液体。汗腺周围有一层肌上皮细胞,其收缩有助于汗腺将汗液排入汗管,肌上皮细胞周围有基底膜围绕。汗液和血浆具有相似的电解质成分,只不过电解质浓度较低。在炎热环境下外泌汗腺会产生大量低渗性汗液,这种适应性反应使人体在最大限度降温的同时能保留钠。

人体外泌汗腺数量有 160 万~400 万个,几乎分布于整个人体表面,在手掌、前额、足底和腋窝尤为丰富,但唇红、甲床、包皮内侧、龟头、小阴唇及阴蒂等处无汗腺。外泌汗腺主要功能是调节体温,手掌、足底部位的汗腺还有提高触觉敏感度以及增加黏附性的作用。

发汗由胆碱能神经支配,受多种因素影响,其中热是主要的刺激因素,精神压力也可以引起出汗增加。

2.顶泌汗腺

顶泌汗腺也称大汗腺,由分泌部和导管组成(图 1-2),主要分布在腋窝、乳晕、脐周、会阴部,偶见于面部、头皮和躯干。外耳道的耵聍腺、眼睑的睫腺和乳晕的乳轮腺也属于顶泌汗腺。分泌部位于皮下脂肪层,腺体为一层扁平、立方或柱状分泌细胞,其外有肌上皮细胞和基底膜带;导管的结构与外泌汗腺导管相似,但其直径约为外泌汗腺的 10 倍,开口于毛囊的漏斗部,偶尔直接开口于皮肤表面。顶泌汗腺的分泌主要受性激素支配,进入青春期后发育加速。顶泌汗腺也受交感神经系统支配,但神经介质为去甲肾上腺素。其分泌物无色无味,寄居于皮肤的菌群能够分解大汗腺液中的糖蛋白和脂肪,产生气味。目前人类大汗腺功能尚不明确。

(二)皮脂腺

皮脂腺产生皮脂,分泌到皮肤表面与水分(如顶泌汗腺分泌的汗液)混合乳化形成皮肤表面的皮脂膜。皮脂腺广泛分布于掌跖和指趾屈侧以外的全身皮肤。头面部及胸背上部等处因皮脂腺较多,称为皮脂溢出部位,腺体数量可达 $400\sim900/cm^2$。皮脂腺属于泡状腺体,由腺泡和较短的导管构成(图 1-2)。腺泡无腺腔,外层为扁平或者立方形细胞,周围有基底膜带和结缔组织包裹。皮脂腺为全浆分泌腺,即腺体细胞破裂后细胞内成分全部经导管排出。导管由复层鳞状上皮构成,开口于毛囊上部,位于立毛肌和毛囊的夹角之间,立毛肌收缩可促进皮脂排泄。在颊黏膜、唇红部、妇女乳晕、大小阴唇、眼睑、包皮内侧等无毛皮肤区域,腺导管直接开口于皮肤表面。皮脂腺分泌皮脂量在婴幼儿期较多,少儿期较少;青春期后分泌量显著增加,但到中年后又逐渐减少。

图 1-2　汗腺、皮脂腺模式

(三)毛发与毛囊

毛发是由同心圆状排列的、角化的角质形成细胞构成。在有毛皮肤,不同部位毛发的长度、直径及颜色有所不同。头发、胡须、阴毛及腋毛称为长毛;眉毛、鼻毛、睫毛、外耳道毛称为短毛;面、颈、躯干及四肢的毛发短而细软、色淡,称为毫毛或毳毛;胎儿体表白色柔软而纤细的毛发为胎毛,于出生前脱落。毛发位于体表可见的部分为毛干,位于皮肤以内的部分为毛根。毛干由内向外(纵切面)依次为髓质、皮质和毛小皮。髓质是毛发的中心部分,毛发末端通常无髓质;皮质是毛发的主要构成部分,与毛发的物理、机械特征密切相关;在有色毛发中,黑素颗粒存在于皮质层细胞内;毛小皮为一层扁平而且重叠的角化细胞,包裹毛干的表皮部分直到体外的末端,保护皮质免受外界理化伤害。

毛囊位于真皮和皮下组织中,是毛发生长所必需的结构(图 1-3)。不同部位毛囊的大小形状不同,但基本结构大致相同。皮脂腺开口于毛囊,自皮脂腺开口以上部分称为漏斗部;皮脂腺开口以下至立毛肌附着处之间部分,称为毛囊峡部;毛囊末端膨大部分呈球状,称为毛球。毛囊从内到外分 3 层,依次为内毛根鞘(IRS)、外毛根鞘(ORS)和结缔组织鞘,前两者起源于表皮,后者起源于真皮。

1.内毛根鞘

内毛根鞘包括 3 层:Henle 层、Huxley 层和鞘小皮层。其中鞘小皮层与毛干的毛小皮层直接相连,通过鞘小皮层将毛干固定于毛囊上。鞘小皮层细胞合成的角蛋白和毛透明蛋白,加强IRS对毛干的支持作用,同时影响并引导毛发向上生长。

图 1-3　**毛发结构模式**

2.外毛根鞘

外毛根鞘相当于表皮基底层和棘层延续而来,包含黑素细胞、朗格汉斯细胞和梅克尔细胞。外毛根鞘在立毛肌附着点和皮脂腺导管之间形成隆突区,目前认为隆突区存在毛囊干细胞。

3.结缔组织鞘

结缔组织鞘包裹于外毛根鞘外面,分为内层、中层和外层 3 层。内层为一透明玻璃样薄膜,中层由显微组织构成,外层由疏松的胶原纤维和弹性纤维组成,与周围的结缔组织无明显界限。

毛球是毛发活跃生长的部分,其中央是真皮毛乳头。半球状包绕真皮毛乳头的角质形成细胞称为毛发基质,是毛发和内毛细胞根鞘生长和向上延伸的起点,黑素细胞也寄居于此,为毛发提供色素。毛球的最外层是外毛根鞘。

毛囊生长呈周期性,包括生长期、退行期和休止期。在生长期,毛球形成并包围毛囊真皮乳头,新的毛干形成并长出皮肤表面,此期可持续数年。毛发的长短和毛囊生长期密切相关,例如头皮的毛囊生长期为 2～8 年,80% 左右处于生长期;而眉毛的毛囊生长期仅 2～3 个月,因此眉毛相对于头发来说短很多。生长期结束后毛囊就进入退行期,退行期大部分毛囊角质形成细胞进入凋亡状态,部分黑素细胞也发生凋亡,黑素合成停止。毛囊真皮乳头收缩,向上移动至隆突区。如果毛囊真皮乳头不能在退行期到达隆突区,毛囊将停止周期性生长,头发也将脱落。进入休止期后,毛干形成杆状发并最终从毛囊脱落,毛囊真皮乳头处于静息状态。大多数人每天可脱落 50～150 根头发。头皮毛囊进入休止期 2～3 个月后会再次进入生长期。

毛发生长受雄激素、雌激素、甲状腺素、糖皮质激素等因素影响,其中效果最明显的是雄激素。睾酮以及其活性代谢物二氢睾酮通过作用于毛囊真皮乳头的雄激素受体发挥调节毛发生长的作用。

(四)甲

甲是人体最大的皮肤附属器,覆盖在指、趾末端伸侧面。甲的主要功能包括保护指(趾)尖,提高感觉辨别能力,辅助手指完成精细动作,搔抓以及美学功能。

甲主要由甲母质、甲床、甲板和甲廓等部分构成。甲的外露部分称为甲板,呈外凸的长方形,厚度为 0.50～0.75 mm,甲近端的新月状淡色区称为甲半月;甲板周围皮肤称为甲廓;深入近端皮肤中的甲板部分称为甲根;甲板下方的皮肤称为甲床;其中位于甲根下方者称之为甲母质,是甲板的生发结构。甲下真皮富含血管。指甲生长速度约为每 3 个月 1 cm,趾甲生长速度为每 9 个月 1 cm。疾病、营养状况、环境和生活习惯的改变均可影响甲的性状和生长速度。

(杨　竞)

第五节　皮肤的血管、淋巴管、神经与肌肉

一、皮肤的血管及淋巴管

(一)皮肤的血管

皮肤血管分布于真皮及皮下。皮肤的小动脉及真皮深部的较大微动脉具有内膜、中膜及外膜结构。真皮的微动脉及微静脉构成乳头下血管丛(浅丛)及真皮下血管丛(深丛),大致呈层状分布,与皮肤表面平行;两层血管丛之间由垂直走向的血管相连,构成吻合支。皮肤的毛细血管大多为连续型,相邻内皮细胞间有细胞连接。皮肤中静脉系统总体上与对应的动脉系统相平行。真皮血管系统在附属器部位尤其丰富。皮肤的血管对于维持皮肤正常结构与功能具有重要作用,如营养代谢及调节体温等作用。

(二)皮肤的淋巴管

皮肤毛细淋巴管起始于真皮乳头层,逐渐汇合成具有瓣膜的淋巴管,形成乳头下浅淋巴管网及真皮淋巴管网,与主要的血管丛平行,并进一步汇合至皮肤深部及皮下组织中更大的淋巴管。毛细淋巴管管壁由一层内皮细胞及稀疏的纤维组织构成,内皮细胞之间的通透性较大,皮肤中的组织液、游走细胞、细菌等均易通过淋巴管网引流至淋巴结,最后被吞噬处理或引发免疫反应,肿瘤细胞也可以通过淋巴管转移。

二、皮肤的神经

皮肤中有丰富的神经纤维,是周围神经的分支,分布于表皮、真皮及皮下组织中。皮肤的神经支配具有节段性,但相邻的节段间具有部分重叠。皮肤中的神经包括感觉神经纤维及运动神经纤维,通过与中枢神经系统联系感受各类刺激,支配各类靶器官生理活动,完成各类神经反射。

(一)感觉神经

皮肤的感觉神经极其复杂,丰富的感觉神经末梢主要分布于表皮下及毛囊周围。感觉神经末梢分为神经小体及游离神经末梢。游离神经末梢呈细小树枝状分布。神经小体分囊状小体及非囊状小体(如梅克尔细胞-轴突复合体)。

囊状小体由有结缔组织包裹的神经末梢构成,包括以下几种。

1.环层小体

环层小体是体积最大的神经小体,直径可达 2 mm 以上,切面呈环层同心圆结构,位于真皮较深部及皮下组织,能感受压力。

2.触觉小体

触觉小体呈椭圆形,分布于真皮乳头内,指趾及掌跖处皮肤最多见,感受触觉和压力。

3.鲁菲尼小体

鲁菲尼小体外周有薄层结缔组织包膜,感觉神经纤维末梢进入小体后分成很多更小的分支,盘绕成球状,位于真皮深部,能感受高温。

4.克劳泽氏小体

克劳泽氏小体外周有薄层结缔组织包膜,感觉神经纤维末梢进入小体后分成很多更小的分支盘绕成球状,位于真皮浅层,能感受低温。

感觉神经单独或与囊状小体一起作为受体,可以感受触、痛、痒、温度和机械刺激。

(二)运动神经

皮肤中运动神经末梢呈细小树枝状分布,来源于交感神经节后纤维。肾上腺素能神经纤维支配立毛肌、血管、血管球、顶泌汗腺、小汗腺及皮脂腺基底膜的肌上皮细胞,发挥血管收缩、顶泌汗腺分泌、竖毛肌收缩或肌上皮收缩等作用。胆碱能神经纤维支配血管和小汗腺分泌细胞,作用是使血管扩张、外泌汗腺分泌。

三、皮肤的肌肉

皮肤中有平滑肌和横纹肌。平滑肌最常见的结构是立毛肌,其一端起于真皮乳头层,另一端插入毛囊中部的结缔组织鞘内。当精神紧张或寒冷时,立毛肌收缩引起毛囊上提,形成"鸡皮疙瘩"。此外尚有阴囊肌膜、乳晕平滑肌、血管壁平滑肌等。汗腺周围的肌上皮细胞具有某些平滑肌功能。面部表情肌及颈部的颈阔肌属横纹肌。

(李牛勇)

第六节　皮肤的功能

一、保护功能

皮肤直接与外界环境接触,其最重要的功能是在外界环境和内环境之间形成物理性保护屏障,防御外界物理、化学及微生物等有害物质入侵,防止水、电解质丢失,维持内环境稳定。角质细胞、角质桥粒、角质细胞间脂质、角质层内水分,适宜的 pH 以及角质细胞脱落相关的酶对维持皮肤屏障功能至关重要。

(一)物理性损伤的防护

皮肤对外界的各种机械力(如冲击、摩擦、牵拉、挤压等)具有一定的应力。表皮具有一定程度的机械强度,对机械性损伤有防护作用,且在受到损伤后有自身修复能力;真皮内含有胶原纤维、弹力纤维和网状纤维,使皮肤具有弹性和伸展性;皮下脂肪层对机械外力具有缓冲作用。

皮肤是电的不良导体,对低压电流有一定阻抗。皮肤对电的屏障作用主要位于角质层。

针对紫外线辐射,皮肤有两个屏障:一是表皮中的黑素屏障,二是蛋白质屏障,集中于角质层。二者均通过吸收紫外线辐射发挥屏障作用。

(二)化学性损伤的防护

正常皮肤对各种化学物质都有一定的屏障作用,屏障部位主要位于角质层。另外正常皮肤表面的氢离子浓度具有缓冲酸碱的能力。

(三)生物性损伤的防护

完整的皮肤能够机械性防御微生物的侵入;皮肤表面 pH 呈弱酸性,不利于某些微生物的生长繁殖;角质层生理性的脱落,可清除一些寄生于体表的微生物;正常寄居于人体表面的微生物菌群可竞争性抑制其他致病菌的定居和生长;皮肤产生的抗菌肽可直接杀伤细菌、病毒、真菌等微生物。

(四)防止水、电解质、营养成分流失

正常皮肤的角质层具有半透膜性质,可防止体内营养物质、水、电解质丢失。

二、吸收功能

人体皮肤具有吸收某些外界物质的能力,称为经皮吸收、渗透或渗入,是皮肤外用药物治疗的基础。

(一)皮肤的吸收途径

皮肤主要通过3个途径吸收外界物质,即角质层、毛囊皮脂腺及汗管。角质层是皮肤吸收的最重要途径。角质层有半通透性,一定条件下可以通过水分,一些可通透的物质其通透率与浓度(一定范围内)成正比。有少数化学物质及重金属通过毛囊皮脂腺或汗管进入皮肤。

(二)皮肤对几种主要物质的吸收作用

1.水

皮肤角质层本身含水量为10%～20%。完整的皮肤只吸收很少的水分;离体状态的角质层放在37 ℃水中时,吸收的水分可高达60%。角质层水合程度增高会促进药物的吸收。

2.电解质

皮肤能吸收少数的阴离子,如碘、氯等;一些阳离子,如钠、钾、溴、磷、锶、钙等也可能通过角质细胞间隙渗入皮肤。皮肤内电解质总量约占皮重的1/200,包括钠、钾、氯、钙、镁、铜、锌、硫等。其中氯化钠和氯化钾含量最多,钠主要在细胞间液,钾主要在胞质内,两者对维持组织细胞的渗透压及酸碱平衡有重要作用。钙与维持细胞膜的通透性及细胞间黏着性有关。镁与某些酶的活性有关。铜与黑素和角蛋白的形成有关。锌是体内20多种酶的构成成分,与这些酶的活性有关。硫也参与角蛋白的合成。电解质离子一般经皮肤附属器透入。

3.脂溶性物质

皮肤对脂溶性物质的吸收良好,如维生素A、维生素D及维生素K容易经毛囊皮脂腺透入。脂溶性激素,如雌激素、睾酮、黄体酮、去氧皮质酮等也容易被吸收。

4.油脂类

油脂类包括动物油脂、植物油脂和矿物油脂,皮肤一般吸收较好,主要是经过毛囊皮脂腺的透入。亲水性油脂比疏水性油脂易于渗入,一般规律是羊毛脂＞凡士林＞植物油＞液体石蜡。

5.重金属及其盐类

皮肤能吸收多种重金属及其盐类,如汞、铅、锌、铜、镍、铋、锑及砷等。如是脂溶性的盐类则较易吸收。有些金属可和表皮脂质膜内的脂肪酸结合,由非脂溶性物质变成脂溶性物质,从而被皮肤吸收。

6.无机酸

苯酚、水杨酸、间苯二酚、焦性没食子酸、氢醌等很多无机酸可被皮肤吸收。一般而言,脂溶性的无机酸易于吸收,而水溶性的无机酸不易被吸收。

7.有机盐基类

皮肤的吸收依有机盐基类是否为脂溶性和水溶性而定。如植物碱、合成杀虫剂、抗组胺剂、

镇静剂、收敛剂若为脂溶性的游离盐基,则皮肤吸收良好;如果是水溶性的,则皮肤吸收不好。

8.糖皮质激素

氢化可的松易被皮肤吸收,但可的松不被吸收。其他合成类的糖皮质激素均有不同程度的吸收率,如倍他米松、曲安奈德、氟轻松等。

9.气体

皮肤吸收气体很少,全身皮肤吸收氧量约为肺的1/160。皮肤不吸收一氧化碳;但氮、氦、氨、硝基苯、特殊的芳香油类蒸汽等可透入皮肤。

(三)影响皮肤吸收的因素

1.全身及皮肤因素

(1)年龄、性别:年龄对透皮吸收的影响尚未定论,但性别之间无差异。

(2)皮肤的结构和部位:皮肤的吸收能力与角质层的厚薄、完整性和通透性有关。依角质层薄厚吸收能力递减:阴囊＞前额＞大腿屈侧＞上臂屈侧＞前臂＞掌跖。角质层破损的皮肤吸收能力增强(如急性湿疹皮损处),此时应注意避免因药物过量吸收而引起的不良反应。

(3)皮肤的水合程度:角质层的水合程度越高,皮肤的吸收能力就越强。局部用药后密闭封包,药物吸收可增高百倍,其原因就是封包阻止了局部汗液和水分的蒸发,角质层水合程度提高,临床上可用于肥厚性皮损的外用药物治疗。若角质层的水分含量低于10%,角质层即变脆易裂,吸收能力降低。

2.渗入物质的理化性质

(1)分子量及分子结构:物质吸收和分子的结构、形状、溶解度有关,和分子量不完全相关,如分子量小的氨气极易透皮吸收,而某些分子量大的物质(如汞、葡萄糖分子等)也可以通过皮肤吸收。

(2)浓度:一定范围内皮肤吸收度与渗入物质的浓度呈正相关,但对角蛋白有凝固作用的物质吸收不良。如苯酚,低浓度时,皮肤吸收良好;高浓度时,吸收不好,且会造成皮肤损伤。

(3)电解度:一般能离解的物质比不能离解的物质易于透入皮肤。

3.外界环境因素

(1)温度:外界温度升高时,皮肤的吸收能力增强,是由于皮肤血管扩张,血流加快,已透入组织内的物质弥散速度加快,物质不断地进入血液循环所致。

(2)湿度:外界湿度升高时,角质层内外水分的浓度差减少,影响了皮肤对水分的吸收,因此对其他物质的吸收能力也降低。若外界湿度低,皮肤变得干燥,角质层内水分降到10%以下时,则角质层吸收水分的能力明显增强。

(3)外用药剂型:同一种药物,由于剂型的不同,皮肤吸收的情况也不同。粉剂、水溶液等很难吸收;霜剂中的药物可被少量吸收;软膏及硬膏可促进药物的吸收。有机溶媒(如二甲基亚砜、月桂氮卓酮)可增加脂溶性及水溶性物质的吸收。

(4)病理状态:如皮肤充血、理化损伤及皮肤疾病均可影响皮肤吸收功能。

三、感觉功能

皮肤内分布有感觉神经及运动神经,它们的神经末梢和特殊感受器广泛地分布在表皮、真皮及皮下组织内,可感知体内外的各种刺激,产生各种感觉,引起相应的神经反射。

感觉分为单一感觉和复合感觉两大类。由神经末梢或特殊的囊状感受器接受体内外单一性刺激,转换成一定的动作电位,沿相应的神经纤维传入中枢,产生触觉、压觉、冷觉、温觉、痛觉、痒觉等感觉,称单一感觉;由皮肤中不同类型的感觉神经末梢或感受器共同感受的刺激传入中枢,由大脑皮质进行综合分析,产生的类如潮湿、干燥、平滑、粗糙、坚硬及柔软等感觉,称为复合感觉。此外皮肤还有形体觉、两点辨别觉和定位觉等。

使皮肤感受器起作用、产生皮肤感觉的最低程度的能量称为感觉阈值。恐惧、焦虑、暗示和以往经验可改变痛觉阈值。性别、年龄对此也有影响,温度阈值在女性较低,而振动阈值则在男性较低。

皮肤接受各种刺激后,皮肤内的感觉神经 C 纤维的神经元、角质形成细胞、血管内皮细胞、成纤维细胞、巨噬细胞等,可产生至少十数种神经肽和细胞因子,如 P 物质、神经激肽 A、血管活性肠肽等。这些因子与其相应受体结合,产生一系列生物学反应,经神经传导到中枢神经系统,形成各种感觉。几种常见的皮肤感觉如下。

（一）触觉

触觉由微弱的机械刺激兴奋皮肤浅层的触觉感受器引起。正常皮肤内感知触觉的感受器有 3 种:光滑皮肤处主要有触觉小体、表皮突基底为梅克尔细胞、有毛皮肤处为 Pinkus 小体。皮肤表面散布有触点,肢端腹面最多。

（二）压觉

压觉为较强的机械刺激导致深部组织变形时引起的感觉,由皮肤内的环层小体传导。触觉与压觉两者性质上类似,但刺激强度不同,可通称为触压觉。

（三）冷觉

冷觉分布在唇红、舌、牙龈、眼睑、龟头、阴蒂及肛门周边等处的克劳泽氏小体(又称皮肤黏膜感受器)传导冷觉。但其他有毛部位皮肤也可感知冷觉。

（四）温觉

温觉(或热觉)主要由鲁菲尼小体传导,皮肤血管球上的游离神经末梢也参与此活动。

（五）痛觉

痛觉由有可能损伤或已造成皮肤损伤的各种性质的刺激引起,一般认为痛觉的感受器是游离神经末梢。痛觉常伴有不愉快的情绪活动和防卫反应,是机体的保护性机制。

（六）痒觉

痒觉又称瘙痒,是一种引起搔抓欲望以缓解不愉快的感觉,属于皮肤黏膜的一种特有感觉,也是一种保护性机制。组织学至今尚未发现专门的痒觉感受器。某些系统疾病、中枢神经系统的疾病或功能状态也可诱发痒觉。

四、分泌和排泄功能

人体皮肤主要通过富含的汗腺和皮脂腺分泌、排泄汗液及皮脂,完成皮肤的分泌和排泄功能。

（一）汗腺的分泌和排泄

根据结构和功能的不同,汗腺可分为外泌汗腺(也称小汗腺)和顶泌汗腺(也称大汗腺)。

1.汗液的成分

小汗腺分泌的汗液中有液体和固体两种成分。其中液体占 99%～99.5%,主要为水。固体占 0.5%～1.0%,包括有机物和无机物:有机物主要包括乳酸和尿素;无机物主要是氯化钠,以及钙离子、镁离子、磷离子、铁离子。顶泌汗腺分泌的是无味液体,但经细菌酵解后可产生气味,所谓的"狐臭"就是其中一种,受遗传、性别、年龄及气候等因素影响。某些患者顶泌汗腺还可以分泌有色物质,使得汗液呈现出黄色、黄褐色、绿色、青色、红色或黑色等不同颜色,临床称为色汗症;如含有血液成分则称为血汗;含过多尿素者,可嗅到尿液味,称为尿汗。

2.影响汗液分泌的因素

(1)温度:外泌汗腺的分泌受人体内外温度的影响。在室温条件下,多数外泌汗腺处于休息状态,只有少数外泌汗腺有分泌活动。此时,正常人体每天通过表皮蒸发 $600\sim800$ mL 水分,这种水分的蒸发称为不显性蒸发。当外界温度高于 31 ℃时,皮肤可见到或多或少的出汗,称为显性蒸发。

(2)精神因素:大脑皮质的兴奋或抑制可影响汗腺的分泌。外泌汗腺主要受交感神经的胆碱能纤维支配,压力、焦虑及疼痛会导致全身汗液分泌增多,掌跖部位更明显,称为精神性出汗。顶泌汗腺处有肾上腺素能神经纤维分布,其在青春期后的分泌活动受情绪影响较大,应用肾上腺素或去甲肾上腺素可使顶泌汗腺的分泌增加。

(3)药物:酒精、可卡因、海洛因、去甲替林、毛果芸香碱、锌添加剂、环丙沙星、阿昔洛韦、埃索美拉唑等药物可导致皮肤出汗增多。另一些药物如抗胆碱能药物、鸦片、肉毒杆菌毒素、α_2 受体拮抗剂、可乐定、巴比妥类等可导致出汗减少。

(4)饮食:咀嚼时可引起口周、鼻、面、颈部及上胸部反射性出汗,在进食辛辣食物或高温食物时更明显,称为味觉性出汗。口腔黏膜、舌背等处丰富的神经末梢和味觉感受器可介导此过程。

3.汗液的作用

降温、湿润皮肤是汗液的基本作用。另外,由于外泌汗腺数量巨大,在特定情况下(如高温低盐现象)可代替肾脏的部分功能,以维持水、电解质平衡。

(二)皮脂腺的分泌和排泄

皮脂腺分布广泛,除掌跖和指趾屈侧皮肤外其他部位皮肤均有此结构。分泌时整个皮脂腺细胞破裂,内容物全部排入管腔,上行分布于皮肤表面,形成皮脂膜,此分泌方式称全浆分泌。

1.皮脂的成分

皮脂是多种脂类的混合物,主要含有角鲨烯、蜡脂、三酰甘油和胆固醇。从出生到性成熟,皮脂的成分有两次显著的变化:受母体激素的影响,出生不久的婴儿皮脂成分与成人相近;2~8 岁时蜡脂和角鲨烯含量减少,而胆固醇增多;8~10 岁时蜡脂和角鲨烯含量达成人的 2/3,10~15 岁时接近成人水平。

2.影响皮脂分泌的因素

(1)内分泌:皮脂的分泌主要受激素的调节,包括雄激素、孕激素、肾上腺皮质激素、雌激素等。雄激素可促进皮脂合成、加快皮脂腺细胞的分裂;生长激素、催乳素等垂体激素可单独或与雄激素发挥协同作用;雌激素则抑制皮脂腺的分泌。

(2)其他:异维 A 酸可抑制皮脂的分泌。禁食可使皮脂分泌减少,皮脂成分比例改变。表皮损伤可使损伤处皮脂腺暂停分泌。

3.皮脂的功能

皮脂可以润滑皮肤,其中的游离脂肪酸对某些病原微生物有抑制作用。

五、体温调节功能

外周温度感受器可感受外界环境温度变化,向中枢传递相关信息。皮肤作为体温调节的效应器,接受中枢信息,通过血管舒缩、寒战或出汗等反应调节体温。皮肤调节体温主要通过以下结构或机能实现。

(一)温度感应

皮肤温度感受器多呈点状分布于全身皮肤,分为热敏感感受器和冷敏感感受器。皮肤温度感受器是一种外周恒温器,感受环境温度的变化,若环境温度高于或低于阈值时,皮肤温度感受器便向下丘脑传递信息,从而出现寒战、出汗等反应。

(二)皮肤散热

较大的体表面积为皮肤散热提供了保障,皮肤散热的方式有辐射、传导、对流及蒸发。

(三)血管舒缩反应

皮肤血流量的改变是调节人体体温的重要方式。在基础情况下,皮肤血流量占全身血流量的8.5%,热应激及血管完全扩张情况下,皮肤血流量可增加10倍,而在冷应激时,皮肤血流量可因血管收缩而几乎中断。

(四)丰富的动静脉吻合

温度增高时,动静脉吻合扩张,皮肤血流量增加,随之散热增加;反之温度降低时,动静脉吻合收缩,皮肤血流量减少,随之散热减少。

(五)汗腺反应

环境温度过高时,汗液的蒸发对人体散热非常重要。从皮肤表面每蒸发 1 g 水可带走 2.43 kJ 热量。热应激情况下,人体汗液的分泌速度可达 3~4 L/h,散热速度为基础条件下的 10 倍。

六、代谢功能

(一)皮肤特有的代谢

1.黑素的代谢

黑素细胞起源于神经嵴,分布于表皮基底层和毛囊,与周围的角质形成细胞构成表皮黑素单位。黑素细胞产生黑素,是皮肤颜色的主要决定因素。

黑素的代谢分为黑素细胞合成黑素、黑素向角质形成细胞移行及黑素排泄 3 个阶段。

(1)合成:黑素在黑素细胞的黑素体中合成,是一个多步骤的酶促生化反应,有着复杂而精细的调控,酪氨酸酶是黑素合成的关键酶。

(2)移行:黑素细胞以胞吐的方式释放黑素体,继而被周围的角质形成细胞吞入胞内。

(3)排泄:黑素体进入角质形成细胞后,有选择地向细胞的表皮侧移动,一般聚集在角质形成细胞核的上方,随着角质形成细胞分化到达角质层,随角质形成细胞脱落而消失,部分在角质形成细胞内被溶酶体消化而降解、消失;同时黑素颗粒也可从黑素细胞直接或被基底细胞吞噬后从淋巴管排除。病理情况下,真皮内可出现大量的色素颗粒,组织学上称为色素失禁。

遗传、激素、紫外线、年龄、炎症等因素均可通过作用于黑素细胞本身、酪氨酸激酶活性或黑素体向角质形成细胞移行 3 个阶段而影响黑素的代谢,从而影响皮肤的颜色。

2.表皮中结构蛋白的代谢

表皮角质形成细胞占整个表皮细胞构成的85%以上,而角蛋白是表皮角质形成细胞内的主要结构蛋白,是角质形成细胞和其他上皮细胞的标志性成分。

表皮是一种有高度组织性、不断更新的器官,其更新的过程表现为向终末分化即角质化过程,特征是表皮角质形成细胞发生了一系列复杂的形态学及生物化学变化。这些改变在时间和空间上互相配合,导致了形态学上由下而上分化程度渐增的复层状结构:基底层、棘层、颗粒层以及角质层。基底细胞附着于表真皮交界处,通过有丝分裂为表皮表面丢失的细胞提供后继。细胞一旦离开基底层进入棘层便失去分裂能力,形态上从柱状或立方状变成大而扁的多角形,这种形态学上的改变伴随着生物化学上的相应变化(表 1-1)。就表皮主要的角蛋白而言,在增生性基底细胞层,表达的角蛋白是 K5/K14。随着细胞开始向终末分化移行到棘层,出现了 K1/K10 蛋白的表达。在进一步向终末分化的过程中,K1/K10 的表达逐渐增高,而 K5/K14 的表达则渐趋下降;当细胞到达颗粒层上部时,K5/K14 基本消失,整个角蛋白纤维几乎全部由 K1/K10 组成。角蛋白纤维是表皮结构蛋白的主要成分,角蛋白基因的正确表达以及功能性角蛋白网的形成是表皮正常分化的基础。

表 1-1 表皮主要结构蛋白的表达

表皮层次	角蛋白	角蛋白相关蛋白
角质层	K1/K10	角质包膜:兜甲蛋白、内披蛋白
颗粒层	K1/K10,K5/K14	丝聚合蛋白、兜甲蛋白、内披蛋白
棘层	K1/K10,K5/K14	内披蛋白
基底层	K5/K14	

(二)皮肤中水、电解质、糖、蛋白及脂类的代谢

皮肤是糖类、蛋白、脂类及许多小分子物质的代谢场所之一,且其代谢功能具有特殊性。

1.水的代谢

皮肤含水量占体重的 18%~20%,小儿尤其是婴幼儿含水量更高些,女性略高于男性。75% 的皮肤水分贮存于细胞外,主要分布于真皮,乳头层多于网状层。

皮肤内的水分不仅维系了各种生理活动的皮肤环境,也对整体的水分有调节作用。机体失水条件(如严重腹泻、呕吐等)下,皮肤可提供高达 5%~7% 的水分,以维持循环血容量;体内水分增多时,皮肤内水分也增多,甚至发生皮肤水肿,肾衰竭时更明显。

2.电解质代谢

大部分电解质贮存在皮下组织内,表皮和真皮也有一些,如钠、钾、镁、氯、钙、磷、铜、铁、锌、锡、氟等,约占皮肤重量的 0.6%。钠离子、氯离子主要分布在细胞间液,钾离子、钙离子、镁等离子主要分布在细胞内,维持着细胞的晶体渗透压及细胞内外的酸碱平衡;一些离子在酶激活、细胞黏着、维持细胞膜通透性方面发挥作用。一些炎症性皮肤病(如急性湿疹、接触性皮炎)中,水分及钠盐增加。因此,限制性饮水及低盐饮食对皮肤炎症的消退有利。

3.糖代谢

皮肤中的糖以糖原、葡萄糖和黏多糖等形式存在。糖原在胎儿期含量最高,成人期含量明显降低,主要分布于表皮颗粒层、皮脂腺边缘未分化腺细胞、毛囊内外毛根鞘、生长期毛发等处。人体表皮细胞滑面内质网中有糖原合成酶及分支酶等,通过磷酸葡萄糖或经糖醛酸途径合成糖原。其降解受血液循环中肾上腺素、胰岛素、胰高血糖素等调节,通过信号转导导致磷酸化酶活化,促使糖原分解。皮肤葡萄糖浓度为 3.33~4.50 mmol/L,相当于血糖的 2/3 左右,表皮中含量多于

真皮和皮下组织。表皮通过无氧酵解、有氧氧化和磷酸戊糖通路三条途径分解葡萄糖。糖尿病患者皮肤中糖含量可升高,增加了皮肤对真菌和细菌的易感性。皮肤中糖的主要功能是提供能量,此外还可作为黏多糖、脂质、糖原、核酸、蛋白质等生物合成的底物。黏多糖主要存在于真皮,包括透明质酸、硫酸软骨素等,多与蛋白质形成蛋白多糖(或称黏蛋白),和胶原纤维结合形成网状结构,支持、固定真皮及皮下组织。

皮肤再生速度较快,葡萄糖是皮肤的主要能量来源。供能方式包括有氧氧化(包括糖的有氧氧化、脂肪酸的β-氧化和氨基酸的氧化分解)和糖的无氧酵解两条途径,后者在皮肤中(尤其在表皮)旺盛,速度居人体各组织之冠。有氧条件下,表皮中50%～75%的葡萄糖通过糖酵解途径分解提供能量,而缺氧时则有70%～80%通过无氧酵解途径分解提供能量,同时产生乳酸。

4.脂类代谢

皮肤中的脂类包括脂肪和类脂质,占皮肤总重量的3.5%～6%。脂肪的主要功能是储存能量和氧化供能,类脂质是细胞膜的主要成分和某些生物活性分子的合成原料,表皮细胞类脂质的组成与分化有关。由基底层到角质层,胆固醇、脂肪酸、神经酰胺含量逐渐增多,而磷脂逐渐减少。亚油酸和花生四烯酸是表皮中最丰富的必需脂肪酸,后者在日光作用下合成维生素D。

皮肤表面脂质(皮面脂质)主要来源于皮脂腺脂质和表皮脂质,其含量受皮脂腺分泌脂质(皮脂)的量及脱落的表皮细胞数目影响。在皮脂腺丰富的部位,也叫皮脂溢出部位(如头面部),皮面脂质中90%来源于皮脂腺。皮脂腺脂质和表皮脂质主要含鲨烯、蜡酯、三酰甘油、胆固醇、游离脂肪酸和磷脂等成分。两者的主要差异:皮脂腺脂质中鲨烯、蜡酯、三酰甘油、游离脂肪酸较多,而表皮脂质中磷脂和固醇类较多。

表皮细胞滑面内质网的胞质侧含有合成脂肪酸的转酰酶,可合成软脂酸和硬脂酸,继而经脱饱和反应产生小部分不饱和脂肪酸。亚油酸和花生四烯酸是表皮中最主要的必需脂肪酸,只能来源于食物,经肝细胞合成为三酰甘油并形成脂蛋白(低密度脂蛋白)并通过血浆进入皮肤。亚油酸可和表皮细胞膜的磷脂发生酯化以维持皮肤的屏障作用;花生四烯酸则可作为合成前列腺素(PG)和其他二十碳四烯酸代谢产物的前体。表皮脂类总量的45%为三酰甘油,其氧化分解与其他组织相同,在胞质中水解为甘油和脂肪酸,前者经磷酸化后进入糖代谢通路,后者进入三羧酸循环。

5.蛋白质代谢

皮肤蛋白质有纤维性和非纤维性蛋白质两类,前者包括角蛋白、胶原蛋白和弹性蛋白,后者包括细胞内的核蛋白以及调节细胞代谢的各种酶类。

皮肤中蛋白质的降解是在蛋白水解酶作用下,通过催化多肽链的水解完成。蛋白水解酶分为肽链内切酶和肽链外切酶两类;酶作用缺乏严格的底物特异性。蛋白水解酶种类繁多,人皮肤中的肽链内切酶包括酪蛋白水解酶、糜蛋白酶、胰蛋白酶、胶原酶、白明胶酶和弹力蛋白酶、激肽释放酶、C1-酯酶、纤维蛋白溶酶、组织蛋白酶、钙离子激活蛋白酶等;肽链外切酶有氨肽酶、羧肽酶、二肽基肽酶和二肽酶。皮肤中的蛋白水解酶除在正常情况下参与细胞外的结构物质代谢外,也参与皮肤的炎症过程和细胞功能的调节。

七、皮肤的免疫功能

皮肤能有效地启动免疫应答并及时恢复和维持免疫稳态以避免免疫病理损伤,皮肤免疫功能紊乱会导致疾病状态。皮肤主要通过多种免疫细胞成分及大量的免疫分子来完成免疫功能。

（一）皮肤中具有免疫功能的细胞

人类皮肤中的很多细胞可发挥免疫作用，如表皮中的角质形成细胞和朗格汉斯细胞，真皮内的树突状细胞、巨噬细胞、肥大细胞和 T 细胞。其中适应性免疫细胞主要是 T 细胞。

角质形成细胞能接受外界"危险信号"刺激并转化传递给皮肤内免疫细胞预警。角质形成细胞通过 Toll 样受体（TLRs）识别进化保守的病原微生物成分（病原体相关的模式分子，PAMPs）。Toll 样受体被激活后促进产生以 Th1 细胞为主的免疫反应和 I 型干扰素。除 Toll样受体外，角质形成细胞还能通过胞浆内的炎症复合体识别 PAMPs 和内源性危险模式分子（DAMPs）。受到刺激后还能产生白细胞介素（白介素）、肿瘤坏死因子、胸腺基质淋巴生成素（TSLP）和趋化因子等。此外还能产生抗菌肽（AMPs），包括 β-防御素和 cathelicidins（LL37）以及 S100 家族蛋白直接杀死病原微生物。

人类皮肤树突状细胞为异质性群体，不同的树突状细胞可能摄取处理及提呈不同的抗原，进而启动免疫应答或诱导免疫耐受。根据在皮肤中不同的分布位置，可分为表皮内朗格汉斯细胞和真皮内树突状细胞。人类表皮内朗格汉斯细胞表达 CD1a 和 Langerin，真皮内树突状细胞有分别表达 CD1c$^+$、CD14$^+$ 和 CD141$^+$ 的三个群体。朗格汉斯细胞的树突能穿过细胞间的紧密连接伸入角质层内搜索捕捉抗原。在正常皮肤中，朗格汉斯细胞能选择性诱导皮肤常驻调节 T 细胞（Tregs）活化、增殖从而维持正常皮肤免疫耐受状态；但在感染状态下，朗格汉斯细胞识别外来抗原活化后能诱导皮肤中常驻记忆 T 细胞（Trms）活化同时抑制 Tregs 活化而启动免疫应答。

人类皮肤常驻 T 细胞绝大部分为记忆 T 细胞，按表面标记可分为 CD4$^+$ 和 CD8$^+$ T 细胞。CD4$^+$ T 细胞主要存在于真皮，又可进一步至少分为 Th1、Th2、Th17 和 Treg4 个亚群。CD8$^+$ T 细胞分布于表皮和真皮内。Th1 细胞主要产生 IFN-γ 和淋巴毒素活化巨噬细胞，杀死细胞内寄生病原体如结核杆菌；Th2 细胞主要产生细胞因子 IL-4 和 IL-13，参与变态反应性疾病；Th17 细胞主要产生细胞因子 IL-17A 和 IL-17F，在机体抵御细胞外病原体如白色念珠菌和金葡菌感染方面起至关重要的作用；Treg 细胞主要产生细胞因子 TGF-β1、IL-10 和 IL-35，能控制免疫应答反应程度和抑制对无害抗原或自身抗原过度反应。

（二）皮肤适应性免疫应答的启动和发生

表皮中的朗格汉斯细胞和真皮内的树突状细胞均属专职抗原提呈细胞（APCs）。这些细胞在皮肤损伤和病原微生物侵入部位被激活，激活后的 APCs 通过输入淋巴管向局部引流淋巴结迁移，渐入成熟状态并增强抗原提呈功能。在淋巴结内，活化成熟 APCs 提呈的抗原被幼稚 T 细胞识别，后者克隆扩增，最终分化为抗原特异性的效应 T 细胞和记忆 T 细胞。大部分效应 T 细胞和记忆 T 细胞移出淋巴结随血流至损伤或感染的皮肤部位，通过表达皮肤归巢受体（称为皮肤淋巴细胞抗原，CLA）与内皮细胞表达的 E-选择素结合以及多种趋化因子和相应受体相互作用等机制移出皮肤后微静脉至皮肤组织内。皮肤再次受到相同的抗原刺激后，APCs 提呈抗原给这些抗原特异性效应 T 细胞和记忆 T 细胞使其发生免疫应答。小部分记忆 T 细胞表达 CD62L 和 CCR7，称为中心记忆 T 细胞（T 细胞），移出淋巴结并在血液和周身淋巴内循环，通过这种方式能识别在不同部位（呼吸道和肠道）树突状细胞提呈的相同抗原发生免疫应答。皮肤中的肥大细胞在 I 型变态反应中也发挥重要的作用。

八、美学功能

健美皮肤部分体现了人的健康、美丽和自信。健美的标准在不同国家、民族和地区，不同历史时间、文化背景、审美修养和不同阶层的人们之间都存在着差异,但有一些标准是共同的。

皮肤健美体现在皮肤颜色均匀,水分含量充足,水油分泌平衡,肤质细腻有光泽,皮肤光滑有弹性,无皮肤病,面部皱纹程度与年龄相符,具有正常的对外界刺激的反应。

皮肤健美由皮肤颜色、细腻度、弹性、润泽度、皮肤的反应性和功能完整度等指标决定,与遗传、性别、年龄、内分泌变化、营养及健康状况等因素有关。

(一)肤色

皮肤颜色取决于皮肤内黑素和胡萝卜素含量、真皮血管血液供应及表皮的厚薄。中国人健康的肤色特征是在黄色基调上白里透红。

(二)细腻度

细腻度主要由皮肤纹理和毛孔大小决定。细腻的皮肤具有皮沟浅而细、皮丘小而平整的纹理。健康的皮肤表现为纹理细腻、毛孔细小。

(三)弹性度

皮肤的弹性体现在皮肤的湿度、张力、韧性、丰满度,由皮下脂肪厚度、皮肤含水量、真皮胶原纤维及弹力纤维质量与功能状态所决定。健康的皮肤表现为丰满、润泽、有弹性。

(四)润泽度

润泽度指皮肤的湿润和光泽程度。皮肤的角质层外覆皮脂膜,由皮脂腺分泌的脂类和汗腺分泌的水分乳化而成。正常皮肤含水量维持在 $10\%\sim20\%$,皮肤表面水油平衡。

(五)反应性

反应性指皮肤对日光的反应性,又称为皮肤光型,即皮肤经一定剂量的日光照射后,产生红斑和色素的程度。

(六)功能完整

正常的皮肤有健康的外观,能有效地保持皮肤内外环境的平衡,灵活适应环境改变,保护机体免受外界有害刺激。

(李牛勇)

第二章

细菌性皮肤病

第一节 毛囊炎

毛囊炎为金黄色葡萄球菌所引起的红色毛囊丘疹,顶端迅速化脓,周围绕以红晕。

一、临床表现

本病成年人多见。好发于头部、颈项部、臀部、外阴部等。轻度痒痛,皮损初发时为针头大红色毛囊性丘疹,逐渐变成粟粒大脓疱,中心有毛发贯穿,周围有炎性红晕。脓疱破溃后,排出少量脓血,结成黄痂,痂脱即愈,不留瘢痕,但易复发。特殊类型:①慢性毛囊炎。②秃发性毛囊炎,发于头皮愈后遗留毛发脱落及瘢痕。③须疮,发于胡须部。④瘢痕疙瘩性毛囊炎,发于项部,呈乳头状增生或形成瘢痕硬节。

二、诊断

毛囊炎为浅表毛囊性脓疱,炎症较轻,浸润不深。

三、鉴别诊断

(一)痈

痈表面有多个蜂窝状脓栓,局部红肿更为显著,疼痛剧烈,全身症状明显。

(二)痱疖

痱疖亦称假性疖病,系汗腺化脓感染,常与红痱同时存在。好发于小儿头皮等处,似疖肿,但无脓栓,浸润比较局限,且局部疼痛与周围炎症均不明显。

四、治疗

(一)全身治疗

(1)注意皮肤清洁,增强机体抵抗力。积极治疗瘙痒性皮肤病及全身慢性疾病,如糖尿病等。

(2)酌情选用对致病菌敏感性高的抗生素,如新型青霉素Ⅱ,或头孢菌素、泰利必妥等。对顽固性患者可注射丙种球蛋白、自家菌苗或多价葡萄球菌菌苗。

(3)中医药治疗可选用五味消毒饮及黄连解毒汤等加减。

（二）局部治疗

局部外涂 2％碘酊、聚维酮碘液、2％水杨酸、2％氯霉素酊、硫黄洗剂、2％莫匹罗星软膏等。

（三）物理疗法

可酌情选用紫外线、红外线、超短波、透热疗法等治疗。

（王雅冬）

第二节　疖 与 疖 病

疖为葡萄球菌所致的深部毛囊炎和毛囊周围的化脓性炎症。疖的炎症范围较深而大。多发及反复发作者称为疖病。病原菌主要为金黄色葡萄球菌。

一、临床表现

疖好发于颜面、颈项部及臀部，皮损初发为位于毛囊的圆形炎症丘疹或小结节，伴有红、肿、热、痛的红色硬节，基底浸润明显。数天后结节中央坏死变软，顶部出现黄白色点状脓栓，脓栓脱落，排出血性脓液及坏死组织，炎症逐渐消退结疤而愈。重者可伴有畏寒、发热及全身不适等。附近淋巴结常肿大，甚至引起脓毒血症或败血症。面部疖不能挤压，因此处血管、淋巴管直接与颅内海绵窦相通，如挤捏，可引起海绵窦化脓性血栓性静脉炎或脑脓肿，可导致死亡。

二、诊断

疖的炎症浸润较深而大，局部红、肿、热、痛明显，中央有脓栓，易于诊断。

三、鉴别诊断

疖应与下列疾病鉴别。

（一）痈

表面有多个蜂窝状脓栓，局部红肿更为显著，疼痛剧烈，全身症状明显。

（二）痱疖

痱疖亦称假性疖病，系汗腺化脓感染，常与红痱同时存在。好发于小儿头皮等处，似疖肿，但无脓栓，浸润比较局限，且局部疼痛与周围炎症均不如疖明显。

四、治疗

（一）全身治疗

（1）注意皮肤清洁，增强机体抵抗力。积极治疗瘙痒性皮肤病及全身慢性疾病，如糖尿病等。

（2）酌情选用对致病菌敏感性高的抗生素，如新型青霉素Ⅱ，或头孢菌素、泰利必妥等。对顽固性患者可注射丙种球蛋白、自家菌苗或多价葡萄球菌菌苗。

（3）中医药治疗可选用五味消毒饮及黄连解毒汤等加减。

（二）局部治疗

早期未化脓者，可局部热敷或外涂 3％碘酊、复方新霉素软膏，如已化脓，应切开排脓引流。

（三）物理疗法

可酌情选用紫外线、红外线、超短波、透热疗法等治疗。

（王雅冬）

第三节　痈

痈为多个毛囊及毛囊周围急性化脓性炎症，亦可累及下面结缔组织，在脂肪组织中蔓延，脓液被皮下纤维组织间隔，而在皮肤上穿出多个脓头，因此痈的范围和症状均比疖严重。

病原菌为金黄色葡萄球菌。常见于身体比较衰弱的患者。营养不良、糖尿病、肾炎或患严重的全身性皮肤病如剥脱性皮炎、天疱疮而长期使用大剂量的皮质类固醇者容易罹患本病。

一、临床要点

（一）好发年龄

本病多发生于成年男性。

（二）好发部位

本病好发于颈、背、肩、腹壁及唇部等处。

（三）皮损特征

初起为毛囊及其周围炎症性硬块，红、肿、痛、热，表面紧张发亮，以后逐渐扩大，直径可达10 cm或更大，严重者甚至可占据半个背部。5～7天后开始化脓，中央区皮肤坏死，形成多个脓头。脓液黏稠，脓栓脱落后留下多个带有脓性基底的溃疡，状如蜂窝，愈后留下一大片瘢痕。附近淋巴结肿大。

（四）唇痈

发生于唇者称唇痈，口唇极度肿胀，张口困难，容易发展为全身感染。

（五）血常规

白细胞及中性粒细胞计数明显升高。

（六）全身症状

本病可有畏寒、高热、头痛、食欲缺乏等全身不适症状。严重者可因败血症而危及生命。

二、诊断及鉴别诊断

根据皮损有明显的炎症浸润，有多个脓灶开口，自觉疼痛，全身症状明显，不难诊断。

三、药物治疗

抗生素治疗，与疖同。早期给予足量的抗生素，根据细菌培养和药敏试验结果，选用敏感抗生素。一般首选半合成耐青霉素酶的新青霉素，如苯唑西林钠，口服、肌内注射或静脉给药，8～12 g/d，分3～4次给药，儿童160～200 mg/(kg·d)，分3～4次给药。或氯唑西林钠6～8 g/d，分3～4次静脉给药，药物浓度为2%，静脉注射速率1～2 g/h。若青霉素过敏可用红霉素、克拉霉素、罗红霉素、交沙霉素、阿奇霉素。对反复多发患者可联合应用利福平治疗。

四、其他治疗

(1)早期与疖同。如范围较大,脓头虽穿破而仍引流不畅者需手术切开引流。手术在全麻下进行,在患部做"＋"或"＋＋"切口,切口长度应达到病损边缘,深达深筋膜,剪去坏死组织,创口内置高渗盐水纱布或庆大霉素纱条,外加包扎,以后定期更换敷料。病损面积大者,待肉芽组织生长后再行植皮。

(2)唇痈切忌切开引流。

（王雅冬）

第四节 蜂 窝 织 炎

蜂窝织炎是广泛的皮肤和皮下组织急性弥漫性化脓性炎症。

一、病因及发病机制

常见病原菌为溶血性链球菌和金黄色葡萄球菌,少数可由流感杆菌、肺炎链球菌、大肠埃希菌等引起。原发性者细菌通过皮肤小的损伤侵入皮下;继发性者通过其他局部化脓性感染直接扩散而来,或由淋巴、血行感染所致。化学物质直接注入皮内也可导致急性蜂窝织炎。

二、临床表现

本病好发于四肢、颜面、外阴及肛周等部位。皮损初起为弥漫性浸润性水肿性红斑,境界不清,有显著的凹陷性水肿,皮损中央红肿明显,严重者可发生水疱和深在性脓肿及组织坏死,局部皮温高,疼痛及触痛明显。皮损中心组织逐渐溶解软化而出现波动感,破溃后排出脓液及坏死组织,形成溃疡,经2周左右形成瘢痕而愈。也有不破溃者,可自行吸收消散。可伴有高热、寒战、全身不适等症状。常伴有淋巴管炎、淋巴结炎,重者可并发坏疽、转移性脓肿及败血症。

慢性蜂窝织炎常呈板样硬化,色素沉着或潮红,灼热疼痛不明显,可有皮肤萎缩,颇似硬皮病。

三、组织病理

真皮及皮下组织可见广泛的急性化脓性炎症改变,浸润细胞主要是中性粒细胞、淋巴细胞,血管及淋巴管扩张,有时可见血管栓塞。皮肤附属器被破坏。后期可见由成纤维细胞、组织细胞及巨细胞形成的肉芽肿。

四、诊断与鉴别诊断

根据境界不清的浸润性红肿,有疼痛及触痛,中心可软化、波动、破溃等特点可以诊断。应与下列疾病鉴别。

（一）接触性皮炎

有明确接触史，皮损境界清楚，自觉瘙痒，多无全身症状，白细胞总数不高。

（二）丹毒

皮损鲜红色，境界清楚，表面肿胀，中央较轻，边缘较重，可发生水疱，但不化脓。

五、防治

（一）加强营养及支持疗法

卧床休息，抬高患肢，给予止痛、退热等。

（二）全身治疗

给予大剂量抗生素，可选用青霉素类或头孢菌素类，必要时根据药敏试验结果选择敏感抗生素。

（三）局部治疗

50％硫酸镁溶液热湿敷，紫外线或超短波治疗，局部形成脓肿时可切开引流。

（王雅冬）

第五节 脓 疱 疮

脓疱疮亦称接触传染性脓疱疮。中医称黄水疮、滴脓疮。脓疱疮多发生在夏秋季，常由化脓性球菌引起，在暴露部位出现原发皮疹，皮疹为水疱、丘疱疹，继发脓疱，易破溃覆以脓痂，传染性很强，是一种急性炎症性皮肤病。本病易于治愈，不留瘢痕，局部可遗留暂时性色素沉着。

一、病因和发病机制

本病的病原菌绝大多数为金黄色葡萄球菌，少数由链球菌引起，亦可由两种细菌混合感染，极少数由其他细菌如表皮葡萄球菌、枯草杆菌等所致。

二、临床表现

本病好发于2～7岁儿童，成人少见。皮损初发于暴露部位，如头面、手及小腿（图2-1、图2-2、图2-3、图2-4），由于致病菌不同，临床表现亦各有特点。

图 2-1 脓疱疮（一）

图 2-2 脓疱疮（二）

25

图 2-3　脓疱疮(三)

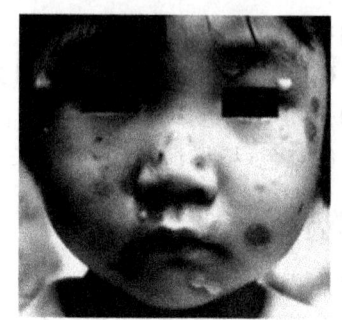

图 2-4　脓疱疮(四)

由金黄色葡萄球菌引起的脓疱病,称大疱性脓疱疮。初为少数散发的鲜红色丘疹或水疱,米粒至黄豆大小,可迅速增大化脓。或开始即为脓疱,脓疱丰满紧张,数天后松弛,疱周有炎性红晕。由于体位关系,脓液沉积于疱底部,呈半月状坠积性脓疱。自觉发痒,容易破裂,疱破后露出鲜红色糜烂面,上覆或多或少的脓液,干燥后结成蜜黄色或灰黄色厚痂,邻近的损害倾向融合,使痂皮互相连接,有的中央部好转,边缘部有新的水疱或脓疱,形成指盖或更大的环状或连环状,称为环状脓疱病。

由溶血性链球菌或与金黄色葡萄球菌混合感染引起的脓疱疮,称寻常性脓疱疮,初起损害为红斑,迅速发生壁薄的水疱、脓疱,周围有明显的红晕,易破溃,结蜜黄色痂。脓疱经 6～7 天可渐消退,但因搔抓及分泌物的流溢,不断地把细菌带到其他部位,以致新的损害接连发生,周围不断有新疹出现,与邻近皮损巨相融合。往往绵延数周至数月,个别病例病期竟达数年。痊愈后不留瘢痕,有时继发湿疹样变,称为湿疹样脓疱病。

少数患者鼻腔、唇、口腔、舌部黏膜及躯干亦可被侵及。重者可有畏寒、发热等毒血症的表现。如病菌毒力较强,常并发淋巴管及淋巴结炎。亦可诱发急性肾炎,极少数体弱儿童可引起脓毒症,导致死亡。同时可伴毛囊炎、疖等脓皮病。

三、组织病理

呈角层下脓疱,疱内含有大量破碎中性粒细胞及纤维蛋白,并有少数淋巴细胞及变形的表皮细胞。在细胞外或中性粒细胞内可见球菌团,偶尔能见到大疱底部少数棘突松解细胞,这是由于中性粒细胞溶解蛋白作用的结果。棘层显示海绵形成,其间有中性粒细胞浸润。真皮上部有中度炎症反应,血管扩张、水肿及中性粒细胞和淋巴样细胞浸润。

四、实验室检查

白细胞总数常升高,红细胞沉降率、黏蛋白增高,痊愈后恢复正常。由链球菌引起的脓疱疮患者抗"O"一般增高,蛋白电泳显示 α 及 γ 球蛋白增高。多数患者的白细胞吞噬指数偏低。脓液培养多为金黄色葡萄球菌,血浆凝固试验绝大多数阳性。噬菌体分型以 II 组 71 型最多。

五、诊断

按损害的临床特点,一般不难诊断。

六、鉴别诊断

本病需与下列疾病鉴别。

(一)水痘

水痘多见于冬春季,全身症状明显,绿豆至黄豆大的发亮水疱中央可见脐凹,周围绕以较大红晕,化脓与结痂现象甚轻,常侵及口腔黏膜。

(二)脓疱性湿疹

脓疱性湿疹无明显季节性,皮疹呈多形性弥漫性潮红,境界不清楚,无一定好发部位,与年龄无关。

(三)丘疹性荨麻疹

丘疹性荨麻疹好发于躯干、四肢,在风团样红斑基础上出现丘疹或水疱,奇痒。成批出现,反复发作。

七、治疗

(一)局部疗法

以局部治疗为主,重症患者应用磺胺剂、抗生素制剂等。有较大脓疱,可用消毒针刺破疱壁,用干净棉球吸干脓液,然后涂上抗生素药物或脓疱疮泥膏。

(二)全身疗法

对伴有发热、淋巴结炎、皮损广泛,婴儿、体弱儿童或经外用药长期治疗无效者可给予磺胺或抗生素制剂,新生儿脓疱疮和重症患者除一般支持疗法外,应按严重感染处理。最好做脓液培养及药敏试验,以选择最有效的抗生素。

(王雅冬)

第六节 丹 毒

丹毒是由乙型溶血性链球菌感染所致的皮肤和皮下组织内淋巴管周围软组织的急性炎症。

一、病因及发病机制

(一)病因

本病主要由乙型溶血性链球菌引起,偶尔亦可由 C 型或 G 型链球菌引起。丹毒发病有一定的诱因,如下。

(1)皮肤屏障破坏,如皮肤擦伤或细微的操作,特别是足癣和鼻炎是小腿丹毒及面部丹毒的主要诱因。

(2)身体抵抗力低下如糖尿病、肾病、营养不良、低丙种球蛋白血症等。

(3)创伤性诊断或治疗应用,链球菌可经皮肤直接侵入或经血行播散感染,也可因医疗器械、敷料或用具消毒不严或污染而导致感染,以皮肤直接侵入感染为主。

(二)发病机制

丹毒一般起病急剧,可伴有不同程度的全身中毒症状,如恶寒、发热、头痛、恶心、关节酸痛,常常先于皮损发生前数小时出现。皮疹开始为水肿性红斑,界限清楚、表面紧张、灼热、有压痛。短时间可迅速向四周扩大。向外蔓延时皮损中间的红色可逐渐消退,留有轻微脱屑,附近淋巴结肿大。可发生在任何部位,常见于小腿、面部、头皮和婴儿的腹部。由于皮损表现差别,可有一些特殊类型,包括水疱或大疱型丹毒、坏疽型丹毒、游走型丹毒和复发型丹毒。由于反复发作可造成局部皮肤淋巴管阻塞、受累组织肥厚,日久形成象皮肿。发生于颜面或外生殖器者可形成慢性淋巴水肿。

二、临床表现

发病前常有活动期足癣、鼻、口腔内感染病灶及皮肤外伤史,皮损出现前常有恶寒、发热、头痛、恶心、呕吐等全身症状,婴儿有时可发生惊厥,潜伏期一般为2~5天。

皮疹初起为红肿发硬的斑片,后迅速向周围蔓延而成为大片猩红色斑状损害,表面紧张灼热有光泽,稍微高起,境界清楚,以后皮损向外扩延,中央红色消退为棕黄色并有轻微脱屑,触痛明显。皮损部出现含有浆液或脓性分泌物的水疱或大疱时称水疱或大疱性丹毒,症状极严重时患部可以迅速发生坏疽成为坏疽性丹毒。此情况多见于新生儿,多由脐部或生殖器部开始,后迅速扩延,病情凶险,易引起败血症和腹膜炎甚至死亡。

损害也可向他处蔓延(游走性丹毒)或在原发损害部位屡次发生(复发性丹毒)。多次复发者称慢性复发性丹毒,局部往往继发淋巴性水肿。可发生于任何部位,以小腿、颜面、前臂、手足及婴儿腹部多见。其他部位也可发生。局部淋巴结肿大。全年均可发病,但常见于春、秋两季。

婴儿和年老体弱的患者,如治疗不及时,常可发生肾炎、皮下脓疡及败血症等并发症,预后危重。

三、辅助检查

血常规检查可见白细胞总数或中性粒细胞比例增大,红细胞沉降率加快,抗链球菌溶血素增多。

四、诊断及鉴别诊断

主要依据发病急剧,局部红肿,境界清楚,伴有高热及疼痛等,较易诊断。主要应与以下疾病相鉴别。

(一)接触性皮炎

接触性皮炎有明显的刺激物及过敏性物质接触史,皮损发生在接触部位,境界清楚,瘙痒明显,患者无全身症状。

(二)蜂窝织炎

蜂窝织炎为细菌侵入皮下组织引起的急性炎症,炎症浸润较深,可有深部化脓、红肿,境界不清,炎症中央红肿最显著,破溃后可排出脓液及坏死组织。

(三)血管性水肿

发病及消退均较快,局部潮红不明显,无明显性水肿,自觉症状较轻,无全身症状。

（四）癣菌疹

发于小腿部的癣菌疹,常呈红斑样,水肿不明显,足癣症状减轻或治愈后症状即随之消失。

（五）类丹毒

类丹毒有接触家畜、鱼类或屠宰工作中受伤史,损害多发生于手部为紫红色,不化脓,不易发生水疱,往往没有明显的全身症状,猪丹毒杆菌培养及接种试验阳性。

五、治疗

（一）全身治疗

原则为除去诱发因素,积极治疗原发病灶,全身症状严重者应给予必要的支持疗法。

（二）抗生素治疗

首选青霉素,可静脉或肌内注射,体温恢复正常后仍要坚持治疗2周左右。磺胺类药物或其他抗生素也可应用。

（三）局部治疗

原则为抗感染。局部可选用各种抗生素软膏、丹毒软膏、20％鱼石脂软膏或纯鱼石脂贴敷。患部周围可涂2％碘酊或用0.1％依沙吖啶溶液湿敷。

对慢性复发性足癣及以下肢静脉曲张为其病因者,氦氖激光、紫外线及浅层X线照射治疗有效,链球菌抗毒素局部注射可预防复发。

（王雅冬）

第七节 麻 风

麻风是由麻风分枝杆菌引起的一种慢性传染病,主要侵犯皮肤黏膜和周围神经。麻风杆菌最早于1873年由挪威麻风专家Gerhard H.A.Hansen从麻风患者的皮损中分离出,为抗酸染色阳性,形态呈多形性。有的抗酸染色后为均匀的直的略有弯曲的杆状菌,称为完整菌,菌体两侧面平行,两端略圆,长1～8 μm,宽0.2～0.5 μm,无鞭毛、芽孢,不能自行运动,有的可呈断裂状、鼓槌状、哑铃状、串珠状或颗粒状,称为不完整菌。现认为完整菌是活菌,不完整菌是死菌。麻风杆菌在人体内主要分布于皮肤、黏膜、周围神经及淋巴结、单核-吞噬细胞系统、横纹肌等组织与器官内。麻风杆菌排出机体后经日光照射2～3小时即丧失活力,经紫外线照射2小时则完全丧失活力。在实际工作中煮沸20～30分钟或用高压蒸汽灭菌15～20分钟可完全杀灭麻风杆菌。

麻风患者是麻风杆菌的天然宿主,也是麻风唯一的传染源。飞沫传播及破损的皮肤伤口接触传播是其重要的传播方式。人群对麻风杆菌的抵抗力强,与麻风患者密切接触的配偶,患病率不超过5％,说明麻风的易感人群少。麻风在世界上流行数千年,主要分布于亚洲、非洲及拉丁美洲,我国有2 000多年的流行史,到目前全国大约报告50万麻风患者,每年新发和复发病例约2 000例,主要分布于云南、贵州、四川、西藏等地。

麻风的分类有两种方法:①按1973年第十届国际麻风会议推荐使用的免疫光谱五级分类法,临床上分为结核样型(TT)、界线类偏结核样型(BT)、中间界线类型(BB)、界线类偏瘤型(BL)、瘤型(LL),麻风的早期为未定类(I),这种临床类型的差别是由机体的免疫力、机体内麻风杆菌量及类型的演变所决定的。②1988年后便于流行病学调查及联合化疗观测,WHO麻风专家委员会决定将免疫光谱五级分类法简化为少菌型(PB)和多菌型(MB),PB包括TT、BT和I或皮肤涂片检查细菌阴性者,MB包括LL、BL、BB或皮肤涂片检查细菌阳性者。

麻风杆菌几乎无毒性,它可在人体组织中存在,却不引起临床症状。麻风杆菌的致病是由免疫反应引起的,机体的免疫功能决定了感染后是否发病以及发病的临床类型。麻风杆菌对周围神经束内的施旺细胞有特殊亲和性,如侵入体内的麻风杆菌不能被吞噬细胞灭活、消除,就可在施旺细胞内繁殖生长,继而引起组织细胞聚集分化,淋巴细胞浸润,从而导致神经轴索梭形肿胀,神经纤维减少或断裂。临床表现为受累神经肿胀,粗大,可有疼痛、压痛。有时发生酪样坏死,神经纤维变性及钙化,使神经质地变硬,功能障碍。麻风杆菌对感觉神经的损害顺序为:温觉、痛觉、触觉。因自主神经受损导致皮肤营养、循环及出汗障碍,当麻风杆菌由神经进入周围的皮肤时,因免疫反应引起组织肉芽肿改变。

一、诊断

(一)临床表现

各型麻风有其共同特点即感觉障碍及浅表神经粗大。感觉障碍是麻风的早期及主要症状,初起有知觉过敏,如蚁走感,继而温觉、触觉相继丧失。浅神经粗大可见于耳大神经、眶上神经、尺神经及腓总神经,TT的浅表神经粗而硬,LL则粗而软。

1.未定类麻风(I)

皮肤损害为单个或多个的浅色斑片或红斑,境界清或不清,皮损无浸润及脱屑,毳毛、眉毛正常,闭汗不明显,感觉障碍轻,多为一条神经受累,轻度粗大,质软。70%可自愈,余者可转变为其他类型的麻风。

2.结核样型麻风(TT)

皮肤损害为单发或2~3块的斑疹,呈浅红色,或为排列成环状、半环状的丘疹,色鲜红或暗红,边界清,表面干燥,附有鳞屑,皮损处毳毛脱落,眉毛不脱落,闭汗早且明显,感觉障碍出现早而明显,受累神经不对称,粗大呈结节状或条索状。因神经营养运动障碍易出现多种畸形,如爪手(尺神经)、猿手(正中神经)、垂腕(桡神经)、兔眼(面神经)。

3.界线类偏结核样型(BT)

皮损数目偏多,为红色、暗红色或棕红色斑疹或斑块,可有环状损害,其内外界均清楚,皮损表面不如TT干燥,分布不对称,常有卫星状损害,毳毛脱落,眉毛正常,闭汗。感觉障碍发生较早,神经损害不对称,粗大,质硬。

4.中间界线类型(BB)

皮损比较复杂,变化多端,数目较多,可有斑疹、斑块,浸润性损害等,颜色亦多样,可有红色、橘红色、棕红色、黄褐色等,表面不太干燥。皮损外缘尚清楚,分布广,多对称,皮损处毳毛、眉毛脱落,有闭汗。感觉障碍发生较迟,神经损害多不对称,中度粗大,质地较软。畸形发生较迟而重。

5.界线类偏瘤型(BL)

皮损为斑疹、斑块、浸润、丘疹、结节,颜色呈红色、棕红色、橘红色,皮损边界多数不清楚,少数皮损清楚,表面光滑,湿润,分布广泛,相对对称,皮损处毳毛、眉毛均脱落,闭汗轻。感觉障碍发生迟,神经损害多发,不对称,粗大,质地软。畸形发生迟,初期轻,晚期重。

6.瘤型(LL)

皮损为广泛对称分布小浅色斑,边界不清,呈淡红色、红色或暗褐色,表面光亮多汗,晚期面部皮肤弥漫增厚,结节和深在性浸润混融形成"狮面"样外观,早期有毳毛、眉毛脱落,早期闭汗不明显,但晚期出现明显闭汗,感觉障碍发生迟,神经受累普遍,对称,轻度粗大,质软。畸形发生迟而轻,但到晚期畸形重。晚期伴有黏膜、淋巴结、睾丸、眼和内脏器官明显受累。

(二)麻风反应

在麻风慢性过程中,不论治疗与否,突然发生疾病活动性加剧的变化,其发生率占患者的10.4%～41%,常在外界因素或身体状态发生改变等诱因下发生。Ⅰ型麻风反应,为细胞免疫迟发型变态反应,见于免疫状态不稳定的 BB、BT、BL 的患者,表现为原有皮损及麻木区扩大。并出现新的皮损及麻木区,皮损变红、发热、坏死、溃疡。浅神经干突然粗大、疼痛。旧畸形加重并出现新畸形。反应发生慢,消失慢,在反应过程中使病变内容发生"升级"或"降级"变化。Ⅱ型麻风反应,属抗原抗体复合物变态反应,即血管炎型反应,又称麻风性结节性红斑(ENL),多见于已治和未治的 LL、BL,少数 BB 亦可出现。皮损好发于颜面、四肢等皮肤。对于弥漫性 LL 型麻风严重时可出现坏死性结节性红斑或坏死性红斑,伴发热、全身不适、神经痛、关节痛、虹膜睫状体炎、睾丸炎、淋巴结肿大等。ENL 往往频繁发生,病程较短,一般数天到十余天不等。混合型麻风反应,兼具Ⅰ、Ⅱ型麻风反应,常见于 BB。

(三)实验室检查

1.皮肤涂片查菌

MB 应查 6 个部位,PB 应查 5 个部位,此两型的常规部位均为一侧的眶上、耳垂、下颌,此外还应选择活动性的皮损(浸润显著,色黄、红或红黄),必要时作鼻黏膜查菌,在皮肤内查见麻风杆菌是诊断麻风可靠的依据。

2.麻风菌素试验

在上臂外侧皮内注射 0.1 mL 麻风菌素,分别于 48 小时和 21 天观察早晚期反应。早期反应反映机体对麻风杆菌的敏感性,晚期反应反映机体对麻风特异性细胞免疫力。反应强度与免疫力大小成正比,各型麻风的麻风菌素晚期反应为:I(－或＋),TT(＋＋＋),BT(＋～－),BB、BL、IL 均为(－)。该试验有助于判断预后。

3.血清学检查

用荧光抗体吸收试验(FLA-ABS)、酶联免疫吸附法(ELISA)、放射免疫测定法(RIA)检测患者血清和尿中酚糖脂 I(PGL-1)抗原及血清中的 PGL-1 抗体。

4.多聚酶链反应(PCR)技术检查

患者皮肤和皮损中的麻风杆菌特异性的 DNA 片段和荧光定量 PCR 技术检测皮肤及皮损中的麻风杆菌的 DNA 含量,有助于诊断麻风及监测抗麻风药物治疗疗效。

5.特殊检查

用于不典型或轻型病例,在皮损处和正常皮肤处对照进行。包括组胺试验(可出现第二联反应缺如)、出汗试验(皮损处出汗功能障碍)、立毛肌功能试验(皮损处立毛肌功能试验不引起鸡皮疙瘩现象)。

(四)病理变化

1.未定类麻风(I)

未定类麻风表皮无明显变化。真皮内有散在的非特异性炎性细胞浸润。抗酸染色,皮神经内可见到散在的抗酸杆菌,有早期泡沫细胞以及抗酸杆菌数目多,提示向瘤型发展;抗酸杆菌少或无,并可见少数上皮样细胞者,提示向结核样型发展。

2.结核样型麻风(TT)

结核样型麻风表皮常有炎性细胞浸润。真皮上部没有"无浸润带"、真皮内神经,血管及附件可见上皮样细胞肉芽肿,很少出现坏死。抗酸染色细菌少或无,可见朗格汉斯巨细胞,疾病活动时朗格汉斯巨细胞增多。

3.瘤型麻风(LL)

瘤型麻风表皮萎缩,无炎性细胞浸润,基底细胞层无破坏。真皮上部有"无浸润带",真皮内淋巴细胞少,炎症反应轻或无。真皮内及皮下组织有大量泡沫细胞浸润。皮神经组织破坏比结核样型麻风轻,皮肤附件破坏明显。抗酸染色可见大量抗酸杆菌。

4.界线类偏结核样型麻风(BT)

界线类偏结核样型麻风表皮内无炎症细胞浸润。真皮上部有窄的"无浸润带",真皮内上皮样细胞肉芽肿周围淋巴细胞少。抗酸染色抗酸杆菌(＋～＋＋)。

5.中间界限类麻风(BB)

中间界限类麻风表皮内无炎性细胞浸润。真皮上部"无浸润带"明显。真皮内兼有 TT 和 LL 两型的变化。抗酸染色细菌(＋＋＋～＋＋＋＋)。

6.界线类偏瘤型麻风(BL)

界线类偏瘤型麻风主要变化与 LL 相似,但泡沫细胞浸润中可见成团的上皮样细胞和组织细胞。抗酸染色可见大量抗酸杆菌(＋＋＋＋～＋＋＋＋＋)。

7.麻风反应

Ⅰ型麻风反应:表皮水肿,伴角化过度或点状角化不全。棘层有炎症细胞浸润。真皮内上皮细胞肉芽肿水肿明显,可出现纤维蛋白样变性。血管扩张充血,但无中性粒细胞浸润和血栓形成。升级反应者,上皮细胞肉芽肿周围淋巴细胞增多,抗酸染色示抗酸杆菌减少或阴性;降级反应者,真皮内有大量泡沫细胞,抗酸杆菌数目增多。

Ⅱ型麻风反应:示血管炎和脂膜炎,真皮内特别是皮下脂肪层内血管内皮细胞水肿,血管壁有炎症细胞浸润,纤维蛋白样变性,血管腔狭窄或栓塞。严重者出现组织坏死。

二、鉴别诊断

有皮肤损害的麻风应与体癣、皮肤黑热病、结节病、银屑病、脂膜炎、多形性红斑、环状红斑、寻常狼疮、局限性硬皮病、结节性黄瘤、单纯糠疹、玫瑰糠疹、Ⅱ期梅毒的皮肤损害相鉴别。这些病应从皮损是否有痒感、感觉是否障碍、是否有闭汗、是否浅神经粗大、皮损经抗酸染色是否找到抗酸杆菌等几个方面加以鉴别,若仍有困难可借助 PCR 技术检测皮损内是否有麻风杆菌特异性的 DNA 片段。

无皮肤损害的麻风需与神经科某些疾病相鉴别,如股外侧皮神经炎、脊髓空洞症、进行性脊髓性肌萎缩症、肌萎缩性侧索硬化症、中毒性周围神经炎、周围神经损伤、面神经麻痹、肥大性间质性神经炎、臂丛神经血管压迫综合征、遗传性感觉神经根神经病、神经鞘瘤、腓总神经鞘内囊瘤。这些病应从有无神经粗大、感觉是否障碍、出汗试验、组胺试验、立毛肌试验和血清、尿检测PGL-1 抗原或抗体,并结合以上神经科疾病本身的特点进行鉴别。

三、治疗

(一)联合化疗(MDT)

由 WHO1981 年推荐,我国自 1986 年应用以来,效果满意。采用两种或两种以上作用机制不同的有效化学药物,但必须包括强杀菌性药物利福平(RFP)在内的多种药物,以终止麻风的传播,防止耐药,减少复发,以达到有效治疗患者的目的。

1.MDT 方案

(1)PB 麻风:①利福平(RFP)600 mg,每月 1 次,监服。②氨苯砜(DDS)100 mg,每天 1 次,自服。

治疗期限为 6 个月。PB 麻风患者完成治疗后的监测时间,应为每年检查 1 次,至少 5 年。PB 患者的皮损如多于 5 块或 3 条以上神经受累或查麻风杆菌阳性者,均按 MB 方案治疗。对于 PB,每月自服药物不得少于 20 天,否则此月不计入疗程,6 个月疗程可在 9 个月内完成,连续中断治疗 3 个月以上者,须重复 6 个月疗程。对于 MB,疗程不得少于 24 个月,每月自服药物不得少于 20 天,否则此月不记入疗程,1 年中至少服药 8 个月,连续中断治疗超过 4 个月,须重新开始治疗,24 个月疗程可在 36 个月内完成,每年服药时间少于 8 个月者,为治疗不规则。

(2)MB 麻风:①BFP 600 mg,每月 1 次,监服。②DDS 100 mg,每天 1 次,自服。③氯法齐明(B663)300 mg,每月 1 次,监服,同时 50 mg,每天 1 次,自服。

上述治疗至少连续 2 年,如有可能也可治疗到皮肤查菌阴性。MB 麻风患者的监测,应做到每年检查 1 次,至少 10 年。

2.各年龄组的药物剂量

各年龄组的药物剂量见表 2-1。

表 2-1　各年龄组的药物剂量(mg)

药物	服法	5 岁以下	5～9 岁	10～14 岁	15 岁
RFP	每月 1 次(监服)	150	300	450	600
DDS	每天 1 次(自服)	25(隔天)	25	50	100
B663	每月 1 次(监服)	50	100	200	300
B663	每天 1 次(自服)	50(隔天)	50	50	50

(二)复发患者的治疗

复发患者均按 MB 的 MDT 方案治疗。

(三)免疫治疗

其目的是改变 MB 患者对麻风杆菌的细胞免疫缺陷。可选用减毒活结核杆菌和麻风杆菌的混合菌苗在三角肌区皮内分三点注射,每 3 个月注射 1 次,总疗程 8～10 次,历时 18～30 个月,亦可试用卡介菌多糖核酸、转移因子、猪胸腺素、IL。但其具体方案仍在研究中。

(四)麻风反应的治疗

发生后宜迅速处理,对受累神经和关节应制动并休息,以减轻患者疼痛,防止畸形残废。主要选用类固醇皮质激素、沙利度胺、氯法齐明、雷公藤 4 种药物治疗。Ⅰ型麻风反应可选用类固醇皮质激素(中小剂量)持续治疗至少 6 个月,以减轻神经炎症。Ⅱ型麻风反应可选用沙利度胺、雷公藤、氯法齐明或类固醇皮质激素治疗。采用单用或 2 种药物联合应用。对较严重者,宜优先选用沙利度胺、雷公藤或二者联用。在前 4 种药无法控制的情况下,则采用类固醇皮质激素治疗。其用法如下。

1.沙利度胺

每天口服 300~400 mg,直至反应控制后,逐渐减量至 50 mg/d。本药可致畸胎,对停经 2 个月以上的孕妇禁用,对育龄妇女应慎用。还可以出现中毒性神经炎、白细胞数减少、心率减慢、嗜睡、口干、疲乏等症状。

2.雷公藤

对于应用沙利度胺后无效者可选用,轻度 I 型反应时不选用,药用去皮的干根,每天 30 g,煎成汁(煎 1 小时)每天 1 剂,两煎分服,也可制成糖浆或片剂使用。此药的根皮和茎叶均有剧毒,不可内服,有胃肠道反应或白细胞数减少等不良反应,尤其是每天剂量超过 30 g 时,不良反应可能增多,使用过程中需加强观察。

3.类固醇皮质激素

类固醇皮质激素对 I 型麻风反应并有神经损害的患者和 II 型麻风反应均有较好疗效,尤其是控制 ENL 十分迅速。此药治疗麻风反应的主要指征:①急性神经炎。②急性或亚急性眼炎(尤其是虹膜睫状体炎)。③睾丸炎。④严重 ENL 反应伴有急性发热。⑤急性喉水肿。用法为:泼尼松或泼尼松龙 5 mg 或地塞米松 0.75 mg,每天 6~12 片,口服。反应症状控制后,逐渐减量,维持 3~5 个月为宜,直至停用。对兼有神经损害的逆向反应者每天用量可高达 12~16 片;亦可用氢化可的松 100~300 mg 或地塞米松 5~15 mg,加入 5%~10% 葡萄糖液 500~1 000 mL 内做静脉滴注,每天 1 次。本药长期使用应注意不良反应的发生尤其是对 II 型反应病例。

4.氯法齐明(B663)

氯法齐明可用作预防和控制 II 型麻风反应,但作用缓慢,在服药 1~2 个月后才逐渐显效。用药剂量一般为每天 100~300 mg,持续 3 个月后逐渐减量。本药较为安全,主要缺点为致皮肤红染,尤其在原来浸润损害较为明显的部位。还可使皮肤干燥,呈鱼鳞病样损害。

(王雅冬)

第八节 皮 肤 炭 疽

炭疽是由炭疽杆菌引起的一种人畜共患性急性传染病,可分为皮肤炭疽、肺炭疽和肠炭疽,以皮肤炭疽更常见。

一、病因及发病机制

传染源主要是食草动物,人因直接或间接接触而感染。感染后是否发病取决于病原体的数量、毒力和宿主的抵抗力。炭疽杆菌通过破损的皮肤和黏膜发生皮肤炭疽。带有炭疽杆菌芽孢的尘埃、飞沫经呼吸道吸入引起肺炭疽。进食未经煮熟的病畜肉或饮用污染的水、乳而引起肠炭疽。炭疽潜伏期 1~12 天,通常 1~5 天,平均 3 天,皮肤炭疽潜伏期相对较长。炭疽杆菌是革兰阳性的需氧菌,两端平截,大杆菌,长 4~8 μm,宽 1~1.5 μm,排列成长链、竹节状,无鞭毛,但在体内可形成荚膜。在体外有氧环境下易形成芽孢,此时对外界抵抗力明显增强,对一般消毒剂均不敏感。本菌的致病性在于荚膜和毒素。当细菌侵入破损皮肤后,可在皮肤和黏膜局部大量繁殖,释放炭疽毒素,使组织水肿、坏死和出血,形成原发性皮肤炭疽。当抵抗力降低后,病原菌可经淋巴管或血管扩散,可发生局部淋巴结炎、败血症或其他脏器损害,导致肺炭疽、肠炭疽、炭疽性脑膜炎、败血型炭疽等的发生。本病各年龄组均可发病,其发病具有明显的职业性,多见于牧民、屠宰工人、农民、兽医、厨师、皮毛手工业者。本病在全世界各大洲均有过流行,发病有一定的季节性。

二、临床表现

一般潜伏期为1~5天,也有短至12小时,长至2周者。因炭疽杆菌侵入途径及部位的不同,临床上主要分为皮肤炭疽、吸入性(肺型)炭疽和食入性(胃肠型)炭疽。部分患者可发展为败血症、脑膜脑炎等重症,预后不良。皮肤炭疽占95%~98%,病变多见于手、足、面、颈、肩等裸露部位皮肤。最初为皮肤破损部位(皮肤破损轻微时,可无明显伤口)出现斑疹或丘疹,第2天在皮疹顶部出现小水疱,内含淡黄色液体,周围组织变硬而肿胀。3~4天病变中心呈现出血性坏死、组织稍下陷,周围有成群小水疱,水肿区继续扩大。5~7天坏死区溃破成浅溃疡,血样渗出物结成硬而黑似炭块状焦痂,痂下有肉芽组织生成。溃疡直径1~5 cm不等,其周围皮肤浸润及水肿范围较大,直径可达5~20 cm。由于局部末梢神经受损而无明显疼感和压痛,有轻微痒感,无脓肿形成,这是皮肤炭疽的特点。以后随水肿消退,黑痂在1~2周内脱落,肉芽组织增生愈合缓慢。大多数病例为单灶性发病,但个别病例可因抓挠病变部位而出现多处水疱,致自身感染。病程1~6周。皮肤炭疽发病同时,多出现发热(38~39 ℃)、头痛、关节痛、全身不适以及局部淋巴结和脾大等中毒症状和体征。少数患者皮肤局部无水疱和黑痂形成,而表现为大块状水肿,患处肿胀透明、微红或苍白,扩展迅速,多见于眼睑、颈、大腿及手部等组织疏松处。全身中毒症状严重,表现为高热、头痛、恶心、呕吐,若贻误治疗,预后不良。

三、辅助检查

(一)细菌学检查

细菌学检查是确诊的依据。可取皮损的渗液、痰、吐泻物、血液、脑脊液、腹水等直接涂片,可发现典型的竹节状革兰染色阳性大杆菌。上述标本也可以培养或动物接种,以进一步分离炭疽杆菌。

(二)血常规

白细胞总数升高,大多数在$(10 \sim 20) \times 10^9 / L$,分类以中性粒细胞为主,有明显核左移。

(三)血清学检查

用ELISA法或免疫印迹试验或免疫荧光法,检测炭疽杆菌抗原或特异性抗体,可达到快速诊断的目的。

(四)组织病理

基本损害为水肿、出血、坏死和炎症细胞浸润。皮肤溃疡组织中可查见有荚膜的炭疽杆菌。

四、诊断与鉴别诊断

(一)诊断

符合以下3条标准可明确诊断。

(1)有特殊的职业(牧场、畜产品加工厂及屠宰场工作者)、工作和生活环境(如接触暴死家畜、食死畜肉、用新皮毛)等。

(2)有典型皮肤损害。

(3)病原学检查阳性或血清学检测阳性。

(二)鉴别诊断

1.皮肤疖、痈和蜂窝织炎

均为局部皮肤感染而有局部红肿热痛,重者亦伴有全身中毒症状,外周白细胞数亦可明显增高。鉴别要点如下。

(1)局部疼痛明显,皮损处无焦痂及周围水肿;而皮肤炭疽局部形成焦痂,周围明显水肿,病灶处呈坏死出血而非化脓性炎症特点,但局部无明显疼痛,此为重要鉴别点。

(2)引起病变的致病菌不同,局部取材做涂片及培养可得不同细菌。

2.恙虫病

恙虫病可有局部皮肤损害及焦痂,亦伴有发热及头痛等症状。鉴别要点如下。

(1)去过该病疫区,而无病畜接触史。

(2)伴皮疹及肝大、脾大。

(3)白细胞计数正常。

(4)血清学检查外斐反应试验大于1:160。

(5)恙虫病的焦痂多在皮肤潮湿及较隐蔽处,如会阴、肛门、腋窝等处,而皮肤炭疽则多在皮肤裸露处。

五、治疗

(一)一般治疗

患者应卧床休息,给予易消化饮食,注意出入量和水、电解质平衡。给予足量B族维生素、维生素C。对不能进食者或有吐泻的患者,应予补液。出血者可酌情选用维生素K、氨基己酸或氨甲苯酸,严重者可予以输血治疗。有明显毒血症症状者,可予氢化可的松100~300 mg/d或地塞米松5~10 mg/d,分1~2次静脉滴注,或泼尼松30~60 mg/d,分1~2次口服,疗程1~3天。高热、惊厥患者可给予退热药镇静药。有呼吸困难者,应予吸氧,并保持呼吸道通畅。感染性休克者,应给予抗休克治疗。

(二)局部处理

皮损处切忌抚摸、挤压,以免病原菌扩散产生败血症。眼、鼻、危险三角区挤压还可引发脑膜炎。皮损不做外科切开引流,以防感染扩散。可用消毒液,如1:2 000高锰酸钾溶液或2%的过氧化氢溶液清洗。抗生素软膏,如四环素软膏纱布片覆盖后包扎,患肢可予以固定和抬高。出现严重、弥漫性的水肿,在有效抗菌药应用前提下,可酌情内用糖皮质激素减轻炎症。重度颈部肿胀影响呼吸道通畅者,可考虑气管插管或气管切开。

（三）病原学治疗

病原治疗是本病治疗的关键，用药前应采集标本做细菌培养及药物敏感性试验。青霉素为治疗本病的首选药物。迄今为止，仅发现极个别炭疽杆菌对青霉素耐药。及时足量应用青霉素是控制病情、改善预后的关键。可予青霉素 G，每天 2 400 000～3 200 000 U，分 3～4 次，肌内注射，疗程 7～10 天。恶性水肿病例用青霉素 G，每次 2 000 000～3 000 000 U，加入葡萄糖 200 mL 内，静脉滴注，每天 4 次。生物恐怖相关的炭疽治疗疗程应延长至 60 天。

如有青霉素过敏史，可选用其他抗菌药，如氨基糖苷类阿米卡星、四环素类多西环素或喹诺酮类环丙沙星。重症者可合用其他抗生素，如林可霉素、亚胺培南、克拉霉素、阿奇霉素、万古霉素、替考拉宁、多黏菌素 B 等，可按药敏结果选药。

（四）免疫治疗

因抗生素只对炭疽杆菌有效，而对炭疽毒素无效，故重症病例可在应用抗生素治疗的同时，加用抗炭疽血清中和毒素。原则应是早期给予大剂量，第 1 天 2 mg/kg，第 2、3 天 1 mg/kg，应用 3 天。应用前必须先做过敏试验。

（王雅冬）

第九节　皮肤结核病

皮肤结核病是由结核杆菌引起的慢性皮肤病。近年来全球的结核病发病率明显增长，尤其在发展中国家，30%～60% 的成人感染过结核分枝杆菌，这与人民生活条件、易感人群增加有关。随着结核病在发展中和发达国家呈全球性增加趋势，皮肤结核病的发病率也在上升。营养状况、工作劳累、贫穷、卫生条件差与发病率增加有关；同时皮肤抵抗力下降、合并其他疾病特别是急性传染病、皮肤外伤及日光照射等均可导致皮肤结核病发生。

一、病因与发病机制

（一）内源性感染

大多数皮肤结核病系由此途径感染，结核分枝杆菌经血行或淋巴系统，由内脏器官或深在组织里的结核灶传播到皮肤而发病。

（1）经血液循环传播，如粟粒性皮肤结核、寻常型狼疮、结核疹等，病损内不易查到结核分枝杆菌，病理检查除有结核样的变化外，常有血管改变。皮损分布对称，发病较急。

（2）经淋巴液传播，经淋巴液反流的感染如淋巴结结核引起的寻常型狼疮，实际上淋巴和血液循环两系统之间的关系甚为密切，故一般同时存在淋巴血液循环传播。

（3）由局部病灶直接传播到邻近的皮肤，如病灶崩溃引起的瘰疬性皮肤结核。

（4）通过自然腔道将病菌带至腔口附近皮肤，如腔口周围的溃疡性皮肤结核，病损处易查见结核分枝杆菌，呈典型的结核病理改变，病程很长。

（二）外源性感染

少数病例由于皮肤本身有轻微损伤，接触结核分枝杆菌或带菌的痰、尿、粪便或玩具、用具等感染，结核分枝杆菌侵入皮肤而产生原发性感染。因大多数患者早已受到结核分枝杆菌感染，因此外感染实际上也是一种再感染。

皮肤结核病的产生与机体的抵抗力有关。工作、学习压力大,生活不规律,营养不良,疲劳等均可使抵抗力降低而增加发病的机会。

二、分类

皮肤结核病分为4类。

(1)外源性接种,如原发性接种结核病、疣状皮肤结核。

(2)内源性皮肤接触传播或自身接种,如瘰疬性皮肤结核、腔口皮肤结核。

(3)血源播散到皮肤,如寻常狼疮、粟粒性皮肤结核、结核性溃疡。

(4)结核疹,如硬红斑、丘疹坏死性结核疹、瘰疬性苔藓。

三、临床表现

(一)临床表现

本病种类很多,临床表现变化很大,主要有以下几点。

1.狼疮结节

狼疮结节常见于寻常狼疮、颜面粟粒性狼疮。狼疮结节用玻片压诊,呈黄褐色或苹果酱色,半透明状,这种改变是与其他皮肤疾病鉴别的主要特点之一。

2.溃疡、瘢痕

溃疡、瘢痕是皮肤结核较典型的皮肤改变,一般见于发病晚期,出现这种表现后,疾病可以很容易进行诊断,常见于瘰疬性皮肤结核、硬红斑等。结核性溃疡为苍白易出血的肉芽组织,口小底大,呈火山口样,且自觉症状不明显。

3.脓疱、小瘢痕

脓疱、小瘢痕见于颜面粟粒性狼疮、丘疹坏死性结核疹、阴茎结核疹。

4.丘疹

丘疹性改变可以发生于全身各个部位,以面部、颈部常见,可以部分出现,然后遍及全身,见于颜面粟粒性狼疮、丘疹坏死性结核疹、阴茎结核疹、瘰疬性苔藓、全身性粟粒性皮肤结核等。

5.合并其他器官结核

合并其他器官结核的患者可伴有乏力,低热、消瘦、倦怠、盗汗和关节疼痛等结核中毒症状,约1/3患者合并器官结核,尤其是肺结核,但有些皮肤结核也很难找到器官结核。

6.儿童皮肤结核

在实行卡介苗接种及有效的抗结核药物问世后,儿童皮肤结核很少见,儿童皮肤结核的临床表现与成人没有太大的区别,但值得注意的是卡介苗接种后出现皮肤改变,应高度警惕该病的发生,因国内大面积接种,这种接种结核时有发生。

(二)常见的临床类型

1.寻常狼疮

寻常狼疮多见于青年及儿童,好侵及面部、臀部及四肢,亦可累及黏膜。早期以皮肤结节为主要表现,易形成瘢痕,导致毁形,如鼻软骨可被破坏穿孔,或因瘢痕收缩使眼睑外翻,鼻孔及口腔缩小,产生畸形;发生于小腿者,久病后可伴有象皮肿。自有效的抗结核药物问世后,此种毁形性狼疮已罕见;黏膜损害的基本表现亦为结节,但易形成溃疡;溃疡一般无明显疼痛,表浅,易出血,基底有小颗粒。

2.瘰疬性皮肤结核

瘰疬性皮肤结核多发生于成人,常由淋巴结核、骨结核或关节结核继发而来。好发于颈部,其次为腋下、腹股沟及上胸等处。初起为皮下结节,边界清楚,质硬,可自由活动,无显著压痛,其上皮肤正常,继而结节逐渐软化产生干酪样物质和稀薄脓液排出。溃疡为带形、狭长形或椭圆形,少数呈圆形,其边缘为潜行性,常不变色,有时则为瘘管内脓液所膨胀而呈红色或紫红色,往往同时可见结节、脓肿、溃疡、瘘管及瘢痕等带状分布的多形性损害。

3.疣状皮肤结核

大部分为成人,男性尤为多见,由直接接触病菌所致。以手背及手指背部最为多见,其次为足、臀、小腿等处。损害大多为单个,少数可为2～3个。初起为黄豆大小紫红色丘疹,质硬,逐渐向周围扩大,变成斑块,中央角质层增厚,粗糙不平,以后呈疣状增生,加压时常有脓液流出。在疣状增生的外围为浸润带,呈暗紫色,其上覆以痂皮和鳞屑,再外围为平滑红晕区。该病病程长,可多年不愈。愈合时损害中央先开始,疣状增生逐渐变平,鳞屑和痂皮脱落,有光滑柔软而表浅的瘢痕。

4.口腔结核性溃疡

口腔结核性溃疡多伴有活动性内脏结核,当机体抵抗力降低时,结核分枝杆菌可由自然腔道蔓延至皮肤黏膜(如口腔和肛门)。本病现少见。初起为针头大黄色或淡红色颗粒性结节,逐渐增大,溃破形成溃疡,基底有苍白色肉芽组织,常不平滑,其上有黄色小点,质软,周围绕以红晕。本病患者内脏结核大多严重,故常伴发热及中毒症状,预后不佳。

5.硬红斑

硬红斑为血源型中最常见的一种,多见于青年女性,常伴有周围循环不良,如肢端发绀等。皮损惯发于小腿屈面,多为对称分布,初起为樱桃大或更大的皮下结节,质硬,此时表面皮肤无颜色改变。以后逐渐扩大,可达2～3 cm 直径,与皮肤粘连,呈暗红色或青紫色。结节位置较深,不高出皮面,轻度压痛,可伴有局部酸痛、烧灼等自觉症状,结节偶可破溃,形成溃疡。数月后愈合,留有凹陷性瘢痕,周围有色素沉着;无溃疡者一般数周至数月后消退。

6.结节性结核性静脉炎

结节性结核性静脉炎好发于青年四肢远端,男子稍多见。沿表浅皮肤静脉有豌豆到小指头大小皮内或皮下结节,皮肤颜色无明显变化,结节之间尚有索状硬结可触及,无溃破倾向;常有压痛、自觉痛,发疹前有时可有发热、倦怠、不适等全身症状,病程较急,预后良好。

7.丘疹坏死性皮肤结核

丘疹坏死性皮肤结核多见于成年,春秋季多见。一般无自觉症状。皮损好发于四肢伸面,尤以关节部位多见,也可见于臀部及躯干,一般为对称性,有群集倾向,初起为疏散分布的、针头至绿豆大的坚实结节,呈青红色或紫色,结节中央可发生坏死,很快结痂,痂去后可见溃疡,遗留萎缩性瘢痕;有些结节也可不经坏死阶段而自行消失,不留痕迹。

四、辅助检查

(一)涂片检测法

有些有分泌物的病灶可以进行涂片检查查找结核分枝杆菌,通常采用姜-尼抗酸染色和荧光染色法。涂片染色阳性只能说明抗酸杆菌存在,不能区分是结核分枝杆菌还是非结核分枝杆菌。

由于我国非结核分枝杆菌病发病较少,故检出抗酸杆菌对诊断皮肤结核有重要意义。

(二)培养法

分离培养法灵敏度高于涂片镜检法,可直接获得菌落,便于与非结核分枝杆菌鉴别,是结核病诊断的金标准,同时可以进行药敏测定,判断有无耐药发生。故有条件的地方,应该进行结核分枝杆菌培养检测。

(三)血清学诊断和分子生物学诊断方法

这两种检查方法均为结核病的快速辅助诊断方法,在皮肤结核的诊断上有一定的参考意义。对那些病理改变不典型的患者,更有诊断意义。但存在假阳性等问题,应结合其他检查来确诊。

(四)结核菌素皮肤试验

目前国内各地最常用的方法是结核菌素皮肤试验,是判断机体是否受到结核分枝杆菌感染的重要手段。我国是结核病高流行国家,儿童普种卡介苗,一般阳性对诊断意义不大,但呈强阳性反应时,应考虑有发病的可能,可作为临床诊断结核病的一项参考指标。10岁以下儿童如呈强阳性反应,具有诊断意义。

(五)其他检查

近年来,艾滋病发病率逐年上升,其合并肺外结核较多见,所以,有条件的医院对皮肤结核的患者应进行艾滋病抗体筛查,对久治不愈的患者,还应该进行其他免疫系统疾病的相关检查。

五、诊断与鉴别诊断

(一)诊断

根据皮损特点、或组织病理检查、结素试验等,诊断一般不难。但是结核疹,病损内不易查到结核分枝杆菌,对抗结核治疗无明显效果,如丘疹坏死性结核疹、硬红斑及瘰疬性苔癣等,对这样的患者只能通过病理诊断来确诊。

(二)鉴别诊断

皮肤结核发病率低,需注意与其他疾病进行鉴别。

寻常狼疮需与结节病、玫瑰痤疮、三期梅毒、麻风、深部真菌病等鉴别;疣状皮肤结核需与芽生菌病、疣状表皮痣、寻常疣等鉴别;瘰疬性皮肤结核需与非结核分枝杆菌感染、孢子丝菌病等鉴别;丘疹坏死性结核疹与淋巴瘤样丘疹病、坏死性血管炎鉴别;硬红斑需与结节性红斑、结节性血管炎、结节性多动脉炎等进行鉴别。

常见的三种特别注意鉴别的疾病如下。

1.三期梅毒溃疡

边缘有堤状隆起及暗红色浸润,形状整齐,多呈肾形,性质较坚硬,梅毒血清反应常为阳性。

2.急性女阴溃疡

急性发病,炎症较明显,可自愈,但易复发;溃疡呈漏斗状,常并发结节性红斑及滤泡性口腔炎,分泌物中可查到粗大杆菌。

3.基底细胞癌

溃疡基底部有多数珍珠样小结节,边缘卷起,触之较硬,活检可发现癌细胞。

六、治疗

(一)一般治疗

注意适当休息,增加营养,提高机体抵抗疾病的能力,同时积极治疗伴发疾病或继发感染。

(二)抗结核药物治疗

本病以抗结核药物治疗为主。一般用异烟肼 300 mg 每天 1 次,利福平 450～600 mg 每天 1 次,乙胺丁醇 750 mg 每天 1 次,空腹口服;吡嗪酰胺 500 mg 一天 3 次,口服,疗程 6～9 个月。

(三)免疫治疗

近年来,不少学者应用免疫制剂辅助治疗结核病取得了一定的疗效。如母牛分枝杆菌菌苗、草分枝杆菌菌苗等都可以提高机体的细胞免疫功能,调动体内的免疫系统,促使疾病尽快康复。

(四)外科治疗

对于皮肤局部病灶,如破溃较明显易合并感染时,创面不易修复,应及时到外科进行清创处理,定期换药,有利于病灶的修复。

(五)中医药治疗

中医药通过辨证施治,可以有针对性地对每个结核患者进行机体调节,提高其对疾病的抵抗力,同时可以改善患者的全身状况及临床症状,如低热、盗汗等,从而达到辅助治疗结核病的作用。

(六)诊断性治疗

有时尽管临床上高度怀疑皮肤结核,但缺乏足够证据支持诊断,必要时可采取诊断性治疗,通常采用异烟肼和利福平常规剂量治疗 4～8 周,观察皮肤病变是否变化,可有效地诊断和排除皮肤结核。

(王雅冬)

第三章

真菌性皮肤病

第一节 头 癣

头癣是由皮肤癣菌感染头发和头皮所致的一种疾病。临床上,分为白癣、黑点癣及黄癣,脓癣常继发于白癣或黑点癣。

一、诊断标准

(1)主要见于儿童。

(2)白癣:表现为灰白色鳞屑性斑片,圆形或椭圆形。病变头发距头皮2~4 mm处折断,外围白色菌鞘。偶有轻度痒感。

(3)黑点癣:病发露出头皮即折断,其残留端留在毛囊口,呈黑点状。

(4)脓癣:初起为一群集性毛囊性小脓疱,继而损害隆起,变成暗红色浸润性斑块,表面毛囊孔呈蜂窝状。可有轻度疼痛和压痛,愈后常有瘢痕形成,引起永久性脱发。

(5)黄癣:表现为红色斑片,覆黄痂,渐扩大融合,形成大片污秽色痂皮,常伴鼠臭味,病发少有折断而变为枯黄无光泽,病久者可形成大片永久性秃发。

(6)真菌检查:病发真菌直接镜检和/或真菌培养结果为阳性。

二、治疗原则

头癣的治疗应采用综合疗法,口服药物结合外用药物。

(一)系统性治疗

(1)灰黄霉素:各型头癣的首选药物,为非多烯类抑菌性抗真菌药物。成人剂量0.6~0.8 g/d,分2次口服,儿童为15~20 mg/(kg·d),分3次口服,需连续服3周。

(2)伊曲康唑:广谱三唑类抗真菌药物。成人剂量为0.2 g/d,儿童为2~5 mg/(kg·d),连服4~6周。短期应用,不良反应较少见。

(3)特比萘芬:丙酰胺类的抗真菌药物。成人0.25 g/d;如儿童体重小于20 kg,服用62.5 mg/d;体重20~40 kg者,剂量125 mg/d;体重大于40 kg者,剂量为250 mg/d,共服药4~6周。短期服用,不良反应较少见。

(4)脓癣患者除口服抗真菌药物外,急性期可加用小剂量类固醇皮质激素,必要时加用抗生素,切忌切开引流。

(二)局部治疗

(1)患者使用的梳子、帽子、枕套、毛巾等应每天煮沸消毒。

(2)尽可能剪除病发,每1~2周剪发一次。

(3)每晚外用药前,应用硫黄皂或2%酮康唑制剂洗头,连续1~2个月。

(4)每天局部外用5%硫黄软膏、2%碘酊或外用抗真菌药物。

(三)随访

治疗3周后取患处头发进行真菌镜检,此后每10~14天复查一次,连续3次阴性可判愈。服用足量的灰黄霉素、氟康唑或特比萘芬治疗,一般不复发。

在集体单位,应注意勿共用梳子、帽子。理发工具应注意消毒。

(王雅冬)

第二节 手癣与足癣

手癣俗称"鹅掌风",是由于真菌感染手部皮肤所致的疾病,大多数为皮肤癣菌所致,发病部位以指间、手掌侧皮肤为主,发生于手背部则诊断为体癣;足癣俗称"脚气",是由于真菌感染足部所致,主要累及足趾间、足跖、足跟、足侧缘的皮肤。

一、病因与发病机制

手足癣的病原菌主要有红色毛癣菌、须癣毛癣菌、絮状表皮癣菌、石膏样小孢子菌和断发毛癣菌(儿童)等,其中红色毛癣菌最为多见,占50%~90%。患病个体往往较其他人有易感性。

手足癣是全球性多发病、常见病,在我国发病率较高,其中部分手癣是由足癣传染而致。手足癣的流行情况有以下特点。

(1)以中青年为主,可能与劳动量大、活动多、出汗多,手足长期处于多汗潮湿环境、利于真菌生长繁殖状态有关。

(2)体力劳动者的构成比高,可能与长期从事体力劳动,多汗潮湿或长期从事水湿作业等因素有关。近些年来,由于系统广谱抗生素、外用糖皮质激素制剂、针对皮肤癣菌敏感的抗真菌药物使用增加,以及糖尿病、肿瘤以及免疫缺陷类疾病患者数量的增加,都导致了白念珠菌以及其他念珠菌感染数量的上升。手足癣病原菌的流行分布与地区差异有关。

二、临床表现

手足癣(尤其是足癣)在浅部真菌病中最为常见,分布广泛,在我国南方地区较北方地区多发。夏季气候炎热、潮湿、易出汗有利于真菌繁殖有关,故夏季发病率升高;或夏季较重,冬季减轻。手足癣多见于成年人,两性患病率无差别。皮损多由一侧传播至对侧。手癣常见于单侧,而足癣多累及双侧。根据临床表现与特点的不同,手足癣可分为三种类型。

(一)浸渍糜烂型

浸渍糜烂型又称间擦型。主要由红色毛癣菌、须癣毛癣菌、絮状表皮癣菌引起,第4~5和

3~4指(趾)间多发,也可累及跖屈侧。多见于手足多汗、长期浸水、或长期穿胶鞋者,夏季多发。临床特征为皮损处瘙痒、异臭味,指(趾)间皮肤湿润浸渍松软,可见渗液,去除浸渍发白的角质层可见其下潮红糜烂面,表面可出现裂隙。患者自觉瘙痒感显著,可合并细菌感染,导致淋巴管炎、蜂窝织炎和丹毒,表现为足部红肿、热、痛,可引发癣菌疹。

(二)水疱鳞屑型

此型多由须癣毛癣菌感染引起,病程呈慢性轻症基础上的亚急性过程。好发于指(趾)间、掌心、足跖及足侧缘。发病初期为散在或群集的针尖大小的深在性水疱,壁厚,紧张发亮,不易破溃,部分水疱可融合成多房性大疱,去除疱壁可露出蜂窝状鲜红糜烂面。水疱数天后可干涸,出现领圈状脱屑,皮损可持续向周围蔓延,形成界限清晰的鳞屑性斑。瘙痒显著。

(三)角化过度型

角化过度型又称角化增生型,病原菌以红色毛癣菌为主,少数为絮状表皮癣菌。临床上以糠状鳞屑、伴有角化过度为主要特点,常伴发甲癣。皮损多累及掌跖部及足跟、足侧缘。皮损处皮肤呈明显粗糙、角质增厚、干燥、脱屑,冬季皮损处易发生皲裂、出血,疼痛,皮损还可向足背蔓延。病程呈慢性经过。自觉症状轻微。

手足癣治疗不彻底,可表现为慢性经过或长期迁延不愈。

足癣多累及双侧,手癣则常单侧发病,如患者手足均被累及,可见到所谓"两足一手"现象,又被称为"两足一手综合征",有提示癣病诊断的意义,且此型多由红色毛癣菌所致,现已证明两足一手综合征的手部感染几乎均由搔抓病足所致。相比之下,两足两手感染现象相对少见。故该现象可能与习惯性用同一只手搔抓患足,手部暴露于通风、干燥的环境等因素有关,有学者认为两足一手综合征有较强的家族聚集和遗传易感倾向。

足癣(尤其趾间浸渍糜烂型),如不及时治疗,易继发细菌感染,主要为金黄色葡萄球菌、溶血性链球菌等,出现脓疱、溃疡、脓性渗液,并继发丹毒、急性淋巴管炎、淋巴结炎和蜂窝织炎,炎症反应明显时还可引发局部湿疹样改变和癣菌疹。

三、诊断和鉴别诊断

根据典型临床表现,结合真菌镜检及培养结果不难作出诊断。

临床上需与湿疹、汗疱疹、掌跖脓疱病、掌跖角化症、接触性皮炎等鉴别。真菌直接镜检是确诊的主要手段。

四、预防和治疗

手足癣的治疗应注意要及时、彻底,消灭传染源;注意个人卫生,穿透气性良好的鞋袜,保持足部干燥清洁;不共用鞋袜、浴盆、脚盆等生活用品;日常生活中应避免刺激性物质对手足部皮肤的损伤;伴甲真菌病者应同时治疗,以免互相感染。

以外用药物治疗为主,治愈的关键在于坚持用药,疗程一般需要2~4周,如不长期规范用药,极易复发;角化过度型手足癣或单用外用药疗效不佳者应考虑系统用药。

(一)外用药物治疗

目前主要为唑类和丙烯胺类,根据不同临床类型和外用药的使用原则,选择不同的处理方法,急性损害如浸渍糜烂型或伴有水疱时,给予3%硼酸溶液、0.1%利凡诺尔等湿敷,渗出减少消退后再给予粉剂(如枯矾粉、咪康唑粉等)、抗真菌制剂。应选择刺激性小的抗真菌制剂或药物,切忌使用刺激性强的药物。角化过度型无皲裂时可使用角质剥脱剂,如水杨酸、间苯二酚等。

(二)以下情况可考虑应用系统抗真菌药物

某些类型如角化增厚型外用药物疗效欠佳者;浸渍糜烂严重,使用外用药物易引发细菌感染者;对外用药物依从性差,反复发作者;无禁忌证,可给予伊曲康唑(200 mg/d,餐后即服,疗程1～2周)或特比萘芬(250 mg/d 口服,疗程2～4周)。足癣继发细菌感染时应联合应用抗生素,同时可局部用1∶5 000 高锰酸钾溶液或0.1%利凡诺尔湿敷;引发癣菌疹时,应在积极治疗原发病灶的同时给予抗过敏治疗。

(王雅冬)

第三节 体癣与股癣

体癣是指发生在除头皮、掌跖和甲以外体表部位的皮肤癣菌感染;股癣是指臀部、腹股沟、会阴及肛周的皮肤癣菌感染。二者本质上为皮肤癣菌病在不同部位的表现。

一、病因与发病机制

本病主要由各种皮肤癣菌感染引起,以红色毛癣菌最为多见,其他如须癣毛癣菌、疣状毛癣菌、犬小孢子菌等也可引起本病。体股癣可通过直接接触或间接接触传播,也可通过手、足、甲癣的自身接种感染。

皮肤癣菌定植、生长与真菌和机体两方面因素有关,皮肤癣菌在与皮肤角质层接触后,在皮肤表面黏附、定植并穿透角质层细胞,皮肤癣菌继续繁殖形成菌丝,产生和分泌细胞外蛋白酶等炎症介质,进一步影响角质形成细胞的增生。机体提供了有利于皮肤癣菌生长的因素,如机体防御受损、角质层的高水合状态及为皮肤癣菌提供营养的特殊解剖结构;抗皮肤癣菌感染的机制受到破坏,如皮肤屏障功能下降、皮肤的温度、湿度和pH适合真菌生长,正常菌群微环境的改变,角质层的更新障碍,非特异性免疫以及特异性免疫反应的改变等。

二、临床表现

体癣在气候炎热的夏秋季节多发。人群易感因素包括肥胖多汗、糖尿病、慢性消耗性疾病、长期应用糖皮质激素或免疫抑制剂者。体癣和股癣临床特点类似。

(一)体癣

原发损害为针头大小的红色丘疹、丘疱疹或水疱,随后形成有明显鳞屑的红色斑片,境界非常清楚,逐渐向周围等距离扩展蔓延,皮损中心有自愈倾向,边缘由丘疹、丘疱疹和水疱、结痂、鳞屑连成狭窄隆起呈环状或多环状,形状如古铜钱状,故有人称之为"铜钱癣"。皮损中央常出现色素沉着。由亲动物性皮肤癣菌(如犬小孢子菌)引起的病灶炎症反应较明显。自觉不同程度的瘙痒,也可因长期搔抓刺激等引起局部湿疹化或苔藓样改变。

(二)股癣

典型皮损好发于腹股沟或臀部。单侧或双侧,有反复发作倾向。基本皮损与体癣相同,发生于腹股沟处的皮损下缘往往较显著,上缘并不清晰,阴囊、阴茎较少受累。由于患处潮湿、透气性差,且易受摩擦,常使皮损炎症明显,瘙痒显著。

如患者使用了外用糖皮质激素或不规范治疗,可使皮损很不典型,称"难辨认癣",很容易误诊,需真菌学检查方可确诊。

三、诊断和鉴别诊断

根据典型的临床表现、皮损处鳞屑直接镜检和/或培养查到菌丝或孢子,可明确诊断。

本病需要与慢性湿疹、慢性单纯性苔藓、玫瑰糠疹等鉴别。

四、预防和治疗

为防止本病发生,应注意卫生清洁,不与患者共用衣物鞋袜、毛巾、浴盆等,穿着透气性良好的内衣;对手、足、甲癣应及早诊断,积极治疗,减少自身传染的可能性;尽量不接触患病的宠物和牲畜。

本病治疗以外用药物为主,皮损泛发、皮损较严重者以及外用药疗效不佳者应考虑系统给予内服抗真菌药物治疗。

(一)外用药物治疗

有多种抗真菌外用药物供选择,如唑类、丙烯胺类、吗啉类、环吡酮类等。应坚持用药2周以上或皮损消退后继续用药1~2周,以防止复发。应注意剂型的合理选择,需特别注意皮损的炎症较重或特殊部位的感染,防止产生刺激反应,加重病情。婴幼儿股癣患者应选择作用温和、刺激性小、浓度较低的外用药,并保持局部清洁干燥。

(二)内服药物治疗

对顽固性的泛发型体癣可选用系统抗真菌药物治疗,如伊曲康唑(200 mg/d,餐后即服,疗程1~2周)或特比萘芬(250 mg/d 口服,疗程2周),与外用药物联合使用可增加疗效,缩短病程。

（王雅冬）

第四节　花　斑　癣

花斑癣是由圆形糠秕马拉色菌引起的一种皮肤浅表角质层慢性真菌病。本病遍布世界各地,常见于温度和相对湿度较高的热带和温带地区。

一、病因及发病机制

圆形糠秕马拉色菌已被证实为本病致病菌,此菌系条件致病菌,当皮肤多汗,卫生条件差,长期应用糖皮质激素及罹患慢性消耗性疾病时,该菌可由腐生性酵母型转化成致病性菌丝型,引起皮肤发病。

二、临床表现

本病一般无自觉症状,但当劳动、日晒或多汗时可有瘙痒感。男性较女性为多,男女之比为

7.45:1。任何年龄均可发病,我国报道最小者 7 周岁,最大 60 岁。慢性病程,常冬天减轻,夏天加重。皮疹好发于皮脂腺丰富的部位,如躯干、颈部、上臂、腹部及面部,亦可累及臀部、腋窝及腹股沟。皮损为粟粒、黄豆大至蚕豆大圆形或类圆形斑疹,反光性强,表面覆以极薄的糠秕样鳞屑。多数患者的皮损弥漫、对称,斑疹与皮肤取平或微高起,境界清楚。根据皮疹形态可分四型。

(一)花斑型

花斑型初起呈淡褐色,表面发亮,以后出现色素减退。由于新旧皮损混在一起,而呈花斑状。

(二)毛囊型

毛囊型损害沿毛囊分布,似毛囊性丘疹或斑片,鳞屑极薄。

(三)白斑型

白斑型除去鳞屑或痊愈后,遗留色素暂时减退。此型预示本病处于缓解阶段。

(四)斑片型

斑片型此型损害较少,一片或数片,表面鳞屑较厚,色泽较深。

三、诊断及鉴别诊断

根据临床表现,真菌检查,Wood 灯下皮损处显示淡黄色或淡褐色荧光,诊断不难。应与脂溢性皮炎和玫瑰糠疹鉴别,前者好发于皮脂腺分泌旺盛处,真菌检查阴性。玫瑰糠疹先有母斑,皮疹椭圆形,其长轴与皮纹相一致。

四、治疗

(一)全身治疗

病情严重且久治不愈者,可考虑全身用药,如口服伊曲康唑及氟康唑等,而大多资料表明口服特比萘芬无效。

(二)局部治疗

(1)15%～20%冰醋酸溶液或 3%～6%复方水杨酸液,涂病损处,每天 1 次,连续用药 7～10 天,治愈后每隔 1～2 周再涂 1 次,以防复发。

(2)1%益康唑霜,每天 2 次,5 天为 1 个疗程。

(3)50%丙二醇溶液,外用,每天 2 次,连续治疗 2 周。

(4)40%硫代硫酸钠涂搽病损处,1～2 分钟后再涂 4%稀盐酸液,两者起化学反应,产生新生态的硫,以达到杀灭真菌的作用。

(5)一支黄花 500 g 加水 2 500 mL,浓煎成 250 mL,加入雄黄及硼砂各 9 g,擦患处。

(6)复方酮康唑霜外用。

(7)1%特比萘芬霜外用,治愈率达 70%～80%。

(8)2.5%硫化硒洗剂(商品名希尔生)外用皮疹处。

五、预防

早期发现患者,早期治疗。因本病无自觉症状,不易引起重视,故要加强宣传教育。另外要增强抵抗力,治疗力求彻底,治愈后衣被要消毒处理。

(王雅冬)

第五节　糠秕马拉色菌性毛囊炎

一、病因

由糠秕马拉色菌引起的毛囊炎性损害,称为糠秕马拉色菌性毛囊炎。

二、临床表现

糠秕马拉色菌性毛囊炎的典型皮损为毛囊性丘疹、丘疱疹或小脓疱,半球形,直径 2～4 mm,周围有红晕。好发于前胸、后背等皮脂腺丰富的部位,按痤疮治疗无效。

三、实验室检查

皮屑直接镜检可见毛囊炎处皮损中检出大量马拉色菌孢子。病理切片 PAS 染色对马拉色菌性毛囊炎有诊断意义。

四、诊断及鉴别诊断

结合毛囊炎样皮疹,用常规痤疮治疗无效,马拉色菌镜检阳性可诊断。糠秕马拉色菌性毛囊炎应与化脓性毛囊炎和痤疮进行鉴别,主要依靠真菌学检查,必要时进行病理检查。

五、治疗

(一)局部治疗

抗真菌制剂外用,也可用 5％水杨酸酒精,50％丙二醇溶液,25％硫化硒溶液外用,还可用 20％～30％硫代硫酸钠液。

(二)全身治疗

酮康唑口服 400 mg/d,分 2 次服,每周 1 天,连续 2～3 周;也可服伊曲康唑,200 mg/d,连续 2～3 周。服药期间尽可能减少洗澡次数。

(王雅冬)

第六节　念珠菌病

一、病因及发病机制

本病是由念珠菌属的白念珠菌、克柔念珠菌、热带念珠菌、星形念珠菌及高氏念珠菌等引起,其中主要是白念珠菌所致。侵犯皮肤、黏膜和内脏,表现为急性、亚急性和慢性炎症。念珠菌为条件致病菌,病原菌侵入机体后能否致病,与念珠菌的毒力、数量、入侵途径以及机体本身抵抗力有密切关系,当患者细胞免疫功能缺陷,或长期使用抗生素、糖皮质激素和免疫抑制剂,或严重烧伤和肿瘤患者,均易患念珠菌病。

二、临床表现

念珠菌病在临床上有黏膜、皮肤及系统性表现。黏膜病变以口腔念珠菌病"鹅口疮"为白念珠菌感染最常见表现,在舌、软腭等处覆盖奶油色或灰白色膜,揭去后可留下红色渗出性基底;阴道念珠菌感染者,在阴道黏膜上有黄色奶油样排泄物和成片灰白色伪膜,甚者可有脓疱、剥蚀或溃疡;念珠菌性阴茎包皮炎较少见,在阴茎龟头及冠状沟处发生浅红色糜烂或薄壁脓疱。念珠菌感染还可在腹股沟、乳房下、臀裂等处发生红斑、糜烂、渗液,红斑周围有卫星状水疱、脓疱。亦可表现为尿布皮炎、慢性甲沟炎或念珠菌性肉芽肿。念珠菌系统感染表现为尿路感染、心内膜炎、脑膜炎及败血症等。

三、诊断及鉴别诊断

根据临床特点,真菌直接镜检及培养,组织病理变化,诊断不难。应与黏膜白斑、维生素 B_2 缺乏及阴道滴虫等鉴别。

四、治疗

念珠菌病的治疗包括全身与局部抗真菌治疗,前者用于系统性感染,后者以局部感染为主。

(一)全身治疗

1.两性霉素 B

两性霉素 B 加入 5％葡萄糖液中静脉滴注,首次用 1 mg,第 2 天 3 mg,以后成人每天增加 5 mg,儿童增加 1～2 mg,至 1 mg/(kg·d)后,每天 1 次或隔天 1 次,一般治疗6～12周。对病情严重者,可给予 1 mg 试验量后,即用 0.25 mg/kg,次日 0.5 mg/kg,每天总量不超过 0.5 mg/kg。念珠菌性脑膜炎可鞘内注射,自 0.1 mg 开始,渐增至 0.5～1.0 mg,每周 2 或 3 次,注射时加小量地塞米松,用脑脊液反复稀释后慢慢注射于鞘内。用药时可用黑色纸将药液包起避光,以保持药液稳定。静脉注射可发生寒战、高热、头痛、恶心、呕吐等,剂量过大时,可引起心律失常。为防严重反应发生,可静脉滴注地塞米松 5～10 mg。其他不良反应有低血钾、静脉炎;较严重的不良反应为肾功能障碍,表现肾小球滤过率降低。

2.球红霉素

开始 1 mg/kg,溶于 5％～10％葡萄糖溶液内缓慢静脉滴注,20～40 滴/分,逐渐增至 1.5～2.0 mg/kg,每天或隔天 1 次,每天总量在 3 mg/kg 以内,不良反应与两性霉素 B 相似,但较轻。

3.克霉唑

30～60 mg/(kg·d)分次口服,一般治疗 2～4 周。严重病例应与其他抗真菌药联合使用。克霉唑的不良反应较少。可有轻度胃肠道反应。

4.酮康唑

成人 200～400 mg/d。饭前口服。服药期间避免使用抑酸制剂,以免影响药物吸收。

5.氟胞嘧啶

进入体内变成氟尿嘧啶,与真菌细胞 RNA 结合,释放出尿嘧啶而成异常的 RNA,从而扰乱真菌细胞蛋白合成,以达到抑制或杀死真菌。用量为 150～200 mg/(kg·d),连用 1～2 个月。与两性霉素 B 联合应用,效果更好。

6.大蒜注射液

成人 40～100 mL/d,加入 5％葡萄糖注射液中静脉滴注,疗程视病情而定,2 周到数月。最好与其他抗真菌药联合使用,单独应用药效较差。

7.氟康唑

氟康唑为三唑类化合物,是较新的咪唑类抗真菌衍生物,口服吸收完全,亦可注射,组织器官内浓度较高。0.2～0.4 g/d 静脉滴注,疗程 4～6 周;或 150～450 mg/d,分次口服。

8.两性霉素 B

0.6 g/(kg·d),开始量宜小,逐渐增加至 20～30 mg/d,每天或隔天静脉滴注 1 次。不良反应同两性霉素 B,但较轻。

9.制霉菌素

它可破坏真菌细胞膜,释放钾,引起细胞内糖原分解,而失去活性。由于本品不易吸收,因此,仅适用于治疗胃肠道、皮肤和黏膜念珠菌感染。

10.咪康唑

作用于细胞膜并引起胞质内容的渗漏。剂量为 400～1 200 mg,每 8 小时服 1 次,疗程视病情而定,一般 3～12 周,亦可静脉滴注。不良反应有变态反应、心动过速、发热、畏寒、白细胞及血小板计数下降。

(二)局部治疗

局部治疗包括皮肤和黏膜,可用 1％甲紫溶液外涂,或涂制霉菌素液(200 000 U/mL);口腔和咽部念珠菌感染可用 0.25％两性霉素 B 液雾化吸入,每天 1 或 2 次。阴道念珠菌病用制霉菌素阴道栓剂。1％特比萘芬外用对皮肤黏膜念珠菌病效果也很好。

五、预防

(1)设法除去一切与本病发生有关因素,如尽量避免长期应用抗生素、糖皮质激素和免疫抑制剂等。

(2)对长期使用糖皮质激素、抗生素及免疫抑制剂者,应经常检查黏膜、皮肤有无念珠菌感染,并定期检查粪、尿及痰。

(3)对有免疫功能缺陷者可不定期使用细胞刺激剂,如转移因子 1～4 U 皮下注射,每周 2 次,或胸腺素肌内注射。

(4)对必须长期应用抗生素、糖皮质激素和免疫抑制剂者,可间歇给予制霉菌素或伊曲康唑、氟康唑等做预防性治疗。

(王雅冬)

第七节　孢子丝菌病

一、病因及发病机制

孢子丝菌病是由申克孢子丝菌所致的皮肤、皮下组织及其邻近淋巴系统的慢性感染,该病发病常与皮肤外伤有关。

二、临床表现

损害常位于四肢和头面部等暴露部位,自觉症状轻微。典型损害为皮下结节或暗红色浸润性斑块,与皮肤轻度粘连,表面轻度疣状增生,破溃后可有脓性分泌物排出。常见皮下结节沿淋巴管排列的皮肤淋巴管型,固定型较为少见,播散型更少见。

三、实验室检查

脓液和组织的真菌培养有申克孢子丝菌生长,组织病理学表现为化脓性肉芽肿并可发现星状体和孢子。

四、诊断及鉴别诊断

根据外伤史及皮损典型特点和部位,结合真菌学和组织病理学特点即可确诊。应与皮肤结核和皮肤着色芽生菌病相鉴别。

五、治疗

碘化钾口服,10%碘化钾每次 10～20 mL,每天 3 次,连续 3～6 个月,皮疹消退后维持 1～2 个月。如对碘化钾过敏,可采用伊曲康唑或特比萘芬口服治疗。

(王雅冬)

第八节 着色芽生菌病

一、病因及发病机制

着色芽生菌病是指由一组暗色真菌所致的皮肤和皮下组织的感染。其发病与外伤有关。近年来,着色真菌感染的发病率有逐渐上升趋势。致病菌主要包括卡氏枝孢霉、裴氏着色霉、紧密着色霉、疣状瓶霉等。

二、临床表现

本病好发于四肢暴露部位,可有局部外伤史。典型损害呈疣状或菜花状境界清楚之斑块或结节,中心往往消退,形成瘢痕,周围继续进展,可形成散在的卫星状损害。在疣状增生的表面可见到黑色点状血痂,内含较多经过表皮排除的菌体成分,有助于诊断。陈旧损害由于纤维组织增生、瘢痕形成导致淋巴回流障碍,严重时累及整个肢体形成象皮肿。本病自觉症状轻微,可有微痒感,继发细菌感染可发生疼痛。本病慢性病程。

三、实验室检查

在皮损分泌物或活检组织中可以发现暗色分隔厚壁的硬壳小体;真菌培养有致病性暗色真

51

菌生长。

四、诊断及鉴别诊断

根据本病典型的临床表现并结合实验室检查容易确诊;发生于四肢远端的慢性疣状增生性斑块和结节,可伴有脓肿和溃疡,应与暗色丝孢霉病、疣状皮肤结核、孢子丝菌病、梅毒、鳞状细胞癌等疾病鉴别,主要依靠真菌直接镜检、培养及组织病理学的检查结果,发现纵横分隔的硬壳小体对诊断有决定作用。

五、治疗

(一)外科治疗

外科治疗主要是局部切除,适用于早期孤立性的损害。

(二)物理疗法

温热疗法根据致病菌不耐高温的特点行局部加热疗法,以抑制其生长繁殖,常用蜡疗、电热、红外线等,也可用热水直接浸泡。其他物理疗法如冷冻、激光、X线照射、电烧灼等方法均可应用于小面积的皮损。

(三)化学疗法

局部抗真菌制剂,还可外用高浓度的冰醋酸溶液;系统用药可应用氟胞嘧啶(5-FC)、酮康唑、伊曲康唑、氟康唑、两性霉素 B、碘化钾 10％溶液等。

(王雅冬)

第九节 毛 真 菌 病

一、病因及发病机制

此病主要诱因是糖尿病性酸中毒、儿童营养不良、严重烧伤、白血病、淋巴瘤、免疫缺陷、AIDS 患者等。毛霉科中的根霉属、毛霉属、犁头霉属是引起毛真菌病的最常见的三类真菌。

二、临床表现

这是一类急性、进展快速而凶险的感染,包括鼻脑毛霉病、肺部毛霉病、播散性毛霉病、胃肠毛霉病、皮肤毛霉病,其中鼻脑毛霉病最为凶险,临床表现为面部疼痛、头痛、嗜睡,严重者可致失明,病死率为80％～90％,常在 7～10 天内死亡。皮肤毛霉病最轻,表现为进行性增大的皮肤梗死性结节性红斑,可有坏死、焦痂形成、中心溃疡和糜烂。

三、实验室检查

在皮损分泌物或活检组织中可以发现厚壁的具折光性的菌丝,孢囊梗直接由菌丝长出,菌丝可分支,呈直角。

四、诊断及鉴别诊断

根据本病典型的临床表现并结合实验室检查确诊；本病死亡率高，常由尸解发现。

五、治疗

控制潜在疾病是治疗关键，抗真菌用两性霉素 B、氟胞嘧啶等治疗，之前应外科扩创尽量清除坏死及无效组织。

（王雅冬）

第十节　隐球菌病

本病是由新生隐球菌引起的脑膜、脑、肺、皮肤或全身慢性、亚急性甚至急性感染。

一、病因及发病机制

新生隐球菌是本病的唯一病原菌。在室温及 37 ℃条件下均可迅速生长并感染动物。本病的传播途径尚未阐明，当病原菌入侵体内正值机体免疫力下降时，即可直接蔓延并经血液循环播散。

二、临床表现

(一) 皮肤、黏膜隐球菌病

皮肤、黏膜隐球菌病常属散播病变，见于 10%～15% 的患者。皮损为丘疹、痤疮样脓疱或脓肿，已溃烂。在原发接种感染的患者中多表现为局限的下疳型。此时有 2/3 的病例同时可以波及黏膜而呈结节性、肉芽肿性或溃疡性损害。

(二) 中枢神经系统隐球菌病

患者常诉前额、双颞或眼球后头痛，间歇发作，频度进行性增加，致病情逐渐加重。多伴有发热及颈强直、压痛、抬颈及抬腿征阳性等脑膜刺激征。有时发生脑实质局限性肉芽肿，出现单纯占位性病变的有关症状如恶心、呕吐、智力减退、昏迷、麻痹、偏瘫等。眼征有视网膜模糊、眩晕、复视、畏光、眼球麻痹、震颤、弱视、视盘水肿等。精神障碍可很显著，如易于激动、躁动、多言、乱语、记忆力减退乃至明显的精神错乱等。也可呈癫痫样发作，尿失禁，膝及跟腱反射消失或亢进。

(三) 肺隐球菌病

新生隐球菌几乎全部经肺部入侵而感染人体。症状有咳嗽、胸痛、无力、低热、体重减轻等，并且常有少量黏液痰或血痰，痰内存在病原菌。体征轻重不一，常见为呼吸音减弱，偶可见胸部叩诊变浊，有胸膜摩擦音、肺部湿啰音等。

(四) 其他部位的隐球菌病

包括骨和关节以及前列腺、肝、脾、淋巴结等组织器官均可累及。但都较为少见，或常伴发于中枢神经系统隐球菌病及肺隐球菌病。

三、实验室检查

（一）实验检查

（1）墨汁染色检查：脑脊液或其他病灶分泌物的涂片，可见圆形或椭圆形带荚膜的厚壁酵母细胞。

（2）乳胶凝集试验或 ELISA 法检测脑脊液中隐球菌抗原。

（3）真菌培养：有新生隐球菌生长。

（4）脑脊液检查：压力增高，外观可混浊。白细胞数增多，糖及氯化物在病程中后期明显下降；蛋白增高。

（二）血清学检查

由于患者血清中可测到的抗体不多，因此检测抗体阳性率不高，特异性不强，仅作辅助诊断。通常检测新型隐球菌荚膜多糖体抗原，以乳胶凝集试验灵感而特异，且有估计预后和疗效的作用。

四、诊断及鉴别诊断

早期诊断主要依靠临床医师的高度警惕，遇有可疑脑病时，即应作脑脊液检查如直接墨汁涂片有无厚荚膜的菌体，并同时作培养。阳性者即可诊断。双夹心 ELISA 抗原抗体反应常可助诊断。

中枢神经系统隐球菌病应与结核性脑膜炎、颅内占位性病变、蛛网膜炎及其他颅内炎症等疾病相鉴别，关键还在于临床结合查菌以确定诊断。

五、治疗

（一）一般治疗

注意营养及休息，尚应积极治疗潜在性疾病。

（二）药物治疗

药物治疗可用氟康唑、伊曲康唑、优立康唑及两性霉素 B 等。

对皮肤黏膜的隐球菌病除全身应用抗真菌药以控制原发病灶外，还应辅以局部处理，如上述各种药物的不同剂型作局部外用治疗等。

（王雅冬）

第十一节　暗色丝孢霉病

暗色丝孢霉病是由多种条件致病性暗色真菌引起的皮肤、皮下组织的炎性肉芽肿、囊肿、脓肿，还可侵犯指（趾）甲及引起系统感染的深部真菌病，系统性暗丝孢霉病病情凶险，预后差，死亡率极高。

一、诊断

（1）多有外伤史或有免疫功能减弱的基础病，如糖尿病、长期服用类固醇皮质激素、免疫抑制剂或有慢性消耗性疾病等。

(2)临床表现如下：皮肤表现可见红褐色、灰黑色或黑色的丘疹及结节，硬的表面凹凸不平、覆有黏着鳞屑的浸润性斑块，还可有囊肿或肉芽肿样皮损，其上黏着褐黑色蛎壳样厚痂，易出血、坏死并形成溃疡，伴恶臭，消退后留有萎缩的瘢痕，皮损可痒或不痒，继发感染后可有疼痛或压痛。可有发热、乏力、食欲缺乏等全身症状。皮肤损害易播散至全身各脏器，如淋巴结、骨骼、中枢神经系统、心、肺、肝、脾等，预后差，病死率高。

(3)实验室检查：病变部位真菌直接镜检可见棕色、分隔、粗细长短不一的菌丝或串珠样或扭曲的假菌丝，而无硬壳孢子。培养可长出黑色的菌落，小培养后根据分生孢子梗的形态可鉴定菌种。

二、鉴别诊断

(一)皮肤着色真菌病

皮损直接镜检或组织病理可找到棕色、分隔的硬壳孢子；而暗色丝孢霉病可见棕色、分隔、粗细长短不一的菌丝或串珠样或扭曲的假菌丝，而无硬壳孢子。

(二)孢子丝菌病

手背、上肢及面部多见，为沿淋巴管分布的皮下结节，组织真菌培养可见透亮纤细菌丝及梅花状的孢子。

三、治疗

(1)局限性皮肤病变口服抗真菌药物加手术治疗。

(2)系统性暗色丝孢霉病的治疗药物：10%的碘化钾、两性霉素 B、酮康唑、伊曲康唑、氟康唑等系统用药，部分患者可控制病情或好转，但停药后易复发。用药时间和剂量视病情好转情况而定，大部分患者需服药数年以上。

（王雅冬）

第十二节 奴卡菌病

奴卡菌病是由放线菌属中的奴卡菌（细菌）引起的一种急性或慢性化脓性或肉芽肿性感染，侵犯皮肤、皮下组织及内脏器官，以肺部及中枢神经系统多见，由于本菌的鉴定较困难，有时会被误认为是非致病菌而漏诊。

一、诊断

(1)患者多有明显的易感因素，如长期大量应用类固醇皮质激素或免疫抑制剂，血液系统的恶性肿瘤、AIDS 等，或有外伤史。

(2)可发生于任何年龄，但多见于青壮年，男性多于女性，农民及户外工作者多见。

(3)临床表现。①皮肤奴卡菌病：多有外伤史或接触土壤史，表现为脓疱、脓皮病、疣状皮肤结节或类似孢子丝菌病的皮肤淋巴管综合征，而炎症比孢子丝菌病剧烈，还可表现为皮下有压痛的硬结、溃疡等。②皮下组织型奴卡菌病:奴卡菌感染可引起足菌肿样改变。③肺奴卡菌病:可表现为慢性的小叶性或大叶性肺炎,也可为孤立的肺脓肿,还可表现为类似粟粒性肺结核的症状,可侵犯胸膜及胸壁。症状表现为非特异,可有发热、消瘦、咳嗽、胸痛等,严重者可播撒至中枢神经系统及全身其他器官。

(4)真菌学检查:一次分离出本菌不能够完全证明有临床意义,要排除实验室空气污染菌或呼吸道寄生菌的可能。

分泌物或组织块消化离心后革兰染色,镜检为革兰阳性菌,菌丝纤细,直径为 0.3～2 μm,弯曲如树根状,并可断裂成长度不等的杆状或叉状体,部分抗酸染色阳性。

真菌培养:37 ℃培养可形成湿润而光滑的菌落,橘黄色至红色,进一步鉴定菌种而确定。

(5)组织病理:为化脓性肉芽肿样改变,见大量的多核白细胞浸润,还可见淋巴细胞、浆细胞的聚集,结节性的病灶中央可有坏死区和空洞区,在组织切片中不易找到病原菌。

二、鉴别诊断

(一)皮肤结核、孢子丝菌病、放线菌足菌肿等皮肤真菌病
皮肤结核灶内可找到典型的抗酸杆菌;足菌肿可从颗粒中找到病原体。

(二)肺结核、肺部肿瘤、各种不同微生物所致的肺部感染
主要依靠真菌学检查而确诊。

三、治疗

早期诊断、及时用药、尽早积极治疗原发病、提高机体抵抗力等对本病的预后至关重要。

(1)对已确诊的奴卡菌感染应首选磺胺类药物,如磺胺咪啶、磺胺甲基异噁唑等,加用甲氧咪啶。每天用药 4～6 g 以上,疗程 3～6 个月,病情严重者,需用药 1 年以上。磺胺类过敏者可选用米诺环素、多西环素、四环素等,对同时伴发的基础病应同时治疗。

(2)皮肤病灶清创、切除,对脓胸、脑脓肿切开引流或切除脓肿。

(王雅冬)

第十三节 足 菌 肿

足菌肿又称为马杜拉足或马杜拉菌病,是由真菌(可以是真菌或皮肤癣菌)、放线菌及细菌等引起的慢性肉芽肿性感染,临床表现相似,但后者要用抗生素而非抗真菌药物治疗,这里主要介绍真菌性足菌肿。

一、诊断

(1)多见于中年人,好发于四肢暴露部位,以足部多见,常有外伤史。

(2)皮损开始为暗红色丘疹、结节、脓疱,逐渐融合成肿块和多发性的脓肿,与皮肤粘连,表面呈暗红色,脓肿破溃后可形成瘘管,陈旧的皮损形成瘢痕,新的皮损不断产生,终年不愈,久之结节、肿块、瘘管及瘢痕可同时布满,皮肤高低不平,在流出物中混有颜色不同的颗粒。

(3)在脓液或组织中可查到颗粒并镜检颗粒的结构可诊断。标本取自瘘管深层引流的脓液,或刮取病灶内组织及活检材料,可见颗粒为圆形或不规则的团块,其颜色可呈白、黄、棕、红、黑等不同;颗粒直接镜检,革兰染色可见颗粒内纤细分支、革兰阳性。培养可确定致病菌菌种。

(4)病理主要表现为化脓性肉芽肿,颗粒位于脓肿的中央,颗粒内可见纤细的菌丝,周围可见大量的炎性细胞、上皮细胞、巨噬细胞和多核巨细胞浸润,绕以致密的纤维组织及毛细血管。

二、鉴别诊断

(一)皮肤结核、肿瘤

皮肤结核多发生于面颈部,病灶内可查到抗酸结核分枝杆菌,皮肤肿瘤病理可见恶性细胞。

(二)孢子丝菌病

手背、上肢及面部多见,为沿淋巴管分布的皮下结节,组织真菌培养可见透亮纤细菌丝及梅花状的孢子。

(三)着色真菌病

多见于下肢,为疣状增生结节、斑块,分泌物或组织病理可见棕色、有横隔的硬壳孢子。

三、治疗

(1)尽量避免外伤和接触腐物,有外伤时要及时对症治疗。

(2)皮损小时可手术切除并同时辅以药物治疗。

(3)放线菌性足菌肿要用多种抗生素联合治疗,治愈率较高。

(4)真菌性足菌肿需用系统性抗真菌药物。①酮康唑:300～400 mg/d,连用 8 个月。②伊曲康唑:200～400 mg/d,逐渐减量,连续用药 1 年以上。③两性霉素 B:对顽固病例为最有效的药物,疗程要足够长,还可在皮损局部进行局封注射治疗。

四、临床路径

(一)病史方面

患者常常有外伤史,皮损发生在暴露部位,以下肢多见。

(二)体检可见皮损的 3 个典型特征

局限性皮肤肿胀、窦道形成及颗粒的排出。

(三)实验室检查

可在脓液或窦道中找到颜色不同的颗粒,颗粒直接镜检见真菌菌丝或菌丝和孢子交织成的团块。

(四)治疗方面

用药疗程要足够长。

(王雅冬)

第四章

病毒性皮肤病

第一节 水痘与带状疱疹

水痘-带状疱疹病毒(varicella-zoster virus,VZV)感染可引起临床上两种表现不同的疾病:水痘和带状疱疹。初次感染 VZV 表现为水痘,是小儿常见的急性呼吸道传染病,患儿皮肤黏膜分批出现斑疹、丘疹、疱疹及结痂,全身症状轻微。水痘痊愈后,VZV 病毒可潜伏在感觉神经节内,中老年期激活后引起带状疱疹,其特征是沿身体单侧感觉神经分布的相应皮肤节段出现成簇的斑疹和疱疹,常伴较严重的疼痛。

一、病原学

VZV 为 DNA 病毒,属疱疹病毒科(Herpesvirus)α 疱疹病毒亚科(Alpha-herpesviridae)。病毒呈球形,直径 $180\sim200nm$。核心为线形双链 DNA(125kb),由 162 个壳粒组成的立体对称20 面体核衣壳包裹,外层为针状脂蛋白囊膜。

VZV 为单一血清型。病毒基因组由长片段(L)和短片段(S)组成,编码多种结构和非结构蛋白。人是已知的该病毒唯一自然宿主,病毒只能在人胚成纤维细胞和上皮细胞中增殖,并产生局灶性细胞病变,其特征性改变为核内嗜酸性包涵体及多核巨细胞形成。VZV 在体外抵抗力弱,不耐酸和热,室温下60分钟、$pH<6.2$ 或 >7.8 条件下即可灭活,对乙醚敏感。但在疱疹液中-65 ℃可长期存活。

二、流行病学

水痘多呈散发性,冬春季节可有小流行,$5\sim9$ 岁儿童占发病总数的 50%。带状疱疹多见于成人,90%病例为 50 岁以上或有慢性疾病及免疫缺陷者。

(一)传染源

患者是唯一传染源。病毒存在于患者疱疹液、血液及鼻咽分泌物中,出疹前 48 小时至疱疹完全结痂均有传染性。水痘传染性极强,带状疱疹患者传染性相对较小。

(二)传播途径

主要通过空气飞沫传播,直接接触水痘疱疹液或其污染的用具也可传播。处于潜伏期的供血者可通过输血传播,孕妇分娩前 6 天患水痘可感染胎儿。

(三)易感人群

人类对 VZV 普遍易感,VZV-IgG 抗体阳性率在 3～7 岁儿童近 50％、40～50 岁为 100％。水痘主要在儿童,20 岁以后发病者<2％。病后免疫力持久,一般不再发生水痘,但体内高效价抗体不能清除潜伏的病毒或阻止 VZV 激活,故患水痘后仍可发生带状疱疹。随着年龄增长,带状疱疹发病率也随之增长。免疫低下或缺陷者,如肿瘤化疗患者、艾滋病患者带状疱疹发生率为 35％～50％。

三、发病机制与病理

(一)发病机制

病毒经上呼吸道、口腔、结膜侵入人体,病毒颗粒在扁桃体或其他局部淋巴组织的 T 细胞中复制。被感染的 T 细胞随后将病毒转运至皮肤组织、内脏器官及神经系统,形成病毒血症,引起皮肤及全身组织器官病变。发病后 2～5 天特异性抗体出现,病毒血症消失,症状随之好转。水痘的皮肤病变为棘细胞层细胞水肿变性,细胞液化后形成单房性水疱,内含大量病毒,随后由于疱疹内炎症细胞和组织残片增多,疱内液体变浊,病毒数量减少,最后结痂,下层表皮细胞再生。因病变表浅,愈合后不留瘢痕。病灶周边和基底部血管扩张,单核细胞及多核巨细胞浸润形成红晕,浸润的多核巨细胞核内有嗜酸性病毒包涵体。由于特异性抗体存在,受染细胞表面靶抗原消失,逃避致敏 T 细胞免疫识别,病毒可隐伏于脊髓后根神经节或脑神经的感觉神经节内,在机体受到某些刺激,如发热、疲劳、创伤等,或免疫力降低情况下,潜伏状态的病毒被激活而复制,病毒沿感觉神经向远端传播至所支配的皮区增殖引起带状疱疹。

(二)病理

机体免疫缺陷者发生播散性水痘时,病理检查发现食管、肺、肝、心、肠、胰、肾上腺和肾脏有局灶性坏死和细胞核内含嗜酸性包涵体的多核巨细胞。并发脑炎者有脑水肿、点状出血、脑血管有淋巴细胞套状浸润,神经细胞有变性坏死。并发肺炎者,肺部呈广泛间质性炎症,散在灶性坏死实变区,肺泡可出血及纤维蛋白性渗出物,并可见含包涵体的多核巨细胞。

四、临床表现

(一)典型水痘

潜伏期 10～21 天,多为 14～17 天。前驱期可无症状或仅有轻微症状,也可有低或中等度发热及头痛、全身不适、乏力、食欲缺乏、咽痛、咳嗽等,发热第 1～2 天即迅速出疹。水痘皮疹具特征性,其特点可概括为:向心分布,分批出现,斑丘疱(疹)痂"四代"同堂。初为红斑疹,数小时后变为深红色丘疹,再经数小时发展为疱疹。位置表浅,形似露珠水滴,椭圆形,3～5 mm 大小,壁薄易破,周围有红晕。疱液初透明,数小时后变为混浊,若继发化脓性感染则成脓疱,水痘皮疹有瘙痒感,常使患者烦躁不安。1～2 天后疱疹从中心开始干枯结痂,周围皮肤红晕消失,再经数天痂皮脱落,一般不留瘢痕,若继发感染则脱痂时间延长,甚至可能留有瘢痕。皮疹呈向心分布,先出现于躯干和四肢近端,躯干皮疹最多,次为头面部,四肢远端较少,手掌、足底更少。部分患者鼻、咽、口腔、结膜和外阴等处黏膜可发疹,黏膜疹易破,形成溃疡,常有疼痛。水痘皮疹分批出现,每批历时 1～6 天,皮疹数目为数个至数百个不等,皮疹数目愈多,则全身症状亦愈重。一般水痘皮疹经过斑疹、丘疹、疱疹、结痂各阶段,但最后一批皮疹可在斑丘疹期停止发展而隐退,发疹 2～3 天后,同一部位常可见斑、丘、疱疹和结痂同时存在。

水痘为自限性疾病,10 天左右自愈,儿童患者全身症状及皮疹均较轻,成人及婴儿病情较重,皮疹多而密集,病程可长达数周,易并发水痘肺炎。免疫功能低下者易形成播散性水痘,病情重,高热及全身中毒症状重,皮疹多而密集,易融合成大疱型或呈出血性,继发感染者呈坏疽型,若多脏器受病毒侵犯,病死率极高。妊娠早期感染水痘可能引起胎儿畸形,孕期水痘较非妊娠妇女重,若发生水痘后数天分娩亦可发生新生儿水痘。此外,重症水痘可发生水痘肺炎、水痘脑炎、水痘肝炎、间质性心肌炎及肾炎等。

(二)带状疱疹

发疹前 2～5 天局部皮肤常有瘙痒、感觉过敏、针刺感或灼痛,触摸皮肤时疼痛尤为明显,局部淋巴结可有肿痛,部分患者有低热和全身不适。皮疹先为红斑,数小时发展为丘疹、水疱,数个或更多成集簇状,数簇连接成片,水疱成批发生,簇间皮肤正常。带状疱疹沿周围神经相应皮区分布,多限于身体一侧,皮损很少超过躯干中线,5～8 天后水疱内容浑浊或部分破溃、糜烂、渗液,最后干燥结痂。第二周痂皮脱落,遗留渐进性淡红色斑或色素沉着,一般不留瘢痕,病程为2～4 周。

带状疱疹可发生于任何感觉神经分布区,但以脊神经胸段最常见。三叉神经第一支亦常受侵犯,可能会发生眼带状疱疹,常累及角膜及虹膜睫状体,若发生角膜瘢痕,可导致失明。当累及三叉神经其他支或面神经时,可出现口腔内小囊泡等不典型表现。偶可侵入第 V、Ⅷ、Ⅸ 和 Ⅹ 对脑神经而出现面瘫、听力丧失、眩晕、咽部皮疹或咽喉麻痹等。外耳道疱疹、味觉丧失及面瘫三联症称为 Ramsey-Hunt 综合征。黏膜带状疱疹可侵犯眼、口腔、阴道和膀胱黏膜。免疫缺陷时,病毒可侵袭脊髓而出现肢体瘫痪、膀胱功能障碍、排泄困难,偶可引起脑炎和脑脉管炎。皮损轻重随个体而异,有的仅在某一感觉区内出现疼痛而不发疹;有的只有斑疹而无疱疹;有的局部疱疹融合而形成大疱,或出血性疱疹;有的出现水疱基底组织坏死,形成紫黑结痂;50 岁以上患者15％～75％可见带状疱疹后神经痛(PHN),持续 1 年以上。大量研究表明,急性期皮疹越严重或皮疹愈合的时间越长,越有可能发生 PHN。皮疹的受累面积越大,发生 PHN 的风险越大。重者可发生播散性带状疱疹,局部皮疹后 1～2 周全身出现水痘样皮疹,伴高热、毒血症明显,甚至病毒播散至全身脏器,发生带状疱疹肺炎和脑膜脑炎,病死率高,此类患者多有免疫功能缺陷或免疫抑制。

五、实验室及辅助检查

(一)血常规

大多正常,偶见白细胞轻度增高。

(二)病原学检查

1.疱疹刮片

刮取新鲜疱疹基底组织涂片,瑞氏染色见多核巨细胞,苏木素伊红染色可常见细胞核内包涵体。

2.病毒分离

将疱疹液直接接种入人胚成纤维细胞,分离出病毒再作鉴定,仅用于非典型病例。

3.病毒 DNA 检测

用聚合酶链反应(PCR)检测患者呼吸道上皮细胞和外周血白细胞中 VZV-DNA,比病毒分离简便。

(三)免疫学检测

补体结合抗体高滴度或双份血清抗体滴度升高 4 倍以上可确诊为近期感染。患者出疹后 1～4 天即可检出补体结合抗体，2～6 周达到高峰，6～12 个月后逐渐下降。血清学抗体检查有可能发生与单纯疱疹病毒抗体的交叉反应。取疱疹基底刮片或疱疹液，病毒膜抗原荧光抗体检查(FAMA 试验)简捷有效。

六、并发症

(一)VZV 脑炎

65%发生在出疹后的第 3～8 天，发生率为 1‰～2‰。临床表现为发热，剧烈头痛及呕吐，颈部抵抗，脑膜刺激征阳性，深反射亢进等急性脑膜脑炎表现。部分患者渐进性加重，出现兴奋、昏睡、共济失调、惊厥等，根据神经受损部位不同而出现相应表现。部分可出现吉兰-巴雷综合征和 Reye 综合征。脑脊液常规检查淋巴细胞及蛋白质含量升高，糖和氯化物正常。脑炎程度与水痘轻重似无相关性。多数患者 7～10 天体温恢复正常，1～2 月神经功能障碍逐渐恢复。10%患者有神经系统后遗症，病死率约为 5%。

(二)进行性播散性水痘

进行性播散性水痘又称重型水痘。见于免疫抑制或缺陷者。表现为高热、全身皮疹多而密集，出疹期长，疱疹可融合成大疱或呈出血性疹，常为离心分布，四肢多，出疹 1 周后仍可持续高热，约 1/3 病例出现多脏器损害，如水痘性肺炎、肝炎、脑炎等。病死率为 7%。

(三)水痘肺炎

水痘肺炎是水痘最严重的并发症。发生率 4%，多见于成年人(占 20%)。表现为咳嗽、呼吸困难和发热，常出现发绀、咯血、胸痛。胸部 X 线片示两肺点片状阴影，主要分布于支气管周围，也可出现胸腔积液和肺门淋巴结肿大。随着皮疹的恢复，肺炎减轻，但肺功能恢复需数周时间。

七、诊断与鉴别诊断

水痘与带状疱疹依临床表现，尤其皮疹形态、分布，典型病例不难诊断，非典型病例需靠实验室检测作出病原学诊断。

水痘需与丘疹样荨麻疹鉴别，后者多见于婴幼儿，系皮肤过敏性疾病，皮疹多见于四肢，可分批出现为红色丘疹，顶端有小水痘，壁较坚实，痒感显著，周围无红晕，不结痂。带状疱疹出疹前应注意与胸膜炎、胆囊炎、肋软骨炎、流行性肌痛等鉴别。

八、预后

水痘只要不继发严重的细菌感染，其预后良好，不会留下瘢痕。但免疫功能低下，继发严重细菌感染的水痘患者，新生儿水痘或播散性水痘肺炎、水痘脑炎等严重病例，病死率可高达 5%～25%。水痘脑炎幸存者还可能会留下精神异常、智力迟钝、癫痫发作等后遗症。

皮肤带状疱疹呈自限性，预后一般良好，预后一般可获得终身免疫，仅偶有复发，不过，若疱疹病损发生于某些特殊部位(如角膜)，则可能导致严重的后果。

九、治疗

一般治疗和对症治疗为主，可加用抗病毒药，注意防治并发症。

(一)一般治疗与对症治疗

水痘急性期应卧床休息,注意水分和营养补充,避免因抓伤而继发细菌感染。皮肤瘙痒可用含 0.25% 冰片的炉甘石洗剂或 5% 碳酸氢钠溶液局部涂擦,疱疹破裂可涂甲紫或抗生素软膏防继发感染。维生素 B_{12} 500～1 000 mg 肌内注射,每天一次,连用 3 天可促进皮疹干燥结痂。全身紫外线照射治疗,有止痒、防继发感染,加速疱疹干涸、结痂、脱落的效果。发现水痘播散应重视综合措施,积极支持治疗甚为重要。

带状疱疹局部治疗可用 5% 碘去氧脲嘧啶溶液溶于 50% 二甲基亚砜制成的溶液外涂,或阿昔洛韦溶液外敷,每天数次,同时可适当用镇静剂(如地西泮等)、镇痛剂(如阿米替林)止痛,且阿司匹林因与 Reye 综合征相关,应尽量避免应用。高频电疗法对消炎止痛、缓解症状、缩短病程疗效较佳。氦-氖激光照射与皮疹相关脊髓后根、神经节或疼痛区,有显著镇痛作用。

(二)抗病毒治疗

年龄大于 50 岁的带状疱疹患者,有免疫缺陷或应用免疫抑制剂的水痘和带状疱疹患者,侵犯三叉神经第一支有可能播散至眼的带状疱疹,以及新生儿水痘或播散性水痘肺炎、脑炎等严重患者应及早(发病 24 小时内)使用抗病毒药。首选阿昔洛韦(无环鸟苷 acyclovir,ACV)每次 200 mg(800 mg 带状疱疹),每天 5 次口服或 10.0～12.5 mg/kg 静脉滴注,每 8 小时一次,疗程 7 天。免疫抑制患者需静脉给药。其他核苷类似物如泛昔洛韦(famciclovir,FAV)、伐昔洛韦(valaciclovir,VCV)作用与阿昔洛韦相同,且半衰期长,不良反应少。伐昔洛韦是阿昔洛韦的前体药物,只能口服给药,生物利用度是阿昔洛韦的 3～5 倍,并且药代动力学比阿昔洛韦更好,给药方法简单:300 mg,每天 2 次,连用 7 天。泛昔洛韦是喷昔洛韦前体,也是口服给药,250 mg 每天 3 次,疗程 7 天。现已证实口服泛昔洛韦、伐昔洛韦治疗皮肤带状疱疹比阿昔洛韦更为便捷,用药次数少,能明显减少带状疱疹急性疼痛的持续时间。但阿昔洛韦因其价格优势,仍是目前带状疱疹抗病毒治疗的一线首选用药,特别是对于经济落后的国家地区。病情极严重者,早期加用 α-干扰素 100 万 U,皮下注射,能较快抑制皮疹发展,加速病情恢复。对于阿昔洛韦耐药者,可给膦甲酸钠120～200 mg/(kg•d),分三次静脉注射。抗病毒治疗有助于减少带状疱疹患者急性神经炎症的发生,加速皮损修复;对免疫缺陷患者及早使用抗病毒药物可防治病毒扩散。但抗病毒治疗能否减少皮肤带状疱疹后神经痛的发生率及缩短神经痛时间,目前尚无定论。

(三)防治并发症

皮肤继发感染时可加用抗菌药物,因脑炎出现脑水肿颅内高压者应脱水治疗。肾上腺皮质激素对水痘病程有不利影响,可导致病毒播散,一般不宜应用。但病程后期水痘已结痂,若并发重症肺炎或脑炎,中毒症状重,病情危重者可酌情使用。关于皮质激素治疗带状疱疹后神经痛仍有争议,一些研究表明抗病毒治疗联合激素可提高患者生活质量,目前带状疱疹后神经痛治疗很困难,重在预防。除口服药物外,还可试用神经阻滞疗法。眼部带状疱疹,除应用抗病毒治疗外,亦可用阿昔洛韦眼药水滴眼,并用阿托品扩瞳,以防虹膜粘连。

十、预防

(一)管理传染源

一般水痘患者应在家隔离治疗至疱疹全部结痂或出疹后 7 天。带状疱疹患者不必隔离,但应避免与易感儿及孕妇接触。

(二)切断传播途径

应重视通风换气,避免与急性期患者接触。消毒患者呼吸道分泌物和污染用品。托儿机构宜用紫外线消毒或用非臭氧型空气净化机净化空气。

(三)保护易感者

1.被动免疫

用水痘带状疱疹免疫球蛋白(VZIG)5 mL 肌内注射,最好在接触后 72 小时内使用。主要用于有细胞免疫缺陷者、免疫抑制剂治疗者、患有严重疾病者(如白血病、淋巴瘤及其他恶性肿瘤等)或易感染孕妇及体弱者,亦可用于控制、预防医院内水痘暴发流行。

2.主动免疫

水痘疫苗接种预防有效率高达 80%。对于 12 月龄以上易感人群都推荐使用,建议所有儿童 12～15 月时进行第一次接种,4～6 岁追加第二次。未曾感染的成人也应接种,孕妇应避免使用。

(易清玲)

第二节　单纯疱疹

疱疹病毒科是属于有包膜的线状双链 DNA 病毒,它广泛存在于自然界中,目前已鉴定或部分鉴定的约有 100 种。根据病毒的理化性质、生物学特性将疱疹病毒分成 α、β、γ 三个亚科。单纯疱疹病毒(Herpes simplex virus,HSV)属于 α 疱疹病毒亚科,包括 HSV-1 和 HSV-2 两型。HSV-1 主要感染口、眼、唇的皮肤和黏膜以及中枢神经系统,偶见于外生殖器;HSV-2 一般与外生殖器感染和新生儿感染有关,偶见于口腔病变。孕妇感染 HSV 后,易发生流产,造成胎儿先天畸形和智力低下,40%～60% 的新生儿在通过产道被 HSV-2 感染后,出现高热、呼吸困难和中枢神经系统病变,其中 60%～70% 受染新生儿可因此而死亡,幸存者中后遗症可达 95%。在人群中约 90% 以上的人曾感染过 HSV,其中很大一部分导致潜伏感染,病毒在体内可维持数年以致终身。医学界近年多方面的研究表明 HSV-1 和 HSV-2 可能分别与唇癌和宫颈癌的发生有关。并且 HSV-2 外生殖器感染是仅次于艾滋病病毒(HIV)感染的性传播疾病,故它又引起了医学界新的重视。研制疫苗是目前唯一可行的有效方法,它能使机体在抗 HSV 感染免疫中,发挥体液免疫和细胞免疫功能来消除 HSV 感染。

一、病原学

单纯疱疹病毒属疱疹病毒科人疱疹病毒属,是最早发现的人类疱疹病毒。病毒颗粒为球形,直径150～220 nm,由包膜、被膜、核衣壳、含 DNA 的核心组成。包膜为类脂双层膜,表面有长 8～10 nm 的突起,内含病毒的糖蛋白。DNA 为双链线形 DNA,长约 154 kb。根据基因组的限制性内切酶图谱和编码的蛋白质的不同,分为 HSV-1 和 HSV-2,二者有 50% 同源性。病毒包膜的糖蛋白为特异性,具有使病毒吸附传入敏感细胞、促进病毒包膜和宿主细胞膜之间融合等功能。作为抗原可刺激机体产生具有保护作用的中和抗体,并具有刺激 T 细胞增殖和杀伤的能力。

HSV 感染后可在宿主体内终身潜伏,并可在邻近原始感染部位被激活,在三叉神经节、骶部和迷走神经节可分离出病毒。HSV 的成分中 60%～80% 为蛋白质,20%～25% 为磷脂化合物,6%～7% 为 DNA。抵抗力弱,在 50～52 ℃水中 30 分钟即灭活,对乙醚、去氧胆酸钠、氯仿等敏感。胰蛋白酶、酸性、碱性磷酸酶、磷脂酶 C 能使病毒包膜变性而灭活病毒,X 线、紫外线亦可灭活病毒。病毒对温度敏感,4 ℃可保存数周,−20 ℃保存 2 个月,在含血清的悬液中−70 ℃可存活数月。

二、流行病学

(一)传染源

HSV 能感染多种动物,包括小鼠、家兔、鸡、豚鼠等,但人是唯一的传染源,包括患者和无症状病毒携带者。

(二)传播途径

HSV-2 可通过性交传播,新生儿在分娩时经产道时受感染,产妇患原发性生殖器疱疹时有 50% 的概率使胎儿受感染,患复发性疱疹时传染胎儿的可能性较小。HSV 在外界抵抗力很弱,传染性一般不强,直接接触被病毒污染的体液是主要的传播方式,包括接吻、性交等,手指接触疱疹液或分泌物也可传染给他人或造成自我接种感染。

(三)易感人群

人群普遍易感,原发感染多在 1～4 岁,出生后 2 年内为感染高峰。愈后病毒可终身潜伏在体内,感染后的免疫力不能清除病毒,亦不能防止复发。

(四)流行特征

HSV 感染广泛分布于全世界,HSV-1 的流行与社会经济状况密切相关。在发展中国家 15～30 岁的人群中 HSV-1 抗体阳性率高达 90%,而发达国家同年龄组的抗体阳性率仅有 50%～60%。在有性生活之前 HSV-2 感染概率较小,我国 10～19 岁组 HSV-2 抗体阳性率为 15%～20%,30～40 岁组就上升到了 42%～64%。西方国家性门诊者中 5%～12% HSV-2 抗体阳性,国内统计这一比例在 29%～35%。HSV-2 感染与女性宫颈癌具有相关性。HSV 脑炎在散发性病毒性脑炎中最为常见,年发病率为 2/100 万～4/100 万。5～30 岁和 50 岁以上为发病高峰,成年人的 HSV 脑炎几乎全部由 HSV-1 引起,新生儿的中枢神经系统感染则多由 HSV-2 引起。

三、发病机制和病理

HSV 感染的特征是在体内呈持续潜伏状态,或长时间的潜伏中间歇复发,病毒难以彻底清除。原发感染时,病毒在局部复制导致感觉神经末梢感染,病毒沿轴索运行至神经元细胞体,经过短暂复制后进入潜伏感染状态。初次感染中 80%～90% 为隐性感染,显性感染只占少数,表现为口龈炎、咽炎、扁桃体炎和外阴炎等。初次感染后多数转为潜伏感染,HSV-1 潜伏在三叉神经节和颈上神经节,HSV-2 潜伏在骶神经节。潜伏感染是复发的根本原因,近年来对潜伏感染的形成机制研究认为,感染细胞蛋白(infectious cell protein,ICP4)、HSV 潜伏相关转录体(latency associated transcripts,LATs)、胸苷激酶(thymidine kinase,TK)、神经细胞和神经因子在潜伏感染形成中起重要作用,其中,LATs 起到了十分关键的作用。复发感染之前并不一定经过有症状的原发感染。由于抗体和免疫淋巴细胞的存在,复发感染通常比原发感染的症状轻。

宿主正常的免疫功能是维持潜伏感染状态的重要因素,而潜伏的 HSV 在体内的再激活过程,有人认为与 TK 有关。TK 是 HSV 早期基因编码合成的。HSV 的 TK 能使胸苷(T)或脱氧胞苷(deoxycytidine,dC)磷酸化,为病毒复制提供原料。复发的诱因有免疫抑制、免疫缺陷等免疫因素,以及局部皮肤损伤、月经、精神紧张、发热、紫外线照射等非免疫因素。潜伏的 HSV-2 活动较1 型更加频繁。病毒激活复制后,可沿受累神经索逆行至相应皮肤和黏膜,临床上表现为复发性口唇疱疹和生殖器疱疹。

无论原发感染还是复发感染,组织学改变都是类似的,皮肤损害表现为感染细胞的气球样变性,细胞变性或核染色质浓缩,失去完整的胞质膜,形成多核巨细胞,在核内可出现包涵体,称为 Cowdry A 小体,常提示 HSV 感染。感染细胞溶解后形成壁薄的水疱,内含清亮液体,含有大量的病毒,炎症细胞浸润后疱液变为脓性,随后疱疹结痂,通常不留瘢痕。

病毒可经血流或经皮肤黏膜表面感受器沿神经通路上行,侵入中枢神经系统。病毒也可经三叉神经传至颞叶或经嗅束和嗅球传至脑部,再沿大脑基底部内缘播散至额叶,导致 HSV 脑炎。大约 70% HSV 脑炎发生于 HSV 复发性感染,30% 发生于初次感染,此外,也有外源性再感染的病例。病变可波及全脑,以皮质受累较为明显,尤其是颞叶中下部和额叶基底部,约 50% 患者病变限于一侧,双侧受累者也以一侧为主。病变部位呈弥漫性软化、出血性坏死和神经胶质成分丧失。重要的特征为出血性坏死和细胞核内有包涵体。神经细胞坏死较明显,重症者可见胶质细胞坏死,病变区内小血管壁坏死出血;可见血管周围淋巴细胞袖套状浸润以及神经元吞噬现象,即神经细胞变性并被小胶质细胞包围。在坏死区及其周围的胶质细胞和神经细胞的核内可见嗜酸性包涵体。

四、临床表现

初次感染潜伏期 2~12 天,平均 6 天,多发生在婴幼儿或儿童,常为隐性感染,偶出现症状。感染后机体出现抗体,病毒潜伏在神经节中,常常引起复发。感染后的临床表现与病毒入侵部位、年龄、免疫状态相关,大致分为口唇疱疹、皮肤疱疹、生殖器疱疹、眼疱疹、中枢神经系统感染、全身播散性感染几种。

(一)口-唇疱疹

龈口炎和咽炎多为 HSV-1 原发感染,儿童和青年人多见,年长者亦有发生,有发热、全身不适,在口腔前部、舌部、咽峡部、硬腭有多个疱疹或溃疡散在,直径 2~3 mm,淡黄色,周围绕有红晕。唇疱疹多为复发性感染,常发生在唇缘、口角、鼻孔周围,无发热等全身症状,出疹前数天局部可有灼热感,进而充血、红晕,随后出现米粒大小水疱,几个至几十个成簇,可同时发生多簇。疱液清,壁薄易破。2~10 天后干燥结痂,愈后一般不留瘢痕。

(二)皮肤疱疹

正常完好皮肤有完整的角化上皮层,单纯的皮肤疱疹不多见,但当皮肤存在损伤时,原发性口腔和生殖器疱疹可通过自我接种或直接播散等形式引起皮肤感染,常见的临床类型有创伤性疱疹、疱疹性湿疹和疱疹性瘭疽。创伤性疱疹是指在皮肤擦伤处或裂口处出现水疱,伴有高热等全身症状和局部淋巴结炎。疱疹性湿疹多发生在湿疹或神经性皮炎的基础上,皮损周围分批出现水疱,可见到不同阶段的疱疹,病损皮肤有水肿、糜烂、裂开、溃疡和脓性出血性渗出。疱疹性瘭疽是手指末端的 HSV 原发感染,以拇指和示指多见,皮肤表现:指(趾)腹或甲周红肿,其上聚集米粒至绿豆大小深在性丘疱疹、水疱或间杂淡黄色脓疱,疱壁较厚。破溃处糜烂渗出、结痂。

自觉灼痒,初发者红肿疼痛显著。儿童多由 HSV-1 引起,成年人多有 HSV-2 导致。医护人员可因接触含有病毒的分泌物发病。此病可反复发作,以甲周红肿为主要表现者常被误诊为甲沟炎,病程一般 2～3 周。

(三)生殖器疱疹

主要有 HSV-2 引起,病变多为水疱、脓疱和浅表溃疡。男女均可发生,但女性受损部位较广,可累及大小阴唇、阴蒂、阴道、宫颈等,亦可扩散到尿道及周围皮肤。男性多在龟头、包皮、冠状沟、阴茎,以及阴囊和周围皮肤。初发者病程长达 3～6 周,复发者病程 1～2 周,且皮损少,易痊愈。少数患者因发生骶神经根炎导致神经痛、尿潴留或便秘。

(四)眼疱疹

主要表现为急性角膜炎和急性结膜炎,多为单侧,有发热、急性疼痛、视物模糊、耳后淋巴结肿痛等症状。查体可见眼睑红肿、结膜充血,结膜出现滤泡,角膜可见树枝状溃疡,为 HSV 性角膜炎特征性表现,经荧光染色后较易发现。溃疡可累及基底层,愈后常遗有视力损害。反复发作可导致角膜浑浊及视力障碍。新生儿和 AIDS 患者可发生播散性眼部感染。表现为脉络膜视网膜炎或急性坏死性视网膜炎,抗病毒药物可促进愈合,但易复发。眼部 HSV 感染是导致失明的最常见原因之一。

(五)中枢神经系统感染

新生儿中 70% 以上的 HSV 感染表现为中枢神经系统感染,年长儿和成年人的中枢神经系统感染少见。除新生儿以原发感染 HSV-2 为主外,原发性的 HSV 脑炎少见,多为潜伏在三叉神经节或自主神经根潜伏的 HSV-1 激活后扩散到中枢神经系统引起。感染主要累及额叶和颞叶,病理改变以脑组织出血性坏死为主。不同型别单纯疱疹病毒性脑炎所引起的临床表现各有差异,HSV-1 型主要引起局灶性脑炎,HSV-2 型则倾向于脑膜脑炎。病初部分患者有发热、全身不适、嗜睡、头痛、肌痛、厌食、恶心、呕吐、腹泻等前驱期症状,体温最高可达 40 ℃,2～5 天后出现中枢神经系统受损症状,有意识障碍、神经异常、抽搐、脑膜刺激征、多动、肌麻痹、偏瘫、偏盲等,部分患者精神异常重于神经症状,如精神淡漠、激动、智力障碍、思维不连贯等。随着病程进展,可出现嗜睡、昏睡、昏迷等意识障碍。约 2/3 的患者有局部或全身抽搐发作,呈不对称性。病程极期,因脑水肿和脑实质坏死导致颅内压增高,甚至导致脑疝致死。其中抽搐、意识障碍及精神异常为本病特点。

脑脊液压力增高,通常为无色透明,如果含有大量红细胞(除外穿刺损伤)则高度提示本病。白细胞在 $100×10^6$/L 左右,蛋白稍增高,糖、氯化物正常。脑电图典型改变是广泛慢波背景上出现间隔 0.5～2.5 秒的周期性复合波,常有颞叶和额叶局限性损害表现,以慢波、周期性发放 σ 波、局限性尖波、棘波、θ 波等为常见。CT 改变在神经系统症状出现 1 周后出现,可见一侧或双侧颞叶有向前扩散到颞叶的低密度区,早期无明显特异性改变,故 CT 对早期诊断意义不大。MRI 在疾病早期即可发现颞叶、额叶及边缘系统肿胀,呈长 T_1、长 T_1 信号,左右不对称;如颞叶有囊腔形成,在 T_1 加权呈低信号,外周水肿带呈高信号,在 T_2 加权图像囊腔比水肿信号低,但比正常脑组织信号高。

单纯疱疹病毒性脑炎病程 6～36 天,平均 3 周,预后与意识障碍程度和抽搐发作程度密切相关,无昏迷者 80% 存活,而出现昏迷者存活率仅为 30% 左右,存活者中约 50% 遗留癫痫、偏瘫、语言障碍、精神障碍、痴呆等后遗症。由 HSV-2 引起的脑膜炎型病程约 2 周,呈自限性,预后较好,但 15%～25% 的患者可有复发。

(六)全身播散性感染

新生儿(尤其是早产儿)、免疫缺陷者(AIDS 患者、白血病患者、肿瘤患者、器官移植者、高龄患者)易发生播散性感染,表现为肺炎、食管炎、肝炎、结肠炎和播散性皮肤感染,持续性溃疡性HSV 感染是 AIDS 患者最常见的表现之一。

五、诊断

(一)临床诊断

皮肤黏膜的疱疹一般可根据临床表现诊断,但生殖器疱疹仅凭临床表现仅能发现 20% 左右,很多患者在性病门诊就诊时常规检查发现 HSV 感染。HSV 脑炎的诊断依据如下。

(1)表现为急性脑炎症状,但流行病学不支持乙脑或森林脑炎。

(2)脑脊液细胞数可稍增高,蛋白稍高,如为血性脑脊液或检出大量红细胞则高度提示本病可能。

(3)脑电图、MRI 提示病变以额叶和颞叶为主,呈弥漫性不对称损害。

(二)实验室诊断

疱疹基底部刮取物和活检组织标本镜检可见多核细胞及核内嗜酸性包涵体,但不能与其他疱疹病毒科病毒感染鉴别。PCR 方法具有简捷、敏感、特异性高等特点,检测在 1 天内即可完成,用于早期快速诊断单纯疱疹病毒性脑炎,有学者认为其可靠性甚至优于脑组织活检技术。近期采用的 PCR 定量检测法除用于诊断外,尚可根据其含量的变化评价治疗效果,使诊断和治疗又上一个新台阶。IgM 抗体属早期反应抗体,在接触病毒后 3~5 天最先产生。在起病后 15 天的单纯疱疹病毒性脑炎脑脊液中即可测出 HSV-IgM 抗体,至发病后 24 天仍能测到该抗体。但IgM 抗体检测方法敏感性较低,其敏感性仅为 PCR 方法的 36%。且血清 HSV-IgM 阳性可能与其他急性病毒感染激活体内潜伏的 HSV 或触发 HSV 抗体反应有关。故血清 HSV-IgM 不能作为确诊 HSV 脑炎的依据。虽然如此,亦有脑脊液 HSV DNA 阴性而 IgM 抗体阳性者所以PCR 与 IgM 抗体检查两者相结合可提高单纯疱疹病毒性脑炎的诊断准确率和阳性率。

实验室诊断 HSV 脑炎的标准有以下几方面。

(1)CSF 病毒特异性 IgM 阳性。

(2)CSF 病毒 DNA 阳性。

(3)病毒特异性 IgG 滴度:血清/CSF 比值小于或等于 20。

(4)恢复期 CSF 病毒特异性 IgG 滴度升高大于 4 倍。

满足 4 项中的任何 1 项即判定 HSV 脑炎。病毒分离特异性高,但敏感率低,阳性率仅50%,而 CSF 分离阳性率仅有 4%,临床应用价值有限。

六、鉴别诊断

皮肤疱疹应注意与水痘-带状疱疹鉴别,HSV 口炎须与肠道病毒感染引起的疱疹性咽峡炎鉴别,根据流行病学和典型的皮疹表现不难区分。

HSV 脑炎与 EB 病毒、肠道病毒引起的脑炎及乙脑、森林脑炎等在临床表现上有时难以鉴别,确诊需依据实验室诊断。

七、治疗

(一)一般治疗

皮肤黏膜的疱疹应注意保持疱壁完整和局部干燥清洁,避免继发感染。脑炎患者应注意脱水降低颅内压、降温、控制抽搐等对症处理,尤其是脱水治疗,可用 20％甘露醇、呋塞米、高渗糖、人血清蛋白等交替使用。

(二)抗病毒治疗

单纯疱疹病毒感染大多预后良好,但 HSV 脑炎、播散性感染等病情重,预后差,及早抗病毒治疗对于降低病死率、缩短病程、减少后遗症发生有重要意义。

阿昔洛韦(Acyclovir,ACV)是最常用的抗疱疹病毒药物,用于治疗 HSV 脑炎、全身播散性感染等重症患者时给予 10 mg/kg 静脉滴注,1/8 小时,疗程 8～10 天。一般的皮肤、黏膜疱疹给予 200 mg,口服,5 次/天,疗程 7～10 天,对于复发频繁者(每年 6 次以上)需连续服用 6～12 个月,剂量减为 200 mg,3 次/天,50％以上患者能控制复发。皮损处、眼疱疹可外用阿昔洛韦滴眼液或软膏 3～4 次/天。

其他常用的抗病毒药物有酞丁安(TDA)、更昔洛韦(GCV)、膦甲酸(PFA)、阿糖腺苷(Ara-A)、carhocyclic oxetanocin G(C.OXTG)、泛昔洛韦(FCV)、喷昔洛韦(PCV)等。随着抗疱疹病毒药物的广泛使用,关于耐药株的报道也越来越多,这些耐药株主要从免疫功能减弱的患者分离到。大部分抗疱疹病毒药物的作用机制是基于其与病毒编码的胸苷激酶(TK)和 DNA 聚合酶的相互作用。因此,HSV 的耐药多由于 TK 和 DNA 聚合酶的基因发生突变。单纯疱疹病毒对 ACV 产生耐药性的机制至少有以下 3 条:①病毒胸腺嘧啶核苷激酶(TK)的活性减弱或丧失;②病毒 TK 的底物特异性发生了改变;③病毒 DNA 聚合酶(DNA polymerase,DP)发生了基因突变。前两者称为 TK-株,后者称为 DP-株。临床分离所得及实验室诱导产生的耐 ACV 病毒株大部分为 TK-株。TK-的耐 ACV 病毒株对需在病毒诱导的 TK 酶作用下磷酸化后才能发挥抗病毒效应的药物均不敏感。GCV 需在病毒 TK 的帮助下单磷酸化,然后再进一步转变为有活性的二磷酸化物,掺入到病毒 DNA 链中,阻止病毒 DNA 的延长。临床上大部分耐药病毒为 TK-株,在治疗这类患者时不宜选择 GCV。C.OXT-G 是一种抗病毒新药,体内、外试验表明 C.OXT-G 抗 HSV 的效果与 ACV 相似,但水溶性比 ACV 好,可以配制成眼药水局部应用,对疱疹病毒性角膜炎有良好治疗效果。因为 C.OXT-G 抑制 HSV 的机制与 ACV 相同,故对耐 ACV 的病毒株也不敏感。PFA 的抗病毒机制为非竞争性抑制病毒特异性 DNA 聚合酶和转录酶,它不需要磷酸化成活性形式,而是直接作用于 DNA 聚合酶上的焦磷酸盐结合部位,抗病毒活性不受病毒 TK 酶的影响。可以用于治疗 ACV 耐药的患者,但随着用药时间的延长,60％左右的患者对 PFA 也会产生耐药性。Ara-A 是嘌呤类衍生物,不需要病毒 TK 酶磷酸化,因此对 TK-的耐药 HSV-1 有效。但 Ara-A 选择性差、细胞毒性大、水溶性差,影响了其临床应用。TDA 原是抗沙眼衣原体的药物。对耐 ACV 的 HSV-1 亦有效。尽管 TDA 的抗 HSV 效力远不如 ACV、GCV,但在病毒对上述药物产生耐药性时可以选择应用 TDA。FCV 口服吸收好,生物利用度高,治疗原发性生殖器疱疹,应在症状出现时立即开始服药。PCV 稳定性好,抗 HSV 活性高于 ACV 10 倍,在皮损部位外用,1 次/2 小时。

八、预防

避免与患者感染部位直接接触,尤其是免疫功能低下者、烫伤和湿疹患者。患有广泛皮肤、黏膜疱疹者应隔离。使用避孕套可以减少无症状排毒期患者的病毒传播,但一旦出现生殖器疱疹,即使使用避孕套也不能避免传播。对于患有生殖器疱疹的孕妇,建议行剖宫产,以避免在分娩时经过产道使新生儿感染。对于血清学阳性母亲的婴儿要密切监测以便及时发现 HSV 感染。

接种疫苗仍是预防病毒感染的理想方法。HSV 疫苗的研发方面已取得了较大成绩。疫苗的研发主要针对生殖器 HSV-2 感染,已有几种基于 HSV-2 包膜蛋白的亚单位疫苗进入了临床试验阶段。一种由 HSV-2 糖蛋白 D 和新型佐剂构成的疫苗在 HSV 血清阴性的妇女中取得了令人鼓舞的实验效果,还有其他几种很有希望的 HSV 疫苗形式,包括针对细胞免疫反应的亚单位疫苗、减毒活疫苗、复制受限活疫苗等,针对已经感染 HSV 者的免疫治疗性疫苗也处于探讨评价中。

(易清玲)

第三节 手足口病

手足口病(hand,foot and mouth disease,HFMD)是由肠道病毒引起的急性传染病,主要通过消化道、呼吸道和密切接触等途径传播,人群普遍易感,多见于学龄前儿童,尤以 5 岁以下儿童发病率最高。能引起手足口病的肠道病毒有许多种,其中以肠道病毒 71 型(enterovirus 71,EV71)和柯萨奇病毒 A 组 16 型(coxsackievirus,CVA16)感染最为重要和常见,近年以 EV71 为主要流行的病毒,引起并发症较多。一年四季均可发病,以夏、秋季节最多。临床表现以手、足、口腔等部位的斑丘疹、疱疹为特征,多数症状轻,病程自限,1 周左右自愈;但部分 EV71 感染者可出现无菌性脑膜炎、神经性肺水肿、心肌炎、循环障碍等危重并发症,是死亡的主要原因。目前缺乏有效治疗药物,以对症治疗为主。本病传染性强,易引起暴发或流行,我国于 2008 年 5 月 2 日起,将之列为丙类传染病管理。

一、病原学

(一)EV71 和 AVA16 的结构和功能

肠道病毒属的多种病毒可引起手足口病,其中 EV71 和柯萨奇病毒 A 组 16 型(CVA16)最重要和最常见,其他肠道病毒有柯萨奇病毒 A 组的 CVA2、CVA4、CVA5、CVA6、CVA10、CVA12,柯萨奇病毒 B 组的 CVB2~CVB5、CVB13 等以及埃克病毒(ECHO)某些血清型也可引起手足口病。

这些肠道病毒呈球形,二十面体立体颗粒,无包膜,直径 27~30nm,其衣壳由 VP1、VP2、VP3 和 VP4 四种蛋白组成。其基因组为单股正链 RNA,长约 7.4~7.5kb,两端为保守的非编码区,中间为连续的开放读码区,编码一条多聚蛋白,被病毒蛋白酶(2A、3C)经过若干次水解成为 11 个功能蛋白。5'端与病毒蛋白 VPg 结合,参与病毒 RNA 的合成、蛋白翻译和装配;3'端带有 polyA 尾,与病毒的感染性有关。编码多聚蛋白的基因组结构顺序为:结构蛋白(由 P4-P3-P2-P1 基因编码)和非结构蛋白(由 2A-2B-2C-3A-3B-3C 基因编码)。P1~P4 构成核衣壳颗粒,其中 P1、P2 和 P3 蛋白位于衣壳颗粒的表面,而 P4 位于衣壳内面,这 4 种衣壳蛋白均含有抗原决定簇,可诱导机体产生中和抗体。P1 蛋白的抗原性可区分血清型,是病毒与受体结合的主要蛋白。但 EV71 病毒易发生变异和重组,致世界各地流行的病毒株有型的差别,给疫苗研制带来挑战。

(二)EV71 的受体与病毒复制

肠道病毒侵入宿主细胞首先与特异性受体结合,在受体的参与下完成脱壳、内吞过程。目前研究已证实,EV71 的受体主要是清道夫受体 B 类成员 2(scavenger receptor class B member 2,SCARB2)和 P-选择素糖蛋白配体-1(P-selectin glycoprotein ligand-1,PSGL-1)。SCARB2 属 CD36 家族成员,在中枢神经系统的神经元细胞、心肌细胞、呼吸道上皮细胞、肠道黏膜细胞等多种细胞中表达,是溶酶体膜上最丰富的蛋白之一,参与膜转运和溶酶体的重组,在 EV71 的吸附、内吞和脱壳等感染和致病机制中起关键作用。此外,引起手足口病的其他肠道病毒如 CVA16、CVA14、CVA7 感染宿主也利用 SCARB2 受体感染宿主细胞。PSGL-1 即 CD166,主要在淋巴细胞上表达,介导 EV71 附着、进入及复制过程,特别是参与免疫细胞的早期炎性应答,与选择素的相互作用,在炎症反应中起关键作用。实验研究证明 EV71 的 P1 衣壳蛋白上的 145 位点是与 PSGL-1 结合的关键控制点。有的 EV71 病毒株并不利用 PSGL-1 作为受体,提示 EV71 感染免疫细胞有病毒株特异性。

EV71 在宿主细胞内复制须经历与受体结合、脱壳和内吞、转录和翻译、装配、释放等环节。P1 与宿主细胞 SCARB2 受体结合,借助网格蛋白依赖的内吞作用途径进入细胞溶酶体内。EV71 进入细胞后脱壳作用需要 SCARB2 和酸性环境,因而此受体是病毒结合、内吞和病毒脱壳等早期感染阶段中必不可少的介质。

EV71 感染诱导机体的免疫应答,其中细胞免疫应答是清除病毒的主要途径。EV71 侵入中枢神经系统,可能是透过血-脑屏障或经轴突转运,同时必须逃避宿主的免疫系统的监视和清除作用。研究表明 EV71 可抑制宿主的抗病毒 I 型干扰素的表达,尤其是病毒蛋白酶(C_3)可降解干扰素调节因子 7(interferon regulatory factor 7,IRF7),从而抑制宿主细胞抗病毒 I 型干扰素应答,促进病毒在神经细胞中复制。

(三)抵抗力

手足口病病毒对外界环境的抵抗力较强,室温下可存活数天,污水和粪便中可存活数月。在 pH 3～9 的环境中稳定,不易被胃酸和胆汁灭活。对乙醚、脱氧胆酸盐、去污剂、弱酸等有抵抗力,能抵抗 70% 乙醇和 5% 甲酚皂溶液。对紫外线及干燥敏感,对各种氧化剂如高锰酸钾、过氧化氢溶液、漂白粉等也很敏感。病毒在 50 ℃可迅速灭活,在 4 ℃时可存活 1 年,－20 ℃可长期保存。

二、流行病学

(一)传染源

本病的传染源是患者和隐性感染者。患者为流行期间主要传染源,以发病后 1 周内传染性最强,其传染性可持续至症状和体征消失后数周。隐性感染者是散发期间主要传染源。

(二)传播途径

手足口病主要通过密切接触方式传播,病毒主要经口或呼吸道进入体内引起感染。急性期患者的口腔分泌物、皮肤疱疹液中亦含大量病毒,以及肠道均排出病毒,接触这些分泌物、排泄物或由其污染的手及生活用品而传播本病。托幼机构因密切接触可引起暴发流行,其中手被污染是最重要的传播媒介。目前尚未证明是否可经水和食品传播本病。

（三）易感人群

人群对引起手足口病的肠道病毒普遍易感,感染后可获得长期而牢固的特异性免疫。但肠道病毒种类和型别较多,病毒感染后诱导的特异性免疫缺乏交叉保护力,因此,机体可受到反复感染或多种肠道病毒混合感染。手足口病可发生于任何年龄组,但主要为10岁以下儿童,其中5岁以下儿童发病率最高。青少年和成人多为隐性感染,婴幼儿因缺少特异性免疫力而多为显性感染。EV71病毒隐性感染与显性感染之比约为100∶1。柯萨奇病毒感染普通型手足口病为多,而EV71病毒感染引起病情危重者多,易引起为中枢神经系统并发症或神经性肺水肿。

（四）流行特征

手足口病在全球范围流行,热带地区全年发病,散发和暴发均无明显季节性;温带和亚热带地区四季均可发病,但有显著的夏秋季高峰。发病以儿童为多,托幼机构可出现聚集性暴发流行。

既往柯萨奇病毒A16型是手足口病流行的主要病原体。自1969年美国加州首先发现并分离EV71病毒,1973年证实EV71也是引起手足口病的病原体,此后,在世界各地出现CVA16型和EV71型共同或交替流行,并确认EV71是引起婴幼儿手足口病合并严重神经系统并发症的主要病原体。2000年后,东南亚国家和地区手足口病流行的主要肠道病毒是EV71,而且呈现每2~3年周期性流行的特点。我国自1981年首次报道手足口病以来,在许多地区小范围流行,以CVA16型病毒为主要病原体。1996年我国首次从手足口病患者体内分离出EV71病毒,曾引起局部地区流行。2008年后EV71成为主要流行病毒株,并遍及全国所有省市自治区。我国CDC对全国手足口病疫情回顾性分析显示,从2008年1月至2012年12月,我国报道手足口病疑似病例720万,发病率为1.2/(千人·年),发生心脏或神经系统并发症有82 486例,其中2 457例死亡(病死率3‰),12~23月龄儿童病死率最高。从手足口病患儿分离出EV71、CVA16及其他型肠道病毒,其中EV71感染在轻型病例中占45%,危重病例中占80%,而在死亡病例中占93%。每年6月是我国北方地区的发病高峰,而南方地区分别在5月和10月有两次发病高峰。发病年龄以5岁以下儿童为主。EV71感染、发病年龄小和居住在农村未能得到及时诊治是危重病例的危险因素。

三、发病机制与病理

（一）发病机制

病毒从咽部或肠道侵入,在局部黏膜或淋巴组织中繁殖并排出,此时可引起局部症状。继而病毒侵入局部淋巴结,并由此进入血液循环形成第一次病毒血症。此时,可出现轻度不适或无症状。病毒经血液循环侵入网状内皮组织、深层淋巴结、肝、脾、骨髓等处大量增殖并再次进入血液循环,引起第二次病毒血症。病毒随血流进入全身各靶器官进一步增殖引起组织器官病变。在皮肤黏膜增殖引起疱疹或溃疡,在中枢神经系统引起无菌性脑膜炎,在心脏引起心肌炎等。

EV71具有高度的嗜神经性,侵入中枢神经系统后常导致大脑、中脑、小脑及脑干损伤,引起无菌性脑膜炎、脑脊髓膜炎、急性弛缓性软瘫(acute flaccid paralysis,AFP)以及感染后神经系统综合征。其中脑干脑炎引起的临床症状较重,以肌阵挛、共济失调、眼球震颤、动眼神经麻痹和延髓性麻痹,伴有或无影像学改变为特征。根据病程进展可分为3个阶段:无并发症期、自主神经系统紊乱期和肺水肿期。自主神经紊乱以冷汗、皮肤发花、心悸、呼吸急促、高血压为特征。肺水肿期以呼吸窘迫伴心动过速、呼吸急促、水泡音、泡沫样痰,胸部影像显示双侧肺部渗出无心脏扩大等表现为特征。研究证实 EV71 感染导致的自主神经紊乱和肺水肿主要是脑干的血管舒缩功能及呼吸中枢受损所致,而肺组织中无 EV71 感染的证据。中枢神经系统感染引起交感神经亢进,大量儿茶酚胺释放和自主神经功能障碍。肺水肿是由脑干损伤或由细胞因子释放致全身炎症反应综合征而引起肺部血管通透性增强所致。研究显示前炎性因子(IL-6、TNF-α、IL-β)与肺水肿有关,血浆 IL-10、IL-13、和 IFN-γ 水平明显升高。PSGL-1 即 CD162,是 EV71 的受体,在淋巴细胞表达。EV71 与淋巴细胞的 PSGL-1 受体结合可激活多个炎性因子或免疫应答信号途径,诱导树突状细胞、淋巴细胞等释放炎性因子以及神经毒性介质的表达,促进 EV71 病毒复制,导致神经细胞损伤。EV71 亦可诱导受染神经细胞凋亡,而病毒蛋白 C_3 蛋白酶可水解宿主蛋白,损伤宿主 mRNA,参与神经细胞凋亡机制。

(二)病理

手、足部皮肤斑丘疹和口腔疱疹或溃疡为手足口病的特征性病变。口腔病变始为 2～8 mm 的红色斑丘疹,进展为短暂的疱疹,继而形成带有红色晕轮的黄灰色溃疡,最后溃疡愈合。皮肤斑丘疹以 2～3 mm 的红色斑疹或丘疹为特征,中心有一个灰色小疱。皮疹呈椭圆形,与皮纹纵轴相平行,皮疹消失前结硬皮,不留瘢痕。组织病理学显示皮肤棘细胞间及细胞内水肿,细胞肿胀,体积增大,胞质苍白呈气球样变,逐渐发展至细胞膜破碎,形成网状变性即表皮内水疱,逐渐发展形成表皮下水疱,内有中性粒细胞和嗜酸性粒细胞。水疱周围上皮有细胞间和细胞内水肿,水疱下真皮有多种白细胞的混合型浸润。电镜下可见上皮细胞内有嗜酸性包涵体。

脑膜脑炎、心肌炎和肺水肿是手足口病的严重并发症。少数危重患者有脑组织水肿或脑疝形成。组织学以中枢神经系统炎症为主,其中以脑干脑炎及脊髓灰质炎症最明显,神经元变性、坏死或消失,中性粒细胞浸润,脑及脊髓内小血管内皮细胞变性、坏死、血栓形成,血管周围可见单核淋巴细胞呈套袖样浸润。脑膜脑炎表现为淋巴细胞性软脑膜炎,脑灰质和白质血管周围淋巴细胞和浆细胞浸润、局灶性出血和局灶性神经细胞坏死以及胶质反应性增生。心脏受累表现为心肌肥大,局灶性心肌细胞坏死,偶见间质淋巴细胞和浆细胞浸润,无病毒包涵体。肺部受累表现为多灶性出血性水肿和局部透明膜形成,可见肺细胞脱落和增生及片状肺不张,一般无明显炎性细胞浸润及弥漫性肺泡损伤,无病毒包涵体。

四、临床表现

手足口病潜伏期多为 3～7 天。

(一)轻症病例

急性起病,以手、足和臀部皮肤出现疱疹和口腔散在溃疡为特征。多有咽部或口痛,影响进食,婴儿可表现拒食。口腔黏膜出现散在粟粒样疱疹,或灰黄色溃疡,周围有炎性红晕。多见于舌面、硬腭、颊黏膜或口唇。手、足、臀部皮疹为斑丘疹或疱疹,无疼痛感或瘙痒感。斑丘疹多在 5 天左右由红变暗,逐渐消退;疱疹呈圆形凸起,大小不等,内有浑浊液体,5～10 天内结成硬皮逐渐消失,不留瘢痕。部分仅表现为皮疹或疱疹性咽峡炎,病程自限,多在 1 周内痊愈,预后良好。

(二)重症病例

起病后病情进展迅速,在发病 1～5 天出现脑膜炎、脑炎、脑脊髓炎、神经性肺水肿、循环障碍等,病情危重,病死率高,存活病例可留有后遗症。

1.神经系统表现

出现在皮疹后 2～4 天,表现为精神差、嗜睡、易惊、头痛、呕吐、谵妄甚至昏迷。或出现肢体抖动,肌阵挛、眼球震颤、共济失调、眼球运动障碍等脑干脑炎表现。肢体无力或急性弛缓性麻痹、惊厥,可有脑膜刺激征,腱反射减弱或消失,病理征阳性。有颅内高压或脑疝则表现为剧烈头痛、脉搏缓慢、血压升高、前囟隆起、呼吸节律不规则或停止、球结膜水肿、瞳孔大小不等、对光反应迟钝或消失。

2.呼吸系统表现

呼吸浅促或节律改变、呼吸困难,口唇发绀,咳嗽,咳白色、粉红色或血性泡沫样痰,肺部可闻及湿啰音或痰鸣音。

3.循环系统表现

面色苍白、皮肤花纹、四肢发凉,指(趾)发绀,出冷汗,毛细血管再充盈时间延长。心率增快或减慢,脉搏浅快或减弱其至消失,血压升高或下降。

五、实验室及辅助检查

(一)血常规

轻症病例一般无明显改变,或白细胞计数正常或轻度升高。病情危重者白细胞计数明显升高($>15×10^9$/L)或显著降低($<2×10^9$/L),恢复期逐渐下降至正常。

(二)血生化检查

部分病例可有轻度丙氨酸氨基转移酶(ALT)、天门冬氨酸氨基转移酶(AST)、肌酸激酶同工酶(CK-MB)升高,升高程度与疾病严重程度成正比,与预后密切相关。病情危重者可有肌钙蛋白(cTnI)、血糖升高。C反应蛋白(CRP)一般不升高。乳酸水平升高。并发多脏器功能损害者可出现血氨、血肌酐、尿素氮等升高。

(三)血气分析

出现肺水肿时,动脉血氧分压降低、血氧饱和度下降,二氧化碳分压升高,酸中毒。

(四)脑脊液检查

中枢神经系统受累时,脑脊液外观清亮,压力增高,白细胞计数增多,多以单核细胞为主,蛋白正常或轻度增多,糖和氯化物正常。

(五)病原学检查

1.病毒分离培养

用组织培养方法分离肠道病毒是目前病原学诊断的金标准,取咽拭子、气道分泌物、疱疹液、脑脊液、粪便等标本行病毒分离培养,其中以粪便标本阳性率最高,但需要细胞培养设备和技术。EV71病毒感染细胞谱广,非洲绿猴肾细胞(vero细胞)、人结肠癌细胞(caco-2)、人肺腺癌细胞(A594)、人横纹肌瘤细胞、Hela细胞、人神经母细胞瘤细胞等细胞系均可用于培养分离并鉴定其细胞毒性。

2.分子诊断技术

用PCR技术检测肠道病毒特异性核酸序列并可鉴定其基因型或亚型,是目前常用的诊断方法之一。用RT-PCR技术检测肠道病毒VP1基因序列,可以定性或定量鉴定肠道病毒种类、血清型或亚型,亦可利用多重PCR技术在一次反应体系中同时检测多种肠道病毒。PCR技术具有快速、灵敏、特异性好的优点。

（六）血清学检查

1.中和抗体检测

用型特异性方法检测血清、脑脊液中肠道病毒的中和抗体是最常用的方法，可鉴定是何种病毒血清型，尤其是急性期和恢复期血清，间隔约2周，CoxA16、EV71等肠道病毒中和抗体有4倍以上的升高，具有诊断意义。此方法也可用于流行病学调查。

2.酶联免疫吸附试验（ELISA）

用ELISA方法检测血清中肠道病毒的IgM，在感染1周后即可检出，持续数周，具有早期诊断的意义。

（七）影像学检查

在疾病早期X线检查通常无异常，在中晚期出现双肺大片浸润影及胸腔积液，进一步发展为双侧对称性非心源性肺水肿。并发神经源性肺水肿时CT表现为弥漫而无规律的斑片状、团絮状或片状密度增高影。发生中枢神经系统症状时磁共振成像（MRI）可有异常改变，以脑干、脊髓灰质损害为主。

（八）其他检查

脑电图可表现为弥漫性慢波，少数可出现棘（尖）慢波。心电图，无特异性改变。少数病例可见窦性心动过速或过缓，Q-T间期延长，ST-T改变。

六、并发症及后遗症

最常见的并发症是脱水，吞咽疼痛致摄水困难是主要原因。少见而严重的并发症包括中枢神经系统、心脏和肺脏病变，主要见于EV71型感染。脑脊髓膜炎轻微且多数能够自愈，脑脊髓炎比较严重且可造成后遗症。急性弛缓性软瘫发生率2%～10%，治疗后多可逆转，严重者治愈后留有肢体无力。病毒性心包炎和/或心肌炎常见，大多数预后良好，重型心肌炎可导致死亡。重型肺炎和肺水肿可导致呼吸衰竭而死亡。中国台湾对有中枢神经系统并发症和心肺衰竭救治存活者的随访显示，75%在3年后仍发育迟缓，肢体无力和萎缩等后遗症发生率较高。

七、诊断与鉴别诊断

（一）诊断

根据幼儿手、足、臀部皮疹及口腔疱疹或溃疡等临床表现应考虑本病，病原学检查发现EV71、CVA16及其他柯萨奇病毒或ECHO病毒可确诊，流行病学资料有助于诊断和鉴别。

1.临床诊断病例

（1）在流行季节发病，常见于学龄前儿童，婴幼儿多见。

（2）手、足、臀部和口腔典型皮疹，伴有或无发热。皮疹不典型时临床诊断困难，需结合病原学或血清学检查作出判断。

2.确诊病例

临床诊断病例具有下列之一者即可确诊。①肠道病毒（EV71、CVA16等）特异性核酸检测阳性。②分离出肠道病毒并鉴定为EV71、CVA16或其他肠道病毒。③急性期与恢复期血清肠道病毒特异性中和抗体滴度4倍以上升高。

3.临床分类

根据临床表现可分为以下几种。

(1)普通病例:手、足、口、臀部皮疹,伴或无发热。

(2)重症病例:①重型出现神经系统受累表现,如精神差、嗜睡、易惊、谵妄;头痛、呕吐;肌阵挛、眼球震颤、共济失调、眼球运动障碍;无力或急性弛缓性麻痹;惊厥,脑膜刺激征,腱反射减弱或消失。②危重型出现下列情况之一者。频繁抽搐、昏迷、脑疝;呼吸困难、发绀、血性泡沫痰、肺部啰音等;休克等循环功能不全表现。

(二)鉴别诊断

1.其他儿童发疹性疾病

手足口病普通病例需要与丘疹性荨麻疹、水痘、不典型麻疹、幼儿急疹、带状疱疹以及风疹等鉴别。可根据流行病学特点、皮疹形态、部位、出疹时间、有无淋巴结肿大以及伴随症状等进行鉴别,以皮疹形态及部位最为重要。最终依据病原学和血清学检测进行鉴别。

2.其他病毒所致脑炎或脑膜炎

由其他病毒引起的脑炎或脑膜炎如 HSV、CMV、EBV 及呼吸道病毒等需要鉴别,临床表现与手足口病合并中枢神经系统损害的重症病例表现相似,对皮疹不典型者,应根据流行病学史尽快留取标本进行肠道病毒,尤其是 EV71 的病毒学检查,结合病原学或血清学检查作出诊断。

3.脊髓灰质炎

重症手足口病合并急性弛缓性瘫痪时需与脊髓灰质炎鉴别。后者主要表现为双峰热,病程第 2 周退热前或退热过程中出现弛缓性瘫痪,病情多在热退后到达顶点,无皮疹。

4.肺炎

重症手足口病可发生神经源性肺水肿,应与肺炎鉴别。肺炎主要表现为发热、咳嗽、呼吸急促等呼吸道症状,一般无皮疹,无粉红色或血性泡沫痰;胸片加重或减轻均呈逐渐演变,可见肺实变病灶、肺不张及胸腔积液等。

5.暴发性心肌炎

以循环障碍为主要表现的手足口病重症病例需与暴发性心肌炎鉴别。暴发性心肌炎无皮疹,有严重心律失常、心源性休克、阿斯综合征发作表现。心肌酶谱多有明显升高,胸片或心脏彩超示心脏扩大,心功能异常恢复较慢。最终须依据病原学和血清学检测进行鉴别。

八、预后

手足口病普通型病程自限,预后良好。合并有中枢神经系统和/或心肺衰竭并发症的重型和危重型患儿预后较差。柯萨奇病毒感染引起的手足口病多为普通型,EV71 病毒感染引起的手足口病重型和危重型病例发生率较高。危重型脑炎、心肺功能衰竭、肺出血是主要死亡原因。

九、治疗

目前尚无特效药物治疗方法,以对症、支持治疗为主。按丙类传染病要求进行报告。

(一)普通病例

1.隔离消毒

注意隔离 2 周,避免交叉感染。轻症患儿可居家隔离,直至症状消退和皮疹结痂。症状较重或有重症倾向者应住院治疗。患儿玩具、餐具及用过的物品和排泄物应彻底消毒。

2.对症治疗

适当休息,清淡饮食,做好口腔和皮肤护理。有发热、消化道或呼吸道症状时采用中西医结合治疗。

(二)重症病例

1.神经系统受累治疗

(1)降低控制颅内高压:限制入量,积极给予甘露醇降颅压治疗,每次 0.5～1.0g/kg,每 4～8 小时一次,20～30 分钟快速静脉注射,根据病情调整给药间隔时间及剂量。必要时加用呋塞米。

(2)酌情应用糖皮质激素治疗:甲基泼尼松龙 1～2 mg/(kg·d);氢化可的松 3～5 mg/(kg·d);地塞米松 0.2～0.5 mg/(kg·d),病情稳定后,尽早减量或停用。个别病例进展快、病情凶险可考虑加大剂量,如在 2～3 天内给予甲基泼尼松龙 10～20 mg/(kg·d)(单次最大剂量不超过 1g)或地塞米松 0.5～1.0 mg/(kg·d)。

(3)酌情应用静脉注射免疫球蛋白总量 2g/kg,分 2～5 天给予。

(4)其他对症治疗:降温、镇静、止惊。

(5)严密观察病情变化,密切监护。

2.呼吸、循环衰竭治疗

(1)保持呼吸道通畅,吸氧。

(2)确保两条静脉通道通畅,监测呼吸、心率、血压和血氧饱和度。

(3)呼吸功能障碍时,及时气管插管使用正压机械通气。

(4)在维持血压稳定的情况下,限制液体入量(可根据中心静脉压、心功能、有创动脉压监测调整液量)。

(5)头肩抬高 15°～30°,保持中立位;留置胃管、导尿管。

(6)药物应用:根据血压、循环的变化酌情用血管活性药物和利尿剂。

(7)保护重要脏器功能,维持内环境的稳定。

(8)监测血糖变化,严重高血糖时可应用胰岛素。

(9)抑制胃酸分泌:可应用胃黏膜保护剂及抑酸剂等。

(10)继发感染时给予抗生素治疗。

3.恢复期治疗

(1)促进各脏器功能恢复。

(2)功能康复治疗。

(3)中西医结合治疗。

十、预防

(一)控制传染源

加强监测,做好疫情报告。及时发现患者,并积极采取隔离预防措施,防止疾病蔓延扩散。流行期间托幼机构和学校做好晨间体检,发现疑似患者,及时隔离治疗。医院加强预诊,设立专门诊室,严防交叉感染。

(二)切断传播途径

做好环境卫生、食品卫生和个人卫生。强调饭前便后洗手,预防病从口入。流行期间不去拥挤公共场所,减少被感染机会。被污染的日用品及食具等应消毒,粪便及分泌物用3%含氯石灰(漂白粉)液浸泡,衣物置阳光下暴晒,室内保持通风换气。

(三)提高免疫力

注意婴幼儿的营养、休息,防止过度疲劳降低机体抵抗力。目前尚无可用的疫苗,但近期我国3个科研机构已研制出EV71病毒基因C4型灭活病毒疫苗,Ⅲ期临床试验显示其保护性高达90%以上。

(易清玲)

第四节 麻 疹

麻疹是一种急性呼吸道传染病,在我国属于乙类传染病。其主要的临床表现有发热、咳嗽、流涕等卡他症状及眼结膜充血,特征性表现为口腔麻疹黏膜斑及皮肤斑丘疹。对麻疹病毒尚无特效抗病毒药物,主要为对症治疗,加强护理,预防和治疗并发症。预防麻疹的关键措施是接种麻疹疫苗。

一、病因要点

病原体是麻疹病毒,麻疹患者是唯一的传染源。经呼吸道飞沫传播是主要的传染途径,人群普遍易感,流行季节多为冬春季。

二、诊断要点

(一)流行病学史
(1)当地有麻疹流行,没有接种过麻疹疫苗且有麻疹患者的接触史。
(2)急性期的患者是最重要的传染源,发病前2天至出疹后5天内均具有传染性。

(二)临床特点
潜伏期6～21天,平均为10天左右。接种过麻疹疫苗者可延长至3～4周。典型麻疹临床过程可分为三期。

1.前驱期

从发热到出疹,一般持续3～4天。此期主要为上呼吸道及眼结膜炎症所致的卡他症状,表现为急性起病,发热、咳嗽、流涕、流泪,眼结膜充血、畏光,咽痛、全身乏力等。可有头痛,婴幼儿可出现胃肠道症状如呕吐、腹泻等。在病程2～3天,约90%以上患者口腔可出现麻疹黏膜斑,是麻疹前驱期的特征性体征,具有早期诊断价值。位于双侧第二磨牙对面的颊黏膜上,为直径0.5～1.0 mm针尖大小的小白点,周围有红晕,初起时仅数个,1～2天内迅速增多融合,扩散至整个颊黏膜,形成表浅的糜烂,似鹅口疮,2～3天后很快消失。一些患者可见颈、胸、腹部一过性风疹样皮疹,数小时即退去,称麻疹前驱疹。

2.出疹期

从病程的第3～4天开始,持续1周左右。患者体温持续升高,同时呼吸道等感染中毒症状明显加重。皮疹首先见于耳后、发际,渐及前额、面、颈部,自上而下至胸、腹、背及四肢,2～3天遍及全身,最后达手掌与足底。皮疹初为淡红色斑丘疹,大小不等,直径 2～5 mm,压之褪色,疹间皮肤正常。出疹高峰时皮疹可融合,颜色转暗,部分病例可有出血性皮疹,压之不褪色。随出疹达高峰,全身毒血症状加重,体温可达 40 ℃,可有嗜睡或烦躁不安,甚至谵妄、抽搐。咳嗽加重,咽红、舌干,结膜红肿、畏光。表浅淋巴结及肝脾大,肺部可闻及干、湿罗音,可出现心力衰竭。成人麻疹中毒症状常比小儿重,但并发症较少。

3.恢复期

皮疹达高峰后,持续 1～2 天后迅速好转,体温开始下降,全身症状明显减轻,皮疹随之按出疹顺序依次消退,可留有浅褐色色素沉着,1～2 周后消失,疹退时有糠麸样细小脱屑。

(三)辅助检查

1.血常规

白细胞总数减少,淋巴细胞比例相对增多。如果白细胞数增加,尤其是中性粒细胞增加,提示继发细菌感染;若淋巴细胞严重减少,常提示预后不好。

2.血清学检查

ELISA 测定血清特异性 IgM 和 IgG 抗体,敏感性和特异性好。IgM 抗体发病后 5～20 天最高,阳性可诊断麻疹。IgG 抗体恢复期较早期增高 4 倍以上即为阳性,也可以诊断麻疹。抗体包括血凝抑制抗体、中和抗体或补体结合抗体。

3.病原学检查

(1)病毒分离:取早期患者眼、鼻咽分泌物或血、尿标本接种于原代人胚肾细胞,分离麻疹病毒,但不作为常规检查。

(2)病毒抗原检测:取早期患者鼻咽分泌物、血细胞及尿沉渣细胞,用免疫荧光或免疫酶法查麻疹病毒抗原,如阳性,可早期诊断。上述标本涂片后还可见多核巨细胞。

(3)核酸检测:采用反转录聚合酶链反应(RT-PCR)从临床标本中扩增麻疹病毒 RNA,是一种非常敏感和特异的诊断方法,对免疫力低下而不能产生特异抗体的麻疹患者,尤为有价值。

三、临床分型

(一)轻型麻疹

多见于对麻疹具有部分免疫力者,如 6 个月以内婴儿、近期接受过被动免疫或曾接种过麻疹疫苗。表现为低热且持续时间短、皮疹稀疏色淡、无麻疹黏膜斑或不典型、呼吸道症状轻等。一般无并发症,病程在 1 周左右。病后所获免疫力与典型麻疹患者相同。

(二)典型麻疹

急起发热,上呼吸道卡他症状,结膜充血、畏光,口腔麻疹黏膜斑及典型的皮疹。

(三)重型麻疹

多见于全身情况差、免疫力低下,或继发严重感染者,病死率高。

1.中毒性麻疹

表现为全身感染中毒症状重,起病即高热,达 40 ℃以上,伴有气促、发绀、心率快,甚至谵妄、抽搐、昏迷,同时皮疹也较严重。

2.休克性麻疹

除具有中毒症状外,出现循环衰竭或心力衰竭,表现为面色苍白、发绀、四肢厥冷、心音弱、心率快、血压下降等。皮疹暗淡稀少或皮疹出现后又突然隐退。

3.出血性麻疹

皮疹为出血性,形成紫斑,压之不褪色,同时可有内脏出血。

4.疱疹性麻疹

皮疹呈疱疹样,融合成大疱。高热、中毒症状重。

(四)异型麻疹

主要发生在接种麻疹灭活疫苗后4~6年,再接触麻疹患者时出现。表现为突起高热,头痛、肌痛、腹痛,无麻疹黏膜斑,病后2~3天出现皮疹,从四肢远端开始,逐渐扩散到躯干。皮疹为多形性,常伴四肢水肿,上呼吸道卡他症状不明显,但肺部可闻啰音。肝脾均可增大。异型麻疹病情较重,但多为自限性。其最重要的诊断依据是恢复期检测麻疹血凝抑制抗体高滴度,但病毒分离阴性。一般认为异型麻疹无传染性。

四、诊断标准

(1)如当地有麻疹流行,没有接种过麻疹疫苗且有麻疹患者的接触史。

(2)典型麻疹的临床表现,如急起发热、上呼吸道卡他症状、结膜充血、畏光、口腔麻疹黏膜斑及典型的皮疹等即可做出临床诊断。

(3)麻疹特异性IgM抗体阳性或IgG抗体滴度恢复期较早期增高4倍以上即可确诊。

五、鉴别要点

(一)风疹

前驱期短,全身症状和呼吸道症状轻,无麻疹黏膜斑,发热1~2天出疹,皮疹分布以面、颈、躯干为主。1~2天皮疹消退,无色素沉着和脱屑,常伴耳后、颈部淋巴结肿大。

(二)幼儿急疹

突起高热,持续3~5天,上呼吸道症状轻,热骤降后而出现皮疹,皮疹散在呈玫瑰色,多位于躯干,1~3天皮疹退,热退后出疹为其特点。

(三)药物疹

近期服药史,皮疹多有瘙痒,低热或无热,无黏膜斑及卡他症状,停药后皮疹渐消退,血嗜酸性粒细胞可增多。

六、治疗要点

对麻疹病毒尚无特效抗病毒药物,主要为对症治疗,加强护理,预防和治疗并发症。

(一)一般治疗

单病室呼吸道隔离至体温正常或至少出疹后5天;卧床休息,保持室内空气新鲜,温度适宜,眼、鼻、口腔保持清洁,多饮水。

(二)对症治疗

高热者可酌情应用小剂量解热药物或物理降温;咳嗽者可用祛痰镇咳药;剧咳和烦躁不安者可用少量镇静药;体弱病重患儿可早期注射丙种球蛋白;必要时给氧,保证水、电解质及酸碱平衡等。

七、注意要点

(一)警惕肺炎

肺炎为麻疹最常见的并发症,多见于5岁以下患儿,占麻疹患儿死亡的90%以上。表现为病情突然加重,咳嗽、咳脓痰,患儿可出现鼻翼翕动、口唇发绀,肺部有明显啰音。肺炎可为麻疹病毒所致,也可合并细菌感染导致。治疗同一般肺炎,合并细菌感染较为常见,主要为抗菌治疗。

(二)警惕心肌炎

2岁以下婴幼儿易致心肌病变,表现为气促、烦躁、面色苍白、发绀,听诊心音低钝、心率快。皮疹不能出全或突然隐退。心电图示T波和ST段改变。出现心力衰竭者应及早静脉注射强心药物如毛花苷C或毒毛花苷K,同时应用利尿药,重症者可用肾上腺皮质激素保护心肌。

八、防控要点

(1)对麻疹患者应做到早诊断、早报告、早隔离、早治疗。患者隔离至出疹后5天,伴呼吸道并发症者应延长到出疹后10天。易感的接触者检疫期为3周,并使用被动免疫制剂。

(2)流行期间,儿童机构应加强检查,及时发现患者。避免去公共场所或人多拥挤处,出入应戴口罩;无并发症的患儿在家中隔离,以减少传播。

(3)保护易感人群。①主动免疫:接种麻疹减毒活疫苗,主要对象为婴幼儿、未患过麻疹的儿童和成人。易感者在接触患者2天内若接种疫苗,仍可能预防发病或减轻病情。②被动免疫:体弱、妊娠妇女及年幼的易感者,在接触患者5天内注射人血丙种球蛋白3mL可预防发病。若5天后注射,则只能减轻症状,免疫有效期3~8周。

(易清玲)

第五节　疣

一、寻常疣

寻常疣(verruca vulgaris)是一种临床上以手指、手背、足、甲缘发生针头至豌豆大粗糙坚硬的灰褐色或皮色角质增生性丘疹为特征的疾病。

(一)病原学

由HPV-1、2、4、7型引起。

(二)发病机制

通过直接或间接接触传染;通过损伤的皮肤感染表皮基底层。本病的发生与机体免疫状态有关,免疫缺陷或低下者的发病率增高。

(三)临床表现

1.常见类型

初起为单个针尖大小的丘疹,渐扩大至豌豆大或更大。呈圆形或多角形,表面粗糙,角化明显,触之质硬,灰黄、污黄或污褐色,继续发育呈乳头样增殖,遇有摩擦或撞击易出血。偶可引起细菌感染。数目不等,可逐渐增多至数个甚至数十个。有时数个损害融合成片。多发生于青少年,一般无自觉症状。好发于手背、手指、足、甲缘等处。约65%的寻常疣可在两年内自行消退。

2.特殊类型

(1)甲周疣:皮损发生于指(趾)甲周围。

(2)甲下疣:发生于甲床,向甲下蔓延使甲掀起,影响甲的生长,易使甲裂开疼痛。

(3)丝状疣(filiform warts):柔软,呈丝状突起,正常皮色或棕灰色,顶端角化。无自觉症状,多见于颈、眼睑、颏部等处。

(4)指状疣(verruca digitalis):在同一个柔软的基底上发生一簇集的参差不齐的多个指状突起,其尖端为角质样物质。好发于头皮、面部及趾间,数目不等,无自觉症状。

(四)病理变化

表皮棘层肥厚,乳头瘤样增生和角化过度。表皮嵴延长,在疣周围向内弯曲,呈放射状向中心延伸,在棘层上部和颗粒层内有大的空泡化细胞,核深染呈碱性,核周围有一透明带围绕,称凹空细胞。这些细胞可仅含少量透明角质颗粒,相反在凹空细胞之间的非空泡化颗粒细胞内常含大量簇集的透明角质颗粒。增厚的角质层间有角化不全,常位于乳头体的正上方,排列成叠瓦状。此种角化不全细胞的细胞核大,深嗜碱性,呈圆形而不是长条形。电镜证实在凹空细胞和角质层的角化不全细胞的深嗜碱性的圆形核中含大量病毒颗粒。真皮乳头层内可有炎细胞浸润。

(五)诊断与鉴别诊断

根据手背、手指、足、甲缘针头至豌豆大小圆形或多角形灰黄色丘疹,表面粗糙,角化明显,触之坚硬,诊断不难。需与疣状皮肤结核鉴别,后者为不规则的疣状斑块,四周有红晕。

(六)治疗

数目少时,首选局部治疗;数目较多时,局部治疗联合系统治疗。

1.局部治疗

多数疣可在2年内自行消退,故在应用局部治疗时,应尽可能避免使用造成瘢痕的疗法。

(1)物理疗法:①液氮冷冻:适用于皮损小,数目少时。因液氮冷冻有疼痛感,<12岁的儿童一般不采用。冷冻时应注意深度,若冷冻不彻底可造成疣的复发并增多。冷冻后应防止继发感染,以免形成瘢痕。②CO_2激光:局麻后行激光烧灼。注意治疗深度,是否彻底清除病变,可能留瘢痕或影响局部功能,指甲生长等。

(2)维A酸类药:可0.1%维A酸软膏每晚外用。

(3)腐蚀性药物:5%氟尿嘧啶软膏、0.5%鬼臼毒素酊、10%水杨酸、3%~6%甲醛溶液涂抹皮损。应注意疼痛、刺激、红斑糜烂、色素沉着等不良反应。

(4)抗肿瘤药:硫酸博来霉素或平阳霉素或氟尿嘧啶疣损害性内注射,直径<5 mm者用0.1 mL,>5 mm者用0.2 mL,每次注射总量不超过1 mL,1周后结痂,2~3周后脱痂。用于顽固性疣的治疗,尤其适用于甲周疣。

(5)抗病毒类药物:①酞丁胺二甲基亚砜溶液外涂,每天3~4次,或酞丁胺软膏外用,应先用手术刀片削去增厚的角质层后,再厚涂软膏,胶布固定,2天换1次药。②局部注射人白细胞α-干扰素($2×10^6$ U/mL)注射液或聚肌胞0.2~0.4 mL(根据疣大小决定量)注射在疣的基底部,2~3天注射1次,6~8针为1个疗程。左旋咪唑50 mg口服3次/天,服3天,停11天,连用3个月。

2.全身治疗

(1)免疫增强药：β-干扰素(6～9)×10⁶ U皮下注射,隔天1次。

(2)维A酸类药：维胺脂及异维A酸可用于治疗泛发性及顽固性寻常疣。

二、扁平疣

扁平疣(verruca planae)主要侵犯青少年,临床上以米粒至黄豆大光滑质坚皮色或淡褐色扁平丘疹为特征。

(一)病原学

由 HPV-3、5、8、11 型引起。

(二)发病机制

主要是通过直接接触传染。也可经由自身接种而形成。扁平疣的发病与细胞免疫功能失调有关。也有人认为顽固性的扁平疣患者外周血T细胞亚群异常,免疫监视作用尤其是自然杀伤细胞活性降低。

(三)临床表现

本病好发于颜面、颈部、前臂及手背等处。大多骤然出现,为米粒至绿豆大扁平隆起的丘疹,表面光滑,质硬,浅褐或正常皮色,圆形、椭圆形或多角形,数目较多,多数密集,偶可沿抓痕排列成串珠状或条状,即 Koebner 现象。一般无自觉症状,偶有微痒。有时伴发寻常疣。面部扁平疣偶可伴发喉部乳头瘤。本病可数周或数月后突然消失,但亦可持续多年不愈,愈后不留瘢痕。

(四)病理变化

表皮角化过度和棘层肥厚,表皮上部广泛凹空细胞形成,核固缩,有些核呈深嗜碱性。角质层细胞呈明显网篮状。颗粒层均匀增厚。有时基底层内含大量的黑素。

(五)诊断与鉴别诊断

根据好发部位及皮损特点易于诊断。有时需与汗管瘤及毛发上皮瘤相鉴别。后两者皆好发于眼睑附近,组织学完全不同。

(六)治疗

1.物理治疗

冷冻、激光、电灼等是有效的物理治疗方法。

2.局部治疗

(1)5％氟尿嘧啶霜、3％酞丁胺霜等点涂疣面,次日再用1％金霉素软膏外涂,交替使用,可以祛疣。亦可用0.1％维A酸软膏外涂,或外搽50％间苯二酚溶液,2次/天,直到其消退。如使用上述药膏外涂后,局部皮肤有轻度发红或炎症,不需停药,因为轻度炎症可以促进扁平疣的消退。

(2)对于数量较少的损害,可选用液氮冷冻、电灼或激光治疗。

(3)咪喹莫特软膏：外用1次/2天,2到4周为1个疗程。

三、跖疣

跖疣(verruca plantaris)是发生于足跖的寻常疣。临床上以足跖部乳头状角质增生,剥除角质可见疏松的角质软芯为特征。

（一）病原学

由 HPV-1、2、4 型引起。

（二）发病机制

疣的发生和消退与机体的免疫功能有关，特别是细胞免疫。跖疣严重程度与机体免疫功能有密切关系。外伤和摩擦可为其发病的诱因，足部多汗与跖疣的发生也有一定的关系。

（三）临床表现

初起为一细小发亮的丘疹，后逐渐增大，表面角化，粗糙不平，灰褐、灰黄或污灰色，呈圆形，境界清楚，周围绕以稍高增厚的角化环。若用小刀将表面角质削去，则见角化环与疣组织之间境界更为明显，继续修削，见有小的出血点，此乃是延伸的真皮乳头的血管破裂所致。若仅微量血液外渗凝固，则形成小黑点。好发于足跟、跖骨头或两者同时并存发或多发，有时在一较大的跖疣的四周，有散在性细小的针头大的卫星疣。有时数个疣聚集在一起或互相融合形成一角质片块，若将表面角质削去后，则见多个角质软芯，特称为镶嵌疣。自觉疼痛，但镶嵌疣可以不痛，病程慢性，可自然消退，一般认为儿童较成人易于消退。寻常疣发生于手掌部，称为掌疣，其临床表现于跖疣相似，尚有一种深部的掌跖疣，又称包涵疣或蚁丘疣，其特点为表面覆盖着一厚的胼胝，用刀将之削除后，则显露出疣所特有的白色或淡棕色的柔软颗粒，有一定的压痛，偶有红肿，可多发，除发生于掌跖外，尚可发生于指（跖）尖端及其侧缘。

（四）病理变化

与寻常疣基本相同，但整个损害陷入真皮，角质层更为增厚，并有广泛的角化不全。棘层上部细胞的空泡形成亦较明显，构成明显的网状。因常有继发感染，故真皮内有较多的炎性细胞浸润。深在掌跖疣的组织特征为表皮下部的细胞胞质内有很多透明角质颗粒，它与正常透明角质不同，为嗜酸性，在棘细胞层上部增大，互相融合形成形态不一，均质性、大的包涵体。此种包涵体围绕在空泡化核的四周或被核四周空泡化而把它与核隔开。

（五）诊断依据

根据足跖部圆形乳头状角质增生，周围绕以增厚的角质环，境界清楚，表面常有散在小黑点，削去表面角质层，可见疏松角质软芯，局部有明显触压痛诊断不难。

（六）鉴别诊断

有时需与鸡眼及胼胝相鉴别（表 4-1）。

表 4-1 跖疣与鸡眼及胼胝的鉴别

鉴别要点	跖疣	鸡眼	胼胝
病因	HPV 病毒感染	挤压	压迫摩擦
好发部位	足跖	足跖、足缘、趾	足跖前部、足跟
损害	圆形、中央凹陷、表面粗糙无	圆锥形、角质栓外围透	蜡黄色角质斑，中央略增厚
数目	多发	单发或几个	1～2 片
疼痛	挤捏时疼痛	压痛明显	无或轻微

（七）治疗

1.局部治疗

治疗方法和寻常疣类似。减少对皮疹的挤压摩擦，保持鞋袜干燥，有助于皮疹的消退。

（1）皮疹数目少时采用冷冻、CO_2 激光疗法、手术挖除法。手术切除，术后易复发且易形成瘢痕。

(2)皮疹较多时,外用5%氟尿嘧啶软膏、维A酸制剂或剥去角质后外擦2%碘酒,但可致局部刺激,出现红肿、皲裂、疼痛、变态反应、色素沉着等不良反应。

(3)平阳霉素10 mg以利多卡因5 mL及生理盐水15 mL稀释备用。根据疣体大小每次在疣的基底注射0.2～0.5 mL每周1次,通常2～3次疣体即可脱落,此法不良反应少。

(4)10%甲醛溶液或30%冰醋酸溶液外涂,每天1～2次。

(5)放射治疗(以下简称放疗):采用接触治疗治疗单发灶。对于多发损害可选表层治疗。

(6)顽固病例可考虑微波治疗。

2.全身治疗

口服异维A酸10 mg,每天1～2次或维胺酯25 mg,3次/天。

(易清玲)

第五章

色素障碍性皮肤病

第一节 雀 斑

雀斑是一种好发于女性面部的常染色体显性遗传性色素沉着性皮肤病，又称夏日斑。

一、病因

常染色体显性遗传，日晒可加重本病。

二、临床表现

本病多见于女性，常在4～5岁时开始出现皮损，随着年龄增大而数目逐渐增多，颜色加深，至青春期达最高峰，老年后逐渐减退。好发于面部，以鼻梁、颧部、颊部多见，也见于颈、手背、胸、背部及前臂伸侧等处。皮疹为针头至米粒大小的圆形或椭圆形黄褐色或棕褐色斑点，表面光滑，数目不等，互不融合，多密集或散在对称分布，无自觉症状。日晒后皮疹数目增多，颜色加深。冬季皮疹淡而少。

三、诊断

根据发病年龄、好发部位、皮损特征、与季节的关系不难诊断。

四、预防及治疗

(一)预防

减少日晒，夏季外出需外搽遮光剂，如5％二氧化钛霜、5％对氨基苯甲酸软膏或5％奎宁软膏。

(二)局部治疗

(1)外用脱色剂，如3％～10％过氧化氢溶液，5％～10％氧化氨基汞软膏，5％氢醌与0.1％地塞米松、0.1％维A酸配成的乳剂等。

(2)局部腐蚀及破坏性疗法，如苯酚或30％～50％三氯醋酸溶液点涂局部，但应严格掌握浓度、范围及深度，以防形成瘢痕及色素沉着。

（三）其他疗法

液氮冷冻可使雀斑剥脱，需防止过深或继发感染。严重病例可用皮肤磨削术。

（张　岩）

第二节　黄　褐　斑

黄褐斑又称肝斑、妊娠斑，是由多种因素，如日晒、口服避孕药、妊娠、妇科疾病、内分泌等作用所致的一种好发于面部的对称性、色素沉着性皮肤病。

一、病因及诱因

本病男女均可发生，多见于女性，从青春期到绝经期均有发生，特别多开始于妊娠期第2～5个月，分娩后来月经时即渐消失，可能与体内孕激素水平增加有关；在应用口服避孕药的妇女中，随着所服剂量及时间，20%的人在服用1～20个月后可发生，这是由于雌激素刺激黑素细胞分泌黑素体，孕激素促使黑素体的转运和扩散而致；本病也可见于月经不调、痛经、慢性盆腔炎、慢性肝功能不全、慢性肾上腺皮质功能不全、慢性乙醇中毒、结核病、癌症等患者，可能与卵巢、垂体、甲状腺等内分泌因素有关；长期服用氯丙嗪、苯妥英钠亦可诱发本病；此外日光、热刺激、化妆品、外用药也可为促发因素。

二、临床表现

本病常见于中青年女性，皮损多对称分布于面部，尤以颧部、鼻、上唇、眶周、前额等处多见，呈淡褐色或淡黑色斑，形状不规则，大小不定，边缘清晰。皮损冬轻夏重，一般无自觉症状及全身不适，病程呈慢性经过。

三、实验室检查

皮肤组织病理检查：显示表皮色素过度沉着，真皮嗜黑素细胞有较多色素。血管和毛囊周围可有少数淋巴细胞浸润。

四、诊断及鉴别诊断

根据多见于妇女，发生于面部的黄褐色斑片、无自觉症状等容易诊断。需鉴别的疾病如下。

（一）雀斑

色素斑点较小，分布散在不融合，多发生于青少年女性，有家族史，夏季明显，冬季变淡。

（二）艾迪生病

弥漫性青黑或红褐色斑片，除面部外还见于乳晕，外生殖器等处，有全身症状如体重减轻、乏力、血压下降等。

（三）瑞尔黑变病

好发于前额、颧部和颈侧，色素斑上常有粉状鳞屑。

(四)盘状红斑狼疮

皮损为红斑,有萎缩及鳞屑。

五、治疗

(一)一般治疗

(1)积极寻找病因,做相应处理。

(2)对光照射影响较明显的患者,外出时可应用太阳伞或太阳帽及外涂遮光剂(如防晒霜、5%二氧化钛霜等)。

(3)避免色斑加重,应合理选用化妆品,勿使用易过敏及有毒不良反应的化妆品。

(4)维生素类:维生素C有减少色素生成的作用,维生素E可减少色素沉着,故可食用含有较多维生素C和维生素E的食品。含维生素C较多的蔬菜和水果有白萝卜、冬瓜、西红柿、白菜、苹果、柠檬等;含维生素E的食物有花生、莴苣、瘦肉、豆芽菜等。少吃酱油、虾、咖啡、酒等饮食。

(二)局部治疗

1.3%氢醌霜

氢醌可抑制黑素小体形成并促使其分解,导致黑素细胞破坏,具有较好的脱色作用。但有轻度刺激性,外用浓度不宜超过5%。常用3%氢醌霜,每天2次,外涂皮损局部。

2.壬二酸

比氢醌刺激性小,为一种新的褪色剂,其性质较稳定,作用机制可能是减少功能性(如抑制酪氨酸酶的可逆性)黑素细胞的数量和减少黑素小体向角质形成细胞转运的数量。常用20%壬二酸霜,每天1~2次,外涂皮损局部,初期应用可有轻度皮肤刺激和皮肤干燥不适感。

3.SOD复合酶乳剂

SOD为超氧化物歧化酶,通过抑制和清除自由基可减少黑素合成。每天2次,外涂皮肤色素沉着皮损处,连用10周,有明显效果。报道有效率可达88.8%~91.4%。

4.维A酸

近年实验证明维A酸可抑制体外培养黑素瘤细胞的酪氨酸酶诱导作用,其减轻色素的作用机制尚不清楚。临床上常用0.1%维A酸霜外涂色素处,每天1~2次,连用24周,可有明显改善。但应注意维A酸亦有引起光敏及色素沉着的不良反应。

5.曲酸霜

曲酸霜为一种黑素抑制剂,治疗黄褐斑有较好效果,每天外涂1~2次皮损局部。

6.3%过氧化氢溶液

3%过氧化氢溶液有脱色素作用,外涂皮损局部每天2次。

7.倒膜

本疗法通过使用药物制成乳剂或凝胶剂(如氢醌)使药物充分渗透吸收,提高局部药物浓度,达到治疗效果。每天倒膜1次,术后每晚薄涂1次倒膜药物。

8.剥脱疗法

剥脱疗法的原理,是采用化学药物或物理疗法使表皮不同程度坏死结痂脱落以达到剥脱作用,包括化学剥脱和物理剥脱。化学剥脱多采用35%三氯乙酸,为抑制炎症后色素沉着。用4%氢醌水溶液、1%醋酸氢化可的松或0.05%维A酸霜外擦,用至皮肤恢复正常为止。物理剥脱可采用液氮冷冻疗法,使表皮坏死后剥脱;或采用磨削术将表皮磨去一层,待创面愈合后应使用遮光防晒剂可提高疗效;也可采用 Q 开关红宝石激光治疗。但上述疗法必须认真操作,掌握深浅度,防止瘢痕形成及色素沉着和脱失。

(三)全身治疗

1.维生素类

应用大剂量维生素 C 静脉滴注或口服,有改善血管通透性,增强抵抗力的作用。维生素 C 静脉滴注每次 3.0 g,每天 1 次;口服 0.3～0.6 g/d。维生素 E 口服每次 0.1 g,每天 3 次,有抗氧化、维持毛细血管通透性、改善周围循环等作用。

2.谷胱甘肽

谷胱甘肽有抑制酪氨酸活性作用,应用谷胱甘肽 400 mg,静脉注射,每周 2 次。

3.中药治疗

根据辨证施治,宜滋阴补肾,调和气血、活血化瘀为准则,常用六味地黄丸、逍遥丸或桃红四物汤加减。

(张 岩)

第三节 咖 啡 斑

咖啡斑为边缘清楚的牛奶咖啡色色素沉着。好发于躯干和四肢,不会消失,也不会恶变。

一、临床表现

咖啡斑多发于幼儿,为淡褐色圆形或卵圆形色素斑,边缘清楚,表面光滑,大小不一(图 5-1)。皮疹随年龄的增长可变大或增多,几乎所有神经纤维瘤均发生咖啡斑且多见于神经纤维痛发生之前,但亦见咖啡色样斑发生于正常人。通常大于 1.5 cm 直径的咖啡斑多于 6 个以上,则为神经纤维瘤病的指征。

图 5-1　咖啡斑

二、组织病理

表皮基底层黑素细胞数目及黑素增多。

三、鉴别诊断

应与雀斑及单纯雀斑样痣相鉴别。雀斑很少有较大皮疹，病理切片基底层色素细胞不增加；单纯雀斑样痣多为单侧，病理切片示表皮突延长。

四、治疗

咖啡斑的治疗主要依靠激光美容技术，其他治疗方法均不佳。目前临床上主要的治疗技术包括强脉冲光（IPL）、QS 激光和皮秒激光等。其中，QS 激光选用波长为 532 nm、694 nm、755 nm 等（采用中等剂量治疗；间隔 1～3 个月治疗 1 次，如果出现色素加深，应该适当延长治疗间隔时间）。对于治疗后反复的患者，建议色素稳定 2～3 个月后再进行治疗。治疗抵抗者可使用其他设备如皮秒激光、点阵激光（2 940 nm 或 2 790 nm）或 532 nm 像束激光（400 mJ/pixel，2～4 周后重复）治疗，小的皮损也可采用高能脉冲 CO2 激光进行磨削治疗。对于较大面积的咖啡斑，也可以采用多种设备、多种波长的激光分区同时治疗，以寻找更合适的治疗设备、参数。QS 激光作为咖啡斑的主要治疗技术之一，研究发现，不同波长的 QS 激光之间疗效对比及不良反应发生率均未见显著性差异，患者可根据自身的耐受程度和皮损具体情况选择不同的波长进行治疗。

（张　岩）

第四节　蒙　古　斑

蒙古斑又称"胎记"，是发生于婴儿腰骶部的蓝灰色斑，出生即有，几年后自然消退。常见于黄种或黑种人儿童，白种人少见。

一、病因

蒙古斑的发生与隐性遗传和显性遗传因素有关，是真皮网状层黑素细胞产生色素增多的结果。本病是由于胚胎时黑素细胞从神经嵴到表皮移行期间。未能穿过真皮与表皮之交界，停留在真皮深部，延迟消失所致，故又称真皮黑变病。蒙古斑特殊的灰青色或蓝色是由于黑色颗粒位于真皮较深处所致。

二、临床表现

在我国，患幼儿皮肤病调查中，蒙古斑发病率最高，而 4 岁以后的蒙古斑仍不少见。呈浅蓝灰色、蓝色或黑蓝色，圆形、椭圆形或不规则形斑，色泽一致，边界不清，无自觉症状，损害处皮肤柔软，通常肤色较黑的人，皮损色泽更黑。直径大小从数毫米至十几厘米。通常是单个的，损害也有多发广泛分布，被称为泛发性皮肤黑素细胞增生症或皮肤黑素细胞错构瘤。腰骶部及臀部是最常见的好发部位，股侧甚至肩部也有发生，极少发生于胸、腹、四肢、背和面部。蒙古斑如发生于眼睑、球结膜、巩膜时，则相同于太田痣。大多数病例在儿童期 5～7 岁时自发性消退，不留痕迹，偶有持续到成年或扩大。

裂唇痣是指唇部蒙古斑伴有腭裂。

三、鉴别诊断

蒙古斑与蓝痣的鉴别是后者颜色更深,为高出皮面的结节,病理见嗜黑素细胞。

四、治疗

直径小于 1 cm 多年无变化的不需治疗;大于 1 cm 者,可切除。

(张　岩)

第五节　贫　血　痣

贫血痣为一先天性疾病。其发病机制可能是由于小动脉的血管收缩纤维应激增加或血管舒张纤维的抑制,从而使血管长期处于收缩状态而引起。

一、临床表现

损害为大小和形状不等的浅色斑点或斑片,境界明显,边缘平整,其周围皮肤完全正常(图 5-2、图 5-3、图 5-4)。当摩擦或拍击患处时不易发红。可发生于身体任何部位,有时损害呈线状分布。损害处组胺试验缺乏三联反应的红晕。本病也可发生于神经纤维瘤病和结节性硬化症的患者。此病类似白癜风,但有正常数量的黑色素。

图 5-2　贫血痣(一)

图 5-3　贫血痣(二)

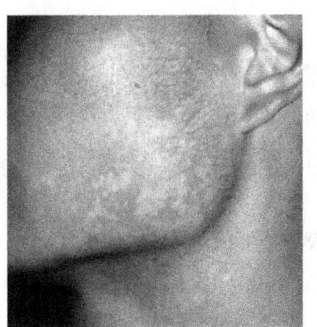

图 5-4 贫血痣(三)

二、鉴别诊断

本病需与下列疾病鉴别。

(1)白癜风:损害为乳白色,其边缘往往色素增多,当拍击或摩擦患部时容易发红。

(2)麻风性浅色斑:患部的三联反应虽不完整,但有感觉障碍及其他麻风表现。

三、治疗

目前无有效疗法。

（张　岩）

第六节　太　田　痣

太田痣亦称眼上腭部褐青色斑痣、眼真皮黑素细胞增多症、眼皮肤黑变病、眼黏膜与皮肤的黑素细胞增多症等。1939 年由太田首先描述。最常见累及单侧三叉神经第一和第二分支支配部位。

一、病因与发病机理

发病病因与蒙古斑相同,可能是常染色体显性遗传,为真皮黑素细胞错构瘤。但也有学者认为,其按周围神经分布的特点提示黑素细胞可能来源于局部神经组织。

二、临床表现

60％的患者出生时即有皮肤损害,余者大多数在 10～20 岁内出现,偶有晚发或在妊娠时出现。主要见于亚洲人和深肤色种族人,80％发生于女性。本病常发生于颜面一侧的上下眼睑、颧部及颞部,约2/3 的患者同侧巩膜蓝染。双侧病变少见(5％～10％),常伴有其他部位的持久性蒙古斑。病变广泛者可波及眼睑、眼结合膜、眼内结构(虹膜、眼底、视神经)、球后组织和眶脂膜,也有累及颊、额、头皮、鼻翼及耳,上腭及颊黏膜也可受累。皮损为淡青色、深蓝色或蓝黑色斑片,大多数为单侧性,有的患者结膜、巩膜亦青蓝色,多自幼发病,皮损的颜色因日晒、劳累、月经期、妊娠而加重。有的青春期变深扩大。

太田痣可分如下四型。

(1)轻型:①轻眼眶型:淡褐色斑,仅限于上下眼睑;②轻颧骨型:淡褐色斑,仅限于颧骨部。

(2)中型:深蓝色至紫褐色,分布于眼睑、颧骨及鼻根部。

(3)重型:深蓝色至褐色,分布于三叉神经的第一、二支支配区。

(4)双侧型约占3%。

此外,还有多种分类方法。两侧性分布的分为对称型(中央型、边缘型)、非对称型。根据颜色分为褐色型、青色型。根据组织学特点分为浅在型(黑素细胞位于真皮浅层,多呈褐色)、深在型(黑素细胞位于真皮深层,多呈青紫色)、弥漫型(黑素细胞位于真皮全层,多呈紫青色)。根据年龄分为早发型(出生后数年内)、迟发型(青春期以后)。

太田痣可合并持久性蒙古斑,并发伊藤痣、蓝痣和血管瘤,亦有报道前房角因色素增生受阻而导致青光眼,合并神经性耳聋、眼球后退综合征,同侧先天性白内障和上肢萎缩。太田痣为良性色素沉着斑,一般不会自发消退,无自觉症状。但恶性黑素瘤亦有发生,据报道,恶变病例中白种人发病率最高,最常见的恶变部位是脉络膜。

三、治疗

目前治疗太田痣常用 QS 1 064 nm 激光和 QS 755 nm 激光。QS 1 064 nm 对黑色素效果较好,QS 755 nm 对褐色素效果较好,因为褐色素对 1 064 nm 波长的激光吸收较差,而黑色素吸收则好,深蓝色或蓝黑色太田痣色素重,可选 QS 1 064 nm 的激光,棕褐色太田痣可选择 QS 755 nm的激光治疗。

一般 3~6 个月治疗 1 次,3~7 次即可取得很好治疗效果。有条件的医院,可以根据治疗效果,中间穿插 QS 755 nm 或 QS 1 064 nm 治疗。

太田痣治疗后,个别患者可能复发(儿童复发率略高,儿童治疗前需提前告知),同样治疗依然有效。

(张 岩)

第七节 伊 藤 痣

伊藤痣于 1954 年由伊藤首先报道,为好发于肩及上臂外侧神经支配区的色素斑,称之为肩峰三角肌褐青色痣。

一、临床表现

伊藤痣是发生于肩、上臂、后锁骨上及臂外侧神经所支配区域的褐色、青灰或蓝色斑(图 5-5),在斑中偶见有结节。皮损通常为单个,有时可多个,大小约 5 cm 或更大。多数皮损处毛发正常、约 60% 色素斑是先天的,女性多见占 80%。皮损很少消失,通常不变,很少出现恶变。

二、组织病理

黑素细胞位于真皮中部,可累及真皮上部或皮下脂肪组织,数目较多,胞体伸长,呈梭形,散布于胶原束间,内含黑素量不一。黑素量少者对 Dopa 反应阳性,多者对 Dopa 反应呈弱阳性或阴性,少数损害中可见噬黑素细胞。

图 5-5　伊藤痣

三、诊断和鉴别诊断

根据色素斑的颜色、分布等临床表现,可以做出诊断。需与交界痣、蒙古斑和太田痣等相鉴别。交界痣一般无毛,可稍高起,可发生恶变。病理上在表皮下部或邻近真皮处有痣细胞巢。

四、治疗

激光美容治疗可以使用 QS 红宝石激光、QS 翠绿宝石激光、QS Nd：YAG 激光或皮秒激光治疗,需要多次反复的局部激光治疗。

(张　岩)

第八节　色素性毛表皮痣

一、概述

色素性毛表皮痣又称 Becker 痣,是一种较常见的病变,多见于青年人,在儿童期出现。随年龄增长的斑状色素沉着。

二、临床表现

儿童时期开始出现,随着年龄增长,经日晒后逐渐明显,为一不规则的斑状色素沉着。好发于肩、前胸或肩胛骨区域,但也可发生于前臂、腕、面颈等其他部位。新发生的色斑可相互融合,可达手掌大小或更大,1~2 年后出现粗毛。边界不规则,呈地图状。有时痣不明显,需要和相对称的部位仔细比较才能查出。在皮损部位可合并其他皮内痣或表皮痣。

三、实验室检查

组织病理:表皮增厚,表皮突和真皮乳头可延长,轻微角化过度。基层和棘细胞层色素沉着增加,但黑素细胞数目正常。

四、诊断及鉴别诊断

据儿童期出现、随年龄增长、日晒后明显、出现 2 年后痣上出现粗毛,结合组织病理检查不难诊断,易与其他色素沉着鉴别。

五、治疗

治疗色素性毛表皮痣目前主要应用激光和外科手术治疗等,但后者对患者痛苦大,易遗留瘢痕等,故临床上较多采用激光美容局部治疗。

激光治疗可以采用 QS 694 nm、755 nm 或 1 064 nm 治疗,或联合强脉冲光(波长 610～1 200 nm)治疗,疗效不确定,部分患者有较好疗效,但也有部分患者治疗效果不理想。治疗后色素较易复发。QS 激光治疗通常需要多次治疗,治疗间隔为 8～12 周。

毛发明显者,可采用激光或 IPL 脱毛治疗,如半导体激光治疗。

长脉宽 755 nm 翠绿宝石激光能同时针对色素、毛发,具有较好的治疗前景。也可采用长脉宽 1 064 nm Nd:YAG 激光治疗,或考虑采用 Er:YAG 激光、1 550 nm 点阵掺铒光纤激光等治疗。

(张 岩)

第九节　颧部褐青色痣

颧部褐青色痣主要特点为颧部对称分布的黑灰色斑点色素沉着。

一、病因

在胚胎发育期,黑素细胞由神经嵴向表皮移行时,由于某种原因未能通过表皮、真皮交界,停留在真皮内,从而形成病变。

二、临床表现

多发于女性,发病年龄多在 16～40 岁,部分患者有家族史。发病部位在面部,绝大多数在颧部,少数也可在眼睑、鼻翼部,为直径 1～5 mm 的灰褐色、黑灰色或黑褐色色素沉着斑,圆形、椭圆形或不正形,境界比较清楚,数目不等,可为几个到几十个,平均 10～20 个,皮疹不凸出或凹陷皮肤表面,绝大多数双侧对称分布。眼、口腔黏膜无损害。患者一般无自觉症状。

三、诊断与鉴别诊断

根据临床表现可以诊断,需与下列疾病鉴别。

(一)太田痣

临床少见,大多为单侧分布,沿三叉神经眼、上颌支部位走行,发病早,大多在出生时或 1～2 岁前发生,皮损为融合性色素沉着,常合并有眼、口腔黏膜损害。

（二）雀斑

皮损为黄褐色斑点，相对较小，发病早，多在 5 岁以内发生，有明显的季节性，夏季晒后加重。

四、治疗

外用脱色剂以及剥脱疗法效果不显，用 694 nm Q 开关脉冲红宝石激光、755 nm Q 开关紫翠玉激光、1 064 nm Nd：YAG 激光治疗有较好疗效，但治疗周期较长，须经 2 次以上的治疗方可达到满意效果，每次治疗间隔 3 个月左右。

（张 岩）

第六章

变态反应性皮肤病

第一节 脂溢性皮炎

脂溢性皮炎是发生于皮脂溢出部位的炎症性皮肤病,常见于皮脂分泌旺盛区,如头面部及胸背部,表现为红斑及油腻性鳞屑,成人及新生儿多见。

一、致病因素或危险因素

在遗传易感性基础上,皮脂分泌的增多和化学成分的改变,使皮肤表面存在的常驻菌群马拉色菌大量繁殖引起炎症。免疫功能紊乱、精神因素、高脂高糖饮食、B族维生素缺乏、嗜烟酒等对发病、发展有促进作用。近半数人类免疫缺陷病毒(human immunodeficiency virus,HIV)阳性者伴有脂溢性皮炎,面积广泛且症状严重。脂溢性皮炎患者头皮屑中马拉色菌的数目是非脂溢性皮炎患者的2倍。也有马拉色菌数目不增加或减少者,此时皮肤屏障破坏和机体的免疫异常在发病中起重要作用。

二、临床特点

成人皮损为位于头皮、面部及躯干等处的暗红色油腻性斑片,上覆油腻性糠状鳞屑或痂,严重时可出现糜烂、渗出。头皮可表现为头皮屑,面部主要以鼻唇沟、鼻翼、额、下颌、眉毛和胡须等处出现黄红色、油腻性鳞屑性斑片等为表现。不同程度瘙痒,常伴有脂溢性脱发、痤疮、酒渣鼻等。

婴幼儿常在出生后2～10个月发病,头皮表现为黄色痂及棕色黏着性鳞屑,常与不剃胎毛、不经常洗头,致头皮油脂性鳞屑堆积有关,前额及面部也是常发部位,可伴有特应性皮炎,表现为红斑、糜烂、渗出、结痂等。

三、实验室检查

胶带粘贴或取鳞屑镜检,大多可查见马拉色菌。

四、诊断要点

(1)头面部为主的红斑、油腻性糠状鳞屑或痂壳。

（2）反复发作，伴瘙痒。

（3）头皮屑增加，可伴脂溢性脱发。

（4）鳞屑直接镜检可查到球形或卵形的马拉色菌出芽孢子，用含油培养基培养可分离出马拉色菌。

（5）排除头部银屑病、玫瑰糠疹、湿疹、体癣、花斑糠疹、皮肤念珠菌病、红斑型天疱疮等。

五、易混淆的疾病

（一）头部银屑病

头部银屑病常发生在发际和头皮的红色丘疹和斑块，表面银白色鳞屑，可见点状出血征，发呈束状，躯干及膝前、肘后常见类似皮损，冬重夏轻。

（二）玫瑰糠疹

玫瑰糠疹先有母斑（前驱斑），1～2周后颈部、躯干和四肢近端出现继发皮损，皮损呈玫瑰红色，长轴与皮纹一致，表面有糠状鳞屑，常能自愈。

（三）湿疹

皮损为多形性，有水疱、渗出，无油腻性鳞屑及痂皮。对称分布、境界不清，痒感明显。

（四）体癣

体癣为中心痊愈边界活跃的红褐色或黄褐色斑，上覆鳞屑，不呈油腻性，常伴瘙痒，真菌检查可见菌丝或孢子。

（五）花斑糠疹

躯干为主的色素沉着或色素减退斑，上覆糠状鳞屑，真菌镜检查见短弯菌丝和成簇圆形或卵形出芽孢子，用含油培养基能分离出马拉色菌。

（六）皮肤念珠菌病

皮肤念珠菌病好发于皮肤潮湿的皱褶部位，有红斑，鳞屑镜检见假菌丝和出芽孢子，培养可分离出酵母样菌落。

（七）红斑性天疱疮

面部呈蝶形鳞屑斑，头皮、胸背散在红斑，有疱壁松弛易破的水疱，棘细胞松解阳性。

六、治疗

（一）常规治疗方法

常规治疗方法以局部和系统抗真菌治疗为主，辅以抗感染治疗。

1.外用药物

（1）2％酮康唑洗剂，每次取药液5 mL洗头及洗面部皮损，保持3～5分钟后用清水洗净，每周2次，连用2～4周。酮康唑可抑制真菌细胞膜麦角甾醇的生物合成，影响细胞通透性，而抑制其生长，酮康唑同时具抗炎作用。

（2）硫化硒洗剂：洗头、每周2次，连用2～4周。

（3）局部外用药物：2％酮康唑霜或沉淀硫黄洗剂或5％硫黄炉甘石洗剂或3％樟脑醋外搽，每天1～2次。对炎症明显者可用含糖皮质激素的混合制剂如复方咪康唑霜，每天1次。出现渗出、糜烂部位可用氧化锌油或0.2％呋喃西林软膏。

2.内用药物

对皮损较广泛并有明确真菌感染证据者的给予口服抗真菌药伊曲康唑,成人 200～400 mg/d,连服 1～2 周。或内服酮康唑(200 mg/d),连服 1～2 周。或内服氟康唑 150 mg,每周 1 次,连服 4 周。炎症明显且皮损泛发者可服雷公藤制剂。米诺环素对痤疮杆菌的抗菌力较强,具高效、长效性质,并有抑制皮脂分泌作用,成人 50～100 mg/d,连服 2～4 周,但不要与唑类药物同服,以免增加肝脏负担。

(二)治疗难点

青春期、雄激素分泌旺盛,导致皮脂分泌旺盛。治愈后常易复发。

(三)新治疗方法及新药

目前还有一些研究提出了新的治疗,如钙调磷酸酶抑制剂,为大环内酯类免疫调节剂,属子囊霉素衍生物,包括 0.03％和 0.1％他克莫司软膏、1％匹美莫司乳膏。可抑制 T 细胞增殖、活化及释放细胞因子,抑制 IL-2、IFN-γ 和 TNF-α 的产生,局部应用可以抑制迟发型变态反应,都有较强的抗炎活性,且没有糖皮质激素样的不良反应,同时还有抗马拉色菌的活性。还有研究表明,茶树油以及苯乙烯酸,因具有抗马拉色菌作用而取得较好效果。

七、循证医学证据

(1)尚未见系统评价或荟萃(Meta)分析证据。

(2)随机、双盲、多中心、安慰剂对照研究(Smith SA 等,2002)开放治疗脂溢性皮炎:口服混合制剂(溴化钾:溴化钠:硫酸镍:氯化钠＝1:2:3:6)(51 例),10 周后与安慰剂组比较,有明显改善($P<0.04$)。

(3)随机、双盲、多中心、安慰剂对照研究(Piѐrard-Franchimont C 等,2002)用含 2％酮康唑和 0.05％地奈德的混合制剂凝胶(9 例)和不含药物的凝胶(9 例)治疗面部脂溢性皮炎,每天 1 次,连用 3 周,结果显示易耐受并有明显的疗效,每天 1 次,两周即可起效。

(4)随机、双盲、多中心、安慰剂对照研究(Bailey P 等,2003)用两种不同浓度的吡硫锌和对照制剂比较去头皮屑效果和抗真菌活性(53 例),含吡硫锌的香波有明显的去头皮屑作用,且高浓度的吡硫锌香波较低浓度吡硫锌香波有更好的去头皮屑效果和抗真菌活性。

(5)随机、双盲、多中心、安慰剂对照研究(Vardy DA 等,2000)使用 1％环吡酮胺香波与安慰剂对照治疗脂溢性皮炎(112 例),每周 2 次,每次 5 分钟,连用四周,结果显示,1％环吡酮胺香波较对照组症状明显改善($P<0.000\ 01$)。结论:1％环吡酮胺香波治疗脂溢性皮炎安全有效。

(6)随机、双盲、多中心、安慰剂对照研究(Scaparro E 等,2001)口服特比萘芬(250 mg/d,连服 4 周,30 例)和安慰剂(保湿软膏)(每天 2 次外用,30 例)研究特比萘芬治疗中到重度脂溢性皮炎疗效。结论:口服特比萘芬 4 周后,临床症状改善明显。

(7)随机、双盲、多中心、安慰剂对照研究(Squire RA 等,2002)用含 1.5％环吡酮胺和 3％水杨酸的香波与 2％酮康唑香波比较治疗头皮屑和脂溢性皮炎的疗效(154 例),每周 3 次,连用 3 周。结论:两种香波治疗头皮屑和脂溢性皮炎都安全有效。

(8)随机、双盲、多中心、安慰剂对照研究(Unholzer A 等,2002)用 1％环吡酮胺软膏与 2％酮康唑软膏以及安慰剂对照评价局部应用环吡酮胺软膏治疗脂溢性皮炎的安全性及耐受性(每天 1 次,共 28 天,165 例)。结论:环吡酮胺软膏局部治疗脂溢性皮炎安全有效。

(9)随机、双盲、安慰剂对照研究(Koca R 等,2003)用 0.75％甲硝唑凝胶和安慰剂对照比较治疗面部轻到中度脂溢性皮炎的疗效(每天 2 次,共 8 周,84 例)。结论:0.75%甲硝唑治疗脂溢性皮炎没有明显效果。

(10)随机、多中心、安慰剂对照研究(Dreno B 等,2003)用 8%葡糖酸锂软膏与 2%酮康唑软膏对照比较治疗脂溢性皮炎效果(288 例)。结论:锂治疗脂溢性皮炎较酮康唑效果好。

(11)随机、多中心、安慰剂对照研究(Rigopoulos D 等,2004)用 1%吡美莫司软膏(每天2次,11 例)与 0.1%17-戊酸倍他米松软膏(每天 2 次,9 例)对照治疗脂溢性皮炎。两者都有明显效果,倍他米松在减轻红斑、鳞屑、瘙痒症状方面快于吡美莫司但无统计学意义。症状复发并加重在倍他米松组多于吡美莫司组,且在治疗 15 天停药后,吡美莫司组无复发,而倍他米松组大多复发,差别有统计意义。结论:非类固醇类局部用药吡美莫司可能是治疗脂溢性皮炎的首选用药。

(张 岩)

第二节 颜面再发性皮炎

颜面再发性皮炎又称颜面部复发性皮炎,是一种好发于女性颜面部,以糠状鳞屑及红斑为主要表现的皮炎,故有学者称之为女子颜面再发性皮炎,实际上男性也可发生。本病病因尚不清楚,可能与化妆品或花粉等过敏,或与光线刺激、温热和尘埃等刺激有关。此外,卵巢功能障碍、自主神经功能紊乱、消化功能障碍等也被认为与该病相关。

一、诊断

(一)临床表现

多于春、秋季发病,其他季节也可发病。患者以 20～40 岁女性最为常见,发病突然,感轻度瘙痒,有皮肤干燥或绷紧感;初发于眼睑周围,逐渐向颧颊部、耳前扩展,有时累及整个面部。皮损为轻度局限性红斑,可有轻度肿胀,上覆细小糠状鳞屑,皮损时轻时重,病程 1 周或更长,可反复发生。再发病例皮损消退后可留色素沉着。有学者认为该病绝无丘疹、水疱发生。

(二)实验室检查及特殊检测

该病尚无特殊检测用于其诊断,但是变应原检测有助于了解其诱因。曾有学者对颜面再发性皮炎的患者血清变应原和 IgE 进行检测发现,变应原检测阳性率和血清总 IgE 明显高于健康对照组,季节性发病患者主要对花粉过敏。

(三)诊断标准

根据好发季节,以 20～40 岁女性多见,颜面覆有细小鳞屑的红斑,轻微瘙痒,皮肤干燥,皮损消退后可再发,诊断不难。

(四)诊断疑点

本病常反复发作,病因不易明确,可作皮肤变应原试验以帮助寻找可能的致病因素。

(五)鉴别诊断

本病需与面部接触性皮炎、脂溢性皮炎、和面部湿疹相鉴别。

1.面部接触性皮炎

皮损红肿明显,常有密集丘疱疹,境界清楚,有明确接触史,与季节无关,任何年龄皆可发生。

2.脂溢性皮炎

该病以毛囊周围红色丘疹及油腻鳞屑为主要特点。

3.颜面单纯糠疹

儿童多见,糠状鳞屑,无红斑,有色素脱失。

4.面部湿疹

皮损呈多形性,可有丘疹、水疱、糜烂、渗出、红斑、鳞屑等,瘙痒明显。

二、治疗

(一)常规治疗方法

避免日晒,不用化妆品,不吃刺激性食物等。

1.外用疗法

外用单纯无刺激性霜剂、保湿霜和防晒霜剂。此外可用生理盐水或1.5%~3%硼酸液冷敷。

2.内用疗法

内用疗法可以服用B族维生素、维生素C。

(二)治疗难点

颜面再发性皮炎系病因不明的过敏性疾病,易复发。因此,应注意避免各种可疑的致病因素,避免日晒,刺激性化妆品及各种有害因子,通过变应原检测了解诱因有助于治疗和预防。此外有患者自行使用激素类药物反复外用导致类固醇皮炎,增加治疗的难度。

(三)特殊用药

对症状较重的患者,可以使用低浓度激素霜剂如0.1%糠酸莫米松乳膏(艾洛松)或者醋酸氢化可的松霜剂,短期使用。可酌情使用免疫抑制剂如海棠合剂每天3次,每次20 mL,或者昆明山海棠片,每天3次,每次3片;抗组胺药物如咪唑斯汀10 mg,每天1次;西替利嗪10 mg,每天1次等。

三、循证医学证据

目前未见颜面再发性皮炎的循证医学研究。

（张　岩）

第三节　化妆品皮炎

广义的化妆品皮炎包括因使用化妆品引起的所有皮肤改变,如化妆品不耐受,化妆品刺激性皮炎,化妆品变应性接触性皮炎,化妆品光感性皮炎,以及化妆品导致的皮肤色素、毛发和趾(指)甲改变;狭义的化妆品皮炎仅指化妆品导致的刺激性皮炎和变应性接触性皮炎。

一、诊断

(一)临床表现

1.化妆品刺激性皮炎

由化妆品刺激造成,特点是皮疹局限于使用化妆品的部位,表现为红斑,重者出现红肿、水疱、糜烂、渗出。因不需致敏过程,在初次使用化妆品后立即或数小时后即可发生,多见于使用劣质化妆品、特殊用途化妆品(如除臭、祛斑、脱毛类产品等)或化妆品使用方法不当;对于合格化妆品,多为长期反复使用有轻度刺激的化妆品累积效应。化妆品引起的刺激性皮炎常是复杂、不易预测和很难重复的,可能与遗传、种族有关,黑色人种的刺激性皮炎发生率较低。皮肤屏障功能完整性也影响刺激性反应的发生,可以通过透皮水丢失(TEWL)测量,TEWL 增高说明皮肤完整性受损,易发生刺激性皮炎。

2.化妆品变应性接触性皮炎

由于接触化妆品中的致敏物引起的皮肤炎症。临床表现与典型的变应性接触性皮炎一致:瘙痒、红斑、丘疹、水疱、渗液及结痂等。首发部位一般是接触部位,也可扩至周围及远隔部位;以接触部位更严重。但也有例外,如染发皮炎一般头皮皮疹较轻,而发际缘、耳后皮肤皮疹更为明显,并且可以出现头面部肿胀及周身不适等症状;甲用化妆品很少引起指甲及甲周皮肤的改变,而容易引起其他部位皮肤如面颈部,尤其是眼睑的皮炎。许多因素可以影响对某种特定化妆品变态反应的发生率,包括配方的组成、浓度及纯度、使用部位及状态、接触时间、频率等。

3.化妆品光感性皮炎

使用化妆品后,经过日光照射而引起的皮肤炎症。它是化妆品中的光感物质引起皮肤黏膜的光毒性或光变态反应。光毒性反应一般在日晒后数小时内发生。表现为日晒伤样反应:红斑、水肿、水疱甚至大疱,易留色素沉着。光毒性反应是一种直接的组织损伤,组织病理以角质形成细胞坏死为特点。初次使用光毒性化妆品即可发病。常见的光毒性物质是 5-甲氧沙林。现在化妆品引起的光毒性反应已经少见文献报道。光变态反应一般在日晒后 24～48 小时发生。表现为湿疹样皮损,通常伴有瘙痒。其作用机制为Ⅳ型迟发性超敏反应,组织病理表现为海绵水肿、真皮淋巴细胞浸润。化妆品中的光感物质可见于防腐剂、染料、香料以及唇膏中的荧光物质等成分中,防晒化妆品中的遮光剂如对氨苯甲酸(PABA)及其脂类化合物也可能引起光感性皮炎。

4.化妆品色素紊乱

化妆品色素紊乱指应用化妆品引起的皮肤色素沉着或色素脱失,以色素沉着较为常见。临床表现为使用化妆品数周或数月后,逐渐出现淡褐色或褐色的密集斑点。多发生于面、颈部,可单独发生,也可以和皮肤炎症同时存在。或者发生在接触性皮炎、光感性皮炎之后。其实,色素性化妆品皮炎是接触性皮炎的一种特殊类型,只不过在此型皮炎中,炎症的成分较轻而色素沉着的特点显著。很多这样的患者实质上是长期反复接触小量变应原引起的化妆品过敏,主要致敏物香料、煤焦油染料等。

(二)辅助检查

当疑诊化妆品变应性接触性皮炎时,应进行斑贴试验以确诊。国际接触性皮炎研究组(ICDRG)推荐,将斑贴试验作为诊断的基础,但当使用可疑变应原或产品进行斑试结果持续阴性,或当斑贴试验结果关联性不确定时,应进行重复开放试验。

值得注意的是，仅进行产品的斑贴试验可能出现假阴性，对"洗脱性"化妆品进行重复开放试验时可能出现假阳性。部分保留性产品可以原物进行封闭式斑试，但是一些含有刺激性成分的产品（如肥皂、去污剂、香波、发泡清洁剂、泡沫浴剂、剃毛霜、洁牙剂等）应进行稀释后行斑贴试验或采用半封闭方法。当出现暴露部位皮炎的时候，考虑进行光斑贴试验也是必要的。随着越来越多天然植物提取物以及紫外线防光剂添加品进入市场，光斑贴试验重要性将会增加。

要确定化妆品变应原，最好是进行产品斑贴试验的同时，将产品中所含各单一成分以合适的浓度进行斑贴试验。当高度疑诊变应性接触性皮炎，但对成分进行斑贴试验结果为阴性时，最好能从生产厂家获得原料进行斑试。以便于向患者提供避免再次接触过敏成分的建议。目前常用标准抗原系列或筛选抗原系列进行化妆品的斑贴试验。化妆品主要的变应原包括香料、防腐剂、染料等。香料是化妆品过敏中最常见的变应原。香料能导致使用部位的皮炎，也可有挥发和光敏形式的接触性皮炎。

欧洲标准变应原系列中的香料混合物包括各 1% 的下列物质：肉桂醛、肉桂醇、香叶醇、丁香酚、异丁香酚、栎扁枝衣提取物、羟基香茅醛和戊基肉桂醇。但由于香料的复杂性，仅用此混合物斑贴试验会出现对香料过敏患者的假阴性。不同的研究中心也加用檀香油、水仙花提取物、衣兰油、秘鲁香脂等抗原进行斑试，以期减少香料过敏的漏诊。

防腐剂是常见的化妆品变应原。甲醛是重要的变应原，但很少直接用于化妆品防腐。有许多防腐剂能够释放出甲醛，这类释放甲醛的防腐剂包括咪唑烷基脲、双咪唑烷基脲，季铵盐-15、DMDM 海因、普罗布尔、甲基异噻唑啉酮等。对甲醛过敏的患者可能对该类防腐剂发生变态反应，甲醛释放剂之间也可见到交叉过敏。对羟基苯甲酸酯是最常用的化妆品防腐剂，属于弱的化妆品变应原。但是，当其添加于治疗性药物，特别是在皮损处应用时，将会有较高的潜在致敏性。

此外，染发产品、化学性防晒剂等也因目前使用的增多而逐渐成为重要的变应原。近来化妆品生产厂家热衷于提取天然植物成分作为化妆品成分，对于植物提取物的过敏也常见报道。

二、预防和治疗

（一）预防

对于化妆品不良反应，重在预防。选择化妆品，应注意选择质量过关的产品。正规化妆品应该在产品上标有卫生许可证、生产许可证或卫健委进口化妆品批准文号或卫健委特殊用途化妆品批准文号。产品外包装上还应标有制造商的名称、地址，进口化妆品应标明原产国名、地区名、制造者名称、地址或经销商、进口商、在华代理商在国内依法登记注册的名称和地址。

对于变态反应导致的不良反应，应该避免再次接触相同抗原，可选用较低致敏性的替代物，还需注意交叉反应的可能性。在化妆品标签上标明成分是预防化妆品皮炎的关键。对于化妆品过敏的患者，在通过斑贴试验确定了过敏的抗原后，只有知道哪些化妆品中含有该物质，才能更好地避免再次接触。目前，美国和欧洲等国家要求化妆品标示成分，我国现尚无此项规定。

值得一提的是，对香料过敏患者的治疗是相当困难的。建议患者使用标志"不含香料"的产品是不能完全避免接触香料的，因为对香料的定义存在偏差。当一种香料具有多种功能，比如防腐或润滑作用时，它就能以防腐剂或润滑剂的"身份"被合法的加入标志为不含香料的产品中。还有一些调味料、天然香料和植物提取物也能产生香料过敏的问题。

（二）治疗

治疗原则与普通接触性皮炎原则一致。对急性炎症，应避免搔抓、烫洗、肥皂洗涤。可用抗组胺药、维生素 C、钙剂抗过敏。严重者可酌情使用糖皮质激素。局部可视情况采用冷敷、炉甘石洗剂或氧化锌油。对其他病变,可按相应的皮肤病处理原则治疗。

三、循证医学证据

(1)尚未见系统评价或荟萃(Meta)分析证据。

(2)随机、双盲、对照研究:(Jensen CD 等,2005)将 19 名对 MDBGN 过敏的患者分为两组,用两滴含有 MDBGN 的产品涂于前臂。一组使用 0.4% 的 MDBGN,每天 1 次;另一组使用0.1%的 MDBGN,每天 4 次。观察中止时间为 3 周。诱发出阳性反应的时间大多在 4 天以内,两种不同浓度、使用方法的 MDNGN 几乎具有相同的诱发变态反应性接触性皮炎的能力。但是这一结果可能具有特定抗原的相关性,要得出普遍性的结论,还需进一步的研究。

(张　岩)

第四节　糖皮质激素依赖性皮炎

糖皮质激素依赖性皮炎与局部皮肤长期使用或滥用糖皮质激素有关,又称类固醇皮炎、激素依赖性皮炎、激素性皮炎等。

一、诊断

(一)临床表现

本病可发生于任何年龄,以中青年女性为多。患者常先有某些面部皮肤病如痤疮、脂溢性皮炎、单纯糠疹、湿疹、光敏性皮炎、化妆品皮炎等,长期持续或间断反复外用糖皮质激素制剂或者含有此类激素的化妆品,使面部皮肤出现不同程度的红斑、肿胀、干燥,细薄鳞屑。患者自觉皮肤瘙痒,烧灼样疼痛,紧绷感。上述症状遇热加重,遇冷减轻。病程较长者还可出现毛细血管扩张、皮肤萎缩、变薄、毛囊性丘疹、脓疱、痤疮样或酒渣鼻样皮疹。好发于面部,偶见于手足皮肤。

(二)诊断标准

患者有反复外用糖皮质激素病史或使用含糖皮质激素的化妆品史。早期皮损表现为红斑、丘疹、干燥、脱屑。外用糖皮质激素症状缓解,停用后症状加重。严重者出现毛细血管扩张或皮肤萎缩。

(三)鉴别诊断

1.痤疮

痤疮好发于青春期男女,是毛囊皮脂腺的慢性炎症。常见于面部,也可发生于胸背部,可见与毛囊一致的丘疹、黑头或白头粉刺、脓疱,可与之鉴别。

2.酒渣鼻

酒渣鼻好发于中年人,皮损以鼻尖为中心,累及两颊、口周和颏部。皮肤油腻,皮损表现为毛细血管扩张、丘疹、脓疱,晚期可形成鼻赘。

3.脂溢性皮炎

脂溢性皮炎多发生在成人,偶见于新生儿。典型皮损为黄红色斑片上覆有油腻鳞屑,常从头部开始,逐渐累及面部、前胸后背,自觉瘙痒。

4.光敏性皮炎

光敏性皮炎多见于50岁以上的老年男性。多见于室外工作者,大多数患者病史漫长。皮肤暴露部位和非暴露部位均有皮损。但总是在夏天更重,在暴露部位皮疹更多。皮疹类似于一般的皮炎湿疹,但外用糖皮质激素制剂治疗常无效。部分患者可见面部有结节融合形成之斑块。

5.神经性皮炎

神经性皮炎见于成人,好发于颈后、项背、眼睑和肘后等皮肤摩擦部位。皮损有丘疹,苔藓样变,呈正常肤色或淡红色。伴明显瘙痒。

6.化妆品皮炎

化妆品皮炎好发于成年女性,有明确的化妆品接触史,皮损一般局限于接触部位如面颈部。皮疹多样,有红斑、丘疹、水疱、水肿、糜烂、鳞屑、色素沉着等。患者自觉皮损处瘙痒、灼热、疼痛。化妆品斑贴试验阳性。

7.颜面再发性皮炎

颜面再发性皮炎多发于青中年女性。春末夏初或秋季好发。可在同一季节反复发作,也可连续数年发病。皮损为小片状轻度红斑、小丘疹,可有细薄鳞屑。伴皮肤瘙痒不适。症状持续1周左右自行消退,可再次反复发作。

二、治疗

(一)常规治疗

(1)停用糖皮质激素:病程短者,立即停用激素制剂。对病程长、停用后反应剧烈者,采用递减法,直至戒断:强效激素改用弱效激素;高浓度改为低浓度制剂;逐渐减少激素用药次数,延长使用间隔时间。

(2)在停用或逐步减少及撤换激素过程中,可选择炉甘石洗剂、3%硼酸溶液湿敷,活泉水喷雾,氧化锌油、丹皮酚或多塞平霜涂擦。还可使用有舒缓、保湿功能的药用性化妆品,以减轻皮肤炎症,改善症状。

(3)外用非激素类抗炎药:氟芬那酸丁酯;丁苯羟酸;乙氧苯柳胺。本类药对多种变态反应模型都具有明显的拮抗作用,疗效相当于氟轻松软膏,且无激素类药物的不良反应。

(4)自觉瘙痒明显者可常规剂量口服抗组胺药:氯雷他定、咪唑斯汀等。

(5)如经以上治疗效果不明显,激素戒断症状严重者,可选用羟氯喹 $0.3\sim0.4$ g/d,分 $2\sim3$ 次口服。羟氯喹可抑制补体的活性,降低补体依赖的抗原抗体反应;此外还有一定抗炎、抗组胺、抗5-羟色胺和抗前列腺素作用。火把花根等药也可酌情选用。

(二)新的治疗方法及新药

有报道口服复方甘草酸苷片和注射卡介菌多糖核酸治疗本病取得一定的疗效。钙调磷酸酶抑制剂,包括0.03%和0.1%他克莫司软膏、1%匹美莫司乳膏。可抑制T细胞增殖、活化及释放细胞因子,抑制IL-2、IFN-γ和TNF-α的产生,局部应用可以抑制迟发型变态反应,都有较强的抗炎活性,且没有糖皮质激素样的不良反应。

(三)治疗难点

停用或撤换激素过程中,可出现症状反跳或加重,使者治疗失去信心。故治疗开始时向患者介绍本病常识,使其充分了解该病,减少患者的恐惧,增强治疗信心。同时还应向患者交代治疗时间,需1~2周症状才可能逐渐减轻,皮肤萎缩和毛细血管扩张需1~2年才能逐渐好转,使患者有长期治疗的思想准备,以取得患者的信任和配合。同时行原发病的病因治疗。

三、循证医学证据

(1)尚未见系统评价或荟萃(Meta)分析证据及随机对照的双盲研究。

(2)随机对照研究(刘趁芳等,2005)。对照组(n=32,西替利嗪10 mg/d,维生素C 0.2 g,每天3次)效率68.75%。试验组[n=38,除应用上述药物外,口服白银解毒片(主要成分:白花蛇舌草、银花、枇杷叶、黄柏、桑白皮、黄芩、白芷、丹参、赤芍、元参、连翘、黄连)5片每天3次。疗程1个月]有效率92.10%。结论:加用白银解毒片明显提高了治愈率。

(3)随机对照研究(赵延海等,2005)168例,随机分试验组108例:取中药(桑叶、枇杷叶、丹皮、生地榆各30 g。皮疹以炎性结节为主者加蒲公英、地丁各30 g;渗出明显者加黄柏、马齿苋各30 g)加水1 200 mL,煎至500 mL,第一煎的药渣用上法再煎1次,两煎药液混合备用,每天早晚各取500 mL药液做面部冷湿敷,每次10~15分钟,每剂药用1天。对照组60例:每天早晚用3%硼酸液500 mL面部冷湿敷,每次10~15分钟。4周判定疗效,治疗组有效率83.33%,对照组有效率61.87%。中药冷湿敷治疗面部激素依赖性皮炎疗效可靠,安全无不良反应。

(张　岩)

第五节　淤积性溃疡

这是一种与下肢静脉功能障碍有关的皮肤炎症性皮肤病。由于下肢静脉壁退化、静脉瓣膜功能不全、长期站立和深静脉内血栓形成等因素,使静脉压力增高、血流回流障碍与淤积,下肢静脉曲张,血液回流不畅,使小腿皮肤长期处于水肿状态,表皮发生变性而产生的慢性炎症反应。由于炎症引起的瘙痒、搔抓使皮肤破溃,下肢血液循环不良可以造成长期不愈的慢性皮肤溃疡,又称淤积性溃疡。因此下肢浅静脉曲张、静脉机制不全、淤积性皮炎、淤积性溃疡以及淤积性紫癜均属于静脉淤积综合征的不同表现。

一、病因和发病机制

下肢静脉的解剖:分为深静脉和浅静脉两组,深静脉位于肌肉束之间,和动脉伴行,浅静脉则位于皮下,在皮肤上可以看得到。

（一）深静脉

发生自足背静脉,向上在小腿分为胫前、胫后和腓静脉,在腘窝下缘汇合成腘窝静脉,向上到大腿内侧形成股静脉,穿过腹股沟韧带进入髂静脉,经髂总静脉进入下腔静脉。深静脉在下肢伴随同名动脉走行。深静脉壁上有较多瓣膜,由远端到近心端逐渐减少,保障血液向心回流。如果这些瓣膜或血管壁结构与功能异常可以造成下肢深静脉血流回流障碍,通过深、浅静脉之间的交通支进入浅静脉,引起浅静脉曲张。

（二）浅静脉

下肢浅静脉位于皮下,即深肌膜的浅表面,主要有两条。

1.大隐静脉

大隐静脉始于足背静脉网的内侧缘,在内踝前缘向上,在小腿和大腿的内侧上行,到腹股沟韧带下的卵圆窝注入股静脉。

2.小隐静脉

其于足背静脉网的外侧缘,经外踝后方和小腿后面向上行,在腘窝进入腘静脉。

在深、浅两组静脉之间存在较多交通支,在大腿这些交通支较少,在小腿交通支多而且复杂,主要分布在小腿的下 1/3 以及膝关节的上、下方的内侧。大、小隐静脉之间也有交通支互相贯通,在下肢静脉机制不全的患者中经常可以见到交通支功能不全。

在大小隐静脉内及其和股、腘静脉汇合处,以及每个静脉分支和每个交通支内均有双向型静脉二瓣膜存在,这种瓣膜在上行的大小隐静脉中瓣膜向上开放,在各交通支内的瓣膜向深静脉开放,深静脉内的瓣膜比浅静脉内更多。正常功能的静脉瓣膜对于维持静脉血流由浅向深、由下向上向心回流,并防止反流具有重要的意义。因此,维持下肢静脉血流回流正常的因素包括:①静脉管壁结构功能正常;②静脉瓣膜结构和运动功能正常;③心脏(特别是右心房)功能正常;④呼吸时产生的胸腔内负压;⑤肌肉运动的挤压作用。任何一种因素的功能障碍均可以成为下肢静脉曲张的原因。主要因素包括内外两个方面:内在性静脉功能不全和外在因素造成静脉回流不畅。

(1)内在性静脉功能不全:①静脉壁结构和功能异常大部分患者具有先天性结缔组织及其支撑功能软弱现象。特别是某些患者的血管壁先天性软弱或存在先天性静脉瓣膜缺陷,加上浅静脉在皮下缺乏有力支持,在静脉高压持久时管腔逐渐扩大,以致发生静脉瓣膜关闭不全,血液倒流,由此使得静脉压进一步增高。②外伤引起静脉管壁弹性丧失和静脉瓣膜关闭不全。③老人的静脉壁发生退化、静脉瓣膜硬化引起功能不全。

(2)外在因素造成静脉回流不畅:①长期站立:立位时位于下肢静脉壁的血柱变直,使得静脉压增高。如果经常采取直立体位而不走动,下肢肌肉运动少更加减少了静脉的回流。临床上发生这类疾病者在从事直立体位工作的人群中较多说明这一点。②其他使静脉压增加的因素包括妊娠子宫、盆腔内肿瘤压迫髂静脉,以及深静脉内血栓形成等。

长期静脉淤积造成一系列后果:①静脉的长期淤积可能引起静脉炎,进而发生静脉周围炎,累及邻近小血管产生微循环障碍和组织水肿。当水肿和炎症加重时累及周围脂肪组织,可以引起脂肪变性、坏死,脂肪周围结缔组织增生而出现局部皮肤硬化现象,形成皮下不规则形的硬化斑块。由于静脉压增加使毛细血管内压增加,引起血细胞外溢和皮下含铁血黄素沉着。②长期静脉淤积和血液循环不良,大量组织液外渗、皮肤水肿,使局部组织缺氧和营养不良,发生皮肤炎症反应,产生瘙痒、酸胀以及感觉异常,如果搔抓不但可以引起局部皮损的湿疹化进一步加重,有可能造成皮肤溃疡长期不愈。

二、临床表现

如前所述,下肢静脉曲张、静脉机制不全、淤积性皮炎、淤积性溃疡以及淤积性紫癜等均属于静脉淤积、静脉压升高的不同表现。临床上经常可以见静脉淤积综合征的几种征象合并发生,如淤积性溃疡经常发生在淤积性皮炎之上,或经常和下肢浅静脉曲张同时存在。

下肢静脉机制不全临床表现因损害程度不等分为三级。第一级:水肿、静脉曲张和皮肤表面角化干燥。第二级:皮肤萎缩与退行性变,出现水肿、皮炎、色素沉着、静脉周围炎和皮炎、皮肤硬化、白色萎缩等。第三级：淤积性溃疡和溃疡愈合后瘢痕形成。这些表现经常为一系列改变,损害随着病情的进展逐渐加重,故在疾病的不同时期有所不同,也可以多种表现同时存在。

（一）静脉曲张

从足踝关节隆突表面以及足侧开始出现蜘蛛痣样扩张的小静脉,病情逐渐加重、范围扩大,早期无自觉症状。

（二）水肿

淋巴系统不能够将间质中的液体完全回输,故出现皮肤水肿。经常在经过长期站立后的傍晚水肿出现或加重,平卧休息后清晨水肿消退或减轻。

（三）淤积性皮炎

足踝部暗紫红色斑片、苔藓化。因搔抓等刺激使皮损激化,出现丘疹和丘疱疹以及渗出、结痂等急性损害,并迅速向外扩大。可因局部皮损刺激引起全身发疹,即自身敏感性皮炎。皮损有反复复发倾向。

（四）色素沉着

系红细胞溢出血管,含铁血黄素沉着在皮肤间质中沉积、聚集而引起。故随着病情加重色素沉着,由小片淡红色的瘀斑点逐渐加重,形成大面积黑色色素沉着。

（五）静脉周围炎和皮炎

系静脉瓣功能障碍和血液回流受阻,静脉瓣周围发生炎症所致,表现为局部皮肤红肿疼痛,皮温增高,可以出现渗出、结痂等,可表现为沿静脉分布的多发炎症性红斑块。但是无丹毒等感染性炎症的其他表现。

（六）皮肤硬化

长期慢性炎症促使皮肤纤维细胞增生和胶原合成增加,先发生在小腿下部、足踝部等处皮肤色素沉着、硬化,可伴有慢性皮炎改变和局部关节功能活动受限。长期炎症增生产生疣状增殖和皮肤肥厚改变。

（七）淤积性溃疡

由于静脉淤积、炎症、局部纤维结缔组织增生等造成局部组织营养障碍、坏死所致。是引起劳动力丧失和长期住院的常见疾病。溃疡好发部位与淤积性皮炎发生部位一致,多见于足踝上部和小腿中部之间区域。溃疡面单发或多发,可融合成大块状,长期不愈或愈后容易复发。经常因为继发感染引起炎症和疼痛,也可诱发接触性皮炎和自身敏感性皮炎。

三、辅助检查

（一）组织病理

表现并不具有特异性。但是在发生溃疡的创面及时活检有助于排除其他性质疾病,包括溃疡癌变、肿瘤或特殊感染引起的溃疡等。

（二）微生物检查

溃疡创面分泌物培养有助于确认继发感染的微生物性质,帮助选择敏感的抗生素。疣状增生的创面活检组织培养有助于鉴别特殊感染引起的疾病,如皮肤芽生菌病等。

四、诊断和鉴别诊断

慢性静脉机制不全是一系列表现,其主要特征为静脉回流障碍而引起多种表现,故在做出诊断时必须充分考虑患者的病史、发病年龄、职业性质以及临床表现。临床上经常将"淤积性皮炎"和"淤积性溃疡"作为单独诊断描述那些具有典型临床表现的患者。经常需要和以下疾病相鉴别。

（一）慢性湿疹

患部皮肤变厚浸润、粗糙、色素沉着，部分呈苔藓化。可有急性发病。无小腿浅静脉曲张与机制不全，全身任何部位均可发病。

（二）色素性紫癜性皮炎

色素性紫癜性皮炎好发于下肢尤以小腿多见，对称发生。皮疹为针尖到米粒大小出血点，密集成片。棕色到褐色色素沉着。一般无自觉症状。有时伴苔藓样斑片损害，或呈环形损害，有毛细血管扩张。

五、预防和治疗

需根据患者的不同情况采取相应的措施，预防病变的进一步加重。适当的预防措施甚至可以使疾病不发展，然而无论怎样也不可能使已经发生器质性损害的静脉结构逆转。因此各种治疗的目的在于减轻症状、防止溃疡的发生，如果已经发生溃疡则需要促进溃疡愈合，改善生活质量。

（一）一般治疗

无论患者是否已经发生淤积性皮炎或者形成溃疡，均需要采取措施预防病变加重。

（1）避免长期采取站立位或坐位，使小腿长期处于垂直于地面的不活动状态。仅有静脉曲张或已经发生淤积性水肿者应注意活动肢体，加强锻炼，促进静脉壁、静脉瓣膜特别是静脉周围组织的功能，由此促进静脉回流，从而减轻症状。

（2）患者应在白天使用弹力绷带，这种绷带应自下向上加压，促进静脉回流。事实上国外有一些专门的医疗保健用品生产部门设计并生产专门的弹力支托袜子供患者选择使用。其中比较简单的一种办法是，早晨起床后穿上长度超过膝盖的弹力袜，再在外面自下向上缠绕打一层弹力绷带（可以用军用弹力绷带代替），到夜晚睡觉前拆下来，每天坚持。

（3）发生淤积性水肿或溃疡的患者需要卧床休息，抬高患肢，减轻下肢静脉压，有利于炎症的吸收与溃疡愈合。

（4）全身用药治疗：给患者口服维生素 C、复合维生素 B、维生素 E、维生素 P 等。合并感染者及时做溃疡面分泌物的细菌培养和药物敏感实验，选用相应的抗生素。有些患者口服硫酸锌对溃疡愈合有效。

（二）治疗淤积性皮炎

急性皮炎期间使用间歇性湿敷治疗，但是不可以封闭性湿敷，以免使组织浸渍加重。如果分泌物中无脓性成分可以使用生理盐水或 0.5% 醋酸铝溶液（Burow 液）加压湿敷。皮损合并感染时需要用 3% 硼酸溶液或 3% 复方乙醇碘溶液湿敷，湿敷间歇外用抗生素或含有抗生素与激素的乳剂促进皮炎消退。皮炎期间禁用油膏，以免浸渍加重。

治疗慢性淤积性皮炎的方法众多，然而有效者并不多。在此期间关键在于改善下肢血液循环，防止水肿发生与皮炎复发。比如使用乌纳氏糊靴，这种糊靴使用绷带内裹氧化锌、炉甘石、甘油以及明胶等，裹在下肢上可以促进下肢静脉回流和保护皮肤，特别适合需要站立工作人员使用。

此外还可以外用各种保护性乳膏、止痒药物等。患者应注意不可以搔抓,以免引起皮损面破溃而形成溃疡。

（三）对淤积性溃疡的治疗

(1)对于新发的溃疡采取保护、消炎和预防感染等措施,患者注意休息,特别注意避免刺激、避免搔抓等不利因素,可以使溃疡面逐渐愈合。

(2)治疗慢性复发性溃疡 患者除了注意卧床休息,提高患肢等常规治疗之外,需要采取一些特殊的措施。当溃疡面有渗出和水肿等急性炎症时可以外用1∶5 000高锰酸钾溶液或20倍稀释的 Burow 液冷湿敷,湿敷间歇外用含有抗生素的糊膏和海绵橡皮压敷,将海绵胶皮垫置于溃疡面上再加弹力绷带包扎,每天更换一次,有利于溃疡面渗出物的引流和促进溃疡愈合。

部分患者不能够耐受上述治疗可以在清洁湿敷治疗之后外敷含抗生素油膏的无菌敷料,外面再包扎弹力绷带。

如果溃疡已经陈旧,治疗起来就比较困难,特别是一些年老体弱的患者发生巨大溃疡对多种治疗均有抵抗。部分患者的慢性溃疡可以多年不愈,个别患者可能在慢性溃疡的基础上发生皮肤鳞癌。

对于少数患者在经过各种治疗之后如果仍然有小片溃疡长期不愈,可以考虑手术切除。

（四）中医中药治疗

根据下肢静脉淤积综合征在不同时期的征象,分别采取活血化瘀、清热利湿、活血通络等辨证施治。

（张　岩）

第六节　过敏性紫癜

皮损好发于小腿,其特征为可触及的紫癜,可伴有不同程度的关节痛、腹痛和肾受累,组织学特征为白细胞破碎性血管炎。

一、病因

本病属于免疫复合物介导的疾病,皮损和非皮损区皮肤小血管可有免疫球蛋白 IgA 和补体 C3 沉积,肾小球组织也可有 IgA 和 C3 沉积,本病原因不完全清楚,感染（如细菌和病毒）、食物和药物过敏、昆虫叮咬和寒冷等均可为本病的诱发因素。

二、临床表现

本病可发生于任何年龄,以儿童及青少年多发,根据主要症状表现可以分为单纯型、关节型、肠胃型和肾型四类。

（一）单纯型紫癜

起病突然,多见于儿童,好发于双下肢尤其是双小腿伸侧,对称分布。双下肢及臀部亦可发生,3岁以下的儿童可及躯干及颈部,损害仅限于皮肤,是临床上最轻的一种。初发皮损为针头至黄豆大小分散的瘀点或丘疹,很快变成可触及的紫癜,亦可出现斑疹、风团、水疱、血疱或溃疡。

发生于头皮、手足及眼眶周围皮肤常伴有组织的水肿,皮疹往往分批出现,2～3周后消退,但易复发,整个病程可迁延数月至数年。

(二)关节型紫癜

除皮肤出现紫癜的皮肤损害外,关节疼痛是显著的症状,固定性或游走性,表现为关节周围肿胀、疼痛,少数有关节积液,肿痛在皮疹发展时最为剧烈,严重时关节变形,影响功能,多数关节可受侵犯,以大关节为主,膝、踝关节最为常见,其次为肘、腕关节。发病前常有发热、咽痛、乏力等全身症状,损害多持续数周消失,易复发,也有持续2～3年或更长者。

(三)胃肠型紫癜

腹部症状是本型最突出的表现,最常见的是腹部隐痛或绞痛,伴有食欲下降、恶心、呕吐、腹泻、便秘、呕血、便血。严重者因肠壁出血致局部肠蠕动亢进或麻痹,而发生肠套叠或因局部出血、坏死引起肠穿孔。个别胃肠型可无皮疹发生,常易被误诊为肠套叠、阑尾炎。

该型皮疹表现与单纯型相同,儿童及老年人多见。可伴发关节症状及不规则发热,一般在数周后痊愈,但可复发。

(四)肾型紫癜

除了出现紫癜的典型皮损外,尚有明显、持续的肾脏病变,其发生率占10％～50％。肾损害可在紫癜前后或与紫癜同时发生。镜下和肉眼血尿是最常见的症状,蛋白尿、管型尿亦可发生,严重者可导致肾功能不全。

肾脏病变的有无直接影响本病的预后。多数紫癜性肾病预后较好,但有8％～10％病例可发生进行性肾衰竭,这种倾向随年龄而增加。成人过敏性紫癜有肾损害者,起病5～10年后,半数病例完全康复,约有14％可发展为肾衰竭。

过敏性紫癜的皮疹范围与内脏器官症状的程度无平行关系。除肠穿孔、肾功能不全及脑出血外,一般预后良好。

三、诊断依据

根据反复发作的出血性皮疹或瘀斑,伴有胃肠道或关节症状,血小板计数正常,及血尿、蛋白尿及查到管型等改变,诊断不难,必要时结合皮肤病理检查:真皮毛细血管内皮细胞肿胀、闭塞,管壁及血管壁周围有中性粒细胞浸润和核破裂,有数量不等的红细胞外渗。

需要和血小板减少性紫癜、色素性紫癜和变应性皮肤血管炎鉴别。

诊治经验如下。

(1)寻找并去除可能的致病因素,如病灶、寄生虫、药物、食物等。

(2)避免吃鱼、虾、牛羊肉等、儿童胃肠型紫癜更应该注意这一点。

(3)发现肾脏有损害时,要按肾小球肾炎处理原则治疗。

(4)应警惕肠梗阻或消化道出血发生,尤其是儿童。

四、治疗

(一)单纯型紫癜

单纯型紫癜患者可内服降低毛细血管通透性药物,如抗组胺药:西替利嗪10 mg,每天1次;维生素C 10 mg,每天3次;芦丁20 mg,每天3次。

如出现关节症状及发热,腹型紫癜及伴有软组织水肿的单纯型选择泼尼松30～60 mg/d,儿童用量1~2 mg/(kg·d),症状控制后渐减量。

(二)肾型过敏性紫癜

除采用皮质类固醇,可选用免疫抑制剂如环磷酰胺 800 mg,溶解于生理盐水 250 mL,每月冲击一次,总量 6~8 g。近来有人报道应用雷公藤多苷,每天 30~60 mg。

氨苯砜和沙利度胺部分病例有效,成人用量均为 100 mg/d。

(张 岩)

第七节 血管性水肿

血管性水肿是一种发生于皮下组织较疏松部位和黏膜的局限性水肿,可分为获得性和遗传性两种类型。

一、病因与发病机制

本病常发生于在牧草开花季节,提示变应原可能是花粉。花粉等其他外源性变应原以及内源性变应原都可致本病,其基本病理过程是致敏机体再次与变应原接触时,变应原与肥大细胞表面的 IgE 抗体相结合,激活细胞内的一系列酶反应,肥大细胞脱颗粒,释放出组织胺等生物活性物质,使毛细血管扩张,血浆向皮下和黏膜下组织渗漏,引起水肿。然而,这种Ⅰ型超敏反应所造成的免疫性病理损伤为什么不引起皮肤和黏膜的炎症,而是皮下和黏膜下水肿,迄今还不清楚。遗传性血管性水肿是一种常染色体显性遗传病。

二、临床表现

血管性水肿为突然急速发病。病变好发部位为头面部疏松结缔组织处,如唇、舌、颊、眼睑、耳垂、咽喉等,上唇较下唇好发,下眼睑较上眼睑好发,外阴部、胃肠道黏膜也能被侵犯,有时也发生于手、足部的背、侧面。开始患处有瘙痒、灼热痛,随之即发生肿胀。当肿胀迅速发展时,患者常自觉感到患处渐肿起,而有发紧膨胀感。肿胀区界限不明显,按之较韧而有弹性。水肿可在十几分钟内形成。肿胀部位可呈淡红色或无色泽改变。唇部发病者可见唇肥厚,翘突。如肿胀发生在舌或软腭,可引起口腔功能障碍。如肿胀发生在会厌处则影响呼吸而可窒息,如不立即施行气管切开,可致死亡。少数患者有头昏及轻度发热等前驱症状,肿胀可在数小时或 1~2 天内消退,不留痕迹,但能复发。

三、辅助检查

血管性水肿病理变化为深层结缔组织内可见毛细血管扩张充血,有少量炎症细胞浸润。

四、诊断

发病突然而急速,病变为局限性水肿,但界限不清,按之韧而有弹性,好发部位为唇及眼睑等。病变在十几分钟或数十分钟内发生,常在数小时或 1~2 天内消失,而不留痕迹。常有复发史。

五、鉴别诊断

(一)颌面部蜂窝织炎

颌面部蜂窝织炎多为牙源性细菌感染所致,可找出病源牙。肿胀发生缓慢,病区红肿有触痛,肿胀不经治疗不会自行消退。如病变发展可形成脓液。有指压性水肿,最后破溃排出脓液。有全身症状,发热可达38 ℃以上。用抗生素治疗有效。根据上述特点可与血管神经性水肿鉴别。

(二)丹毒

病因为细菌感染,系溶血性链球菌引起的急性炎症。病菌的毒素引起身体中毒形成局部红肿。发病前患者有全身不适、高热、寒战,体温可达 39 ℃以上。肿胀表面紧张发亮,呈鲜红色。有时病损处可出现水疱。肿胀界限较明显,肿胀不会自行消退。相应部位淋巴结肿大,压痛。用抗生素治疗有效。根据以上特点,与血管神经性水肿不难鉴别。

六、治疗

首先要尽量寻找变应原,并加以隔离。可于皮下注射 0.1%肾上腺素 0.25～0.5 mL。因肾上腺素可以使黏膜和皮肤的血管收缩,并可阻止生物活性物质的释放以减少渗出从而可抑制水肿。但要注意对有心血管系统疾病的患者慎用。

对伴有喉头水肿,呼吸困难的病例应密切观察病情的发展。如发生窒息应立即施行气管切开术以抢救生命。

对有感染疾病的患者,要控制感染,除去病灶。

七、卫生宣教

避免再次接触已知为变应原的食物、药物以及其同类结构的药物。用变应原抗原(已确定的过敏性物质)浸出液作脱敏治疗,经小量多次接触,以提高机体对变应原的耐受能力。

八、预后

本病预后一般良好,在数小时或 1～2 天后逐渐消肿。若致敏因素持续存在或多次出现,本病可反复发作。若水肿发生在舌软腭处可引起口腔功能障碍。少数遗传性血管神经性水肿患者可出现咽喉水肿,导致呼吸困难,若未及时抢救易窒息而亡。

(张 岩)

第八节 荨 麻 疹

荨麻疹是由多种因素引起皮肤黏膜小血管扩张、通透性增高而出现的局限性水肿反应。其表现为风团、瘙痒。中医称"隐疹",俗称"风疹块"。

一、病因及发病机制

发病机制较为复杂,引起荨麻疹的原因甚多。急性荨麻疹多数可找到原因,慢性荨麻疹的原因很难确定,常见原因如下。

(一)药物

许多药物均可以引起荨麻疹,主要药物有青霉素、链霉素、血清制品、生物制品、呋喃唑酮、水杨酸类药物等。药物引起的荨麻疹大多属Ⅰ型变态反应,主要抗体为IgE。临床上多表现为急性荨麻疹,伴有发热等全身症状。

(二)感染

感染也是引起荨麻疹的常见原因,感染的种类包括细菌感染、真菌感染、病毒感染、寄生虫感染等。临床上易并发荨麻疹的感染性疾病有疖、脓疱疮、急性血吸虫病、急性钩虫感染等。一般急性荨麻疹常合并急性化脓性感染;慢性荨麻疹常伴有胆囊炎、鼻窦炎、病毒性肝炎等慢性或隐性感染病灶。近年研究表明胃肠道幽门螺杆菌感染与慢性荨麻疹之间存在一定关系。

(三)食物

因食物过敏引起荨麻疹是临床常见的原因,所谓"蛋白胨性荨麻疹",大多由食物,特别是动物性食品如鱼、虾、螃蟹、蚌类、肉类食品中所含的蛋白胨或其他蛋白质成分被吸收,而引起的变态反应。但部分敏感性体质的患者可能对多种食物过敏如桃子、芒果等。食品添加剂中的色素、香料及防腐剂也是常见的过敏物质。

(四)环境因素

许多物理性环境因素可引起本病或激发本病。如寒冷、冷风、冷水可引起寒冷性荨麻疹;过热后可以引起热荨麻疹;运动后诱发胆碱性荨麻疹,日光照射后可引起日光性荨麻疹;机械性刺激可引起皮肤划痕症、压力性荨麻疹、接触性荨麻疹等。

(五)作为系统性疾病的一种表现

某些系统性疾病尤其是自身免疫性疾病可以伴发荨麻疹。有人指出甲状腺自身免疫性疾病患者伴荨麻疹的机会较多,有人观察140例慢性荨麻疹患者,约12%伴有甲状腺自身免疫疾病,其中88%为女性,而这些患者大多无相关的临床症状,甲状腺功能也可正常,仅通过测定甲状腺微粒体抗体才能发现。

(六)遗传因素

某些类型的荨麻疹如家族性冷性荨麻疹、遗传性家族性荨麻疹综合征等,均与遗传有密切关系。

(七)自身抗体

部分慢性荨麻疹的发生与血清中存在抗IgE受体FcεRIα链的自身抗体IgG有关。有人观察107例慢性荨麻疹患者发现其中31%的患者存在功能性抗IgE受体的自身抗体。其可能的发病机制是抗IgE受体FcεRIα链的自身抗体IgG与肥大细胞及嗜碱粒细胞表面的高亲和力IgE受体FcεRI的α链结合而发生持续的炎性刺激,继而活化补体,产生补体活化产物Csa,导致肥大细胞脱颗粒而释放组胺。

二、临床表现

基本损害为皮肤出现风团,发作常很突然,发展较快。短时间内皮肤出现多处风团,逐渐扩

113

大,并可互相融合成巨片状皮疹。境界一般清楚,皮疹稍高起,呈正常肤色或淡红色或鲜红色或苍白色。毛孔扩大、下凹,皮肤增厚,自觉有程度不等的瘙痒,大多瘙痒剧烈。皮疹可以自然消退,风团持续时间短者几分钟,长则数小时,极少有超过 24 小时以上不退者。但容易复发,一批消退之后,另一批又起。患者可伴有血管性水肿,水肿部位境界不清楚。某些结缔组织疏松的部位,如眼睑、颈部、下颌、手背、足背、口唇,水肿更为明显。临床上常见的有下列几种类型。

(一)急性荨麻疹

本病发病急,发作突然,皮疹数量较多,面积比较广泛,风团常为大片状。病程不超过 6 周,易反复发作。严重时可伴有全身症状,如头痛、发热、全身无力、疲劳等,合并血管性水肿的机会较多。如果伴有消化道黏膜病变,可致腹痛、腹泻、便秘、恶心、呕吐,严重者可引起腹绞痛。伴有呼吸道黏膜病变者可致胸闷、窘迫感、呼吸困难,甚至青紫。

(二)慢性荨麻疹

风团反复发作,病程超过 6 周,有的病程可达数月,甚至数年。发作一般较轻,皮疹数量少,有时仅少数风团,呈一过性而不引起患者的症状,常在晚上发作。伴皮肤划痕症的机会比较多,伴腹部症状和呼吸道症状的机会相对较少。

(三)物理性荨麻疹

物理性荨麻疹包括了由各种物理因素引起的荨麻疹,根据各自不同的特点,又可进一步分为下列类型。

1.皮肤划痕症

皮肤划痕症很常见,据估计,发病率约为人群的 5%,摩擦、划刺或击打皮肤,均可引起风团发作。起病突然,青年人较多见,反复发作,病程可长达数月甚至数年。病因大多不明,病毒感染、药物和环境因素均可导致发病。发作程度不等,有的轻,有的重,伴瘙痒。发疹一般仅限于刺激、搔抓或摩擦的部位。

2.迟发性皮肤划痕症

临床表现与皮肤划痕症相似,但在刺激后 1～6 小时才出现风团,且风团可持续 24～48 小时。

3.压力性荨麻疹

皮肤经受压力刺激后 4～6 小时发生深在性水肿,持续 8～72 小时,伴痒感、烧灼或疼痛是本型的特点。多发生于青年人,慢性经过,平均病期可长达 9 年。并有全身症状如全身不适、疲劳、发热、发冷、头痛、全身关节痛等,可与慢性荨麻疹、血管性水肿同时存在。好发部位为手、足、颈、躯干、臀部和面部。

4.胆碱能性荨麻疹

皮疹特点为风团样小丘疹,大小为 2～4 mm,周围绕以轻度到明显的红斑。好发年龄为10～30 岁,大多在运动时或运动后不久发生,伴有痒感、刺感、灼感、热感或皮肤刺激感,遇热或情绪紧张后亦可诱发此病,皮疹持续数分钟到数小时,一般持续 0.5 小时左右。有时风团可以互相融合成大片皮疹,全身症状轻或不明显,偶尔可引起血管性水肿、低血压、眩晕和消化道症状。此型可用实验诊断方法证实,即皮内注射 100 U 生理盐水稀释的醋甲胆碱,约有 1/3 的患者可诱发风团。

5.寒冷性荨麻疹

寒冷性荨麻疹可分为家族性和获得性两种。前者较为罕见,为常染色体显性遗传;后者较为常见,多见于18~25岁青年。本型荨麻疹常与皮肤划痕症伴存。患者常在气温骤降时或接触冷水之后发生,皮疹广泛或伴有血管性水肿者,可能引起严重的全身症状。本病原因不明,有些患者在感染、服药或情绪紧张后引起发作。用寒冷进行激发后,可在血清中检测出肥大细胞释放的介质如组胺、酸性和中性趋化因子、血小板激活因子、前列腺素 D_2 等,但无补体被激活的证据。

6.日光性荨麻疹

暴露在日光下可引起本病发作,经1小时左右可以消退。本病应与多形性日光疹区别,后者很少有风团样皮疹,且一般发生于暴露在日光下数小时之后,病程较长,皮疹持续数天才退。

7.接触性荨麻疹

其特点是皮肤接触某些物质后0.5~1.0小时内引起风团和红斑,发作可为局限性荨麻疹、系统性荨麻疹、荨麻疹伴有哮喘,或荨麻疹伴有其他变态反应。有人将接触性荨麻疹的病因分为免疫性机制和非免疫性机制2类。非免疫性是由于原发性刺激物直接作用肥大细胞释放组胺等物质而引起,几乎所有接触者均发病,不需物质致敏。而免疫性属Ⅰ型变态反应,可检出特异性IgE抗体。

(四)荨麻疹性血管炎

其临床经过为慢性荨麻疹,在病理上表现为血管炎,可能是由于免疫复合物沉积在血管壁的结果。许多患者可伴有程度不同的全身症状和体征,严重者可伴有血管性水肿、紫癜和多形性红斑样皮疹,全身症状包括关节痛、发热、腹痛、虹膜炎、肾病以及肺部病变等。临床表现为慢性荨麻疹,皮疹一般在24小时内可消退,但易彼伏此起。荨麻疹和荨麻疹血管炎可伴存,有血管炎改变的荨麻疹可持续1~3天,并残留紫癜、脱屑和色素沉着等改变。自觉烧灼感或疼痛,一般不痒。皮肤活检为坏死性血管炎改变,小血管壁可见白细胞碎裂及纤维素样物质沉积。实验室检查:红细胞沉降率增快,严重患者可伴有低补体血症,包括 CH50、C14、C4 和 C2 减少,直接免疫荧光检查在血管壁上可见免疫球蛋白和补体的沉积。

(五)自身免疫性荨麻疹

临床表现为慢性荨麻疹,但可能临床症状更为明显。组织病理与一般慢性荨麻疹无明显区别,但患者血清中常存在抗 IgE 受体 FceRIα 链的自身抗体 IgG,自体血清皮肤试验(在患者真皮下注射自身血清时立即发生风团或红晕样反应,类似与自然发生的荨麻疹)阳性。患者常具有自身免疫性疾病基础,如寻常型天疱疮、皮肌炎、系统性红斑狼疮等。

三、诊断及鉴别诊断

本病根据临床上出现风团样皮疹,即可确诊。诊断一般不困难,但引起荨麻疹的原因比较复杂,确定引起荨麻疹的原因常很困难,因此,必须通过详细采取病史,详细体格检查,以及有关的实验室检查确诊。

(一)病史

应注意发疹与药物、食物、日光、寒冷及外界环境因素的关系,了解在什么情况发作,哪些因素可使症状加重,发作的规律,临床经过,治疗效果等。

(二)体格检查

要注意身体内有无感染病灶,包括寄生虫感染、真菌感染、细菌感染等,以及感染病灶与本病有无联系,治疗这些感染病灶后,症状是否相应缓解。

（三）实验室检查

血常规、红细胞沉降率、血清补体、大便找寄生虫卵，寒冷性荨麻疹最好测血冷球蛋白、冷纤维蛋白原、冷溶血素等。

四、治疗

由于荨麻疹的原因各异，治疗效果也不一样，有的容易治愈，有的很难治疗。治疗具体措施如下。

（一）去除病因

对每位患者都应力求找到引起发作的原因，并加以避免。如果是感染引起者，应积极治疗感染病灶。药物引起者应停用过敏药物；食物过敏引起者，找出过敏食物后，不要再吃这种食物。

（二）避免诱发因素

如寒冷性荨麻疹应注意保暖，乙酰胆碱性荨麻疹减少运动、出汗及情绪波动，接触性荨麻疹减少接触的机会等。

（三）抗组胺类药物

抗组胺类药物是治疗各型荨麻疹最常用的药物。大多数患者经抗组胺药物治疗后即可获得满意的疗效，少数患者较为顽固。对顽固难治性荨麻疹可以增大剂量或联合用药。

1.H_1受体阻滞药

H_1受体阻滞药具有较强的抗组胺和抗其他炎症介质的作用，治疗各型荨麻疹都有较好的效果。常用的 H_1 受体阻滞药有苯海拉明、赛庚啶、氯苯那敏等，阿伐斯汀、西替利嗪、咪唑斯汀、氯雷他定、依巴斯汀（10 mg/d）、氮卓斯汀（4 mg/d）、地氯雷他定（5 mg/d）等；单独治疗无效时，可以选择两种不同类型的H_1受体阻滞药合用或与H_1受体阻滞药联合应用，常用的H_2受体阻滞药有西咪替丁、雷尼替丁、法莫替丁等。有人报道，H_1和H_2受体阻滞药联合应用有协同作用，能增加H_1拮抗剂的作用。H_2受体阻滞药单独使用时效果不佳。如果采用两种以上的抗组胺药都是H_1受体阻滞药，则应选用两者在结构上不同的药物，或一种作用强的抗组胺药物与一种作用较弱的抗组胺药物联合使用，或一种有思睡、镇静作用的抗组胺药物与一种没有思睡作用的抗组胺药如咪唑司丁、西替利嗪等联合应用。羟嗪具有较强的抗组胺、抗胆碱和镇静作用，止痒效果也很好。用于急、慢性荨麻疹和寒冷性荨麻疹均有效。剂量因人而异。且个体差别颇大，成人始量为每次 25 mg，每天 3 或 4 次，并可逐步调整到每次 $50 \sim 100$ mg，每天 3 或 4 次。若单独使用无效时，可考虑与其他药物合并使用。

2.多塞平

多塞平是一种三环类抗忧郁剂，主要用于治疗忧郁和焦虑性神经官能症，本药也具有很强的抗 H_1 和 H_2 受体作用。有文献报道作为 H_1 拮抗剂，多塞平比苯海拉明的作用强 700 倍以上，比羟嗪强 50 倍。作为 H_2 拮抗剂比西咪替丁强 6 倍，剂量为每次 25 mg，每天 3 次。对慢性荨麻疹效果尤佳，且不良反应较小。对传统使用的抗组胺药物无效的荨麻疹患者，多塞平是较好的选用药物。

（四）抑制肥大细胞脱颗粒作用，减少组胺释放的药物

1.硫酸间羟异丁肾上腺素

硫酸间羟异丁肾上腺素为 β_2-肾上腺受体促进剂，在体内能增加 cAMP 的浓度，从而抑制肥大细胞脱颗粒。剂量为每次 $2.5 \sim 5$ mg，每天 3 次，亦可皮下注射，成人每次 $0.25 \sim 0.5$ mg。

2.酮替酚

每次最大剂量为1 mg,每天3次。通过增加体内cAMP的浓度,抑制肥大细胞脱颗粒,阻止炎症介质(如组胺、慢反应物质等)的释放。其抑制作用较色甘酸钠强而快,并可口服。

3.色甘酸钠

色甘酸钠能阻断抗原-抗体的结合,抑制炎症介质的释放。成人每次20 mg,每天3次吸入。若与糖皮质激素联合作用,可减少后者的用量,并增强疗效。

4.曲尼司特

每次100 mg,每天3次。通过稳定肥大细胞膜而减少组胺的释放。

（五）糖皮质激素

糖皮质激素具有较强的抗炎、抗过敏作用。能稳定肥大细胞膜和溶酶体膜,抑制炎症介质和溶酶体酶的释放;能收缩血管,减少渗出。对荨麻疹的疗效很好,特别适用于急性荨麻疹、血清病性荨麻疹、压力性荨麻疹。某些严重类型伴有明显全身症状的荨麻疹,如高热、皮疹广泛、腹绞痛、低血容量和低血压、心脏损害、中枢神经症状、喉部及呼吸道阻塞症状等,更应使用糖皮质激素。由于糖皮质激素有一定的不良反应,停药后易反跳,因此,轻型患者用一般抗组胺药物能控制者,不一定都使用此类药物。常用药物和剂量如下:①泼尼松40～80 mg/d,分3或4次口服。②曲安西龙:每天12～16 mg,口服。③地塞米松6～9 mg/d,分3或4次口服。④得宝松1 mL,肌内注射,每月1次,病情控制后改为口服制剂。紧急情况下,采用氢化可的松200～400 mg、地塞米松5～20 mg或甲泼尼龙40～120 mg静脉滴注。

（六）免疫抑制剂

当慢性荨麻疹患者具有自身免疫基础,病情反复,上述治疗不能取得满意疗效时,可应用免疫抑制剂,环孢素具有较好的疗效,硫唑嘌呤、环磷酰胺、甲氨蝶呤及免疫球蛋白等均可试用,雷公藤也具有一定疗效。

（七）非特异性抗过敏疗法及其他疗法

10%葡萄糖酸钙注射液10 mL,每天1次,静脉注射;普鲁卡因静脉滴注,每次用量0.25～0.5 g加入5%葡萄糖注射液500 mL中;10%硫代硫酸钠10 mL,每天1次,静脉注射,自血疗法或组织疗法;组胺球蛋白肌内注射或穴位注射;抗血纤溶芳酸每次0.25～0.5 g,每天3次,口服或每次0.25～0.5 g,用5%葡萄糖液稀释后,静脉滴注;6-氨基己酸,每次2 g,口服或每次4～6 g加5%葡萄糖液中静脉滴注;利血平0.25 mg/d,每天3次,口服,氨茶碱0.1～0.2 g,每天3次,口服;转移因子1 U上臂内侧皮下注射,每周2次,共6～10次,对慢性荨麻疹有一定疗效。卡介菌多糖核酸1 mg,肌内注射,隔天1次。上述药物单独使用效果一般不理想,通常与抗组胺类药物联合使用,以增强效果,减少复发机会。

（八）某些特殊情况的处理

如荨麻疹因感染引起者,应根据感染的情况,选用适当的抗感染药物进行治疗。

1.对寒冷性荨麻疹

抗组胺药物中以赛庚啶、多塞平、酮替芬、羟嗪、咪唑司丁疗效较好;可联合应用维生素E 100～200 mg,每天3次;桂利嗪25 mg,每天3次及H_2受体阻滞药。阿扎他啶,1 mg,每天3次通过抗组胺、抗胆碱、抗5-羟色胺作用,对寒冷性荨麻疹效果较好。还需:①保护自己,避免骤冷影响。②抗组胺药物中,选用赛庚啶、多塞平、酮替芬。③通过逐渐适应低温环境和冷水进行脱过敏。

2.对日光性荨麻疹

除采用抗组胺药物羟嗪、氯苯那敏外,还可:①服用氯喹 125～250 mg/d、羟氯喹 100～200 mg/d,沙利度胺 25～50 mg/d。②试服高氯环秦 30 mg/d。③反复照射日光或人工光,从小剂量开始,逐渐增加照射剂量,通过此法进行脱过敏。④涂用遮光剂。⑤避免服光敏药物与食物。

3.对胆碱能性荨麻疹

(1)首选具有抗胆碱能作用的 H_1 受体阻滞药如美喹他嗪 5 mg,每天 2 次或 10 mg,睡前服用;也可应用山莨菪碱 10 mg,每天 2 或 3 次。

(2)还原型谷胱甘肽具有一定疗效,其机制可能是通过激活胆碱酯酶水解乙酰胆碱。

(3)要适当限制强烈的运动。

(4)通过逐渐增加水温和运动量,有可能增加耐受而达到脱敏目的。

(5)有人报道使用特非拉丁和甲磺酸波尔啶(抗胆碱药物)联合应用效果很好。

(九)外用药物

下列药物有收敛止痒作用:①复方炉甘石洗剂外涂皮疹处。②柳酚酊外涂皮疹处。③三黄洗剂外涂皮疹处。④地肤子、白芷、防风、川椒、透骨草各 15 g 煎水后外洗。

（张　岩）

第九节　药　　疹

一、病因

药疹是指药物通过口服、注射、吸入等各种途径进入人体,在皮肤和黏膜上引起的炎症反应,重者可累及内脏器官和组织。由药物引起的非治疗反应统称为药物反应,药疹仅是其中的一种表现形式。引起药疹的药物种类很多。

临床上常见的药物:①抗生素类,以青霉素、头孢类、磺胺类为多,其次是氨苄西林、喹诺酮类等。②解热镇痛药:阿尼利定、感冒胶囊等。③催眠、镇静与抗癫痫药,如苯巴比妥、苯妥英钠、卡马西平等。④异种血清制品及疫苗,如破伤风抗毒素、狂犬疫苗等。⑤抗痛风药物:如别嘌呤醇、秋水仙碱等。⑥心血管用药:某些降压药和扩血管药如硝苯地平、依那普利、美托洛尔等。⑦某些中药:近年来中药引起的药疹也较多,如鱼腥草、穿琥宁、砷制剂等。

二、发病机制

药疹的发病机制非常复杂,可分为变态反应和非变态反应两大类。

(一)药物变态反应发病机制

药物的种类可由复杂的蛋白制品到简单的低相对分子质量化学品。多数属于后者。低相对分子质量的药物属于半抗原,必须首先与某些大分子物质如蛋白质等作为载体相结合,形成半抗原-载体结合物才能引起机体对该种药物的特异免疫反应。具有免疫原性的结合物,通常是通过共价键的结合,多是不可逆的,在体内代谢过程中不易被裂解,故易发生抗原作用。某些药物变态反应只局限于一定的组织,可能是该组织的某种特殊成分起了载体作用。

药物本身固然可以与蛋白载体结合成完全抗原,但也有的药物是其降解产物或其在体内的代谢产物与蛋白载体结合成为全抗原。

与药疹发生有关的变态反应包括如下。Ⅰ型变态反应:如荨麻疹、血管性水肿及过敏性休克;Ⅱ型变态反应:如溶血性贫血、血小板减少性紫癜等;Ⅲ型变态反应:如血清病、血清病样综合征;Ⅳ型变态反应:麻疹样药疹、剥脱性皮炎等。药疹的免疫性反应相当复杂,有些药物所致药疹可以以Ⅰ型变态反应为主,也可以是Ⅱ型变态反应.或两种变态反应同时参与。

1.药物变态反应的影响因素

(1)治疗剂量、疗程和疗程次数的关系:摄取药物的机会越多,产生药物变态反应的频度也越多。间歇重复应用比长期无间隙的应用敏感较多,一旦致敏,小剂量药物重复摄入亦可发生。

(2)药物的性质:从化学结构上看,具有苯核和嘧啶核的药物抗原性高。有些药物的赋形剂和溶媒(如油、羟甲纤维素)以及乳化剂可以起一种佐剂作用,即可使抗原易于潴留或引起局部炎症而较易引起过敏。药物的剂型亦可影响药物过敏的发生,如胰岛素的非结晶型比很快吸收的剂型较易于发生变态反应。

(3)遗传因素:在药物变态反应发生上有一定的意义。青霉素过敏性休克的发病率,有过敏性家族史者高于无家族史者2~3倍。

(4)环境因素:可直接影响机体对治疗药物的反应或改变药物有关抗原变为免疫原性。机体所患的疾病有时也有重要影响,例如组织损伤,特别是继发于感染的过程,也可以促发对药物的过敏,对抗生素过敏多发生在治疗某种疾病时应用抗生素,很少发生于应用抗生素预防某些疾病的健康人中。有人认为,这可能是由于有了可利用的新载体,或由于溶酶体酶改变了代谢途径,也可能由于细菌产物刺激了免疫系统之故。

2.药物的交叉敏感与多元敏感

交叉敏感是指一种化合物引起的变态反应,以后由另一种或多种与初次变应原在化学结构上相似的化合物,或由于代谢中转换的产物在免疫化学上与初次变应原结构相似或一致而引起同样的变态反应。有些患者不仅对一种药物过敏,而且对多种药物过敏,这些药物在化学结构上可无相似之处,此称多元敏感。

3.药物的光敏反应

有些药物仅在同时有紫外线的照射下才能敏感和引起皮疹。光线引起的光敏反应有两种,一种为光毒性反应,另一种为光变态反应。光敏性药物分为5组:①磺胺及其衍化物。②吩噻嗪类。③四环素族。④补骨脂素类。⑤其他,包括灰黄霉素、抗组胺制剂等。

(二)非变态反应发病机制

1.免疫效应途径的非免疫性活化

如药物可以直接作用于肥大细胞释放介质,而表现为荨麻疹、血管性水肿;或直接活化补体,如放射造影剂发生的荨麻疹反应。亦可由于药物改变花生四烯酸的代谢途径,即抑制了环氧化酶,使花生四烯酸产生前列腺素减少,这是阿司匹林及其他非激素抗炎药发生过敏样反应的原因。

2.药物的积聚或过量

例如长期服用米帕林,由于吞噬细胞内吞噬药量增加,皮肤呈浅黄色;长期应用铋剂加上口腔卫生习惯不良者,齿龈出现蓝灰色"铋线";长期大量服用氯丙嗪患者,在皮肤暴露部位由于药物或其代谢产物在日光参与下黏附于黑素而使皮肤出现带蓝棕色色素;砷剂皮炎则可能是丙酮酸氧化酶系统的抑制作用所致。

3.药物不良反应及菌群失调

如细胞毒药物引起脱发,应用广谱抗生素后发生的肛周或口腔假丝酵母菌感染。

4.药物的相互作用

药物的相互作用即药物竞争相同的血浆蛋白结合部位,抑制或刺激其降解所需的重要酶类,或影响另一药物的排泄。

5.药物使已存在的皮肤病激发

例如β受体阻滞剂可引起银屑病样皮炎,应用西咪替丁而使皮肤型红斑狼疮激发,血管扩张剂可使酒渣鼻增剧。另外,在感染性疾病中应用特效药后,使原皮损加剧或出现新的损害,如用青霉素驱梅,常使二期梅毒疹加剧,这种皮疹可能是由于对大量死亡的梅毒螺旋体释放物的变态反应。

三、临床表现

药疹的临床表现多种多样,常见的有下列类型。

(一)固定型药疹

固定型药疹是最常见的一型。常由磺胺类、解热止痛类、巴比妥类等药物引起。损害可发生于任何部位,以口周、龟头及肛门等皮肤黏膜交界处多见,指趾间、手足背部、躯干等处也可发生。皮疹特点为局限性圆形或类圆形水肿性红斑,直径1~4 cm大小,鲜红色或紫红色,炎症剧烈者中央可形成水疱或大疱,边界清楚,损害大小不等,为一个或多个。停药一周以上红斑消退,局部遗留棕褐色或灰褐色色素沉着斑,可持续数月。当再次使用同类药物时,常于数分钟或数小时后,在原发疹处出现类似皮疹,并向周围扩大。随着复发次数的增加,皮疹数目可增多。发生于皱襞、黏膜处的皮损易糜烂,疼痛明显。一般无全身症状,少数泛发者有发热、头痛及全身不适。一般经7~10天皮损可消退,较重者可迁延数十日。

(二)荨麻疹及血管性水肿型药疹

荨麻疹及血管性水肿型药疹较常见。多由青霉素、头孢类、血清制品、呋喃唑酮等引起。皮损似急性荨麻疹,即水肿性红斑、大小不等的风团,可伴有荨麻疹的其他症状,但皮疹较一般荨麻疹色泽红,持续时间长,自觉瘙痒,可同时伴有血清病样症状,如发热、关节痛、淋巴结肿大、血管性水肿甚至蛋白尿等,若变应原不能去除,可表现为慢性荨麻疹,持续数月以至数年。

(三)麻疹样或猩红热样药疹

麻疹样或猩红热样药疹又称发疹型药疹。多由解热止痛药、巴比妥类及青霉素、降压药和扩血管药、抗痛风药物等引起。发病常较突然,常由面颈部开始出现针头至米粒大红色丘疹,迅速向躯干处蔓延,散在或密集对称分布,皮疹类似麻疹。进一步发展皮疹可互相融合形成弥漫性红斑和肿胀、类似猩红热的皮疹。有时可伴有发热、头痛、乏力、白细胞数增多等全身症状,但无麻疹或猩红热的其他特征。停药后1~2周病情好转,皮疹颜色变浅或消退,偶有糠秕状脱屑。

(四)多形性红斑型药疹

多形性红斑型药疹常由磺胺类、巴比妥类、卡马西平及解热止痛类药物引起。皮疹似多形性红斑,为豌豆至蚕豆大小的圆形或椭圆形水肿性红斑或丘疹,中心为暗紫红色斑或水疱。皮疹多发,对称分布,以四肢伸侧、躯干、口腔与口唇为主,自觉瘙痒或疼痛。病情重时累及口腔、眼部、肛门、外生殖器、呼吸道、消化道黏膜,称重症多形性红斑型药疹,皮损呈现大疱、糜烂,全身症状严重,有畏寒、高热,伴肝肾功能损伤,此型药疹病情危重,死亡率高。

(五)剥脱性皮炎型药疹

剥脱性皮炎型药疹是严重的一型药疹。常由磺胺类、巴比妥类、卡马西平等引起。起病急,常伴高热、寒战。皮损初为麻疹样或猩红热样红斑,逐渐加剧融合成片,呈弥漫性水肿性红斑,以面部及手足为重,颈部、腋窝、股部等皱襞处出现糜烂、渗液与结痂,口唇和口腔黏膜潮红肿胀,有水疱和糜烂,眼结膜充血、水肿,分泌物增加,重者出现角膜溃疡。2周左右,出现全身皮肤脱屑,呈片状,手足部脱屑如同手套和袜套样,毛发和指甲均可脱落,脱屑约持续一个月,逐渐减少,从大片状渐变为细碎糠秕状。严重者可伴有全身淋巴结肿大,并伴发肝肾功能损害,表现为转氨酶增高、低蛋白血症、血尿、蛋白尿。

(六)大疱性表皮松解型药疹

大疱性表皮松解型药疹又称中毒性表皮坏死松解症,是最严重的一型药疹。常由磺胺类、解热止痛类、巴比妥类及卡马西平等引起。发病急,全身中毒症状重。常有寒战、高热,体温40 ℃左右。皮疹于1～4天遍布全身,皮疹初为鲜红色或暗紫红色斑片,很快扩大融合,其上出现松弛性大疱,并出现广泛性、对称性的表皮坏死松解,状似浅Ⅱ度烫伤。尼氏征阳性。表皮极易擦破,露出红色糜烂面,自觉疼痛及触痛。眼、鼻、口腔黏膜均可剥脱,可造成睑、球结膜的粘连、角膜损害以至角膜穿孔。呼吸道和胃肠道黏膜也可糜烂、脱落、溃疡,而出现呼吸道和消化道症状。如无并发症,患者可于3～4周内痊愈。严重者常出现继发感染、肝肾功能损伤、电解质紊乱、内脏出血、血尿、蛋白尿甚至氮质血症等,死亡率极高。

四、实验室检查

血常规检查见白细胞数增多,常伴有嗜酸性粒细胞增多;若多脏器损害可见血清转氨酶增高;血尿、蛋白尿;血尿素氮、肌酐增高等。

五、诊断要点

(1)各型药疹的共同诊断要点:①明确的服药史。②服药后到发疹有一定的潜伏期。初次用药一般约需4～20天后才出现临床表现,已致敏者如再次用药,则数分钟至24小时之内即可发生。③皮疹突然发生,发展快。皮疹可呈多种类型,但对于某一患者而言常以一种为主。④严重者可伴不同程度的内脏损害、发热、关节痛、淋巴结肿大等全身症状。⑤停止使用致敏药物后皮疹可逐渐消退,糖皮质激素治疗常有效。

(2)药疹的临床表现复杂,不同药物可引起同种类型药疹,而同一种药物对不同患者或同一患者在不同时期也可出现不同的临床类型。临床中几种常见药疹类型的诊断要点如下。①固定型药疹:好发于口唇、口周、龟头等皮肤-黏膜交界处,为圆形或类圆形、水肿性暗紫红色斑疹,常为单发,偶可多发。②荨麻疹型药疹:皮损与急性荨麻疹相似,但持续时间长。可伴有血清病样症状。③发疹型药疹:是药疹中最常见的一型。散在或密集、红色、针头大小的斑疹或丘疹,皮疹似麻疹或猩红热。发病多突然,可伴发热等全身症状。④多形红斑型药疹:皮损与多形红斑相似,为豌豆至蚕豆大小、圆形或椭圆形水肿性红斑,中心呈紫红色,常出现水疱。累及口腔及外生殖器黏膜时可疼痛。⑤大疱性表皮松解型药疹:起病急骤,全身中毒症状较重。皮损初为鲜红色或紫红色斑片,迅速波及全身,出现水疱或大疱,尼氏征阳性,易形成糜烂。口腔、眼、呼吸道黏膜也可累及。⑥剥脱性皮炎型药疹：全身弥漫性潮红肿胀，而后大量鳞片状或落叶状脱屑。

（3）临床上将病情严重、死亡率较高的重症多形红斑型药疹、大疱性表皮松解型药疹及剥脱性皮炎型药疹称为重型药疹。此外药物还可以引起其他形态药疹如光敏皮炎型药疹、湿疹型药疹、紫癜型药疹、痤疮型药疹等称为轻型药疹。

六、鉴别诊断

(一)发生在外阴部的固定性药疹应与硬下疳鉴别

后者无自觉症状，有不洁性交史，皮损初起为浸润性红斑，呈暗红色硬性斑块（如软骨样硬度），表面溃疡或糜烂，但无脓性分泌物，组织液涂片用暗视野显微镜检查可见梅毒螺旋体，梅毒血清反应阳性，经抗梅毒治疗可迅速消退。

(二)麻疹样药疹应与麻疹鉴别

后者呈流行性发病，先有呼吸道卡他症状，全身症状较重，无瘙痒，颊黏膜可见科氏斑，有一定的出疹顺序。

(三)猩红热样药疹应与猩红热鉴别

后者先有咽炎症状，瘙痒较轻，全身症状较重，常有头痛、恶心、呕吐、口周苍白圈、杨梅舌及颈淋巴结肿大等，实验室检查白细胞增高。

七、治疗

原则：立即停用可疑致敏药物，促进致敏药物及其代谢产物的排泄，对症治疗。注意交叉过敏及多价过敏，积极治疗原发病。

(一)轻型药疹

停用致敏药物后，鼓励患者多饮水以促进药物排泄，皮损多能逐渐消退。可给予抗组胺药、维生素 C 及 10％葡萄糖酸钙静脉注射。必要时口服皮质类固醇如泼尼松 30～40 mg/d，皮疹消退后逐渐停药。局部外用炉甘石洗剂。固定型药疹有糜烂及渗出时，可用 3％硼酸液或 0.1％依沙吖啶溶液等湿敷，间歇期外用糊剂或油剂。

(二)重症药疹

重症药疹包括重症多形红斑型药疹、剥脱性皮炎型及大疱性表皮松解型药疹。治疗除停用致敏药物外，要采取如下措施。

1.早期足量使用类固醇皮质激素

开始每天用氢化可的松 300～500 mg，或地塞米松 10～20 mg 及维生素 C 2～3 g 加入 5％～10％葡萄糖溶液中静脉滴注。类固醇皮质激素足量的标志是 2～3 天体温得到控制，原皮疹色泽转暗，渗液减少，水疱干燥，无新皮疹出现。一旦病情稳定好转，则迅速减少激素用量，每 3～4 天减初用量的 1/4 左右，一般可在 2～3 周左右减完。

2.加速致敏药物和代谢产物的排泄

鼓励患者多饮水或静脉补液，以促进药物及代谢产物的排泄。对由重金属引起的药疹应及早使用络合剂，以加速其在体内的代谢。

3.支持疗法

对原有疾病应改用非致敏药物治疗，并注意水、电解质平衡，及时纠正酸中毒。对病情重、病期较久者，由于高热及皮肤剥脱、渗出等，易出现血浆蛋白降低、脱水和电解质紊乱，应及时纠正，注意蛋白摄入量,必要时输血或血浆。也可给予静脉高营养。

4.预防和治疗并发症

如有感染要及时选用有效、非致敏的抗生素,尽快控制感染。若伴发肝损害,应加强护肝治疗,包括静脉高营养或食用高能量流质饮食、补充多种维生素等。

5.免疫抑制剂治疗

重症患者可采用皮质类固醇加免疫抑制剂环磷酰胺 100～300 mg/d 静脉滴注,该法奏效迅速,可缩短激素使用时间。也可使用环孢素 4 mg/(kg·d),有较好疗效。

6.局部治疗

应使用无刺激性及具有保护、收敛、消炎作用的药物,并根据皮损情况选用适当的剂型。对中毒性表皮坏死松解症患者,应住隔离病房,使用消毒棉垫,每天更换消毒床单,房间定期消毒;其糜烂面应暴露(但要注意保温),皮损处应保持创面干燥。注意保护眼睛,定期生理盐水冲洗,清除分泌物,白天以抗生素眼药水及氢化可的松眼药水交替点眼,夜间入睡前涂足量眼药膏,可防止粘连。有口腔糜烂者,可用 2% 碳酸氢钠液或多贝氏液漱口。

八、卫生宣教

药疹为医源性疾病,应引起临床医师的注意,为了避免或减少药疹的发生,必须注意以下四点。

(1)用药应有的放矢,切勿滥用药物,用药前应详细询问药物过敏史。并注意交叉过敏。

(2)要注意药疹的早期症状,一旦出现难以解释的发热及皮肤黏膜的症状,如结膜充血、皮肤瘙痒、皮疹,应想到药疹的可能,要立即停用可疑药物,并尽早作出诊断。

(3)应用青霉素、链霉素、普鲁卡因等药物时,应严格按照药典规定执行皮试制度。

(4)对已确诊为药疹的患者,应记入病历,并用红笔标注,明确告知患者,避免重复使用同类和结构类似药物,以免加重病情或再发。

九、预后与转归

一般药疹病因明确,如治疗及时,避免再次使用致敏药物或化学结构相类似的药物,一般不会复发,预后良好。但重症药疹如年老体弱合并有严重内脏或多重感染者则病情危重,甚至可导致死亡。

(张　岩)

第七章

慢性水疱性皮肤病

第一节　疱疹样皮炎

疱疹样皮炎可能是在遗传素质的基础上,对谷胶饮食过敏而产生的一种自身免疫性疾病。皮疹为多形性、水疱壁厚、瘙痒剧烈。病程慢性,良性经过。

一、诊断

(一)临床表现

疱疹样皮炎多在中青年发病,偶见于 5 岁以下儿童。突然发生的水疱约绿豆至小指头大,常成群成簇发生,亦可排列成环状。水疱壁厚而紧张,不易破溃,糜烂面易愈合,尼氏征阴性。还可见红斑、丘疹和风团。皮损对称分布于四肢伸侧,如肩胛、膝前肘后、腰骶部及臀部,重时遍及全身,口腔黏膜不受累。自觉症状是难以忍受的瘙痒,搔抓常使水疱破裂,形成痂壳。病情常反复发生,一般患者全身情况不受影响,预后良好。

谷胶亦称谷蛋白,俗称面筋,小麦、大麦中含有较多。患者大多伴有谷胶过敏性肠病,若禁食谷胶饮食,数月后皮疹可获得明显缓解,并可减少淋巴瘤的发生。

(二)实验室检查及特殊检查

1.组织病理

真皮乳头浅层胶原束间水肿,乳头顶端有许多中性粒细胞集聚而成的微脓疡,乳头高度水肿,形成表皮下水疱。相邻乳头的水疱融合,形成大疱,疱内除中性粒细胞外,还有嗜碱性的纤维素沉积。由于溶酶体酶的作用,表皮下部角质形成细胞可发生棘突松解。时间稍长,疱液中和乳头周围的嗜酸性粒细胞增多,所以陈旧的水疱有时难与类天疱疮和妊娠疱疹区别。

2.免疫学检查

直接免疫荧光检查几乎所有患者皮损周围和无损害部位的皮肤真皮乳头顶部均有 IgA 呈颗粒状沉积,病变部位则为阴性。10%～15%的病例有基底膜带的 IgA 线状沉积。免疫球蛋白呈颗粒状沉积的形态比较固定,不受谷胶饮食和治疗的影响,成为本病诊断的可靠指标。20%～30%患者血清中有抗网状纤维抗体,其滴度与谷胶饮食和肠黏膜损害程度成正比。20%～30%患者出现抗甲状腺抗体。循环免疫复合物阳性率在 20%～100%。HLA-B8 阳性率为 85%～88%,与 IgA 在真皮乳头内沉积及小肠黏膜损害有关。

3.卤族元素检查

给疱疹样皮炎患者口服碘化钾 900 mg/d,会使病情加重。以 20%碘化钾软膏进行斑贴试验,24～48 小时出现阳性。其他卤族元素也有同样作用。

4.雌激素

在用雌激素和黄体酮后,可引起损害发作。

(三)诊断标准

根据临床表现、组织病理、直接免疫荧光检查以及卤族元素和雌激素可使病情加重可进行诊断。

(四)诊断疑点

在疾病的早期,出现水肿性红斑、丘疹及剧烈瘙痒,水疱较少时,易致误诊。皮疹发生的部位不典型时,也会给诊断带来困难。

(五)鉴别诊断

1.疱疹样天疱疮

皮损多形性而类似疱疹样天疱疮,棘突松解征阴性,瘙痒剧烈,但组织病理和免疫病理检查类似天疱疮。

2.线状 IgA 大疱病

临床表现类似疱疹样皮炎或类天疱疮,直接免疫荧光检查发现的是 IgA 呈线状沉积在表皮基底膜带上。

二、治疗

(一)常规治疗

忌用含谷胶的食物、含碘食物及含卤族元素的药物。氨苯砜(DDS)是首选药物,一般口服 100～150 mg/d,病情缓解后逐渐减至最低维持量。氨苯砜治疗无效时,则应用糖皮质激素口服,泼尼松 30～40 mg/d。局部可用糖皮质激素软膏等。

(二)治疗难点

由于本病有剧烈瘙痒,激素治疗效果不甚理想,常在激素减量中病情复发,此时不宜加大剂量,可加强抗组胺药的治疗。

(三)新治疗方法及新药

昆明山海棠制剂可减轻瘙痒,减少水疱的发生,与氨苯砜合用,疗效更佳。可用雷公藤多苷,30～60 mg/d,或用昆明山海棠片,每天 9 片,亦可用磺胺甲氧嗪,症状控制后逐渐减至小剂量维持治疗。不良反应有全身性斑丘疹,血红蛋白含量和白细胞计数下降,步态不稳及共济失调。发生率为 13.5%。

(四)特殊用药

柳氮磺胺吡啶可作为 DDS 无效的治疗药物。每次口服 0.5～1.0 g,每天 2～4 g,最大每天 4～6 g,病情好转后减量为每天 1.5 g。长期服药可发生恶心、呕吐、药疹、药物热和白细胞下降。服药期间应查血常规。肝、肾病患者慎用。该药还可影响精子活动能力,致男性不育症。不能与抑制肠道菌群的药物合用,特别是广谱抗生素。

三、循证医学证据

(1)尚未见系统评价或荟萃(Meta)分析证据。

(2)病例对照研究(Bardella MT,2003)38名经病理活检检查确诊为疱疹样皮炎患者接受平均8年无谷胶饮食,结果示患者临床症状明显缓解并且肠道正常。38名患者又将饮食中加入谷胶并同意再次皮肤和肠道病理活检,结果示31名患者在平均两个月内出现皮疹;7名患者未见临床和组织学复发。

(3)病例报道(Shah SA等,2000)1例严重疱疹样皮炎患者经氨苯酚、柳氮磺胺吡啶、系统使用糖皮质激素、硫唑嘌呤治疗无效;但使用肝素、四环素、烟碱效果明显。

(4)病例报道(Willsteed E,2005)3例疱疹样皮炎患者对氨苯砜和无谷胶饮食治疗效果不明显,但对柳氮磺胺吡啶治疗有明显效果。

(5)回顾性研究(Lewis HM,1996)在487名疱疹样皮炎患者中8例有淋巴瘤形成,所有淋巴瘤均发生于疱疹样皮炎已经控制但未联合无谷胶饮食治疗少于5年的患者。结果提示无谷胶饮食在疱疹样皮炎患者的淋巴瘤形成中的保护作用,进一步支持建议患者长期坚持无谷胶饮食的观点。

(张　岩)

第二节　连续性肢端皮炎

连续性肢端皮炎又名匐行性皮炎、肢端脓疱病、Hallopeau连续性肢端皮炎、持久性肢端皮炎。好发于肢端的指、趾部位,皮损为无菌性脓疱,其病因尚不明确。常反复发作,慢性经过。有作者认为是外伤或局部感染引起,亦可由感染性变应性所致,目前属于无菌性脓疱性皮病一组疾病,是疱疹样脓疱病的异型。

一、诊断

(一)临床表现

本病好发于中年妇女,初发损害主要在肢端指、趾的末节背侧皮肤和甲周,常因外伤后感染诱发,该处出现小脓疱和小水疱,破后形成糜烂结黄痂,脱痂后遗有红斑,反复出现脓疱,有时融合成脓湖,可有瘙痒与灼热感,迁延数月数年并逐渐波及掌跖、手、足背部、腕、肘等,甚至泛发全身,在持久的炎症过程中,受累指、趾骨脱钙吸收致手足及指、趾萎缩、畸形,甲变形失去光泽、萎缩,甚至脱落,也常伴有沟纹舌的表现,严重者也有全身症状,也有转成疱疹样脓疱病或泛发性脓疱性银屑病的患者。

(二)实验室检查

(1)脓疱内容细菌镜检及培养均阴性。

(2)组织病理:其表现与疱疹样脓疱病或脓疱性银屑病的改变极其相似不能区别。

(三)诊断要点

(1)有外伤史。

(2)好发于肢端指、趾部位,病程缓慢。

(3)皮损形态为指、趾末端与甲周在红斑基础上有脓疱、水疱与糜烂面,覆有脓痂。也可延及手背和腕部,指甲变形萎缩与脱落。

（4）病理改变为表皮内海绵脓疱，与疱疹样脓疱病相同。

（四）诊断疑点

本病病理表现与泛发性脓疱性银屑病及疱疹样脓疱病不能区别，若肢端损害泛发并播散全身时则可转变为上述疾病，因此本病可能是前两病的异型。

（五）鉴别诊断

本病应与限于肢端的湿疹继发感染时进行鉴别。由于湿疹感染时经抗感染治疗后脓疱会迅速消失，而且其皮损以水疱与糜烂为主，局部瘙痒剧烈，按湿疹治疗效果良好，必要时可做活检，湿疹组织学无海绵脓疱。

二、治疗

（一）系统治疗

泛发型的治疗一般应卧床休息、镇静、纠正贫血、物理降温、调整低血钙、补充液体或清蛋白以促进其自然恢复。局部可采用温和制剂，如依沙吖啶炉甘石洗剂；有糜烂及继发感染者外用依沙吖啶糊剂；无感染者可外用弱效糖皮质激素制剂。对非妊娠妇女及轻、中度患者可首选雷公藤或雷公藤多苷 20 mg/d，3～4 次。无肝损、血常规正常者可加用氨苯砜 25 mg 每天 3 次，逐渐增至 50 mg，每天 2 次以及四环素族药物 250～500 mg，每天 4 次，或加用甲砜霉素口服 250～500 mg，每天 3～4 次；也可肌内注射或静脉滴注 1.5～2 g，每天分 2 次滴注。由于此病与泛发性脓疱性银屑病为同类疾病，不主张选用糖皮质激素治疗，只有在威胁生命时方可考虑应用，因为此剂疗效虽好，但停药不但会复发，而且会反跳，使病情会更加严重。

（二）局部治疗

可每晚用复方益康唑霜或复方咪康唑膏加 5％黑豆油软膏局部封包 8 小时，次日改用依沙吖啶糊剂。也可每晚用卡泊三醇软膏加复方咪康唑软膏封包 8 小时，次日改用依沙吖啶糊剂封包。

（三）新药治疗

Mozzanica 对 1 例曾用各种糖皮质激素及维 A 酸等以及内用 MTX、羟基脲等治疗无效的患者，用卡泊三醇软膏外用，每天 2 次，经治 4 个月完全缓解。Emtestam 用阿维 A 酯 0.7 mg/(kg·d)微效；用秋水仙碱 0.2 mg/(kg·d)治疗无效；局部用卡泊三醇软膏 1 g:50 μg，每天 2 次，停用其他所有用药 6 周后皮损明显减少，18 个月后基本痊愈。

（张　岩）

第三节　疱疹样脓疱病

疱疹样脓疱病为一少见的、泛发表浅性的脓疱性皮病，并伴有系统性病变。此病常在月经前加重，由黄体酮和氯米芬激发并加重，病因未明。Griffths（2004）认为本病是妊娠期的泛发性脓疱性银屑病的同义名。但也有从妊娠期的泛发性脓疱性银屑病分离出来作为独立性疾病的。由于本病与泛发性脓疱性银屑病和连续性肢端皮炎在临床上有很多共同特点：①在红斑基础上出现浅表的无菌性脓疱。②病程缓慢反复发作。③可见沟纹舌。④同一患者此三类疾病可互相转变。⑤组织病理学均表现有 Kogoj 海绵状脓疱。因此 Lever 认为此三个病是代表同一疾病过程，仅在发病方式和皮损分布上有所区别，而 Ackerman 则认为此三个病与 Reiter 病可能均为银屑病的不同变型。本病常出现低血钙，因此曾认为本病与甲状旁腺功能紊乱及妊娠引发低血钙有关，但也有正常血钙的患者。

一、诊断

(一)临床表现

本病起病急，好发于间擦部位，皮损为在红斑基础上出现广泛的、针头大小无菌性脓疱，常周期性成批性发作，红斑扩展后形成环状或多环状，其上的小脓疱可互相融合成较大的脓湖，干涸后形成黄痂，痂下见糜烂面与脓性分泌物并在痂下再出现脓疱。

口腔黏膜有沟纹舌。慢性经过者其指甲变脆、增厚、变灰甚至脱落，急性期可见同形反应，并伴有稽留性或持续性高热，寒战和全身不适等症状，轻症可数月缓解，重症可因高热、心衰，尿毒症继发感染而死亡。妊娠妇女可引发流产和死胎。在两次妊娠期间反复发作，也可无任何原因发病。

(二)实验室检查

无诊断性实验室检查。一般常有贫血，红细胞沉降率快，白细胞升高，轻度嗜酸性粒细胞增多。多数患者伴有低血钙、蛋白电泳中 α、β 球蛋白显著升高。组织病理：表皮角化不全，棘层不规则增厚，表皮内海绵状脓疱形成，内含大量中性粒细胞，崩溃的表皮细胞和嗜酸性粒细胞，真皮浅层毛细血管扩张，周围有淋巴细胞、中性与嗜酸性粒细胞浸润。

(三)诊断疑点

本病是否为泛发性脓疱型银屑病的一型仍有争议、属于病因未明的疾病，过去曾认为中年孕妇好发，但男性患者也有发病。

二、治疗

(一)轻症患者

主张保守治疗。特别对儿童，一般应卧床休息、镇静、纠正贫血、物理降温、调整低血钙、补充液体或清蛋白以促进其自然恢复。局部可采用温和制剂，如依沙吖啶炉甘石洗剂；有糜烂及继发感染者外用依沙吖啶糊剂；无感染者可外用弱效糖皮质激素制剂。对非妊娠妇女及轻、中度患者可首选雷公藤或雷公藤多苷 20 mg/d，3～4 次。无肝损、血常规正常者可加用氨苯砜 25 mg 每天 3 次，逐渐增至 50 mg，每天 2 次以及四环素族药物 250～500 mg，每天 4 次，或加用甲砜霉素口服 250～500 mg，每天 3～4 次；也可肌内注射或静脉滴注 1.5～2.0 g，每天分 2 次滴注。由于此病与泛发性脓疱性银屑病为同类疾病，不主张选用糖皮质激素治疗，只有在威胁生命时方可考虑应用，因为此剂疗效虽好，但停药不但会复发，而且会反跳，使病情更加严重。

(二)重症患者

(1)甲氨蝶呤(MTX)静脉注射，用量根据严重情况而定，一般用 7.5～15 mg 每周静脉滴注 1 次，一般每次不超过 25 mg。亦可选用或加服秋水仙碱 0.5 mg 每天 2 次。Kalla 对 1 例用一般疗法无效的4岁男性患儿，改为口服 MTX 初量为 2.5 mg 每周 1 次，治疗 2 次即明显改善，逐渐增加用量，1 个月后治疗成功。

(2)阿维 A(acitretin)用量为 0.5～1.0 mg/(kg·d)，用药前及治疗过程中应注意肝功能检测。

（3）环磷酰胺（CTX）：有学者用 CTX 100 mg 每天静脉滴注 1 次，5 天后改为隔天 1 次，总量 1.0 g 治疗 1 例用泼尼松和雷公藤多苷等治疗无效的女性患者，用药第 3 天，体温下降，2 周后皮损消退。

（三）治疗难点

（1）妊娠的妇女，中、重度患者，考虑对婴儿的影响，采用糖皮质激素治疗。此外可用人绒毛膜促性激素 500～1 000 U，每周 2 次肌内注射，可缩短病程并预防妊娠时再发。

（2）同时合并严重继发感染或因反复发作造成心、肾衰竭患者加上严重的全身症状，处理难度很大，全面检查后针对不同情况处理心肾衰竭，控制继发感染为重。

（3）控制本病的反复发作是一难点，主要在治愈后，减药要慢，要维持治疗一段时间，具体维持多久要根据不同的情况个体化。

（四）新治疗方法与新药

（1）对严重患者可采用 阿维 A（acitretin）0.5～1.0 mg/（kg·d），用药过程中注意肝功能监测。

（2）用环孢素（CsA）5～6 mg/（kg·d），用药期间注意血压与肾功能的监测。

（3）他克莫司即 FK506，为新的免疫调节剂，其免疫抑制作用比 CsA 强 10～100 倍。其应用于本病尚在试验中。

（张　岩）

第四节　天　疱　疮

天疱疮是一组累及皮肤黏膜的比较严重的大疱性、自身免疫性、慢性疾病。大疱为患者体内存在自身抗体（主要为 IgG）与角质形成细胞表面的天疱疮抗原结合，使细胞间黏着性丧失而形成。新近研究证明人体组织桥粒芯糖蛋白-4（desmoglein 4）的存在，为钙黏素家族的新成员，其可能为天疱疮自身抗体的靶抗原。某些药物可诱发天疱疮，如青霉胺、金制剂、含巯基类药物等。

一、诊断

（一）临床表现

本病好发于中年男性，典型临床表现为皮肤黏膜上出现薄壁、松弛易破的大疱。常见天疱疮类型有寻常型天疱疮、增殖型天疱疮、落叶型天疱疮、红斑型天疱疮和疱疹样天疱疮。患者易常伴发肿瘤。

1.寻常型天疱疮

寻常型天疱疮是最常见又最严重的一个类型，多发于中年人。约 60％ 患者先有口腔黏膜糜烂，糜烂面较难愈合，可向下扩展累及咽、喉、食管、外阴和肛门。伴有腹泻者可有肠黏膜受累表现。经 4～6 个月后，皮肤出现大小不等的水疱，疱液清亮，壁较薄、松弛易破。若以指轻轻推压水疱，可使水疱扩张加大，或稍用力搓擦水疱周围外观正常的皮肤，亦可使表皮松解剥脱，露出糜烂面，或于搓擦后不久，在搓擦处出现松弛性水疱，此即尼氏征（Nikolsky sign）阳性，对本病有诊断价值。水疱常开始发于胸、背或面部,并可累及全身。由于大片表皮剥脱,组织液大量丧失,加之口腔糜烂影响进食,可导致水电解质平衡失调、局部及全身的细菌、真菌感染,常致死亡。

2.增殖型天疱疮

增殖型天疱疮是寻常型天疱疮的异型,少见。发病年龄较轻,病程慢性,口腔损害出现较晚。在糜烂面上逐渐出现肉芽状或疣状增殖,表面有较多渗出或脓液,有臭味。增殖的边缘常见新发松弛性小水疱及糜烂面,使损害不断扩大。陈旧的损害高度增生,形成乳头瘤状,表面稍干燥,可出现皲裂。增殖性损害多发生在皱折处,如腋窝、乳房下、腹股沟等。少数可发生在唇红缘、舌、鼻黏膜、龟头、阴唇及肛周。

3.落叶型天疱疮

多发于中年男性。起初常在头、面、胸背出现红斑,其上有松弛的水疱,疱壁较寻常型天疱疮更薄,极易破裂,因而不易见到完整的水疱。疱破裂后留下糜烂,少许渗出,其上形成鳞屑性薄痂。经数月可累及全身,其上的鳞屑性痂慢慢堆积、粘连形成疏松污秽色厚痂。可自行一层层脱落,状如落叶。若痂下有较多的分泌物,则具恶臭。该型天疱疮较寻常型天疱疮症状稍轻,无口腔黏膜的损害。

4.红斑型天疱疮

红斑型天疱疮是落叶型天疱疮的更轻型,又称 Senear-Usher 综合征。损害主要发生于头皮、面颊、胸背上部或上肢,口腔黏膜及下肢一般不受累及。在面部有蝶形分布的鳞屑性红斑,类似红斑狼疮,但愈后无萎缩性瘢痕。头部及胸背上部可有松弛性水疱,疱破裂留下表浅的糜烂面,轻度渗出,上有鳞屑或薄痂,极似脂溢性皮炎。部分患者血清有抗核抗体阳性。

5.疱疹样天疱疮

疱疹样天疱疮是天疱疮的一个亚型。皮损表现为绿豆或更大的水疱,常排列成环状或多环状,疱壁较紧张,尼氏征阳性。好发于胸、背、腹部。患者多为中、老年,常有不同程度的瘙痒。病程慢性,预后好,少数病例可发展为红斑型天疱疮。

(二)实验室检查

1.组织病理

基本病理改变是棘细胞的棘突松解,细胞间的连接消失,形成表皮内裂隙和水疱。疱液中有松解变性的棘细胞和细胞团,称棘突松解细胞(Tzanck 细胞)。这种细胞大而圆,呈球形,胞核大而染色深,核周绕有浅蓝色晕,胞浆是嗜碱性,可见核浓缩。取患者的疱液或新鲜糜烂面的压片,即可查到这种细胞,对诊断有相当大的价值。表皮发生水疱位置的深浅对鉴别各型天疱疮有意义。

(1)寻常型天疱疮:疱发生在基底细胞上方,疱顶由表皮的大部分组成,附于真皮乳头上的基底细胞呈墓碑样排列,向表皮内腔隙突入,呈所谓的绒毛状改变。早期改变中很少有炎细胞浸润,陈旧性损害内可见较多嗜酸性粒细胞及浆细胞。

(2)增殖型天疱疮:早期病理改变同寻常型天疱疮,以后绒毛形成,表皮突向下增殖,棘层肥厚以致出现乳头瘤样增生。常有以嗜酸性粒细胞为主的微脓疡形成。当乳头瘤形成并伴有角化过度时,嗜酸性粒细胞减少或消失,这种改变就无多大诊断价值。

(3)落叶型天疱疮和红斑型天疱疮:棘突松解发生在颗粒层或棘层上部。前者在陈旧性损害中有棘层肥厚及角化过度,真皮上部和棘层细胞内有少许炎细胞浸润。后者在陈旧性损害中可见毛囊角化过度,伴棘层松解和角化不良。

2.免疫学检查

各型天疱疮水疱周围皮肤的直接荧光免疫反应可见棘细胞间有 IgG 和/或 C₃ 的网状沉积，仅少数患者有 IgM 和 IgA 沉积。病情活动期的患者，其血清的间接荧光免疫可查出天疱疮抗体，抗体滴度与病情活动呈正相关。

(三)诊断标准

1.临床表现

松弛性薄壁水疱，不易愈合的糜烂，尼氏征阳性。寻常型和增殖型天疱疮常有口腔黏膜的损害。落叶型天疱疮的糜烂面上有大量的鳞屑性痂。

2.组织病理

新鲜水疱的表皮内可见棘突松解，水疱形成，疱中能找到天疱疮细胞。寻常型和增殖型天疱疮的水疱位置在基底细胞层上方，落叶型和红斑型天疱疮的水疱在颗粒层和棘层上部。

3.免疫学检查

直接荧光免疫反应可见棘细胞间有 IgG 和/或 C3 的沉积，血清的间接荧光免疫可查出天疱疮抗体。

(四)诊断疑点

寻常型天疱疮仅有口腔黏膜损害时，常常误诊为阿弗他溃疡或口腔炎。如口腔出现经久不愈的溃疡，要考虑寻常型天疱疮的可能，应及时取活检明确诊断。落叶型天疱疮和红斑型天疱疮因水疱发生在棘细胞的上层，水疱极易早期破裂，故临床上不易见到水疱，给诊断带来困难。

(五)鉴别诊断

1.大疱表皮松解症

先天性大疱表皮松解症自幼发病，多发生于四肢伸侧等摩擦部位，愈后留下瘢痕。大疱表皮松解型药疹有服药史，发病急，伴有较重的全身中毒症状。

2.大疱性类天疱疮

多见于老年人。其水疱为张力性，壁厚，常伴血疱，糜烂面易愈合，尼氏征阴性。患者瘙痒剧烈。组织病理为表皮下水疱。直接荧光免疫示基底膜带有 IgG 和 C3 的线状荧光。

3.疱疹样皮炎

在水肿性红斑上发生环形或成群排列的半球形水疱，约绿豆至樱桃大小，尼氏征阴性，有剧烈的瘙痒。组织病理显示表皮下水疱。直接荧光免疫显示真皮乳头层有 IgA 的颗粒状沉积。

4.剥脱性皮炎

剥脱性皮炎为全身弥漫性红肿，上附有小片状或糠状鳞屑，鳞屑易于脱落，无水疱及糜烂面。有剧烈的瘙痒。常伴有发热等全身症状。

二、治疗

(一)常规治疗方法

1.支持疗法

由于患者丢失大量营养物质，故支持疗法十分重要。应给予高蛋白高维生素饮食，注意调节水及电解质平衡。进食困难者由静脉补充。

2.糖皮质激素

糖皮质激素是治疗本病的主要药物。常用泼尼松或地塞米松。各型天疱疮的使用剂量稍有差异,一般寻常型天疱疮给予泼尼松80～100 mg/d,增殖型天疱疮和落叶型天疱疮60～80 mg/d,红斑型天疱疮40～60 mg/d。

3.免疫抑制剂

可选用 雷公藤总苷(雷公藤多苷)30～60 mg/d,或昆明山海棠片9片/天。硫唑嘌呤或环磷酰胺2～5 mg/(kg·d)。在使用免疫抑制剂的过程中,应定期复查血象及肝、肾功能。

4.局部治疗

可用1∶5 000高锰酸钾或1∶2 000小檗碱溶液清洗。对大面积糜烂者,按二度烧伤处理。创面应保持干燥,用电烤架照射糜烂面,或用20%紫草油或液状石蜡换药。对落叶型天疱疮可给予黄连扑粉以保持干燥。口腔糜烂可用生理盐水或3%硼酸溶液漱口,外涂碘甘油或西瓜霜喷剂。用1∶20聚维酮碘(艾力克)换药,能加速创面愈合,预防感染。

(二)治疗难点

1.糖皮质激素的使用

在治疗过程中,有四点较难掌握:①首次剂量给足,尽快控制病情,避免"上楼梯"式的递增方法。②减量的时间和方法:水疱停止新发,糜烂面开始愈合即可减量,时间大约在3～4周。开始减总量的1/5～1/4,每1～2周依次递减,减至30 mg/d后慎重,递减速度放慢,最后减至维持量。③维持剂量及方法:依人而异,寻常型天疱疮15～20 mg/d,落叶型天疱疮10～15 mg/d。也可采用间日疗法或每周停药两次。一般均需长期维持治疗,减量太快或骤然停药可导致复发。④由于激素用量大、时间长,在治疗过程中会出现许多不良反应,应密切观察。在治疗过程中,应常规给予补钙、补钾。

2.对衰竭和严重感染者的治疗

衰竭和严重感染是激素使用中最常见和最严重的并发症,也是天疱疮治疗失败的主要原因。对这类患者除给予支持和抗感染治疗外,多次小剂量输血比大量输入清蛋白更为有效。每周1～2次输入人血丙种球蛋白,能增强机体抗感染的能力。

(三)新治疗方法及新药

1.血浆置换疗法

对病情严重、大剂量糖皮质激素仍不能控制的患者,可采用血浆置换疗法。其目的在于从血浆中祛除天疱疮抗体,这些天疱疮抗体体积过大无法为肾小球过滤或经血液透析膜所排除。在开始时,该疗法可每周进行1次,待病情缓解后,则可每月1次。

2.环孢素

优点在于可以减少糖皮质激素的剂量,也可用于对激素抵抗的患者。其用量为6～12 mg/(kg·d),停药后易致复发,故常用3～6 mg/(kg·d)维持。

(四)特殊用药

对皮疹广泛、反复发作、常规治疗耐药或长期使用大剂量激素出现明显不良反应者,可使用糖皮质激素的一种特殊治疗方法,即冲击疗法。

1.甲泼尼龙

8～10 mg/(kg·d),静脉滴注,60分钟滴完,间日1次,7～10天为1个疗程。间隔天,口服泼尼松0.4～1.0 mg/(kg·d)。

2.静脉滴注地塞米松

30 mg/d,3～5天为1个疗程,每1个疗程间隔2周,间隔时间内给予泼尼松30～40 mg/d。

3.氢化可的松琥珀酸钠

500 mg,静脉滴注,每 6 小时 1 次,连用 4 次为 1 个疗程。

视患者反应,冲击疗法可适当间隔多次重复,作为控制症状复发的一种维持手段,如每 1～2 周治疗 1 天,或开始时每周治疗 1 天,以后逐渐延长间隔时间,直至终止给药,总疗程达 3～5 年,冲击治疗期间停用原有激素,冲击完后又继续使用维持量。

注意事项:冲击治疗期间避免使用利尿剂,输注时间不得低于 30 分钟。其不良反应轻微而短暂,严重的不良反应不多见,偶有心律失常、心搏骤停。还可出现严重的各种感染和变态反应等。

三、循证医学证据

(1)系统评价分析证据糖皮质激素是治疗天疱疮的首选药物,但高剂量激素并非较低剂量激素更能有效地控制病情,口腔天疱疮治疗时建议选用中等剂量激素;激素联用免疫抑制剂较之于单用激素病死率低,联合用药时宜选用环磷酰胺、硫唑嘌呤,应避免选用甲氨蝶呤;不应将血浆置换法联合小至中剂量激素作为治疗的常规方案;检索证据结合患者病情,显示泼尼松 60 mg/d[1 mg/(kg·d)]加用硫唑嘌呤100 mg/d,经 6 个月的随访该方案适合患者。

(2)队列研究(Sami N 等,2002)静脉使用免疫球蛋白治疗天疱疮:静脉使用免疫球蛋白(每周期1～2 mg,随访 6.2 年,$n=15$)表明:静脉免疫球蛋白用于需要保守激素治疗的寻常型天疱疮患者有效且安全。

(3)随机对照研究(Rose E 等,2005)静脉冲击治疗天疱疮:地塞米松(100 mg,连续 3 天)联合环磷酰胺(500 mg 第 1 天)每 2～4 周冲击 1 次($n=11$),间歇 50 mg 口服环磷酰胺。与口服甲泼尼龙(2 mg/kg)联合硫唑嘌呤(2 mg/kg)($n=11$)治疗 6 个月后,发现不能说明两组疗效有差异,但可以发现地塞米松联合环磷酰胺的治疗更易于耐受。如果在首发时使用复发者更少。

(4)随机对照研究(Ratnam KV 等,1990)使用大剂量氢化可的松(120 mg,$n=11$)和小剂量氢化可的松(60 mg,$n=11$)治疗口腔天疱疮,观察 5 年,大剂量激素可以在发病早期快速控制病情,但对减少复发和减少并发症并无明显优势。

(5)随机对照研究(Chrysomallis F,1994)28 名患者分别使用单独口服 40 mg 泼尼松,加用环磷酰胺100 mg 和加用 5 mg/kg 环孢素治疗口腔天疱疮。研究表明单用中剂量的激素对口腔天疱疮的治疗有效。

（张 岩）

第五节 副肿瘤性天疱疮

副肿瘤性天疱疮(paraneoplastic pemphigus,PNP)因天疱疮与肿瘤伴发而得名。是 Anhalt 于1990 年首先描述的一个自身免疫性重症皮肤病,如不治疗或治疗不及时,死亡率很高。冉玉平等(1994)报告 1 例糖皮质激素治疗无效而死亡的天疱疮病例,经尸体解剖发现伴发胸腺瘤,即为 PNP。我们自 1999 年确诊了首例 PNP 后,至今已收治了 20 余个病例,说明本病并非罕见。预后主要取决于早期诊断、早期手术切除肿瘤,因此提高对本病的认识,是十分重要的。

一、诊断

(一)临床表现

本病好发于中青年,男女均可。最先出现的症状是口唇及口腔黏膜的糜烂与溃疡。开始仅为局限性的糜烂及溃疡,逐渐发展为广泛的糜烂与溃疡,包括颊黏膜、舌黏膜、咽喉部黏膜,分泌物明显增多。口唇黏膜糜烂,由于真皮浅层淋巴细胞呈苔藓样浸润,常呈紫红色,其上常附血性结痂。口腔黏膜广泛的病变及疼痛使患者不能正常进食,导致体重下降,机体一般状况变差。除口腔黏膜损害外,患者还可有眼结膜及外阴部黏膜的糜烂。患者眼睑及眼结膜明显充血,糜烂,分泌物增多。男性龟头、包皮黏膜及阴囊皮肤可出现大片糜烂,女性阴唇黏膜糜烂。

皮肤损害常发生在口腔黏膜损害出现数月后,皮疹呈多形性,可见天疱疮样皮损、多形红斑样皮损或扁平苔藓样皮损,天疱疮皮损为皮肤上出现薄壁、松弛的水疱及大疱,尼氏征阳性,水疱破溃后成为糜烂面。多形红斑样皮损常见于四肢远端,为浮肿性的钱币状斑丘疹,个别损害可呈靶形,双手掌、足跖有红斑、角化;由于患者口唇及口腔黏膜广泛糜烂,可误诊为重症多形红斑或Stevens-Johnson综合征。扁平苔藓样损害可见于躯干、四肢,为紫红色斑丘疹,或紫褐色斑。此外,患者还可出现药疹样皮疹,全身泛发充血性斑疹,若同时伴有表皮的大片坏死及糜烂,可误诊为中毒性坏死性表皮松解症。

患者如不能正确诊断,及时将肿瘤切除,易发生肺部感染,或出现胸闷、憋气等阻塞性支气管炎的症状。早期一般表现为轻度的咳喘,咳痰、胸闷等,后期胸闷、憋气严重,上楼、跑步均感到憋气,睡觉时不能平卧。

患者均伴发肿瘤,发生大多为隐匿,以淋巴增生性肿瘤最为多见,可良性、也可恶性。Anhalt报告PNP患者发生肿瘤的依次为:①非霍奇金淋巴瘤(42%)。②慢性淋巴性白血病(29%)。③Castleman瘤(10%)。④胸腺瘤,良性或恶性(6%)。⑤肉瘤(6%)。⑥巨球蛋白血症(6%)。肿瘤多为椭圆形,瘤体表面较光滑,一般有完整包膜,呈结节状实体瘤。

(二)实验室检查

1.组织病理

主要特点为表皮内棘细胞层松解、个别坏死的角质形成细胞、基底细胞液化变性、真皮浅层较为致密以淋巴细胞为主的浸润。真皮浅层血管扩张,常可见血管外红细胞。取材自水疱或大疱性皮损,主要特点为表皮内棘刺松解性疱,棘刺松解大多发生在基底细胞层上方,在棘刺松解性疱的上方表皮内,常可见坏死的角质形成细胞。个别棘刺松解发生在颗粒细胞层,与红斑性天疱疮所见相同。取材自多形红斑样皮损,主要特点为基底细胞液化变性,表皮内有散在坏死角质形成细胞。取材自扁平苔藓样皮损,则可见基底细胞液化变性,真皮浅层较为致密以淋巴细胞、组织细胞为主的炎性浸润及散在的噬黑素细胞。

2.免疫学检查

具有自身免疫性皮肤病的特点。

取患者皮肤黏膜作直接免疫荧光(DIF)检查,可见到IgG、C3在表皮细胞间沉积,也可伴表皮基底膜带C3颗粒状沉积。

以大鼠膀胱的移行上皮为底物行间接免疫荧光(IIF)检查,可见膀胱上皮棘细胞间荧光,表明患者血清中有IgG抗体存在。IIF也可用其他鳞状上皮和移行上皮如猴舌或食管的切片为底物。IIF最为敏感,对怀疑为PNP的病例,建议先取患者血以IIF作为过筛试验,阳性者再进一步作 CT 等系统检查。

以人表皮蛋白提取物为底物,行免疫印迹实验或免疫共沉淀,患者血清可识别多种表皮棘细胞间连接蛋白,主要是斑素蛋白系列。最常见的是 envoplakin(壳斑蛋白,分子量 210 KD),periplakin(周斑蛋白,190 KD),其次为 desmoplakin Ⅰ(桥粒斑蛋白 Ⅰ,250 KD)和 desmoplakin Ⅱ(桥粒斑蛋白 Ⅱ,210 KD),有的还可识别 BPAG1(大疱性类天疱疮抗原Ⅰ,230 KD),Plectin(300 KD)。

3.其他检查

如胸片、腹部及盆腔 CT,了解有无肿瘤。有呼吸道症状者,应定期拍胸片,并做肺功能检查。

(三)诊断标准

(1)持久性、难治性、疼痛性口腔(含口唇)黏膜广泛的糜烂与溃疡,及皮肤的多形性皮损。需要强调口腔黏膜的损害是 PNP 最先出现的症状,有的患者可以是就诊时的唯一症状。

(2)皮肤组织病理学:表皮内棘细胞松解、可见个别坏死角质形成细胞、基底细胞液化变性、真皮浅层较为致密以淋巴细胞为主的浸润。

(3)直接免疫荧光(DIF):表皮细胞间 IgG 或 C3 沉积,也可伴有表皮基底膜带 C3 颗粒状沉积。间接免疫荧光(IIF):血液中具有可与复层鳞状上皮、移行上皮和单层柱状上皮,尤其是鼠膀胱上皮中抗原成分发生特异结合的 IgG 抗体,免疫印迹:常可见 3 条条带,分子量分别为 230 kDa、210 kDa、190 kDa。

(4)伴发肿瘤。

(四)鉴别诊断

1.寻常型天疱疮

口腔黏膜的水疱与糜烂多见于颊黏膜及上腭黏膜,对糖皮质激素反应较好。自身抗体是分子量为 160 kDa 的桥粒芯糖蛋白 3,IIF 为阴性。组织病理为基底细胞上棘层松解性水疱,无基底细胞液化变性,表皮内亦无散在坏死角质形成细胞。免疫印迹试验可发现 PNP 患者血清识别不同的斑素蛋白条带,而寻常型天疱疮患者的血清仅识别桥粒芯糖蛋白。

2.大疱性类天疱疮

大疱性类天疱疮以老年人多见,以张力性大疱为特点,很少侵犯黏膜。组织病理检查示表皮下水疱,疱内及疱下真皮内有数量不等嗜酸性粒细胞浸润。自身抗体沉积于基底膜带。靶抗原是 BPAG1 和 BPAG2。

3.扁平苔藓

扁平苔藓是一种常见的炎症性疾病,临床上表现为紫红色的扁平多角形丘疹。口腔黏膜损害一般呈网状或者溃疡性。组织学改变与 PNP 苔藓样皮损的组织学改变相似,但扁平苔藓皮损颗粒层楔形肥厚、角化亢进。作 IIF 可容易区别开。

4.重症多形性红斑(Steven-Johnson 综合征)

一般急性发病,与感染、药物和其他因素诱发有关。皮疹泛发,出现水疱、大疱,口腔黏膜、眼结膜等受累。以皮质激素治疗反应良好。免疫学检查易与 PNP 相鉴别。

二、治疗

肿瘤切除前,对糖皮质激素和免疫抑制剂等治疗反应较差。肿瘤切除后,辅以中等剂量泼尼松治疗皮肤损害即迅速好转,黏膜损伤经过一段时间也逐渐恢复,全身状况会明显改善。因此,早期诊断,早期手术切除是本病治疗的关键。

(一)常规治疗

1.支持疗法

由于口腔黏膜的广泛糜烂与溃疡,严重影响进食,患者常在短期内体重明显下降,体质较差,有的出现低蛋白血症,因此术前的支持疗法很重要。给予高蛋白流质饮食,必要时术前输血或蛋白。

2.糖皮质激素

一般术前给予泼尼松 40～60 mg/d。术后给予 40 mg/d,以后视皮肤黏膜好转情况逐渐减量。

3.手术治疗

手术治疗是关键,应及早予以手术切除。由于认识到肿瘤中的 B 细胞能分泌致病性免疫球蛋白,在肿瘤内储存了大量抗体,为了减少和避免手术中瘤体内的抗体释出到患者血循环,因此术中应首先切断肿瘤的血液供应,减少挤压肿瘤。同时在术前、术中及术后给予大剂量静脉内免疫球蛋白,为1～2 g/kg。

4.局部治疗

对症处理。

(二)治疗难点

(1)早期诊断,发现肿瘤是关键。

(2)手术过程中及手术后大剂量静脉给予免疫球蛋白,对防止阻塞性支气管炎的发生至关重要。一旦出现阻塞性支气管炎的表现,则预后不乐观。

(三)特殊用药

手术过程中及术后大剂量静脉给予免疫球蛋白对改善患者预后,预防阻塞性支气管炎的发生至关重要。

（张　岩）

第六节　大疱性类天疱疮

大疱性类天疱疮其基本特征是皮肤上出现不易破溃的厚壁水疱,可有口腔损害。目前认为大疱性类天疱疮是一种自身免疫性疾病,其发病机制可能系基底膜带透明板部位的抗原抗体反应,在补体的参与下,吸引白细胞释放各种炎性介质,导致表皮下水疱形成。药物和紫外线可能是致病的诱因。

一、诊断

(一)临床表现

本病多见于 60～70 岁的老年人,男女发病相当。常在水肿性红斑的基础上发生张力性半球形水疱,疱壁厚,不易破裂,疱破裂后留下糜烂易愈合。有时红斑中央消退,边缘发展并在其上起水疱。水疱可为圆形、椭圆形或不规则形,直径为 1～2 cm,疱液可为浆液性或血性。口腔黏膜可出现水疱、血疱和糜烂。极个别可能出现食管和胃黏膜的损害,引起消化道症状。患者有不同程度的瘙痒和烧灼感,一般无全身症状。

(二)实验室检查及特殊检查

1.免疫学检查

直接免疫荧光检查见表皮基底膜带透明层免疫球蛋白呈线状沉积,以 IgG 为主,其次是 IgM 和 IgA,极少数是 IgE 和 IgD,补体成分几乎全是 C3,60%～70%有纤维蛋白和纤维蛋白原沉积。间接免疫荧光检查可见 70%～80%的患者血清中有抗表皮细胞基底膜带的抗体,以 IgG 最多见,IgM 和 IgA 少见。

血清抗体滴度与病情活动度、皮肤和黏膜损害程度之间无平行关系。用免疫沉淀及免疫印迹法能证实类天疱疮抗原(BP Ag)有两种,是由表皮细胞合成,BP Ag1 分子量 240 000,是构成半桥粒致密板的主要成分,BP Ag2 分子量 180 000,是一个跨膜蛋白。据新近研究,有 230 000 蛋白抗体阳性组,泼尼松单日剂量明显小于 180 000 蛋白抗体阳性组。另一报告为结合 165 000 靶抗原的病例临床症状较轻,控制病情所需糖皮质激素量较小,复发时水疱较小。

2.组织病理

水疱发生于表皮下,为单房性。疱顶为正常表皮,疱腔内有嗜酸性粒细胞为主的浸润和纤维蛋白聚集。真皮乳头水肿,小血管周围炎细胞浸润。在重型病例,血管壁及其周围组织内有较多嗜酸性粒细胞和单核细胞及少许中性粒细胞浸润,有时可见核尘,似变应性血管炎改变。浸润细胞扩展至整个乳头时,可见乳头顶部出现嗜酸性粒细胞微脓疡。

3.电镜及免疫电镜检查

电镜检查可见表皮基底膜模糊、增厚和断裂。水疱位于基底膜带透明板上;免疫电镜检查发现透明层和半桥粒上 C3 和 IgG 呈线状沉积。

(三)诊断标准

(1)临床表现:发生于老年人的张力性水疱或血疱,疱壁厚,不易破裂,尼氏征阴性。糜烂面易愈合。

(2)新鲜水疱活检见表皮下水疱,疱内有较多嗜酸性粒细胞浸润。

(3)直接免疫荧光检查可见表皮基底膜带有 IgG 和/或 C3 线状沉积,间接免疫荧光检查可见患者血清中有抗表皮细胞基底膜带的抗体。

(四)诊断疑点

大疱性类天疱疮临床表现不典型,仅有红斑瘙痒,水疱极少或无水疱时,应取活检协助诊断。

(五)鉴别诊断

1.疱疹样皮炎

在水肿性红斑上发生环形或成群排列的半球形水疱,约绿豆至小樱桃大小,有剧烈的瘙痒。组织病理显示表皮下水疱。直接荧光免疫显示真皮乳头层有 IgA 的颗粒状沉积。

2.寻常型天疱疮

中年好发,在正常皮肤上发生松弛性水疱,疱壁薄,易破,糜烂面不易愈合,尼氏征阳性。组织病理显示水疱发生在基底细胞上方,疱顶由表皮的大部分组成,疱内能见到棘突松解细胞。

3.大疱性多形红斑

大疱性多形红斑多见于年轻人,皮疹为多形性。在水肿性红斑基础上发生水疱,可见到靶样损害。眼、口及生殖器黏膜均可受累,且常较重。起病较急,常有发热等全身中毒症状。组织病理除可见到表皮下水疱外,还可见到基底细胞的液化变性。

4.获得性大疱表皮松解症

获得性大疱表皮松解症多见于老年人,水疱好发在肢端和易受摩擦的部位。组织病理改变亦为表皮下水疱,但以中性粒细胞浸润为主,而非嗜酸性粒细胞浸润。用 1 mol/L NaCl 裂解皮肤作间接免疫荧光检查,本病的荧光沉积发生在分离皮肤的真皮侧,而大疱性类天疱疮的荧光则在分离皮肤的表皮侧。

二、治疗

(一)常规治疗方法

常用泼尼松 40~60 mg/d,水疱停止新发后 2 周可以逐渐减量,其维持量较天疱疮为小,一般为泼尼松 10~15 mg/d,连续服药 2~3 年考虑停药。局部治疗可选 20%紫草油或黄连扑粉,如瘙痒剧烈则可选用激素类软膏外涂。

(二)治疗难点

由于多发于老年人,所以常伴有其他的老年性疾病,如糖尿病、结核病、高血压等。激素会加重和诱发这些疾病,所以尽管大疱性类天疱疮病情较天疱疮为轻,但也会因并发症而造成死亡。在有激素禁忌证的患者,可选用氨苯砜(DDS)100~150 mg/d,或用免疫抑制剂,如雷公藤总苷(30~60 mg/d),硫唑嘌呤(100~150 mg/d),环磷酰胺(100~150 mg/d)。治疗期间应密切观察血、尿常规和肝、肾功能。

(三)新治疗方法及新药

1.血浆置换疗法

对有激素禁忌证的或激素治疗效果不佳的患者,可采用该疗法。

2.白细胞去除法

白细胞去除法适用于对激素或其他免疫抑制剂有抵抗的或禁忌的患者。该疗法免疫血浆置换法中常出现反跳、低蛋白血症及低血压等不良反应。

3.烟酰胺及四环素

大剂量烟酰胺及四环素口服治疗该病有效,烟酰胺剂量为 1 500 mg/d,四环素为 500 mg/d。对局限型大疱性类天疱疮,可仅用该法治疗,泛发型可加小剂量激素。

(四)特殊用药

环孢素是一种非细胞毒免疫抑制剂,可有效地治疗大疱性疾病,常与糖皮质激素合用,以减少激素用量。亦有单用环孢素的报告。由于大疱性类天疱疮患者年龄较大,常用较低剂量,即 6~8 mg/(kg·d)。待病情控制后逐渐减量,维持 1~2 年可以停用。肾毒性是最主要的不良反应,可出现急性和慢性肾功能不全。其次是神经系统反应、中枢神经系统症状,常并发高脂血症和牙龈纤维增生。

三、循证医学证据

(1)初始泼尼松剂量分别为 0.75 mg/kg($n=26$)和 1.25 mg/kg($n=24$),泼尼松初始大剂量并不优于常规剂量。

(2)等效剂量甲泼尼龙($n=28$)和泼尼松($n=29$)对症状改善率相当。

(3)中度病情(每天新发水疱少于 10 个)外用 0.05% 丙酸氯倍他索组($n=77$),初始剂量 40 g,bid,与口服泼尼松组($n=76$)0.5 mg/kg 比较,总生存率、第 3 周的病情控制率及不良反应的发生率均无差异。重度病情(每天新发水疱多于 10 个):外用 0.05% 丙酸氯倍他索组($n=93$)比口服泼尼松组($n=95$),1 年生存率更高,且不良反应更少。

(4)泼尼松($n=13$)加硫唑嘌呤与泼尼松($n=12$)比较:随访 3 年后的死亡率无统计学差异。另一组泼尼松加硫唑嘌呤组($n=36$)与泼尼松组($n=31$)比较,在 6 个月随访后前者在疾病的控制以及不良反应上并不优于后者。

(5)泼尼松加血浆置换组($n=22$)的病情控制程度优于泼尼松组($n=15$)。

(6)泼尼松加硫唑嘌呤组($n=31$)的病情控制程度、死亡率及总不良反应发生率并不优于泼尼松加血浆置换组。

(7)泼尼松组($n=6$)与四环素加烟酰胺组($n=12$)痊愈率和比较病情改善率比较无差异。

(张　岩)

第八章
红斑、丘疹、鳞屑性皮肤病

第一节　离心性环状红斑

离心性环状红斑为一种原因不明、反复发作的环形红斑性皮肤病。可发生于任何年龄,但以青壮年多见。

一、病因和发病机制

病因不清,可能与真菌感染、食用真菌性食品、昆虫叮咬、细菌感染或某些药物(如抗疟药、解热镇痛类或青霉素等)相关;极少数患者与内脏肿瘤有关;也有报道该病与肝炎、系统性红斑狼疮、干燥综合征等疾病相关。目前认为该病是皮肤针对以上因素的Ⅳ型变态反应。

二、临床表现

好发于臀部和股部,躯干、四肢或面部也可受累,一般手足不受累。皮损开始为淡红色扁平丘疹,然后离心性向外扩大,中央皮损消退,边缘稍隆起(图 8-1),形成环状或半环状,多环互相重叠可呈地图状,环的内缘侧可有少许鳞屑。非典型患者可伴有毛细血管扩张、紫癜、鳞屑、小水疱等。皮疹发展缓慢,一般无自觉症状或有轻微瘙痒。有学者将该病分为浅表型和深在型。前者在红斑消退或移行后留有鳞屑并有痒感;后者浸润显著,无鳞屑,也无明显的瘙痒。可呈反复周期性发作,但最终自动缓慢消退,严重患者可维持几年左右,平均病程为 11 个月。实验室检查可有白细胞计数增高、抗链 O 抗体阳性、红细胞沉降率增高等改变。

三、组织病理

表皮轻度或中度海绵形成、病灶区角化不全;真皮中下部血管周围有境界清楚、袖套状分布的炎症细胞浸润,主要为淋巴细胞,少数组织细胞、嗜酸性粒细胞。

四、诊断和鉴别诊断

根据典型临床表现,诊断一般不难。本病应与环状肉芽肿、体癣、亚急性皮肤型红斑狼疮、匍行性回状红斑、风湿性边缘性红斑等疾病进行鉴别。

图 8-1 离心性环状红斑

五、预防与治疗

多数患者可自然缓解，所以治疗主要为去除病因和对症治疗。对症治疗包括口服抗组胺药物、外用糖皮质激素软膏等。有感染者可及早进行抗感染治疗。某些患者发病与恶性肿瘤有关，皮疹反复发作在肿瘤发生前 2 年甚至更长时间，也可伴随肿瘤或在肿瘤诊断后才发生，因此对此类患者，应除外其他恶性肿瘤。

（邱莉莉）

第二节 多 形 红 斑

多形红斑又称渗出性多形红斑，是一种病因复杂的急性炎症性皮肤病。皮损具有多形性，常伴有黏膜损害，严重者出现全身症状。

病因复杂，目前多认为是机体对外来抗原产生的变态反应。变应原包括细菌、病毒、真菌、原虫、支原体、食物、药物、疫苗、血清等。近年来比较重视单纯疱疹病毒感染。另外，还与物理因素如寒冷和气候变化有关。

一、临床表现

本病多见于青年，女性多于男性，好发于春秋季节。发病前可有倦怠、头痛、咽痛、畏寒发热、食欲缺乏、关节痛及全身不适等前驱症状。皮疹在 12～24 小时突然发生，对称分布于颜面、躯干及四肢，尤其好发于面部、手足背、前臂及踝部，部分可累及黏膜。皮损呈多形性，有红斑、斑丘疹、丘疹、水疱、大疱、血疱和紫癜等。自觉灼痛、胀痛或瘙痒。根据皮损特点，可分为以下三型。

（一）斑疹-丘疹型

此型最常见。皮损为扁豆至钱币大小圆形或椭圆形水肿性红斑或扁平丘疹，颜色鲜红，境界清楚，皮损向周围扩大，1～2 天后中央颜色变暗呈紫红色，或出现水疱、血疱或紫癜，形如虹膜样或靶形，为本病的特征性损害，有诊断价值。常对称分布。自觉瘙痒。黏膜损害轻或无。病程2～4 周。

(二)水疱-大疱型

水疱-大疱型可由斑疹-丘疹型发展而来。皮损中央形成水疱、大疱或血疱,周围绕以红晕,呈虹膜样,尼氏征阴性。此型常有黏膜损害,口腔、鼻腔及外生殖器黏膜均可受累,表现为红斑、水疱、糜烂或浅表溃疡,自觉疼痛。眼可发生卡他性结膜炎,少数侵犯角膜和巩膜。全身症状有关节痛、发热、蛋白尿、血尿等。

(三)重症型

重症型即 Stevens-Johnson 综合征。此型发病急剧,有较重的前驱症状,如高热、头痛、乏力、咽痛、关节痛及全身不适。皮损发展迅速,常广泛分布于全身,尼氏征可阳性。黏膜损害出现早且严重,全身腔口部位黏膜均可受累,可出现水疱、糜烂、溃疡及出血,自觉疼痛,严重者食管及胃肠道黏膜受累,进食困难。眼部损害发生率高且严重,表现为结膜炎、角膜炎或角膜溃疡、虹膜炎甚至全眼球炎。常并发支气管炎、肺炎、消化道出血、心肌炎、坏死性胰腺炎、继发感染、电解质紊乱及肝肾损害等,可危及生命。病程 3～6 周。

二、组织病理

表皮角质形成细胞出现不同程度的坏死,基底细胞液化变性,可形成表皮下水疱,真皮上部水肿,血管周围淋巴细胞为主的浸润。

三、鉴别诊断

(一)冻疮

冻疮发生于冬季,好发于肢体末端外露部位,表现为局限性暗红色肿胀,严重时出现水疱、糜烂,但无虹膜样损害。无黏膜损害。自觉瘙痒灼痛,遇热后加剧。

(二)大疱性类天疱疮

大疱性类天疱疮多发生于老年人,早期为浮肿性红斑,常有大疱,但无虹膜样损害,结合组织病理可鉴别。

四、治疗

寻找可疑病因,给予相应治疗,如控制感染、停用一切可疑致敏药物等。

(一)一般治疗

对重症者,应加强护理,卧床休息,给予高能量、高蛋白及多种维生素的流质或半流质饮食。对大面积渗出者应注意水、电解质平衡,加强支持疗法,必要时可输新鲜血液、清蛋白或血浆。

(二)内用疗法

(1)轻者一般给予抗组胺药物、钙剂、维生素 C 等。

(2)对重症者应尽早应用糖皮质激素,如氢化可的松 200～400 mg,或地塞米松 10～20 mg,每天 1 次静脉滴注,全身症状及皮损好转后逐渐减量至停药。

(3)及时选用抗生素控制和预防感染。

(4)抗病毒药物:阿昔洛韦 0.2 g,每天 5 次口服,或阿昔洛韦 0.5 g,每天 2 次静脉滴注,5～7 天为 1 个疗程。

(三)外用疗法

以消炎、止痒、收敛、防止继发感染为原则。

1.皮肤损害

可外用炉甘石洗剂、糖皮质激素乳剂;对大面积糜烂者应干燥暴露,严格隔离消毒。

2.黏膜损害

口腔黏膜损害,可用复方硼砂溶液或2%碳酸氢钠溶液漱口。为减轻进食时疼痛,可在餐前用2%普鲁卡因溶液漱口或喷涂1‰~2‰盐酸丁卡因溶液。眼部损害用生理盐水冲洗后,交替滴氯霉素滴眼液和氢化可的松滴眼液。肛门及外阴部损害,可用生理盐水或用1∶(5 000~8 000)高锰酸钾溶液湿敷。

(邱莉莉)

第三节 远心性环状红斑

一、概述

Darier 在 1916 年首先描述了远心性环状红斑,其特征是环形或弧形红斑,表面有或无鳞屑,红斑倾向外周扩展而中央消退。组织学表现为大量的淋巴细胞,组织细胞呈袖套状聚集在真皮浅层和深层血管周围,不累及表皮。

远心性环状红斑的病因尚不完全明确,可能是机体对多种因素的超敏反应,包括药物、节肢动物叮咬、感染(细菌、真菌、病毒、丝虫等)、饮食和恶性肿瘤。注射癣菌、念珠菌属和肿瘤提取物或结核菌素等可以诱发远心性环状红斑。

二、临床表现及检查

(一)临床表现

皮损初发于躯干部,为米粒大红色丘疹,后皮损逐渐扩大,呈离心性向外扩展,数周后直径达6~8 cm,形成环状、弧形、圆形,而红斑中央消退残留暗红色或褐色色素沉着斑,边界清晰。

(二)皮肤科检查

躯干、四肢散在分布的圆形、地图状或多环状红斑,边缘不规则较硬,4~6 mm。皮损中央为淡褐色或暗红色斑。皮损边界清晰,表面无鳞屑。

(三)病理结果和实验室检查

表皮无改变。真皮中下部大量细胞致密聚集在血管周围形成袖套样改变,细胞类型为淋巴细胞和组织细胞(图 8-2)。

三、讨论

(一)诊断要点

(1)躯干四肢部位红斑。

(2)初为红斑丘疹,呈离心性向外扩展,中心消退或残留色素斑。

(3)环形或多环形,边缘较硬、边界清晰。

(4)表面无鳞屑,不伴有瘙痒。

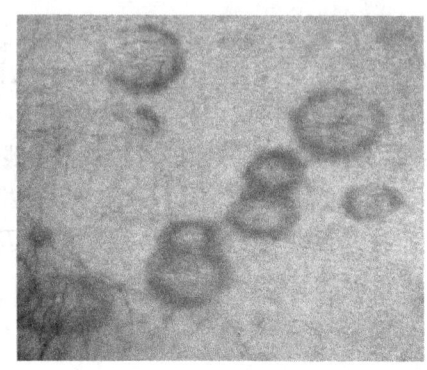

图 8-2　远心性环状红斑

(5)病理表现为真皮下部大量淋巴细胞聚集在血管周围形成袖套样改变。

(二)鉴别诊断

应与皮肤 T 细胞淋巴瘤、匐行性回状红斑、面部肉芽肿、亚急性皮肤型红斑狼疮等相鉴别;其他如游走性红斑、良性淋巴细胞浸润等。匐行性回状红斑几乎毫无例外地与恶性肿瘤有关,且皮疹更稀奇古怪,扩展速度非常快(数天),而远心性环状红斑扩展速度较慢,需几周。另外,皮损鳞屑应行真菌学检查以排外皮癣菌感染。Lyme 抗体滴度检测除外游走性红斑。浅表型表现为真皮浅层血管周围非特异性淋巴细胞浸润,真皮乳头层水肿,表皮可伴有角化不全和棘细胞层水肿。临床上此类皮损表面有鳞屑或水疱,伴有瘙痒。

(三)治疗

外用皮质类固醇制剂或他克莫司软膏。

(四)注意事项及失误防范

多数患者不经治疗而自然缓解,某些患者发病与恶性肿瘤有关,在肿瘤发生前两年甚至更长时间即可出现,也可伴随肿瘤或在肿瘤诊断后才发生。因此对此类患者,应排除其他器官恶性肿瘤的可能。

(邱莉莉)

第四节　慢性游走性红斑

多数患者在蜱叮咬后,由螺旋体感染而发病。本病可为 Lyme 病早期皮肤表现。

一、临床表现

(1)好发于下肢,但躯干、面部、上肢也可发生。

(2)环形进行性扩张性红斑是本病的特征性皮疹。初起为圆形或椭圆形红斑,向周围扩大,中心消退,不留痕迹,偶呈淡紫色,边缘隆起有浸润,1~2 cm 宽,表面光滑无鳞屑。

(3)经数周至数月皮疹可以自然消退。部分患者经过较长时间后在患处形成浸润性皮损,并可累及心脏、神经系统和关节等系统。

（4）自觉患处灼热和瘙痒感。

二、诊断及鉴别诊断

根据临床表现：圆形或椭圆形红斑、离心性扩展、皮疹单发、瘙痒、少数伴有全身症状，结合组织病理可诊断。

慢性游走性红斑要与下列疾病鉴别。

（一）多形红斑

皮疹好发于手背、足背、掌跖、前臂、小腿伸侧、面部及颈侧等处。损害呈多形性，有斑疹、丘疹、水疱和大疱等。黏膜损害重。

（二）二期梅毒疹

二期梅毒疹最常见的是玫瑰疹，暗红色丘疹或带有鳞屑性的斑疹，自觉症状轻微，数周后逐渐消退，不留痕迹。梅毒血清学阳性。

（三）离心性环状红斑

皮损好发于四肢、躯干。初起为淡红色丘疹，离心性扩大成环状、多环状。皮疹中央消退，边缘隆起，旧的损害部位可再生新的损害。皮损可持续数月至数年，消退后留有色素沉着，易复发。无自觉症状或有轻度瘙痒。

（四）匐形性回状红斑

皮疹好发于躯干部，可遍及全身。初起为小丘疹，离心性扩大形成环状、同心环并融合成脑回状、水纹状、图纹状等特殊形态。自觉有不同程度的瘙痒，可伴有内脏肿瘤如乳癌、卵巢癌、霍奇金病等的症状。

（邱莉莉）

第五节 玫瑰糠疹

玫瑰糠疹是一种具有特征性皮损和特定病程的炎症性自限性皮肤病；初发皮疹后1～2周可出现泛发皮疹，持续约6周。该病患病率约0.1%，大多数的患者发病年龄在10～43岁，男女之间发病率无明显差异。

一、病因和发病机制

病因不明。因本病多在春秋季节发病，有时有群发性，病程自限，较少复发，因此怀疑与病毒感染有关。最近人们关注其与人疱疹病毒-7（HHV-7）的关系，但至今未分离出病毒。也有人认为与细菌、真菌或寄生虫感染以及过敏因素有关，但都未被证实。某些药物也能引起玫瑰糠疹，包括砷剂、巴比妥类、铋剂、卡托普利、异维A酸等；药物引发的病例可有典型的病程，或病程较短。特应性素质者患该病的概率高于正常人群。研究表明细胞免疫反应参与本病发生，如皮肤内浸润的细胞主要为辅助/诱导T淋巴细胞，表皮、真皮乳头内朗格汉斯细胞明显增多，角质形成细胞出现HLA-DR抗原的表达。

二、临床表现

本病常见,男女发病无明显差别,青年与成年人居多,大多在 10～40 岁,其他年龄少见。多数患者首先在躯干和四肢近端出现一个圆形或椭圆形淡红或黄褐色斑,直径 2～3 cm,上覆细小鳞屑,称为母斑;母斑多分布于躯干。1～2 周后躯干部及四肢近端出现多数斑疹,对称分布,呈玫瑰红色,圆形或椭圆形,直径比母斑小,附着少许细小糠状鳞屑,其长轴与皮纹一致(图 8-3),面及手足部发疹者较少见。不典型病例可无母斑;或皮疹可分布于身体其他部位,如头面、手足等;还可出现紫癜、风团、水疱;罕有口腔黏膜损害。瘙痒程度不等。多无全身症状,少数有轻度头痛、咽喉痛、低热及淋巴结肿大等。本病有自限性,一般经 4～8 周可自行消退而不复发,少数可迁延半年以上。

图 8-3　玫瑰糠疹

三、组织病理

玫瑰糠疹的无特征组织病理学表现,一般不做病理活检。因为临床表现非常具有特征性,而组织病理学改变相对无特异性。组织病理常表现为:表皮局灶性角化不全及棘层轻度肥厚,有细胞内水肿及海绵形成或有小水疱出现;真皮上部水肿,毛细血管扩张并有密集的淋巴细胞浸润。

四、诊断和鉴别诊断

根据皮损特点好发部位、排列状况不难诊断。本病应与下列疾病进行鉴别。

(一)体癣

皮损呈圆形,边缘有丘疹、水疱,渐向外扩大,中心炎症较轻;镜检可见菌丝及孢子。

(二)梅毒疹

皮损呈铜红色或暗红色,泛发分布,手掌及足跖部有孤立性角化性圆形脱屑性斑丘疹,有不洁性交史;梅毒血清学反应呈阳性。

(三)银屑病

好发于四肢伸面、头皮及骶尾部,皮损具有典型性,慢性经过。

(四)药疹

有服药史,发病急骤,无母斑,皮损多形、色红,瘙痒显著,病程短,经治疗易于消退。

(五)脂溢性皮炎

头皮或面部较多,有油腻性鳞屑,位于躯干的皮损,在排列上无特殊性。

(六)花斑癣

皮损形态及发病部位有时与玫瑰糠疹相似;真菌检查阳性。

五、治疗

本病有自限性,以对症治疗为主。可内服抗组胺药物、维生素 C、维生素 B_{12}、葡萄糖酸钙及硫代硫酸钠等,一般不用糖皮质激素;也有应用氨苯砜或红霉素成功治疗的报道。局部可外用炉甘石洗剂、5％樟脑霜、硫黄霜或少量糖皮质激素制剂;窄谱中波紫外线照射对进行期可能有效,可用红斑量或亚红斑量交替照射。

(邱莉莉)

第六节　毛发红糠疹

毛发红糠疹是一种以皮肤潮红、鳞屑性斑片及毛囊角化性丘疹为特征的慢性角化性炎症性皮肤病。中医相当于狐尿刺。

一、病因及发病机制

尚不明确,有的学者将本病分为家族型及获得型两种,前者常于儿童期发病,后者可发生于任何年龄,男女均可患病。

家族型为常染色体显性遗传。据 Leitner 统计 125 例本病患者中 64 例(51％)有阳性家族史。另外,人们发现在受损皮肤中存在一种特殊的酸性角质蛋白(K17),而在正常皮肤中则未发现。

Porter 等学者发现本病表皮增殖过度,1AC 标记的甲硫氨酸和甘氨酸通过表皮的转换时间缩短。表皮活动过度,标记指数增加,为平均正常值的 3％～27.3％,毛发红糠疹表皮的生成速度明显快于正常皮肤,但一般慢于银屑病或与之相近。而指甲的生长率低于银屑病,但较正常人快。

有学者提出本病与患者甲状腺功能低下或肾上腺-脑下垂体系统功能紊乱影响血中维生素 A 代谢有关,或与患者血清中维 A 酸结合蛋白合成缺陷有关。

另外,肝、肾功能障碍、结核、扁桃体炎、感冒等亦可诱发本病,但均未获确证。

二、临床表现

初发由头皮及颜面部开始,表现为头皮较厚的灰白色糠秕样鳞屑,颜面潮红,附有较多细碎鳞屑,类似干性脂溢性皮炎。继之在颈部、躯干、四肢伸侧,尤其是第 1、2 指节背部,手腕关节、肘关节、膝部出现粟粒大,正常皮色,淡红或红褐色毛囊角化性坚硬丘疹,多聚集成片,外观似鸡皮疙瘩,触之有刺手感。丘疹中心有小角质栓,并有毳毛贯穿。基底浸润潮红。角质栓伸入毛囊较深,故不易剥除。此种皮损具有特征性,呈对称分布,很少出现在颜面部。继续发展可成为大小不等,境界清楚的落屑性斑片,重症者可波及头皮及全身皮肤,呈弥漫性红皮症,常可见岛屿状正常皮肤残存。此种皮损酷似银屑病或扁平苔藓,但其边缘仍可见孤立的毛囊性丘疹,有时在抓痕上可见新损害(kobner 现象)(图 8-4~14-7)。偶见头面部出现类似狼疮样,瘢痕性红色斑块。

图 8-4　膝部毛发红糠疹

图 8-5　体部毛发红糠疹

图 8-6　下肢毛发红糠疹

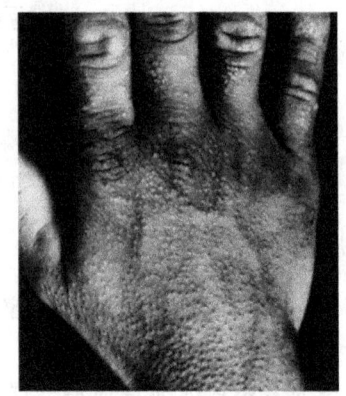

图 8-7　手部毛发红糠疹

患者自觉皮肤干燥紧张,易发生皲裂,掌跖部角化过度。皮损广泛或继发红皮病时,可出现发热,出汗减少,食欲减退,消瘦,继发感染等全身症状。夏季日光暴晒常可加重。

指甲及毛发也常受累,指甲浑浊肥厚,表面有嵴纹,但无银屑病中特征性点状凹陷。甲下过度角化,毛发稀疏。发于口周者,可发现放射状皲裂。常伴沟状舌。少数患者在口腔黏膜,如硬腭等处可有白色线状或点状斑疹,个别伴有结膜炎,角膜浑浊,或形成树枝状角膜溃疡。

家族型发病缓慢,症状较轻,但常终身不愈。而获得型者发病较急,可周期性缓解,部分于 2~3 年后自行缓解或痊愈。

最近发现,本病可与 HIV 感染相伴随,这些患者通常合并有囊肿性结节及脓疱等痤疮样损害。已报道一青少年病例同时伴有丙种球蛋白低下及疖病。本病与肿瘤的相关性可能是偶然的。

实验室检查发现有些患者血浆维生素 A 降低,部分患者有嗜酸性粒细胞增多。

三、中医病机和辨证

本病系因脾胃虚弱,中气不足,复感外邪,以致精微不化,气血不充,肌肤失养而发,或因先天性胎中遗传所致。

中医辨证分型如下。

主证：全身潮红干燥，鳞屑层层脱落，汗少，口干唇燥，舌呈沟纹状，质红，苔白或微黄或无苔，脉弦缓。

辨证：脾胃虚弱，肌肤失养。

四、组织病理

主要病变在表皮有弥漫性角化过度，毛囊口有点状角化不全，毛囊角栓形成，粒层及棘层肥厚，基底细胞液化变性。表皮突短粗，真皮浅层血管扩张，血管及毛囊周围有淋巴细胞，多数肥大细胞及浆细胞浸润。

五、诊断

开始在指背、颈侧、四肢伸侧具有特征性棕红或淡红色毛囊角化性丘疹，丘疹逐渐融合成淡红或橘黄色的鳞屑性斑块，周围仍可找到毛囊性丘疹。头面部可见干性鳞屑性皮损，掌跖部角化过度，干燥及皲裂。严重者皮肤广泛受累而成红皮病，间有皮岛。一般诊断不难。

六、鉴别诊断

(一)银屑病

具多层银白色鳞屑，剥除鳞屑，有点状出血，皮疹不与毛囊一致，掌跖部一般无改变。组织学上两者迥然不同，银屑病角质层内有 Munro 微脓肿，角化不全突出，乳头上表皮板变薄，表皮突细长。

(二)扁平苔藓

皮疹为紫红或暗红色有光泽的多角形扁平丘疹，有 Wickham 纹，无毛囊性角质栓，很少累及头面及掌跖部。

(三)毛发苔藓

毛发苔藓好发于四肢伸侧，呈棘状毛囊性小丘疹，无炎症，长期存在，不融合，指背多不累及。

(四)脂溢性皮炎

皮损多见于多脂区，无毛囊性角质丘疹，有渗出倾向。

(五)维生素 A 缺乏症

皮损为角化性毛囊丘疹，但无炎症，不发生红皮病，掌跖无改变，常伴夜盲，眼干燥症及角膜软化，暗适应延长。

七、治疗

(一)全身治疗

1.维生素治疗

(1)内服维生素 A：每天 15～30 万单位，分三次服。儿童每天 10 万单位，胃肠吸收不良者可肌内注射，连用 2 个月，无效则停用，显效者可连续 4～6 个月。如出现头痛，唇炎干燥，厌食，头发干枯脱落，预示中毒或不能耐受，应停药。维生素 A 疗法的不良反应有肝中毒，高甘油三酯血症，神经异常。凝血及凝血酶原时间延长，骨痛等。孕妇禁用。本疗法适于病程长，病情严重及局部疗法无效的患者。

(2)维生素 E 丸口服每次 100 mg，每天 3 次，可保护维生素 A 不被氧化，大大增强维生素 A

的感染。

(3)复合维生素 B、酵母、烟酸、维生素 D₂ 等口服或注射均可改善症状。

2.维 A 酸对幼年组的疗效优于成年组。

(1)异维 A 酸口服为开始 0.5～1.0 mg/(kg·d),以后隔 2～3 周加量至出现疗效,治疗量为 1 mg/(kg·d)左右,最高剂量不超过 2 mg/(kg·d),一般每个疗程 16 周,因停药后,药效仍存在,在继续另 1 个疗程时,应在停药 8 周以后。常见不良反应与维生素 A 相同,但停药后消失,长期大量使用可致畸。

(2)阿维 A 酯开始 0.5 mg/(kg·d),加到最大 1 mg/(kg·d),分 2～3 次口服,最高不超过 75 mg/d,连续服药数天。其不良反应同异维 A 酸,但出现在较低剂量时,致畸形亦发生在治疗量。因此,育龄期妇女慎用。

(3)维胺脂为第一代全反式维 A 酸,口服每次 25～50 mg,每天 2～3 次,其疗效及不良反应均较芳香维 A 酸和异维 A 酸为低。

3.甲状腺素片

30 mg,每天 1～2 次口服,有促使肝内胡萝卜素转变为维生素 A 的作用。

4.免疫抑制剂

免疫抑制剂适用于重症病例。常用者为氨甲蝶呤,用法与银屑病大致相同,每天 5 mg,次日 2.5 mg,交替服用数月。或口服硫唑嘌呤,开始剂量为 50 mg,每天 2～3 次,或 100 mg 每天 2 次,以后依病情逐渐减至每天 25 mg,直至停药。用药期间注意骨髓抑制及肝脏的不良反应。与银屑病不同,环孢霉素 A 对本病无效。

5.类固醇皮质激素

类固醇皮质激素仅在急性短期使用,因停药后可复发。

6.其他

普鲁卡因静脉封闭可有效,亦可用胎盘组织液 2 mL,肌内注射,每天或隔天 1 次。红皮症者可输血治疗。

7.中医治则

本病中医辨证属脾胃虚弱,肌肤失养,法宜健脾和胃,养血润肤。

方用:党参 15 g,苍白术 15 g,茯苓 10 g,山药 15 g,陈皮 10 g,赤芍 10 g,丹参 15 g,鸡血藤 15 g,胡麻子 10 g,白藓皮 15 g,如有热时加生地、丹皮、白茅根等凉血药,或用温经汤加减,或内服苍术膏。昆明山海棠去皮根剂每天 20 g 水煎分 3 次服,雷公藤去皮根剂 20 g,水煎每天 3 次,或每天服雷公藤 1.0～1.5 mg/kg,分 2～3 次口服,但需检查肾功。

8.物理疗法

糠浴、淀粉浴、温泉浴,光化学疗法(PUVA)均有效。

(二)局部治疗

原则为溶解角质,润泽皮肤。

角质分离剂丙烯乙二醇及乳酸局部封包 2～4 小时,随后外用糖类固醇皮质激素软膏 4～8 小时已经证实是治疗本病的有效方法。另外,可选用 5% 水杨酸、10% 硫黄软膏或 0.1% 维 A 酸软膏,10% 尿素霜,5%～10% 黑豆馏油软膏或 10%～20% 鱼肝油软膏、钙泊三醇软膏等。

（张志彪）

第七节 扁平苔藓

扁平苔藓是一种较为常见皮肤疾病，从临床角度归类于红斑鳞屑性皮肤病，从病理表现的角度，属于苔藓样皮炎。扁平苔藓特征性的临床表现为紫红色、多角形扁平丘疹，可伴有瘙痒，易累及黏膜部位。典型的病理特征为真皮浅层淋巴细胞带状浸润及界面皮炎。该病病因不清，目前认为可能与自身免疫等多种因素有关。国外病流行病学调查资料显示，发病率低于1%，好发于30～60岁患者，男女之比约为1∶1。

一、致病因素或危险因素

本病病因尚不清楚，有如下学说。

(一)免疫学机制

认为该病主要是以细胞介导免疫反应为主。直接免疫荧光发现皮损表皮下胶样小体处有IgA、IgG、IgM、C3颗粒状沉积。

(二)遗传因素

有同一家族中数人发病的报道，姐妹同患病最多见。

(三)感染

丙型肝炎病毒被证实与该病相关。

(四)神经精神因素

患者精神紧张、压抑会导致病情加重。

(五)药物因素

磺胺类、青霉胺及口腔修复材料等均可引起。

(六)疾病相关

该病与系统性红斑狼疮等疾病可合并存在。

二、临床特点

典型的扁平苔藓为紫红色扁平丘疹，类圆形。有时丘疹中央可有微小凹陷，附有蜡样的薄膜状鳞屑，表面可有白色带光泽的小斑点或细小的白色网状条纹，称Wickham纹。其他相对少见的类型：肥厚性、萎缩性、水疱大疱性、毛囊性和色素性。除了皮肤外，该病常累及口腔黏膜，多表现为小丘疹，老年患者以糜烂渗出型最常见。生殖器部位亦为该病好发部位，可表现为糜烂溃疡及丘疹。少于10%的患者出现甲受累，表现为甲板增厚、凹凸不平及甲畸形。扁平苔藓患者瘙痒可轻可重，多数患者在2年内痊愈。

特殊类型的扁平苔藓如下。

(1)大疱性扁平苔藓：具有斑块及水疱皮损，少数在足跖发生大疱和溃疡，可伴有甲缺失和瘢痕性脱发，可明显影响行走。

(2)类天疱疮样扁平苔藓：同时具有扁平苔藓和大疱性类天疱疮的皮损，扁平苔藓常为急性或泛发性，随后出现水疱和大疱，水疱透明、疱壁紧张，多发于四肢。

（3）头皮部扁平苔藓：表现为单个、多灶性萎缩性瘢痕和永久性脱发。

（4）扁平苔藓-红斑狼疮重叠综合征：具有扁平苔藓和红斑狼疮的特点，好发于四肢远端及唇部，表现为萎缩性斑块，上覆细小鳞屑。

（5）扁平苔藓与癌变：扁平苔藓发生癌变较少，下肢肥厚扁平苔藓足部溃疡性扁平苔藓可发生鳞状细胞癌，病变多在慢性糜烂、溃疡、萎缩及增生性斑块上发生。舌及口腔黏膜也可出现癌变。

三、诊断要点

临床表现结合组织病理，容易对多数患者作出诊断。主要的鉴别诊断：扁平苔藓样角化病，该病表现为单发的平顶丘疹，病理可见角化不全，真皮浸润细胞中常有嗜酸性粒细胞及浆细胞。

四、辅助检查

组织病理典型表现为表皮角化过度，颗粒层楔形增厚，基底细胞液化变性，真皮上部淋巴细胞带状浸润。直接免疫荧光可发现皮损表皮下胶样小体处有 IgM 等颗粒状沉积。

五、治疗

首选糖皮质激素，剂量为泼尼松 30～60 mg 每天 1 次，难治病例可加用雷公藤制剂或海棠合剂等免疫抑制剂，用药时应注意药物不良反应。其他可用药物包括阿维 A 酯、环孢素、硫唑嘌呤、氨苯砜、沙利度胺、氯喹。外用药物可使用强效糖皮质激素，他克莫司及阿维 A 等。

六、临床转归

本病目前尚无根治方法，易反复。应保持良好心态，定期复查。皮损累及范围广，治疗效果不佳的患者，建议至上级医院诊断治疗。

（张志彪）

第八节　光泽苔藓

光泽苔藓是一种以具有特殊光泽的微小丘疹为特征的皮肤病。该病最早由 Felix Pinkus 于1901 年描述，较为少见，发病率为(3～4)/10 000。

一、病因和发病机制

病因不清楚，它可能与扁平苔藓同时存在，二者有时不能区别，因此有学者认为光泽苔藓是扁平苔藓的一个亚型，仅在直接免疫荧光检查中有不同；另外过去曾认为本病可能与结核有关，但缺乏相关的证据；部分学者认为本病可能为反应性网状组织细胞增生症的表现之一。

二、临床表现

幼年与青年男性略多见。好发于阴茎、龟头、下腹部、前臂、胸部、大腿内侧、肩胛部，踝腕关节、足和手部，也可播散全身。皮损多为1～2 mm 大小的圆形或多角形、半球状顶部扁平的丘疹，肤色、淡白或淡红色，坚实有光泽，散在不融合（图 8-8），有时因同形反应而呈线状排列；甲常受累，表现为凹凸不平，断裂、纵嵴。一般无自觉症状。病程慢性，可自行消退。

图 8-8　光泽苔藓

三、组织病理

病理检查可见真皮乳头部局限性球形浸润，浸润细胞主要由淋巴细胞及组织细胞组成，有时可见上皮样细胞，偶见多核巨细胞，浸润灶两侧表皮突延伸并内弯，环抱着浸润的细胞而呈抱球状，浸润灶上方表皮萎缩，基底细胞液化变性，表皮下或有空隙。

四、诊断和鉴别诊断

根据皮损特点、好发部位以及组织病理表现可以确诊。

本病应与下列疾病进行鉴别。

（一）扁平苔藓

丘疹为多角形，呈紫红色，可融合，瘙痒明显；组织病理改变有特征性。

（二）瘰疬性苔藓

患者多为患结核的青年；好发于躯干部，为成片的毛囊性丘疹，顶端覆少量鳞屑，呈正常皮色或棕红色，无光泽；组织病理改变与光泽苔藓不同。

（三）阴茎珍珠状丘疹

阴茎珍珠状丘疹发于冠状沟边缘，为珍珠状大小一致的白色圆形小丘疹，孤立散在或带状排列。

（四）毛周角化症

主要见于四肢伸面的与毛囊一致的角化性丘疹，约针头至粟粒大；祛除角质栓后，有时可见蜷曲的毳毛。

五、治疗

由于大部分患者皮疹在一年或数年内自然消退。治疗主要是对症治疗。一般瘙痒明显时，可局部外用糖皮质激素软膏和口服抗组胺药物。若无自觉症状，常不需治疗。泛发性光泽苔藓用 NB-UVB、PUVA 治疗有效。

（张志彪）

第九节 线 状 苔 藓

线状苔藓为一种以线状排列的苔藓样小丘疹为特征的自限性皮肤病,好发于儿童。

一、病因和发病机制

尚不清楚。有人认为与脊髓神经的功能障碍有关,或患处的末梢神经对外来的刺激反应性增强所致;外伤受压可能为诱因;在兄弟姐妹中常有同时发生,且多见于春、夏季,提示与病毒感染相关。也有研究发现特应性素质患者发病率较高。线状苔藓可能代表一种具有异常免疫反应的特应性素质。

二、临床表现

本病主要发生在儿童,女略多于男。皮损常沿四肢或躯干发展,少数患者发生在面部,多为单侧性。初发皮损为针头大或粟粒大小的苔藓样丘疹,呈多角形或圆形,顶部扁平,红色或灰白色,有光泽,少许白色鳞屑,丘疹迅速增多呈连续或断续的线状排列(图 8-9),宽 0.2~3 cm 不等;少数患者伴甲受累,表现为甲板条纹,纵嵴及甲营养不良。本病多无自觉症状,偶有瘙痒。病程缓慢,可自行消退,愈后皮肤恢复正常或留有暂时色素沉着或减退斑,个别患者可以复发。

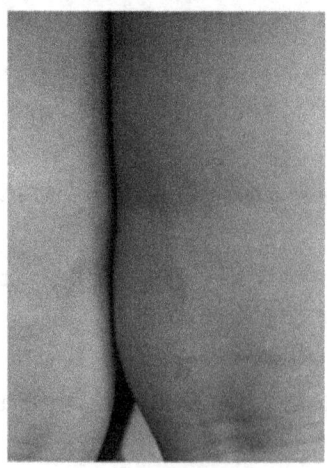

图 8-9 线状苔藓

三、组织病理

真皮浅层血管周围有致密的淋巴细胞和组织细胞浸润,偶见浆细胞,表面细胞内和组织间水肿,伴有不同程度的角化不全,通常无棘层肥厚,陈旧性损害较易发现苔藓样的改变;有些患者可见到角化不良细胞,类似毛囊角化病的圆体细胞,但体积较小。

四、诊断和鉴别诊断

根据皮损特点、好发部位及组织病理改变进行诊断。

本病应与下列疾病进行鉴别。

（一）线状扁平苔藓

皮损为多角形紫红色扁平丘疹，有 Wickham 纹；病理变化有特征性。

（二）带状银屑病

基本皮损为附有银白色云母状鳞屑的红色斑丘疹；组织病理有特征性。

（三）慢性单纯性苔藓

慢性单纯性苔藓有典型皮肤苔藓样变，瘙痒剧烈，持续时间较长。

（四）单侧性疣状痣

单侧性疣状痣多在出生时已经存在，有角质性疣状突起，无自愈倾向；组织病理倾向于银屑病样型，而线状苔藓倾向于苔藓样型变化。

五、治疗

因有自愈性，若无自觉症状，可不治疗。局部外用糖皮质激素软膏或神经钙调磷酸酶抑制剂对瘙痒或皮损消退有一定的疗效。

（张志彪）

第十节 小棘苔藓

小棘苔藓又称小棘毛发性苔藓、棘状角化病。病因不明，可能是毛发苔藓的一种亚型，也可能是机体对感染、药物或新陈代谢障碍的一种反应。

一、临床表现

本病主要发生于男性儿童，很少发生于成人。

皮损好发于颈、躯干、上臂伸侧、腘窝及臀部，对称分布。

皮损表现为针头大小的毛囊性丘疹，中央有一根丝状干燥性小棘突出，肤色或灰白色，质地坚硬。皮疹密集成片，但不融合。

无自觉症状或微痒。可自然消退，可复发。

二、诊断及鉴别诊断

根据皮疹的特点和好发部位进行诊断，需与以下疾病鉴别。

（一）维生素 A 缺乏病

本病无季节性变化，皮损为干燥而坚实的圆锥形或半球形角化性丘疹，较大，类似蟾皮，多见于四肢伸侧。可并发眼干燥、夜盲及其他内部器官症状。

（二）瘰疬性苔藓

有结核病史，儿童多见，好发于躯干部。为成片的毛囊性丘疹，顶端覆有少量鳞屑，呈肤色或棕红色，无光泽。组织病理为无干酪样坏死的结核样浸润。

三、治疗

口服维生素 A、维生素 E,外用 0.1％维 A 酸软膏、5％～10％水杨酸软膏等角质溶解剂。

(张志彪)

第十一节　硬化性苔藓

硬化性苔藓既往称为硬化萎缩性苔藓,是一种病因不明的慢性炎症性皮肤黏膜疾病,晚期可形成瓷白色萎缩斑。

一、病因和发病机制

病因不明,可能与免疫、遗传、内分泌、代谢障碍等因素有关。

二、临床表现

(一)典型皮肤损害

淡白色、瓷白色扁平丘疹,周围有红晕,质地硬且有光泽,毛囊口扩大且内有角栓,随病情发展可融合成片,皮肤萎缩如羊皮纸样,也可出现水疱、大疱、血疱等。无自觉症状或瘙痒剧烈。皮损常见于躯干、颈部、腋下、脐周等。

(二)女阴硬化性苔藓

女阴硬化性苔藓指发生于女性外生殖器的硬化性苔藓。常见于 45～60 岁的女性,典型皮损为瓷白色丘疹和斑块(图 8-10),常伴有瘀斑,外阴和肛门萎缩斑融合成"哑铃状"外观,随病情进展大小阴唇、阴蒂及系带可全部萎缩,形成女阴干枯症。

图 8-10　硬化性苔藓

(三)包皮龟头硬化性苔藓

包皮龟头硬化性苔藓指发生于男性外生殖器的硬化性苔藓。好发于 15～50 岁男性,皮损多发生于包皮内侧、冠状沟和龟头。典型皮损为白色扁平丘疹或白色萎缩性水肿性斑片,表面干燥,皱缩并伴有少量鳞屑。约有 40％的后天包茎患者与该病有关,易形成瘢痕,导致尿道口狭窄,晚期往往形成闭塞性干燥性龟头炎。

三、组织病理

组织病理学具有特征性,常表现为角化过度伴毛囊角栓形成,表皮萎缩变薄,基底细胞广泛液化变性,真皮乳头层胶原均一样变,其下方多具有带状的炎细胞浸润。

四、诊断及鉴别诊断

根据典型临床表现结合组织病理学可诊断本病。需要与白癜风、慢性皮炎、外阴白斑等疾病鉴别。

五、预防及治疗

主要为抗感染治疗及对症治疗,部分儿童和年轻女性的皮损可以自行消退。

(一)一般治疗

去除诱因,尽量减少局部刺激。

(二)局部治疗

强效糖皮质激素、钙调磷酸酶抑制剂、丙酸睾酮软膏、黄体酮软膏等外用。也可应用复方倍他米松或曲安奈德皮损内注射。

(三)系统治疗

女性更年期患者可酌情口服己烯雌酚,男性患者可口服司坦唑醇。

(四)外科治疗

硬化性苔藓引起的后天性包茎、尿道口狭窄、继发鳞状细胞癌时可手术治疗。

(李牛勇)

第十二节　银　屑　病

中医药学具有悠久而灿烂的历史,是中华文明的重要组成部分。将传统的中医药优势与现代科学技术有机地结合起来,相互取长补短,是现代医学的重要发展方向。在银屑病的治疗中,中西医结合的方法也正日益发挥出独特的优势,并逐渐受到国际皮肤科学界的重视。

中西医结合的治疗策略可以归纳为以下几方面。

一、中医治疗辅以现代医学实验研究

西医诊断,单纯的中药治疗后,采用现代科学研究手段观察银屑病患者体内一些指标的变化,从而了解中医药对银屑病的作用机制。中药包括中草药方剂(如朱仁康的克银方等)、成药(如复方青黛丸)、单味中药(如黄芪注射液、山海棠、雷公藤等)。这种方式在中西医结合治疗银屑病中占有重要的地位。在这些治疗方法中,有的是根据中医辨证施治后,再用现代医学一些方法和手段去观察中药对银屑病有何影响。而有的则是依据银屑病的发病机制去选择中药。我国目前正在大力推行的中药现代化研究有力地促进和深化了中西医结合疗法,利用人类基因组计

划取得的成果和后基因组时代的先进理论和技术,探讨中药治疗作用的关键靶点和信号转导途径等重要分子基础,将有可能在中医和中西医结合方面取得突破性进展。

(一)根据中医理论确定中药

1.活血化瘀法

最早活血化瘀是中医治疗血瘀证的一种手段。但近年来活血化瘀法在临床各科得到了广泛的应用,并取得了很好的疗效,受到了国内外医学界的重视。从中医或西医学角度看,银屑病均存在有明显的血瘀现象,即:①微循环镜检查,皮肤及甲周毛细血管有迂曲;②血流变检查,血黏度增高;③病理上真皮乳头毛细血管迂曲、扩张;④患者面色晦暗,舌质紫红有瘀点等。所以,近几年人们采用活血化瘀法对银屑病进行了深入细致的动物实验和理论探讨。

活血化瘀法通过辨证又可分为多个活血方法。其中祛风活血、清营养阴和凉血活血等方法,治疗对象偏重于进行期的寻常型银屑病患者。而养血活血、滋阴活血、平肝活血、调摄冲任和营活血及活血化瘀法,其治疗对象则偏重于静止期的寻常型银屑病患者。

娄卫海等通过自拟的凉血活血方,主要用药有白茅根、生地、紫草根、茜草根、板蓝根、山豆根、熟大黄、羚羊角粉等,对进行期寻常型银屑病进行了系统的治疗,发现在病情缓解的同时,其血浆血栓素 B_2、6-酮-前列腺素 $F_1\alpha$、白细胞介素(白介素)-8 及肿瘤坏死因子 α 与治疗前比较明显降低,提示凉血活血方对银屑病患者的炎症介质及免疫功能具有调节作用。

秦万章等采用活血化瘀法对不同时期的 245 例寻常型银屑病进行治疗,当皮损好转及消退时,其甲皱襞毛细血管改变、血细胞比容、全血黏度、血浆比黏度、红细胞电泳时间、纤维蛋白原及红细胞沉降率等多个指标均有不同程度的改善。显示出活血化瘀法在银屑病治疗中具有很好的前景。

除各家在活血化瘀总的指导思想下自拟的组方外,采用单味中药或其制剂,通过活血化瘀理论治疗银屑病,也是近年研究的重点,其中有:丹参注射液、脉络宁注射液等,均属于活血化瘀治疗银屑病的范畴。

2.清热解毒法

采用清热解毒法也是中西医结合治疗银屑病的研究重点。

从中医角度看,很多清热解毒、凉血类药物具有消炎、杀菌、抗感染、中和内、外毒素的作用。而感染因素在银屑病的发病中具有重要的作用。如进行期、点滴型的寻常型银屑病患者在其发病前,常伴有咽喉感染、扁桃体炎。故采用清热解毒及凉血法治疗进行期银屑病有一定的疗效。

清热解毒的常用中药有白花蛇舌草、生地、丹皮、大青叶、生槐花、赤芍、黄连、黄芩、黄柏、白茅根、金银花等。张晓红等采用自拟的消银消毒饮等治疗进行期寻常型银屑病患者,并采用 ELISA 法对治疗前、后皮损鳞屑中的 IL-8 进行了测定,结果显示,治疗后鳞屑中的 IL-8 含量与治疗前比较明显下降。由于 IL-8 在炎症和免疫反应中有重要的意义,表明清热解毒法具有一定的消炎和抗菌作用。

除此之外,清热解毒的中成药,如清开灵注射液在银屑病治疗中也是较常用的药物,有一定的疗效。

克银方(Ⅰ、Ⅱ号)是由朱仁康采用清热解毒和活血法拟定的治疗银屑病的处方,对于进行期和静止期银屑病有一定的疗效。庄国康通过透射和扫描电镜,对克银方治疗银屑病前后皮损超微结构进行了系统的观察,注意到治疗后的细胞核和核仁明显缩小,核仁丝网及多个纤维中心消失,染色质团块明显减小。扫描电镜下角质形成细胞表面微绒毛数量减少、微绒毛由密集分布变为稀少,角质形成细胞排列由紊乱变为整齐,细胞间隙缩小。结果显示,克银方可能具有抑制蛋白合成,调节角质形成细胞生长和代谢的作用。

复方青黛丸(胶囊)是在民间验方"青黛饮"的基础上加减研究而来的,具有清热解毒及化瘀的作用,也是近年皮肤科临床使用较多的一种中成药。冯泽海等采用复方青黛胶囊对银屑病实验模型影响进行了研究。通过观察用药前后小鼠阴道上皮和尾部鳞片变化,发现复方青黛胶囊对小鼠阴道上皮细胞有丝分裂有明显的抑制作用,而中等剂量的复方青黛胶囊对小鼠尾部鳞片的颗粒层形成有促进作用。显示复方青黛胶囊具有抑制表皮细胞异常增殖和改善角化的作用,这些因素也正是银屑病发病机制中的一些关键所在。

除上述方法外,中医辨证分型治疗银屑病的方法还很多,如清热利湿法、理气法以及以毒攻毒法等,而且均从现代医学角度观察了药物的作用机制。

在此特别强调的是采用现代医学手段所观察的中药作用原理,并不能完全和真正反映该处方的作用机制。因为中药的功能包括性和味两个方面,虽然一种中药只有一气,但可以有多味,可以在多个不同的证中使用。一种中药可包括多种有效成分(或单体),而一种单体同一种西药一样,是针对性的。因此可以说一味中药就是一个"小复方"或小的处方,再由这些小复方根据中医辨证组成一个大的处方,这就决定了一个中药处方的复杂性,故要想通过几个指标变化去弄清一个处方对银屑病有何作用,显然是不可能的。所以,在中西医结合治疗中,现代医学的研究还远远不能反映中药的作用机制,这也是今后中西医结合治疗研究的重点之一,同时又是一个难攻和非常棘手的问题。

(二)根据西医理论选择中药

由于这种方法所使用的中药多数是一种或少数几种,相对比较容易研究,所以,在银屑病的中西医结合治疗中得到了广泛的应用,可以说也是与国外医学进行沟通的一个好的桥梁,是中西医结合治疗走向国际的一个较好的突破口。

同前述不同的是该方法所选用的药不是根据中医辨证施治而来,而是根据银屑病的现代医学发病机制所选择的,所以有关该中药的性、味归经等已基本上不去考虑。在这方面研究中,多数使用的是一种中药(或几种),进一步发展,则对其中的某一有效成分又进行了提取。但需要说明的是如果前者尚属中西医结合治疗范畴的话,而后者是否属于中西医结合治疗,有待探讨。

1.中药免疫抑制法

目前研究表明,银屑病主要是由 T 细胞介导的慢性炎症性皮肤病,类固醇皮质激素治疗有效,但长期应用不良反应较大。近年研究发现,一些中药有一定的免疫抑制作用,在银屑病治疗中得到了广泛的应用。

(1)雷公藤:具有很强的免疫抑制作用,并兼有免疫调节作用。当前使用雷公藤治疗银屑病有两种方法,一种是使用雷公藤为主组成的片剂或胶囊,另一种则是以雷公藤为主组成的小处方。雷公藤片剂或胶囊在临床治疗银屑病,特别是在红皮病型、脓疱型和关节病型银屑病方面已积累了不少经验。对于寻常型其治愈率可达 50%、总有效率可达 90%左右。秦万章及管汾等分别将雷公藤、红藤、鸡血藤(三藤合剂)及雷公藤、鸡血藤、甘草制成糖浆,与单用雷公藤相比,不仅疗效有提高,而且不良反应明显减少。这也是中西医结合治疗银屑病的一个特点,即先根据西医理论选择中药,为了减少该药的一些不良反应和提高疗效,在其基础上又适当进行辨证,加进另外几种中药。如上述三藤合剂中,鸡血藤有养血补血、活血祛风及通络止痛作用。如果说雷公藤是依据西医理论选择的,而另外几种中药则是由中医辨证和中药的性味归经所决定。

（2）山海棠：也是在银屑病治疗中常用的药物。同雷公藤一样，山海棠既有单味，又有复方合剂。有学者用山海棠和竹茹、赤芍、佛手、莱菔子配成的山海棠合剂；也有学者采用山海棠、白术、鸡血藤、丹参、甘草配成的昆白合剂，治疗银屑病均有较高的治愈率和总有效率。

（3）其他：青蒿是近年新发现的一种具有明显免疫抑制作用的中药，已用于系统性红斑狼疮的治疗，尚未见治疗银屑病的报道，是否可用，有待进一步研究。除免疫抑制外，一些中药具有一定的抗炎症介质、抑制中性粒细胞的趋化及抗变态反应作用，也可以说其有轻度的免疫抑制作用，如黄芩，近年来也有单味黄芩治疗银屑病的报道。

2.免疫调节及免疫增强法

虽然雷公藤有一定的免疫调节作用，但其主要作用是免疫抑制。黄芪为补气类药物，近年研究发现，黄芪具有较好的非特异性免疫调节和增强作用，可增强机体的细胞免疫和体液免疫。刘晓明等对黄芪注射液治疗银屑病进行了临床观察和实验研究，通过对两组（综合治疗组与综合治疗配合黄芪注射液组）治疗前后进行比较，发现配合黄芪注射液组、其治愈率明显提高，相对比较，皮疹消退时间明显缩短。动物实验显示，黄芪注射液对小鼠阴道上皮细胞增殖、细胞核增殖抗原表达、鼠尾鳞片表皮分化及血浆内皮素4个指标均有影响，表明黄芪治疗银屑病具有很好的前景。在多个报道中，虽然单用黄芪治疗银屑病的治愈率和总有效率不及雷公藤等免疫抑制剂，但由于其不良反应较小，加上其独特的药理作用，在银屑病目前尚无理想的治疗手段时，黄芪可作为银屑病治疗的常用药物之一。

3.抗肿瘤类中药

由于角质形成细胞过度增殖是银屑病的重要特点之一。所以，有人甚至提出可将银屑病作为一表皮良性肿瘤对待。自从发现表皮细胞过度增殖以来，抗肿瘤西药如甲氨蝶呤、羟基脲、氨喋呤钠及乙亚胺等一直在银屑病、特别在重症银屑病的治疗中唱着重头戏。由此，使人们自然想到用抗肿瘤中药治疗银屑病。如喜树、长春花、野百合、三尖杉、蟾酥、白花蛇舌草、半枝莲、三棱、莪术、乌梅、青黛及土茯苓等。在这些中药中，通过辨证施治，有的作为复方中的一种出现在治疗银屑病的中药组方中，如青黛、乌梅、土茯苓、三棱、莪术、白花蛇舌草等，而有的则用单味制剂治疗银屑病，如三尖杉、喜树、长春花等，并观察到这些药物可不同程度地抑制表皮细胞的有丝分裂，从而阻止了表皮细胞的过度增殖。

二、中医及西医同时治疗

由于条件所限，多数皮肤科医师很难采用现代医学手段去观察中医治疗银屑病的机制。因此，采用中医和西医同时治疗银屑病，是皮肤科临床工作中中西医结合的重要组成部分。这种结合方法可以分为下列几种形式。

（一）中药和西药同时应用

如采用普鲁卡因静脉封闭、青霉素静脉滴注治疗有扁桃体炎的早期点滴型寻常型银屑病，为了提高疗效，同时也服用清热解毒、凉血活血的中药或中成药（如复方青黛丸等）。这种中西医结合形式在银屑病的治疗中非常普遍。

（二）先用西药、后用中药

对于一些重症银屑病，如脓疱型银屑病，一些皮科医师善于在早期应用免疫抑制剂或类固醇皮质激素治疗，当病情控制后，则采用中药或辅以中药进行治疗。即便是寻常型银屑病，有的也是采用活血化瘀或滋阴养血等方法对静止期或皮疹基本消退后的患者进行进一步的巩固治疗。

(三)中药和西药复方

中药和西药复方亦即在中药中掺进西药。在日常生活中,产生这种情况的原因是由于人们普遍认为中药的毒、不良反应小于西药,所以药品生产商为减少患者对西药的恐惧心理、同时又为了使药物的疗效提高,则在中药中掺进了西药。在其命名上,有的为中药名称,而有的则是中药加西药共同命名,这种现象在治疗感冒类中成药中很普遍,在治疗银屑病的药物中也有(如在中药中加进乙双吗啉)。如果在中药中掺进了西药,尽管其药品的命名是中药,但在成分中注明所加的西药名称,尚属可以。而有甚者,一些药品生产厂家(或某些诊所、医师等)在生产中药时加进了西药,并声称是纯中药制剂,无任何毒副作用,从而骗取患者的信任。如果属于后者,无可置疑,应当绝对禁止。若是前一种情况,虽然应该理解为治疗上的中西医结合,但研究者认为这种结合方式,今后不应当提倡,因在中药中掺入西药有许多危害。

(1)在中药中掺入西药,会使医师对西药治标(使症状改善)作用依赖性增加,一定程度上忽视和影响中医的辨证施治,长期下去将失去中医药治病的精髓所在。同时也影响了中西医结合的健康发展。

(2)在中药中掺入西药,有时不仅疗效降低,甚至产生较大的毒副作用。由于中药在配伍中应遵循中医辨证及中药的性味归经等原则。而西药多为单体,当同其他药物混合,有时可使其理化特性变的不稳定。前不久有报道,某厂家在具有抗菌、消炎的中药(黄连、黄柏等)中掺入了四环素,并声称是纯中药制剂,用于治疗尿道炎。因四环素遇到上述中药使其毒性作用增加了数百倍,结果可想而知,导致不少患者出现了四环素中毒症状。研究者还曾在一些治疗银屑病、并所谓是纯中药制剂中发现加入了氮芥和甲氨蝶呤等西药。

所以,中药和西医掺在一起的中西医结合有悖于真正的中西医结合原则,今后不应当加以提倡,并应适当地进行控制或禁止。

三、关于单体中药的看法

目前,临床上常采用从中药中提取的单体或多体制剂治疗多种疾病。此类药物很多,如雷公藤多甙、喜树碱、青蒿素、丹参酮、黄芩甙、三尖杉碱、长春新碱等。在目前的中西医结合治疗中似乎还扮演着主要角色。如命题为"中西医结合治疗银屑病",实际使用的药物是雷公藤多甙,同时采用现代医学手段观察了治疗前后的一些免疫指征。

从中药中对某些有效成分进行提取,虽然也是中药发展的一个方向,但研究者认为不属于真正的中西医结合。因为:①从中药中提取的单体或多体在治疗指导思想上与中医辨证施治关系不大,完全是由西医理论决定的;②提取后的中药单体或多体已完全失去了中药的性味归经等特性,甚至可以讲有的药已经成为西药。

在国外的西药中,虽然多数药物是人工合成的化学药品,但也有从植物科中提取的药品,但在命名方面是根据其化学结构等命名的。因此,关于中药单体治疗银屑病是否还属于中西医结合,是一个今后值得进一步讨论的问题。

四、物理疗法

物理疗法是银屑病治疗手段中的重要组成部分,包括紫外线光疗、日光浴、光化学疗法、矿泉浴、药物浴、光量子治疗等多种。物理疗法的合理使用可以起到提高疗效、缩短疗程、减少药物不良反应的效果。本节介绍一些常用的物理治疗方法,重点讨论近年发展迅速、前景看好的窄谱中波紫外线疗法。

（一）紫外线光疗

紫外线光疗是一种传统的物理治疗办法，早在一个多世纪之前人们就意识到日光中的紫外线可以用来治疗疾病。20 世纪 70 年代人工紫外线光源的问世使紫外线光疗得到了快速的发展，也已经成为银屑病等皮肤病的重要治疗手段。

紫外线是不可见光，其光谱位于可见光线紫色光之外，依生物学特性分为长波紫外线（UVA，400～320 nm），中波紫外线（UAB，320～280 nm）和短波紫外线（UVC，280～220 nm）三个波段。紫外线的波长愈短穿透皮肤的能力就愈小，UVC 绝大部分被阻挡在大气层之外，少量到达地表的 UVC 作用于皮肤后也基本被角质层阻挡和吸收。UAB 可穿透整个表皮，一部分可达真皮。而 UVA 则大部分可达到真皮层，故治疗银屑病大都用中波和长波紫外线。

紫外线的辐射源有多种，常用的有高压汞灯、低压汞灯、UVB 灯管、UVN 灯管、黑光（UVA）灯、日光荧光灯和太阳灯等。紫外线的照射剂量常用"生物剂量（BD）"或"最小红斑量（MED）"及"最小光毒量（MPD）"为单位，即一定光源在一定距离照射下引起皮肤产生刚可辨认的红斑所需的照射时间（秒数）及所需的焦耳量。

不同的个体对紫外线的敏感性不同，故在治疗前应测定 MED 或 MPD，以确定首次照射时间或焦耳量。MED 及 MPD 的测定方法是用生物剂量测定器于腹部、背部、或上臂内侧，在一定的灯距下（一般为 50 cm），按递级递增时间及焦耳量依次照射，24～48 小时后观察结果。如因故不能进行 MED 及 MPD 测定，可按其他患者的 MED 值或从较小剂量开始（0.5～1.0 J/cm），结合该患者的具体情况，确定首次照射时间。

为了精确说明患者对紫外线的敏感性，或紫外线照射的累积量，常用物理剂量单位"毫焦耳/平方厘米（mJ/cm）"或"焦耳/平方厘米（J/cm）"来表示。光照强度焦耳与照射时间关系用 Waldmann 公司提供的"紫外光强度测试器"进行测试后，再查备用的光强与剂量表（J/cm）而得出所需时间。

紫外线照射强度分若干等级。①亚红斑量：小于一个生物剂量的红斑阈值，照射后不引起红斑反应。②红斑剂量：照射剂量为 1～4 个生物剂量的红斑阈值，照射后引起轻度或中度红斑反应。③超红斑剂量：照射剂量在 5 个生物剂量以上的红斑阈值。照射后皮肤红斑反应明显，以至引起水疱。

紫外线光疗的照射方式主要有全身照射和局部照射两种。全身照射时光源和皮肤的距离为 75～100 cm，多用亚红斑量，从 1/4 生物剂量开始，每天或隔天一次。治疗过程中由于皮肤对紫外线的耐受性逐渐增强、敏感性渐降低，故需逐步增大剂量，一般每 1～2 次增加上次照射剂量的 20%～30%。如果照射后有明显红斑发生，应暂停治疗，局部予以对症处理，待红斑消退后再恢复治疗，剂量要适当减小。

局部照射光源和皮肤的距离为 25～50 cm，按疾病种类和治疗部位的不同可酌情给予亚红斑量、红斑量或超红斑量。在治疗中，根据治疗反应调节照射剂量。由于照射距离的改变可明显影响光的强度，每次治疗中严格保持恒定的距离是十分重要的。

紫外线光疗治疗银屑病的作用机制。①免疫调节作用：可以诱导产生抗原特异性的抑制性 T 淋巴细胞（Ts），减轻皮肤的迟发型变态反应，改变血流中淋巴细胞亚群的分布和功能，增加单核吞噬细胞清除异物的能力，增强白细胞的吞噬能力；②对皮肤中浸润、活化的抗原提呈细胞（APC）具有抑制作用；③对角质形成细胞的作用：抑制 KC 的增殖，促进其分化并诱导凋亡；诱导

KC 产生 IL-1、IL-6 等细胞因子，促进 c-fos、p53 等基因的表达；抑制 KC 的抗原提呈功能；④扩张血管，促进血液循环：紫外线照射后引起真皮乳头毛细血管扩张，促进局部血液循环，改善本病患者原有的微循环障碍，起到活血化瘀的作用。

1.长波紫外线(UVA)

UVA 的波长在 320～400 nm，产生 UVA 的灯管最初是用含镍或钴的黑色透紫外线玻璃制成的，故又称为黑光。UVA 对皮肤的穿透性强，因此对银屑病的治疗效果较好，可以全身照射，也可局部分照野照射。目前更多的是与补骨脂素配合进行光化学疗法，见下文。在不良反应方面，与 UVB 相比 UVA 辐射不易产生红斑，但有明显的色素沉着作用。

2.中波紫外线(UVB)

UVB 具有很强的生物学活性，对银屑病、玫瑰糠疹、皮肤淋巴瘤等疾病有良好的治疗效果。但是，某些波长的 UVB 对皮肤的照射会引起一定的甚至是严重的不良反应。对不同波长 UVB 进行精细的研究发现，254 nm、265 nm、280 nm、290 nm UVB 对银屑病无明显治疗作用，但却具有致红斑、色素沉着、损伤 DNA 甚至致癌等作用；296 nm、300 nm、304 nm、307 nm、310 nm 和 313 nm UVB 对银屑病治疗有效，而 310 nm 左右的 UVB 效果最佳，红斑效应等不良反应最小。因此，目前已将 310 nm 左右的单一波长中波紫外线（称为窄谱 UVB，Narrow band UVB，NB-UVB）应用于银屑病等疾病的治疗，临床研究发现治疗效果非常满意。本书此处重点介绍近年备受国内外关注的 NB-UVB，已经上市的治疗仪主要有 307 nm、310 nm、311 nm、312 nm 等波长。

(1)NB-UVB 的生物学效应。①诱导 T 细胞凋亡：银屑病突出的免疫学改变是 T 细胞异常活化、在皮肤浸润并释放炎症因子。有人将普通 UVB 与 312 nm NB-UVB 对银屑病病变部位的作用进行比较观察，二者均从其最小红斑量开始，每天递增 15%，直到皮损消退时停止治疗。取患者照射前后的皮损部位切片行免疫组化染色，结果发现 NB-UVB 照射区表皮、真皮中 CD3 细胞计数减少，同 UVB 相比有显著性差异；同时取患者照射前后皮损加入灭活血清形成悬液，经流式细胞仪检测 CD3 细胞数目及凋亡细胞数目，其结果同切片行免疫组化得到的结果相似；健康志愿者静脉血经体外对比照射后也得到相一致的结果。该研究提示 NB-UVB 对银屑病的良好治疗效果与诱导 T 细胞凋亡有关，其机制在于 NB-UVB 的单一性强，能够透达真皮并能在不导致皮肤损伤的情况下照射更大的剂量。②使反式尿刊酸转变为顺式尿刊酸：尿刊酸是表皮中组氨酸在组氨酸酶作用下所形成，是皮肤中的主要光线受体，天然以反式尿刊酸存在，经紫外线照射后转变为顺式尿刊酸。银屑病患者照射 NB-UVB 后顺式尿刊酸增加，而总尿刊酸含量无明显变化，同时发现 NK 细胞活性明显降低；体外实验发现顺式尿刊酸能降低 NK 细胞活性，而且具有剂量依赖性，反式尿刊酸则无此作用。因此推测 NB-UVB 使皮肤中顺式尿刊酸增加，导致 NK 细胞活性降低，但顺式尿刊酸的靶细胞不仅仅是 NK 细胞，同时包括 T_S 细胞等。最近的研究认为顺式尿刊酸与组胺结构相似，主要是通过与靶细胞上的类组胺受体结合从而产生免疫抑制反应。③抑制细胞因子的产生：皮肤中各种细胞所分泌的多种细胞因子对炎症性疾病和变态反应性疾病的发生和发展起重要作用。Jones CD 等将银屑病患者分组，分别照射 NB-UVB 或普通 UVB，共照射 4 周，收集患者治疗前后外周血，经植物血凝素刺激单核细胞增殖后检测细胞因子变化，结果发现普通 UVB 对淋巴细胞增殖无明显影响，而且 IL-2、IL-10、IFN-γ 亦无明显变化。相反 NB-UVB 明显抑制淋巴细胞增殖，1 周后 IL-2、IL-10、IFN-γ 明显降低，4 周后变化更为明显。这些细胞因子的下调有利于银屑病皮损的消退和修复。④红斑效应：红斑效应是机体经光线照射后的一种保护效应,最容易引起红斑效应的波段为 300 nm 左右,扩微血管物质如组胺、前列腺素等的产生是红斑效应形成的主要原因,自由基的产生所造成的损伤也是一重要因素。红斑效应的病理改变一般发生在血管丰富的真皮乳头层。在健康志愿者背部所测到的 NB-UVB 的最小红斑量是 UVB 的 4 倍左右,说明 NB-UVB 更不容易发生红斑效应,因此保证了治疗时可以使用更高的照射剂量,从而获得更好的疗效。⑤致癌性研究:紫外线能够导致皮肤肿瘤特别是鳞癌的发生,长期慢性光照射所引起的 DNA 突变、基因突变、癌基因激活以及免疫抑制所造成的清除障碍是其主要原因。DNA 的吸收峰值为 265 nm 左右,而 NB-UVB 则避开了 DNA 的吸收峰,即不易引起 DNA 突变,从而降低其致癌性。虽然动物实验表明 NB-UVB 对小鼠也有致癌作用,但所需的照射剂量很大,远远超出了临床应用的范围。目前尚无NB-UVB 与人体肿瘤的相关报道,从临床应用情况来看应该是安全的。就传统 UVB 与 NB-UVB 的治疗作用与致癌性两者平行比较,NB-UVB 的安全性应远远高于传统 UVB,这是因为相对 NB-UVB 而言,传统 UVB 含有大量无治疗作用但具有很强的致癌及致红斑等不良反应的其他波长紫外线。

(2)NB-UVB 在银屑病治疗中的应用:NB-UVB 单一性好、穿透性强、红斑效应轻微,研发的最初目的就是治疗银屑病,后来逐渐扩展到其他疾病的治疗。

1)NB-UVB 单独应用:最初的资料显示,对银屑病患者每周照射 2 次的有效率分别为 92%(斑块型)和 100%(点滴型),平均治疗时间为 6.6 周,平均治疗剂量为 18.4 J/cm²,平均复发时间为 12 周,其中 38% 的患者在一年内没有复发。西京医院皮肤科采用美国 Daavlin 公司的 TheraFlex 窄谱中波紫外线光疗机全身照射治疗寻常型银屑病,辐射波长 311~312 nm,平均最小红斑量定为 500 mJ/cm²,起始量为最小红斑量的 70%,即 350 mJ/cm²,以后每次增加 15%,隔天照射一次。2~3 周以后,患者的 PASI 评分平均下降 76%~88%,收到了显著的效果。

另一项关于 NB-UVB 和传统 UVB 的随机自身对照实验表明,NB-UVB 对寻常型银屑病的临床治愈率为 81.8%,而传统 UVB 则仅为 9.1%。在 NB-UVB 照射区行皮肤活检,角蛋白 16 染色显示 75% 为阴性,而传统 UVB 照射处均为阳性,说明 NB-UVB 更易使表皮角化的异常发生逆转。

2)NB-UVB 与其他治疗方法联用:曾经有 NB-UVB 与 UVA 或 UVB 联用的报道,但效果不佳,NB-UVB 的特点就是滤除其他波长紫外线,保持其单一性,联用其他光线则破坏其特点,故目前研究多倾向与药物联用。口服 8-甲氧沙林后再照射 UVA 和 NB-UVB,比较其治疗效果后发现 NB-UVB 更容易导致红斑效应和黝黑作用,同时治疗效果也更优。也有研究表明 NB-UVB 和极限剂量卡泊三醇油剂联用对斑块型银屑病取得了很好的效果,除了轻微血磷升高外没有发现明显不良反应。其他还有联用地恩酚、他扎罗汀等的报道。

3)照射剂量的选择:NB-UVB 的不良反应包括红斑效应和致癌性等,因此照射剂量必须在红斑效应和治疗效果之间达到平衡,同时要考虑长期照射发生肿瘤的可能性。最初的临床应用所使用的照射剂量为 70% 最小红斑量,并逐渐累加。Ozawa M 等以最小红斑量开始,每天递增 15%,直到皮损消退停止治疗。Hofer A 等采用近红斑量(70% 最小红斑量)和远红斑量(30% 最小红斑量)分别照射 11 例患者两侧,结果发现近红斑量取得疗效较快,远红斑量累积剂量较低,但两者最终的疗效相当。

4)治疗频率选择:目前所报道的治疗频率不尽相同,其范围从 1 次/天到 1 次/周不等,最常用的是2~3 次/周。Dawe RS 等采用自身双盲对照实验比较了每周 3 次和 5 次治疗斑块型银屑病的效果,结果发现每周照射 3 次取得治疗效果的时间明显较每周照射 5 次短,所用的照射剂量也明显较少,说明每周3次照射效果更为明显。

NB-UVB 光疗的优势十分突出,不仅疗效高、不良反应小,而且还具有治疗操作简便、价格便宜、适用范围广等特点,在孕妇和儿童银屑病患者也可以使用。

(二)光化学疗法

1.光化学疗法发展史

实际上光化学疗法已有数千年的历史。公元前 1500 年埃及和印度就用大阿米和补骨脂的果实煎汁后饮服,然后晒日光来治疗白癜风。1925 年 Goeckerman 提出煤焦油软膏,浴疗,紫外线三联疗法,以后不断改进,1953 年 Ingram 采用煤焦油浴,紫外线,蒽林软膏三联疗法。1947 年 ELmofty 从大阿米的植物种子中分离出有效成分 8-甲氧沙林(8-MOP),用它和日光治疗白癜风和银屑病。1973 年 Verbov 用口服三甲氧沙林(TMP)加焦油浴,紫外线,蒽林软膏三联疗法。1973 年 Walter 外用三甲氧沙林加黑光,1974 年 Weber 外用 8-甲氧沙林加黑光,1974 年 Parrish 首先报道内服 8-甲氧沙林加黑光治疗银屑病获得满意的疗效,以后相继报道用此疗法可预防复发,因此该疗法在国内外迅速推广。1974 年在药理学中正式把这种应用光活性的补骨脂加上波长 320~400 nm 的长波紫外线(UVA)照射的光联合治疗疾病的方法,称之为光化学疗法,目前已用于银屑病,白癜风等多种疾病的治疗。20 世纪 70 年代后期,在美国和欧洲,采用多中心联合进行有关 PUVA 的研究,治疗了大量的银屑病患者,积累了较为丰富的临床经验。70 年代初 PUVA 治疗银屑病大多是以局部疗法进行的,但 70 年代中期以后,口服法越来越普及,逐步取代了除三甲氧沙林浴光疗法外的大部分的局部疗法。我国在 20 世纪 80 年代开始应用此疗法治疗银屑病。

2.光化学疗法的作用机制

紫外线对银屑病治疗机制还不十分清楚,可能与下列因素有关。

(1)抑制细胞的增生:一般认为补骨脂类化合物在长波紫外线的作用下被激活,并和细胞内的 DNA 上的胸腺嘧啶共价结合,把自身的能量转移到嘧啶碱基上,使 DNA 结构发生改变,产生交健结合,这种交健结合的数目依赖于 8-MOP 的浓度和 UVA 的照射剂量。在正常人体细胞内有一种专门截断并修复这种链间结合的酶系统,当链间交健结合一形成,这种截断修复工作就立即开始,特别是在交健结合数目较多时,要完全修复所需的时间更长。在细胞周期的 G_0/G_1 期,完全有时间修复,而在 S 期,由于时间较短,以至于无法完全修复。这时可引起染色体损害,或引起 DNA 复制延缓或完全抑制,并使细胞陷于 S 期,细胞的增殖减慢或停顿,细胞变性。由于依赖 DNA 的 rRNA(核蛋白体核糖核酸)的合成受抑制,继发蛋白质合成抑制。引起一系列细胞变性以至最后溶解。

PUVA 治疗银屑病的效果可能是作用于 DNA 后引起表皮细胞增殖受抑制的缘故,这种改变不但发生在表皮,真皮中的炎症细胞和增生的血管内皮细胞也同样受到抑制。此外补骨脂能诱导产生许多含活性氧的物质,它们可能损伤细胞器如线粒体等,而线粒体对细胞增殖是必需的。同时可活化花生四烯酸代谢而影响细胞的增生。银屑病具有角质形成细胞过度增殖,细胞更新周期明显缩短,PUVA 产生的细胞过度抑制现象,可使银屑病细胞周期恢复正常。

(2)光免疫作用:PUVA 的作用下可改变郎格罕细胞的数量,结构和功能。另外还发现 PUVA 可改变组织内和血循环中淋巴细胞的组成,分布,减少中性粒细胞趋化性,下调某些细胞素的产生,以及抑制皮肤肥大细胞脱颗粒等。

(3)其他因素:PUVA 可促进前列腺素的合成,其中前列腺素 E 和前列腺素 F2 活性增加更明显,可能有助于银屑病斑块皮损消退。这种变化的意义尚有待进一步阐明。

3.光化学疗法应用

采用紫外线治疗银屑病已有数十年的历史,疗效是肯定的,常用于泛发性的皮损。尤其对点滴状银屑病的效果更好,对寻常型银屑病也有效。紫外线的剂量以亚红斑或红斑量为主,采用小剂量多次照射。在治疗的过程中随着耐受程度的增加,照射剂量可以逐渐加大。单纯采用紫外线照射的效果不及综合疗法。目前照射紫外线的同时,常结合内服药物,外涂药物及浴疗等,这样可以提高治愈率,缩短治疗时间。亦可采用对 PUVB,PUVA 治疗反应不佳的病例结合维 A 酸或甲氨蝶呤,皮质类固醇内服等的联合治疗,这样可使 PUVA 治疗次数减少到 1/3,UVA 的总累积量减少一半以上,并减少各种疗法的毒性累积,使彼此疗效加强而不良反应减弱。且复发率不高于单独 PUVA 治疗,对 PUVA 治疗抵抗的患者,联合治疗已证明有效。另外维 A 酸尚有预防肿瘤作用。

(1)光敏药物的种类及治疗方法:8-甲氧沙林(8-MOP)是中药沙参,独活的有效成分之一,中药补骨脂和白芷等也含有其同类物。天然的补骨脂是一种呋喃香豆素类化合物,可从四大类植物中提取:①伞形科中的石蛇床子、欧防风、芹菜;②芳香科中的香柠檬、酸柠檬、丁香等;③豆科中的补骨脂;④桑科中的无花果等。目前用于临床的呋喃香豆素类化合物有补骨脂素、8-甲氧补骨脂素(8-MOP)、5-甲氧沙林(5-MOP)、4,5,8-三甲基补骨脂素(TMP)、异构补骨脂素和7-甲基吡咯补骨脂素(MPP)等。此外煤焦油类中有光敏作用的蒽,可吸收长波紫外线。

1)内服疗法:(内服补骨脂加长波紫外线)首先测定最小光毒量。照射前服药按 8-MOP 0.6 mg/kg或5-MOP 0.6～1.2 mg/kg 或 4,5,8-三甲基补骨脂素 5～40 mg。服药 2 小时后,照射长波紫外线。首次剂量为最小红斑量,以后逐步增加剂量。开始每隔 1 天照射 1 次,一般需治疗 20～30 次才能缓解,好转后逐步减少次数,间隔时间延长,每周照射 1～2 次直至 2 周 1 次或 1 月 1 次,以巩固疗效。

适应证:寻常型银屑病泛发性皮损的治疗,先常规采用内服药后照射长波紫外线的方法。待皮疹大部分已消退后,对个别的残存皮疹,再局部涂药后进行照射。对红皮病型和脓疱型银屑病也有一定的疗效。

2)局部疗法:(外涂补骨脂素加长波紫外线)银屑病的近期痊愈率在 80%。适应证:对口服药不能耐受,服药有一定的毒副作用,出现消化道反应如恶心、上腹部不适、食欲减退等。外用剂型为酊剂或霜剂,浓度为 0.15%～0.3%,涂药后 30 分钟至 2 小时再照射长波紫外线。其优点是无恶心、呕吐等胃肠系统不良反应。然而,其缺点是片状,持续性的色素沉着和光毒反应。因此外用 8-MOP(膏、霜和酊剂)只能用于有衣服覆盖处,或掌跖部,较局限的大斑块状顽固损害。

3)浸浴疗法:(浴疗加长波紫外线)8-MOP(0.6 mg/L)或 4,5,8-三甲基补骨脂素(0.3 mg/L),加入浴水中,浴后 20 分钟再全身照射长波紫外线。治愈率为 50%～85%,其优点与外用相同,而且可均匀作用于整个体表,可避免局部涂药所引起的不均匀色素沉着。特别适用于皮损广泛散在的患者。其疗效与口服者相同,且优于局部外用者。

(2)照射装置:PUVA 照射采用的紫外线的波段为 320～400 nm,其治疗作用的光波段峰值位于320～335 nm 波长。供利用的光源有高强度黑光灯、普通黑光灯、金属卤素石英灯、高压汞灯、滤过日光等。

照射剂量应根据皮肤色素的深浅和对光的敏感程度而定,一般应先测定患者的光毒性反应的最小红斑量,然后以最小红斑量或亚红斑量开始治疗(大致相当于 2.5 J/cm,白种人则为 0.5～

2.0 J/cm 的光照量），以后根据皮肤的反应情况可逐步增加照射时间（大致相当于每次 1～1.5 J/cm 的光照量）当有明显好转时，剂量即可维持稳定，直至痊愈或进行巩固治疗。如 30 次治疗尚无明显效果，则可认为无效。局部涂药的激活作用要比口服时强 5～15 倍，因此照射时间应相应减少。由于光毒反应的高峰出现于照光后 48 小时或更晚一些，因此每次照射至少应间隔 48 小时，即每周照光 3 次较为适宜。皮损明显消退后即可每周 1 次的维持治疗，如病情保持稳定可逐步减为每 2 周，每 3 周以致每月 1 次，但每次减量至少应治疗 2 次以上。如在巩固维持治疗阶段皮损有复发现象，可增加照射频度或照射量，待再度明显好转后再减少次数或维持照射。根据具体的需要可采用立式、卧式或局部照射等方式。

4.光化学疗法与其他疗法联合治疗银屑病

银屑病是一种以角质形成细胞过度增殖和真皮慢性炎症反应为特征的常见皮肤病，其发病率高而又顽固难治，UVB 和 UVA 是治疗银屑病近期治愈率高的疗法之一，谨慎掌握补骨脂素的剂量和紫外线量，近期危险性极少，疗效已被确定。由于其有致癌危险等远期不良反应，使人们对此疗法产生了疑虑。为了提高疗效，预防和减少不良反应，对光化学疗法的治疗方法进行了改进。

（1）UVB 治疗方案的改进。①PUVB 疗法：内服甲氧沙林加中波紫外线照射。②UVB 与煤焦油联合（Goeckermanl 疗法）：对 80％以上患者有效。方法是先用煤焦油药浴浸洗全身，再以亚红斑量中波紫外线照射，然后涂以煤焦油软膏，每天一次。这种方法比较安全，一般没有明显不良反应。③UVB 与蒽林联合治疗：（Ingram 疗法）先用蒽林清除皮损，再用 UVB 治疗。④UVB 与润滑剂联合治疗：润滑剂可减少 UVB 的反射和散射，增加光线的透入。⑤UVB 与局部皮质类固醇联合治疗：早期可加速疗效，照射十次后，与单用 UVB 无区别，达到痊愈的照射次数并不减少，而复发较早，故不宜做常规配合治疗。⑥UVB 与卡泊三醇联合：患者皮损处外用卡泊三醇霜，每天 2 次，同时每周接受 2 次 UVB 照射，可提高疗效。明显优于单用卡泊三醇，及单用 NB-UVB 组。⑦UVB 与 UVA 联合：这种疗法主要用于单用 PUVA 疗效甚慢者（或）有明显色素沉着者，或 UVA 已达到一定累积剂量而又不能使用 PUVA ＋MTX 或维 A 酸者。这一联合疗法产生的红斑反应，并没有想象的高。皮损消退后首先停用 UVB，而单用 PUVA 维持。这种方法治愈较快，治愈时所需 UVB 与 UVA 的剂量小于单独使用的一半，但远期结果不清。⑧UVB 与 MTX 联合：有效，但应注意 MTX 可诱发光敏。⑨UVB 与维 A 酸联合治疗：有报道阿维 A 与 UVB 联合，可使银屑病迅速治愈，且累积的 UVB 量低。UVB 联合外用维 A 酸他扎罗汀可使斑块银屑病迅速消退，提高治疗效果。

（2）PUVA 治疗方法的改进。PUVA 治疗银屑病分两个阶段，消除皮损阶段和维持治疗阶段。方法每周治疗 2～3 次，待皮损消退 90％以上时，可进入维持治疗阶段。维持治疗用于皮损活动性明显，过去有 PUVA 治疗史的患者。需要至少 2 个月的维持治疗，每周至每月照射一次。如复发应增加照射频率。对皮损稳定患者不做维持治疗。

1）PUVA 与 MTX 联合：对顽固性银屑病有较好疗效。用一般疗法治疗无效的泛发性脓疱型银屑病和红皮病型银屑病，应用此疗法常常获得满意疗效。MTX 应在 PUVA 治疗前 3 周服用，然后开始 PUVA 治疗，每周照射 3 次，治疗 2 周后如皮损好转，MTX 剂量减半，而 PUVA 则维持，皮损基本消退停 MTX，PUVA 可减量到皮损完全消除。应用 PUVA 加 MTX 联合治疗，可使银屑病消退较快，PUVA 照射次数及照射剂量比单用 PUVA 较少及较低，所用的 MTX 量亦明显低于文献报道的 MTX 引起肝毒性的最小剂量。治疗前及治疗中应检查血白细胞和肝肾功能,对肝肾功能和骨髓抑制着不用此法。

2)Re-PUVA(PUVA 与阿维 A 酯):这可能是最有前途的联合方式之一。临床研究表明维A 酸类制剂可使银屑病皮损处于对 PUVA 治疗特别易感的状态,它是一种强有力的 PU-VA 疗效促进剂。维 A 酸的脱屑作用,可使 PUVA 容易透入皮肤,而使疗效提高。阿维 A 酯治疗严重的慢性斑块型,红皮病型,掌跖与泛发脓疱病有效。与 PUVA 结合不仅可提高疗效,缩短疗程,且可减少 PUVA 照射剂量。阿维 A 酯提前于 PUVA 治疗前 7～10 天给药,而后阿维 A 酯与PUVA 并用,直到皮损基本消退后,停用阿维 A 酯,而单独用 PUVA 维持。该药的缺点是可致畸,引起血脂和肝酶上升。这种联合治疗除对寻常型银屑病外,对红皮病型及脓疱型银屑病也很有效,尤其对掌跖脓疱型银屑病即一些单用 PUVA 治疗不能奏效的病例常有意想不到的良效。

3)PUVA 与类固醇皮质激素:对红皮病型或脓疱型银屑病患者,一般治疗无效或因不良反应严重而不能治疗时,可采用 PUVA 治疗,在治疗前,必须先内服类固醇皮质激素控制症状后,可在逐步减量以至停用上述药物的同时,采用 PUVA 治疗,能较快地取得疗效。据文献报道,PUVA 治疗银屑病时亦可联合外用类固醇皮质激素制剂,经治疗的患者皮损清除率明显高于单用 PUVA 的患者,这种方法可加速损害消退,减少照射次数 50% 左右,并可减轻光毒性反应。然而其复发率也大大增加,有时复发后症状更重,且对治疗更抵抗。对部分顽固损害,以及光照不足之处如头部损害等,适当以皮质激素制剂局部涂擦作为联合治疗则还是可取的。

4)UVA 和 UVB 联合:服用 8-MOP 后,同时接受 UVA 及 UVB 两种光照,能使消退的速度加快,照射次数减少。这种联合所需 UVA 及 UVB 的剂量分别为单独常规治疗时的 50% 及20%,大大减少了光照累积量。

5)PUVA 和蒽林联合:两者有协同作用,先用蒽林清除皮损,再用 PUVA 治疗维持,可减少光照量 50%。但蒽林的刺激作用及污染衣物的缺点仍然存在。

6)PUVA 和羟基脲联合:羟基脲可代替 MTX 用于联合治疗,但由于羟基脲本身的治疗作用不如 MTX,连续应用的疗效更会降低,而且其本身的毒性作用也甚大,这种联合一般不常使用。

总之采用 PUVA 与其他疗法联合治疗银屑病,周期性地将 PUVA 与其他疗法交替应用,不进行长期的巩固治疗,有可能减少 PUVA 引起的累积性光毒副作用和远期危险性,并能进一步提高银屑病的疗效和安全性。

5.临床疗效观察

(1)外用 8-MOP 加黑光照射:韦伯(1974 年)外用 8-MOP 加黑光照射治疗 74 例银屑病,34 例在 20～34 次照射后皮损痊愈,23 例在 19～42 次照射后显著好转,11 例在 8～26 次照射后稍有进步,6 例在 8～10 次照射后无效。瑞典的 Fischer 等曾以 TMP 溶液浸浴后用 UVA 照射治疗了 5 000 余例患者,痊愈率达 85%,在维持治疗期间约 80% 的患者能保持良好状态,但不再治疗则 90% 在一年内复发,平均缓解期为 4 个月。水野(1975 年)用外用疗法 18 例寻常型银屑病,治愈 13 例,好转 3 例,无效 2 例,治愈病例中 5 例在 1 个月至 2.5 年复发,平均缓解期 8.2 个月。户田(1975 年)用外用疗法治疗 5 例寻常型银屑病,经 10～14 次照射,皮疹消失。

(2)内服 8-MOP 加黑光照射:帕里斯(1974 年)用口服 8-MOP 加黑光照射治疗 21 例银屑病患者,均获痊愈。美国 16 个医疗中心对 1380 例每周接受 2～3 次口服 PUVA 治疗的患者的统计中,88% 达到近期痊愈。银屑病的类型影响了成功率,点滴状及斑块状者仅 2% 无效,9% 中止治疗,红皮病型者则 16% 失败,29% 中止治疗。点滴状损害消退最快,而红皮病型的疗程明显延长。欧洲 18 个医疗中心对 3175 例每周接受 4 次治疗患者的结果，痊愈达 89%，而红皮病中也有 14% 失败，1/3 的病例中止治疗。国内的报告也肯定了 PUVA 的疗效。余桂琳等(1997)年报道 475 例银屑病患者经 PUVA 治疗，近期治愈率达 89.73%，治愈病例的平均治疗次数为 19.87 次。陈洪森等用 PUVA 治疗银屑病，其治疗结果：寻常型 334 例，治愈 210 例，近愈 58 例，显效 28 例，好转 38 例，平均治愈次数 23.1 次，红皮病型 3 例，治愈 2 例，近愈 1 例，平均治愈次数 38.5 次。

6.不良反应

PUVA 的不良反应可分为近期和远期两类。一般而言，近期不良反应是有限的并可逆的，远期不良反应目前发病率较低。只要适当控制照射剂量，注意防护，在绝大多数患者中未发现严重的后果。

(1)近期不良反应：主要是光毒性反应和胃肠反应。前者在局部治疗时较为明显，而后者仅发生于口服治疗时。这些反应是可逆的。局部 PUVA 治疗时尤易发生不同程度的光毒反应，如疼痛性红斑和水肿，甚至水疱形成。可引起瘙痒、色素沉着、皮肤干燥等。因此在治疗过程中要特别注意防止额外的光照射，包括日晒，否则很可能出现比较严重的光毒性皮炎。有报道 PUVA 疗法偶尔可引起光变态反应、甲板压痛、甲板分离、甲下出血等。UVA 和 UVB 照射可引起同形反应的可能。某些患者日晒后银屑病加剧，因此小剂量测定，不改变光谱波段，可避免紫外线引起的激发反应。口服 PUVA 疗法还可能引起胃肠反应，如恶心、呕吐，以及头晕、目眩、全身不适等症状，因此不宜在空腹时服药。这些反应是可逆的，减少剂量后常可减轻以致消失。

(2)远期不良反应：PUVA 疗法潜在的远期危险性可能有皮肤老化加速，眼部损伤，致癌作用。

1)致癌作用：主要为基底细胞癌和鳞状上皮癌，以及被认为是恶性度最高的恶性黑色素瘤。常发生于反复接受 PUVA 治疗，UVA 累积量很大的患者，和曾接受致癌物质（砷剂，放射治疗）的患者。预防方法为：避免长期，反复应用 PUVA 治疗，对曾接受致癌物质治疗者，尽可能不用 PUVA 治疗。PUVA 能增进黑色素细胞的活性、损伤黑色素细胞、或使黑色素细胞突变或增殖，可能是恶性黑色素瘤的一种危险因素。

2)眼部损伤：动物实验发现，可使大白鼠发生白内障和眼底异常，但所用药物剂量为人体剂量的 1 000 倍，照光剂量为人体治疗量的 10 倍，患者如戴上墨镜，可以预防白内障。

3)皮肤老化：长期接受光疗可有色素沉着、瘙痒、皮肤干燥、发皱以及斑点状不均匀的色素紊乱现象。

4)免疫改变：PUVA 能引起淋巴细胞功能及免疫反应的一系列改变。PUVA 能导致接触性变态反应的能力降低，移植皮肤存活时间延长，及表皮中 Langerhan 细胞数量的减少。免疫改变可解释单纯疱疹发病率增多和光疗时所见的某些自身免疫疾病的偶尔加重。有些有待于更多的临床实践才能证实。

7.PUVA 适应证

寻常型银屑患者病情严重，传统疗法无法控制，成人，皮损面积在体表 30% 以上。对红皮病型银屑病的疗效虽不如对寻常型银屑病的为明显，但其他疗法对红皮病的效果也多不理想，因此 PUVA 治疗不失为一种较好的选择。要注意红皮病型、脓疱型银屑病在进行期应用 PUVA 治疗有时可使皮损加重，选择时应慎重。掌跖脓疱病应用 PUVA 治疗，尤其是局部 PUVA 疗法常能使病情得到一定程度的控制。

8.PUVA 禁忌证

12 岁以下的儿童或年老体弱者;妊娠期及哺乳期;以往用过砷剂治疗的;以往接受放射治疗者;有日光过敏的家族史及光过敏性疾病,如红斑狼疮、卟啉病、着色性干皮病等。使用光敏药物者。有天疱疮或大疱性类天疱疮者;以前或目前有皮肤肿瘤者。有恶性黑素瘤或黑素瘤家族史者;有明显眼晶体疾病者;有严重器质性病变如心血管、肝、肾疾病等;严重免疫抑制患者;内脏恶性肿瘤患者;活动型肺结核;甲状腺功能亢进;PUV 大剂量累积者不应做 PUVA 治疗。

9.治疗注意事项

详细询问病史,仔细检查体格,根据上述情况严格掌握适应证及禁忌证。

(1)治疗前后过程中定期检查血、尿常规、肝功能等,如发现异常应中止治疗。

(2)治疗前及治疗过程中定期查眼底,发现异常中止治疗。

(3)治疗期间应勤洗澡,涂一些润滑剂去除鳞屑,增加皮肤透光性,预防皮肤干燥。

(4)治疗期间避免服用其他光敏性药物,不用除联合疗法外的外用药。

(5)照光时应保护敏感区,戴防止 UVA 透过的护目镜或眼罩。

(6)接受光疗时以及治疗后一周内,用防光剂保护未受累的皮肤,避免额外的日光照射。夏季阳光较强,UVA 照射量应适当减量。

(7)接受光照时,对外生殖器部位可用不透明的物质或防晒剂加以保护,减少不必要的损伤。

(8)治疗期间避免饮酒。

(9)治疗中一旦发现可疑为恶性的皮损应及时活检做组织病理检查。

(三)沐浴疗法

沐浴疗法是银屑病治疗中一种常用的方法,常用的方法有硫黄浴、糠浴、焦油浴、矿泉浴、海水浴、中药浴等,可刺激皮肤、改善血行,消除炎性浸润。沐浴对银屑病的治疗作用具体体现在以下几个方面。

1.清洁作用

清洁的皮肤对各种微生物感染的抵抗能力明显增强,此外,清洁的皮肤可以提高治疗作用。在包药及照光治疗前,彻底清洁皮肤可以增加药物的吸收和光疗的效果。

2.温度作用

根据病情的不同情况可以选择不同的水温。36～37 ℃的水浴具有良好的镇静、止痒和安抚作用;38～40 ℃可以改善皮肤循环,促进药物吸收。

3.药物作用

(1)人工海水浴:具有改善皮肤血液循环,促进皮肤代谢,提高对紫外线的敏感作用。治疗时,将粗制的海盐溶于浴水,成为 3%～5% 的溶液,水温宜较高(38～40 ℃),以增加二者的协同作用。治疗时间为 15～20 分钟。

(2)补骨脂素浴:在银屑病的 PUVA 治疗中证明应用补骨脂素水浴与口服补骨脂素有同样的效果,且可以避免由于口服药物引起的胃肠道反应。治疗用的补骨脂素一般为 3-甲基补骨脂素和 8-甲氧基补骨脂素。二者均不能溶于水,故应先将其溶于酒精,配制成 0.1%～0.5% 的补骨脂素溶液。按照每升浴水中含有补骨脂素 0.5～1.0 mg 计算,将配制的溶液逐渐加入浴水中,并不断搅拌。水温以 37～38 ℃为宜,治疗 15～20 分钟,浴后即进行光疗。

(3)中药浴:中药外洗、浴疗及熏蒸治疗皮肤病有独特的疗效,具有疗效确切、患者易于接受、费用低、基本无不良反应等优点。中药药浴常用者有花椒、枯矾、侧柏叶、格桃叶等多种药物。亦可用花椒、枯矾各 120 g、野菊花 250 g、朴硝 500 g，加水适量，煎水作全身浴，用于寻常性及红皮病型，有较好疗效。

此外，近年来有中药蒸气疗法的尝试，疗效比较满意。中药汽疗是在中药浴基础上发展的新型外治中医疗法，选用对特定疾病有治疗作用的中药并组成方剂，经汽疗蒸发器加热后形成药汽，直接作用于人体皮肤表面的皮损以治疗银屑病。结合临床及实验研究结果，中药汽疗治疗银屑病有以下特点。①与水疗比，中药挥发油等成分不易丢失，因此提高了疗效。②热力效应：使血管扩张，血流增加，促进炎症的消退和吸收。③对神经系统的影响：汽疗中产生的各种刺激，可通过丰富的皮肤感受器传到中枢系统，再通过神经反射途径，引起各组织系统的反应（先兴奋，后抑制），因此有镇静、止痒止痛、帮助睡眠、消除疲劳等作用，有利于银屑病的治疗。④促进新陈代谢：汗腺分泌增加，排出大量汗液，人体有害的代谢产物也随之排出。⑤中药的挥发油等药理活性成分的直接治疗作用。

在应用沐浴疗法治疗银屑病的过程中，应该注意以下事项：①药浴治疗后，一般不宜用清水冲洗，以延长药物作用时间。②体弱及严重心血管疾病患者，不宜用热水浴。③治疗中要注意随时巡视、观察患者，如有不良反应，应立即停止治疗，并予以适当的处理。④严格消毒，防止交叉感染。

（李牛勇）

第十三节 副银屑病

副银屑病是一组原因不明的慢性皮肤病，表现为与银屑病相似的鳞屑性红斑或斑块，但有与银屑病不同的发病机制、病理表现和治疗反应。该病最早由 Brocq 于 1902 年描述，其中包括 4 种主要的类型：点滴型副银屑病、斑块型副银屑病、急性痘疮样苔藓样糠疹、慢性苔藓样糠疹。

一、病因和发病机制

病因不明，有报道苔藓样糠疹与感染有关。感染因素包括 EB 病毒、弓形虫病、HIV 感染及其他病毒感染。小斑片状副银屑病可能是以 CD4 阳性 T 淋巴细胞为主的皮肤炎症反应过程，其基因表型与慢性皮炎相似。也有人认为大斑块型副银屑病是蕈样肉芽肿的早期表现。

二、临床表现

临床可分为以下四种类型。

（一）点滴型副银屑病

点滴型副银屑病常见，多于青年期开始发病，男女比例为 3∶2。好发于躯干两侧、大腿和上臂等处，屈侧为多，一般不累及头、面、掌跖及黏膜部位。皮损为淡红色或褐色、散在分布的丘疹、斑丘疹或红斑，针头或米粒大小，浸润较显著，互不融合，上覆少量不易剥掉的细薄鳞屑，用力刮除后无点状出血。无自觉症状。病程缓慢，经数周和数月后，皮损可消退，但也可出现新发皮疹，少数患者可多年不愈。

（二）斑块型副银屑病

斑块型副银屑病可分两种类型。

1.小斑块型副银屑病

多见于中老年患者，男女患者比例约为 3：1。表现为躯干部圆形或椭圆形界限清楚的红斑或略隆起斑块，上覆少许鳞屑，一般无自觉症状，有时可沿皮纹方向分布。皮损的直径一般不超过 5 cm。

2.大斑块型副银屑病

大斑块型副银屑病主要见于中老年患者，发病高峰年龄为 50 岁左右，男性多于女性。皮疹好发于臀部、躯干及身体屈侧。皮疹表现为境界清楚的肥厚性斑片或斑块，呈圆形、椭圆形或不规则形，有轻度浸润，淡红色、黄红色，有少许细薄鳞屑，无点状出血现象；分散存在，有时可互相融合呈大片，大小不一，数目不定。多数皮损直径超过 5 cm。一般无自觉症状或微痒。皮疹表面有"卷烟纸"样外观，提示有不同程度的表皮萎缩；萎缩明显的皮损还可见毛细血管扩张和色素改变（皮肤异色症）。少数可演变为蕈样肉芽肿。

（三）急性痘疮样苔藓样糠疹

患者可有低热、头痛、乏力和关节痛等系统表现，发生于皮疹出现之前或与皮疹同时发生。皮疹表现为散发的红色、水肿性丘疹（图 8-11），中央可形成水疱、脓疱，甚至出血性坏死、结痂。消退后可有萎缩斑或色素改变。一般无自觉症状，偶有瘙痒或灼痛感。皮疹常见于躯干和四肢屈侧；手足、头面和黏膜一般不受累。

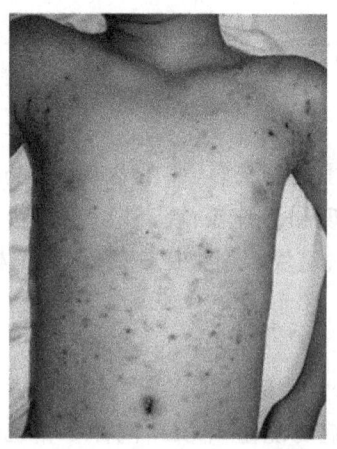

图 8-11　急性痘疮样苔藓状糠疹

（四）慢性苔藓样糠疹

较急性者常见。表现为连续成批出现的红棕色、圆形或椭圆形、苔藓样丘疹，直径 3～10 mm；一般无自觉症状。皮损中央可附有黏着鳞屑，边缘部分鳞屑较少。受累部位主要为躯干和四肢近端；一般手足和面部很少受累。经 4～6 周，丘疹扁平，其上鳞屑脱落，遗轻度色沉。旧皮损消退过程同时，可有新发皮疹。

三、组织病理

小斑块型副银屑病表现为局灶性角化不全，轻度棘层肥厚及灶状海绵形成，真皮浅层轻度水肿，血管周围有淋巴-单核炎细胞浸润。大斑块/斑片型副银屑病早期可表现为表皮轻度肥厚、角化过度和灶状角化不全;真皮有散在或血管周围的淋巴细胞浸润。在充分发展的皮疹,可见表皮下带状炎性细胞浸润,炎症细胞可进入表皮内,浸润细胞部分可有异型性,表皮出现基底细胞液化变性或色素失禁。在皮肤异色症样皮损处,可见血管扩张、表皮萎缩和色素吞噬现象。无论是急性还是慢性苔藓样糠疹,其共有的病理表现包括表皮淋巴细胞外溢、角化不全、灶状海绵水肿和围管状淋巴细胞浸润。急性痘疮样苔藓样糠疹可见真皮深层或浅层血管周围淋巴细胞浸润和血管纤维素样坏死,以及基底细胞的细胞样小体和表皮坏死。

四、诊断和鉴别诊断

因病理无特殊性且皮损形态多样,诊断较困难。若为慢性病程,有丘疹、红斑、鳞屑等皮损又无自觉症状的中青年患者,当无法诊断其他皮肤病时可考虑为本病,应排除下列疾病。

(一)银屑病

鳞屑为银白色,较厚,刮除鳞屑可见点状出血,有甲病变及典型的组织学特征。

(二)梅毒疹

皮损广泛对称,常累及掌跖,有黏膜损害、全身淋巴结肿大;梅毒血清学反应阳性。

(三)扁平苔藓

皮损为紫红色多角形扁平丘疹,鳞屑少而紧贴,瘙痒剧烈,黏膜可受累;有典型的组织病理学特征。

(四)丘疹坏死性结核疹

丘疹坏死性结核疹好发于四肢伸面,病理组织表现有干酪样坏死;结核菌素试验阳性。

(五)蕈样肉芽肿浸润期

蕈样肉芽肿浸润期常有大斑块样损害,浸润明显,瘙痒剧烈,常伴有消瘦、乏力及内脏损害;组织病理有特异性改变。需要与大斑块型副银屑病鉴别。

(六)皮肤坏死性血管炎

应与急性痘疮样苔藓样糠疹鉴别。前者组织病理学上为白细胞碎裂性血管炎改变。

(七)淋巴瘤样丘疹病

临床表现为群集发生的丘疹、结节,可自愈。其病理改变与苔藓样糠疹不同,可以鉴别。

五、治疗

本组疾病治疗效果不理想。小斑块型副银屑可以无须治疗或外用皮肤润泽剂、糖皮质激素,甚至光疗法。对大斑块型副银屑应当外用强效糖皮质激素、光疗或光化学疗法,以阻止或延缓向MF 的发展。患者应定期随访观察。

(一)系统治疗

糖皮质激素可试用于急性痘疮样苔藓样糠疹,可用泼尼松 30～60 mg/d,分 3 次口服,可与抗生素类药物联用;维生素 D_2、维生素 C、维生素 E 及 B 族维生素(B_1、B_6、B_{12})均可应用;此外抗组胺药、硫代硫酸钠、抗疟药、氨苯砜、甲氨蝶呤(5 mg/d,分 2 次口服,每周连服 3 天)等也可使用。

(二)外用治疗

可用糖皮质激素、焦油类、维 A 酸、10%尿素软膏、5%水杨酸软膏等。

（三）物理疗法

光疗或光化学疗法对苔藓样糠疹有效，如 UVB 或 PUVA 治疗。还可用药浴疗法如矿泉浴、硫黄浴、米糠浴、淀粉浴等。

（李牛勇）

第十四节 掌跖脓疱病

掌跖脓疱病和连续性肢端皮炎都是手足部有持久的脓疱性损害，无菌性脓疱对称发生于掌跖，有人称为脓疱性细菌疹，也有人认为本病和掌跖脓疱性银屑病是同病异名。

一、症状

皮损往往先发生于手掌或足底中央，逐渐蔓延而遍布于手掌或足底，也可蔓延到手足的侧面；有时，皮疹先出现于指或趾端、足跟或手掌鱼际肌部位，然后扩展。初起时可为水疱，迅速变成不含细菌的脓疱，有时脓疱之间有些瘀点，相邻近的脓疱往往互相融合（图 8-12～图 8-15）。

图 8-12 掌跖脓疱病（一）

图 8-13 掌跖脓疱病（二）

图 8-14 掌跖脓疱病（三）

图 8-15 脓疱性细菌疹

皮损往往先发生一侧，以后再出现于另一侧，或是对称地同时发生于两侧，两侧的症状同时加重或减轻。患处常有程度不定的痒觉或灼痛。

以后，脓疱变干结痂，常有些鳞屑，鳞屑脱落后有短暂的静止期，此期常能见到瘀点，一周左右发生脓疱，如此反复发生，长久以后，可以自然痊愈。

二、病因

关于病因有不同意见。有人认为本病是身体别处化脓菌所引起的一种变态反应,体内可有龋齿、牙龈溢脓、鼻窦炎、扁桃体炎、盆腔炎、阴道炎或前列腺炎等化脓菌性感染病灶,应用四环素或其他抗生素消除这些病灶后,掌跖脓疱往往自然消失,因而称本病为脓疱性细菌疹,但有一些患者并无任何可见的感染病灶,抗生素治疗也无效,较一般人群容易发生银屑病,因而也有人认为本病是掌跖脓疱性银屑病的表现,而 HLA 频率和银屑病不同。另有人认为本病和银屑病无关而是一种湿疹性疾病,或是一种病因不明的疾病。认为本病是对汞、铜、锡等金属元素过敏。与非吸烟者相比,吸烟者患掌跖脓疱病的危险度要高7.2倍。以镍铬合金做固定义齿,半年后掌跖起脓疱,进行性加重。

三、组织病理

中性粒细胞侵入表皮而形成脓疱,疱顶的表皮不肥厚;以后,脓疱达角质层下方而结痂脱落。脓疱的疱壁光滑整齐,周围的棘细胞层常略肥厚。脓疱下方的真皮内有轻度炎性浸润,包括一些淋巴细胞及嗜中性粒细胞(图 8-16)。

图 8-16　掌跖脓疱病组织病理

四、鉴别

本病和连续性肢端皮炎、掌跖脓疱性银屑病及角层下脓疱性皮病都有无菌性脓疱,而组织变化有所不同,特别是并发典型银屑病皮损时应诊断为掌跖脓疱性银屑病。足癣的脓疱含有真菌,有继发性感染的汗疱含有化脓菌。

五、治疗

有感染病灶时应该清除。有的患者没有可找见的病灶感染,但在应用四环素或米诺环素后,病情显著好转,可能是其具有的抗炎作用。

在急性发作时,泼尼松等糖皮质激素类可使症状暂时减轻。氯法齐明或光化学疗法都被人试用,有时有效。

复方甘草酸单铵注射液 60 mL 加入 0.9％氯化钠液 200 mL 中静脉滴注,1 次/天,同时口服阿维 A 胶囊 20 mg,顿服。

雷公藤多苷被人应用,每次 20 mg,每天服 3 次,多数患者有效,与白芍总苷联合应用效果会更好。有人用靓玉红,是中药大青叶中有效的抗癌成分,能抑制细胞核分裂,每次口服 50 mg,每天 3～4 次,在 1～2 周内,可见脓疱减退。

环孢素剂量为 3.75 mg/(kg·d),分 2 次口服,达到临床治愈巩固 1 周后开始减量至 2.5 mg/(kg·d)及 1.25 mg/(kg·d),服药共 8 周。

外用抗菌药无效。氟轻松或曲安西龙软膏可有暂时的疗效,有时疗效不显著。煤焦油泥膏可以涂擦,具有收敛作用的外用药也可应用,例如处方:水杨酸 1 g,鞣酸 5 g,酒精加到 50 mL。

锶-99 敷贴治疗掌跖脓疱病疗效较好。NB-UVB 联合派瑞松同样具有良好效果。

根据皮损面积,给予复方丙酸氯倍他索软膏封包患处,每晚 1 次,连用 2 周后改为隔天 1 次,再连用 2 周。

复方氟米松软膏是含有 3.00％水杨酸和 0.02％氟米松的外用糖皮质激素复方制剂。具有促角质软化、杀菌、抗炎及稳定和保护酸性皮层的作用,对无菌性脓疱产生有一定的抑制作用,并可促进皮肤功能的恢复。也可使用卡铂三醇乳膏或他卡西醇软膏。

(李牛勇)

第十五节　鳞状毛囊角化病

病因不明,该病可能与鱼鳞病属同类疾病。

一、临床表现

(1)好发于青壮年,无性别差异。

(2)皮损常对称分布于腹、腰、臀、股外侧、胸及腋窝附近等处。无黏膜受累。

(3)皮损为圆形的片状鳞屑,淡灰色或污褐色,境界明显,在鳞屑中具有一与毛囊相一致的黑点,鳞屑薄,中央贴于皮肤,边缘游离,脱落后可再生。

(4)无自觉症状或有轻度瘙痒。

(5)病程缓慢,冬季加重而夏季减轻。

二、诊断及鉴别诊断

根据好发年龄、好发部位及皮疹特点等进行诊断。需与以下疾病鉴别:

(一)鱼鳞病

往往在幼年开始发病,为圆形或多角形鳞屑,呈鱼鳞样,好发于小腿伸侧。

(二)副银屑病

初起为单个或数个红色,有少许鳞屑的斑块,皮损大小不等,境界清楚,轻度浸润,圆形或椭圆形,中央无黑点,周围无色素减退晕。散在分布于躯干及四肢近端。

(三)花斑癣

皮疹为褐色或淡色斑,中央无黑点;损害多发生于胸、背等处;在鳞屑中可查到真菌。

三、治疗

尚无特效疗法。可外用角质松解剂,如 0.1％维 A 酸软膏或 10％～20％尿素软膏,改善症状,减轻瘙痒和干燥,或口服维生素 A、维生素 D、维生素 E 等。

（一）全身治疗

维生素 A 25 000～50 000 U,每天 3 次,口服;维生素 E 0.2～0.4 g,每天 2～3 次,口服。

（二）局部治疗

外用 0.1%维 A 酸软膏、10%尿素软膏等。

（三）物理治疗

紫外线照射。

（四）中药治疗

中药治疗以养血润燥为治则,可选用养血润肤饮。

（李牛勇）

第九章

结缔组织病

第一节 干燥综合征

干燥综合征(sicca syndrome,SS)又名 Sjögren 综合征,是一个主要累及外分泌腺体的慢性炎症性自身免疫病,主要侵犯泪腺和涎腺,临床上表现为眼和口的干燥。但其他外分泌腺和腺体外其他器官均可受累及出现多系统损害的症状。

本病分为原发性和继发性两类,前者指不伴有其他诊断明确的结缔组织病的 SS,后者指伴发其他诊断明确结缔组织病,如风湿性关节炎、系统性红斑狼疮、系统性硬皮病、多肌炎等病的 SS。本节介绍原发性 SS。

一、病因与发病机制

本病是多元性病因的自体免疫病,有下列发病机制。

(一)自身免疫/免疫异常

病灶有特征性淋巴细胞浸润,患者体内有多种自身抗体存在。SS 患者泪腺和小涎腺见有淋巴细胞浸润,主要是 $CD_{45}R0$ 表型和表达 $\alpha\beta T$ 细胞抗原受体 $CD4^+T$ 细胞亚群,分别与腺泡组织破坏和泪液与涎液产生减少有关。

(二)遗传素质

原发性 SS 与 HLA-B8-DRW3 表型有关。大多数女性及所有男性病例出现 HLA-DRW52,伴类风湿关节炎患者与 HLA-DRW4 相关。

(三)感染

病毒感染作为原发性 SS 诱发因素的作用仍有争议,患者血清中抗巨细胞病毒的 IgM 型抗体滴度增高,有证据支持 EB 病毒在 SS 合并 RA 发病中起作用。

二、临床表现

本病多在 50 岁或以上发病,而且 9% 以上为女性。

(一)干燥症状

1.眼

干燥性角膜结膜炎,两眼发干,如疼痛、异物感、视物模糊、眼红不适、畏光和有黏液性分泌物。患者出现泪腺分泌减少和丝状或点状角膜炎时,需用 Schirmer 试验(一种粗略估计泪腺流量的试验)、孟加拉玫瑰红染色和角膜裂隙灯检查(观察是否存在角膜炎)。三项实验有两项异常即可诊断。

2.涎腺

口干燥,有咀嚼和咽下困难、口痛、味觉嗅觉改变,舌裂干燥、口角炎。两侧腮腺和颌下腺可能肿大,"饼干试验(cracker test)"(不借助水很难咀嚼和咽下一包饼干)阳性有助于诊断。可靠的体征是口底缺乏唾液聚集;口腔受累有口角炎,舌、唇及口腔黏膜的皲裂、溃疡和龋齿。

3.皮肤干燥

皮肤干燥或萎缩,伴瘙痒,有鳞屑如鱼鳞病样,毛发干枯,易脆断,体毛及头发减少,面部色素减退或色素沉着。

4.黏膜干燥

干燥发生在黏膜,有干燥性鼻炎、口咽喉干燥,外阴和阴道干燥,气管黏膜干燥。

(二)腺外表现

原发性比继发性干燥综合征多见,特别是抗 Ro(SS-A)和 La(SS-B)抗体时。皮肤下肢非血小板减少性紫癜、光敏;Raynaud 现象、小血管炎、气管支气管树干燥,继发慢性支气管炎,淋巴细胞性肺炎,间质性肺纤维化,多关节痛,多关节炎,肾小球肾间质性肾炎。

SS 相关疾病包括自身免疫性甲状腺炎、血管炎、重症肌无力、多发性肌炎、血管炎、雷诺现象、假性淋巴瘤、恶性淋巴瘤、冷球蛋白血症、药物过敏。

三、实验室检查

(一)涎腺或唇腺黏膜活检

显示灶性淋巴细胞和浆细胞浸润。

(二)Schirmer 眼泪试验

用标准滤纸条放入患者的下眼睑,5 分钟内滤纸条浸湿<10 mm 说明患者泪液分泌减少。

(三)眼睛四氯四碘荧光素染色

显示斑点状或线状角膜炎。

(四)实验室异常

免疫球蛋白水平、循环免疫复合物及许多自身抗体升高。类风湿因子通常呈阳性。60%～70%的患者抗核抗体阳性,10%的患者抗线粒体抗体阳性。抗 Ro(SSA)抗体见于 70%的患者,而 RA 及继发性干燥综合征的患者仅有 10%为阳性。抗 SSA 抗体可通过胎盘,引起先天性心脏传导阻滞。

四、诊断

(一)具体诊断标准

干燥综合征国际分类(诊断)标准见表 9-1。

(二)原发性干燥综合征

无任何潜在疾病的情况下,符合下述任 1 条则可诊断。

表 9-1 2002 年干燥综合征国际分类(诊断)标准

(1)口腔症状:3 项中有 1 项或 1 项以上
①每天感口干持续 3 个月以上
②成年后腮腺反复或持续肿大
③吞咽干性食物时需要水帮助
(2)眼部症状:3 项中有 1 项或 1 项以上
①每天感到不能忍受的眼干持续 3 个月以上
②有反复的沙子进眼或砂磨感觉
③每天需用人工泪液 3 次或 3 次以上
(3)眼部体征:下述检查任 1 项或 1 项以上阳性
①Schirmer 试验(+)(≤5 mm/5 min)
②角膜染色(+)(≥4 van Bijsterveld 计分法)
(4)组织学检查:下唇腺病理活检示淋巴细胞灶≥1(指 4 mm² 组织内至少有 50 个淋巴细胞聚集于唇腺间质者为 1 个灶)
(5)涎腺受损:下述检查任 1 项或 1 项以上阳性
①涎液流率(+)(≥1.5 mL/15 min)
②腮腺造影(+)
③涎腺放射性核素检查(+)
(6)自身抗体:抗 SSA 或抗 SSB(+)(双扩散法)

(1)符合上述 4 条或 4 条以上,但必须含有表 9-1 条目(4)(组织学检查)和/或条目(6)(自身抗体)。

(2)表 9-1 条目(3)(4)(5)(6)四条中任三条阳性。

(三)继发性干燥综合征

患者有潜在的疾病(如任一结缔组织病),而符合表 9-1 条目(1)和(2)中任一条,同时符合条目(3)(4)(5)中任两条。

(四)必须除外

颈头面部放疗史,丙型肝炎病毒感染,艾滋病(AIDS),淋巴瘤,结节病,移植物抗宿主(GVH)病,抗乙酰胆碱药的应用(如阿托品、莨菪碱、溴丙胺太林、颠茄等)。

五、治疗

(一)对症治疗

用涎液替代品和人工泪液的替代物,改善干燥症状及处理相关疾病。

(二)人工泪液

干燥性角膜结膜炎:可用人工眼泪(成分是 0.5%羧甲基纤维素溶液)加黏液溶解剂(5%～10%乙酰半胱氨酸),并且可以用电凝将鼻泪管闭合,含甲基纤维素润滑眼膏夜间使用保护角膜结膜。0.05%～0.4%环孢素乳化剂滴眼。

(三)人工涎液

口干燥症:患者应多喝水,盐酸毛果芸香碱,5 mg,3 次/天,促进腺泡分泌涎液,人工涎液制剂很多,含羧甲基纤维素、黏液素等成分可供使用。

(四)系统治疗

1.氯喹/羟氯喹

活动期给予有调节免疫和抗感染作用,调节淋巴增生,可改善眼部症状。

2.环磷酰胺、泼尼松

环磷酰胺可增加泪腺和唾液的分泌。有些假性淋巴瘤的患者对泼尼松和/或环磷酰胺的反应相当好,另一些则否。环孢素每天 5 mg/kg,内服 6 个月,可改善口腔干燥,阻止涎腺的损害。

3.非甾体抗炎药

对肌肉关节痛有效。

4.生物制剂

英夫利昔单抗(Rituximab),抗 CD_{20} 单克隆抗体,375 mg/m²,每周 1 次,12 周后患者症状改善,涎液腺有残余功能,唾液流率增加。

(五)其他

中医治则为滋阴润燥,常用药有水牛角、丹参、紫草、绿豆、土茯苓、秦艽、玉竹、沙参、石斛等。

六、预后

本病多为良性,PSS 的病情进展非常缓慢,在不伴有淋巴瘤时,不会造成外分泌腺急进性破坏和功能丧失。一旦出现淋巴瘤和外分泌腺体以外的临床表现,预后就会很差。

(张志彪)

第二节 皮肌炎与多发性肌炎

皮肌炎(dermatomyositis,DM)和多发性肌炎(polymyositis,PM)是一组异质性基因决定皮肤和骨骼肌为靶点的自身免疫性疾病,表现具有特征性皮疹的以皮肤及横纹肌的炎症,20%~25%患者合并恶性肿瘤。皮肌炎特征性损害为以眼睑为中心的眶周水肿性紫蓝色红斑,Gottron征或 Gottron 丘疹,伴有多发性肌炎和血管炎。

一、病因与发病机制

本病是遗传易感个体,在感染、肿瘤等因素的影响下免疫介导的疾病(图 9-1)。患者 HLA-B8、DR3 频率高,Jo-1 抗体与 HLA-DR3 密切关联。肌肉检出肠道基因组,而柯萨奇 B1 病毒注入 Swiss 小鼠可出现皮肌炎。体液免疫和补体沉积介导的血管病变是肌肉损害的主要病因,细胞介导的细胞毒作用是致肌肉病变的原因。有 Jo-1 疹(图 9-2、图 9-3),消退后发生萎缩、毛细血管抗体、CIC、并发囊性肿瘤,肿瘤组织为抗原与患者肌纤维、交叉抗原性,与相应抗体发生抗原-抗体反应。以上作用产生皮炎和肌炎病变及症状。肌纤维变性,再生、坏死,吞噬和 CD8⁺ 单核细胞浸润,横纹肌血管壁 IgG、IgM 和 C3 沉积。

图 9-1　皮肌炎的病因和发病机制

图 9-2　Gottron 征（一）

图 9-3　Gottron 征（二）

二、临床表现

（一）早期症状

多数慢性起病，少数呈急性或亚急性，部分有前驱症状，如不规则发热、Raynaud 现象、倦怠、乏力、头痛和关节痛等，儿童患者发病前有上呼吸道感染史。

（二）皮肤症状

1.Gottron 征

常见的特征性损害是在肘、膝、掌指及指关节伸面发生紫红色斑疹，表面干燥有糠状鳞屑，称为 Gottron 征。指关节伸面发生紫红色扁平丘疹，覆有细小鳞屑，称为 Gottron 血管扩张和色素减退，但仅见于 1/3 的患者，一般都发生在疾病后期。

2.眶周紫红色斑

又称向阳性紫红斑，特征性皮损是以上眼睑为中心的紫红色水肿性斑片。

3.甲周毛细血管扩张

甲皱襞发生暗红斑及瘀点，且变粗厚，也具有诊断价值。

4.暴露区皮损

上胸部 V 形区红斑亦较常见。

5.血管萎缩性皮肤异色病

慢性病例可发生广泛性红斑及丘疹，表面干燥有糠状鳞屑，并可见点状角化及斑点状色素沉着和脱失，轻度萎缩，毛细血管扩张，称为异色性皮肌炎。

6.机械手/手指粗糙

患者双手外侧和掌面皮肤出现的黑色或污染样横线，类似手工劳动者手而得名，有角化、裂纹、脱屑。此征出现在约 1/3 的 DM 患者。

7.钙化

在 4% 的幼年型 DM 出现肩、肘、大腿、脊柱部位的皮下钙化点或块。沿着深层筋膜的钙化更为多见。钙化使局部软组织出现发木或发硬的浸润感，严重者影响该肢体的活动。钙化表面皮肤可出现溃疡和窦道，钙化物质由此流出，也可继发感染。

8.其他皮损

还可发生多形性红斑、水疱、风团及结节性红斑等损害，也可发生光敏现象。部分患者有痒感，有的甚至很剧烈。约 30% 的患者有雷诺现象。晚期可发生皮肤硬化。幼年皮肌炎并不少见，特点是皮肤或皮下组织发生钙质沉着，但预后较好。

（三）肌肉症状

可与皮损同时出现，也可早于或晚于皮损发生。主要侵犯横纹肌，但心肌和平滑肌也可受累，最易受累的是四肢近端肌肉，如上肢三角肌及股四头肌等。患者先感到下肢肌无力，蹲下后站立困难，以后上肢抬举也困难，伴肌群疼痛及压痛。颈部肌肉受累发生抬头困难，咽喉及食管肌肉受累发生吞咽困难，膈肌及呼吸肌和心肌受累发生呼吸困难，眼肌受累发生复视，心悸、心律不齐甚至心力衰竭，晚期发生肌肉变性硬化萎缩。部分患者可无皮肤症状仅有肌肉症状，称为多发性肌炎（PM）。

（四）其他系统受累

发展其他系统，如消化系统、肺、心脏、肾脏，关节肿胀，疼痛，肝大，心功能异常，心肌胸膜炎及间质性肺炎，轻度肾脏损害等，严重内脏并发症为本病死亡的主要原因。

（五）多肌炎/皮肌炎与肿瘤

成人多肌炎或皮肌炎患者中，约 20% 还患有癌症。恶性肿瘤以发生于乳腺、鼻咽、肺、胃肠道、卵巢、子宫颈及前列腺者居多。间质性肺病和伴有各种结缔组织病的患者中，肿瘤较为少见。恶性肿瘤可与本病同时发生，或晚于本病发生。部分病例恶性肿瘤经治疗和控制后，皮肌炎症状也相应改善。

(六)儿童皮肌炎/多发性肌炎

它与成人皮肌炎相似,只是血管受累更为突出。发热、消瘦和皮下钙化较为常见,消化道可能发生出血和穿孔。患者预后相对较好,偶有自然缓解的病例。

(七)合并其他结缔组织病

约 20% 患者可伴有其他结缔组织病,如系统性红斑狼疮、系统性硬皮病、干燥综合征等。

最常见的伴发疾病是系统性红斑狼疮,其他如硬皮病、类风湿关节炎、结节性多动脉炎、巨细胞动脉炎、自体免疫甲状腺病、胰岛素依赖性糖尿病、疱疹样皮炎、重症肌无力、原发性胆汁性肝硬化等亦有报道。

三、实验室检查

(一)白细胞

白细胞多增高,红细胞次降率增快,尿肌酸排泄增加。

(二)自身抗体

特异性自身抗体为 10%~15%,现已发现 8 种不同的肌炎特异性自体抗体,但在任何一位患者中,都只有其中 1 种。比较常见的肌炎特异性自体抗体,是作用于氨酰-tRNA(转移 RNA)合成酶,在体外能抑制相关抗原酶蛋白活力。最普遍的抗合成酶抗体是作用于组氨酰-tRNA 合成酶的,即"抗 Jo-1"。

特发性肌炎的自身抗体有:抗 tRNA 合成酶(抗 Jo-1、抗 PL-7、抗 PL-12、抗 DJ、抗 EJ),抗 SRP,抗 MAS,抗 Mi-2(皮肌炎)。

(三)肌酶

99% 病例能检出血清来自肌肉的酶活力增高,血清肌酶如醛缩酶(ALD)、肌酸磷酸激酶(CPK)、乳酸脱氢酶(LDH)、天冬氨基转氨酶(AST)等均升高,尤其是前 2 项肌酶升高更具有特异性。其中 CPK 最敏感,其可反映病情活动及疗效,如在病情活动时 CPK 水平正常,表明该患者循环中存在酶抑制剂,伴有癌症,或伴有严重萎缩的病变。

(四)肌电图

肌电图改变见于 90% 病例。典型表现:①小振幅短程多相运动电位;②纤颤正波、插入应激性增高;③自发性异常高频放电等三联征。

(五)HLA

约 50% 多肌炎、皮肌炎和包涵体肌炎患者有 HLA-DR3 表型。该表型几乎皆与 HLA-B8 连锁,最常见于有抗 Jo-1 抗体的患者。有肌炎和抗 Jo-1 抗体的患者,90% 以上都有 HLA-DR52。

四、组织病理

提示特发性炎症性肌病的横纹肌改变是肌纤维变性、再生、坏死、吞噬细胞增多和单核细胞浸润等。多肌炎时单个肌纤维坏死甚为常见,有些非坏死性纤维亦有 T 细胞和巨噬细胞侵入。炎症性凝聚物中,T 细胞百分数很大,B 细胞数则微不足道。皮肌炎特征是有束周萎缩(perifascicular atrophy)存在,这项改变是微血管损害致使肌束周围纤维变性引起的。微血管内皮及其周围有 IgG、IgM、C3 和补体膜复体沉积。

五、诊断

（一）皮肌炎/多发性肌炎诊断标准

为 Maddin 等于 1982 年提出。

（1）肢带肌（肩胛带和四肢近端肌）和颈前屈肌对称性软弱无力，有时尚有吞咽困难或呼吸肌无力。

（2）肌肉活检可见受累的肌肉变性、坏死、再生、吞噬作用和单个核细胞浸润表现。

（3）血清中骨骼肌酶增高，尤其是肌酸激酶、转氨酶、乳酸脱氢酶和醛缩酶。

（4）肌电图为肌源性损害表现。

（5）皮肌炎的典型皮疹。眼眶周围水肿伴眼睑紫红斑，指关节伸侧红斑、丘疹、甲周毛细血管扩张；肘、膝关节伸侧，上胸 V 形区鳞屑性红斑和面部皮肤异色病样改变。

诊断结果如下。

（1）确诊为皮肌炎：具有上述 1～4 条中的 3 或 4 点，同时符合第 5 条。

（2）确诊为多发性肌炎：具有上述 1～4 条中的 4 点，无皮疹。

（3）可能为皮肌炎：具有上述 1～4 条中的 2 点，同时符合第 5 条。

（4）可能为多发性肌炎：具有上述 1～4 条中的 3 点，无皮疹。

（二）无肌病性皮肌炎诊断标准

为 Euwer RL 等于 1991 年提出。

（1）患者必须有 Gottron 丘疹。如患者没有 Gottron 丘疹，但指关节局部有紫色的红斑并伴有眶周的水肿性淡紫色斑疹。

（2）皮损活检 HE 染色结果与皮肌炎的皮损一致。

（3）在患者有皮肤损害后 2 年内临床上没有任何近端肌受累的表现。

（4）在病程的最初 2 年内临床上没有任何近端肌受累的表现。

六、鉴别诊断

鉴别诊断见表 9-2。

表 9-2 PM/DM 症状鉴别诊断

皮肤症状	日光性皮炎、接触性皮炎、丹毒、晒斑、脂溢性皮炎、光线性网织细胞增生症
肌肉症状	急性旋毛虫病、包涵体性肌炎、药物性肌病、风湿性多肌痛、纤维肌痛综合征、重症肌无力、吉兰-巴雷综合征、营养代谢性肌病、先天性肌病、癔症、内分泌异常性肌病
其他器官症状	各种肺炎、心肌炎、心包炎、关节炎、胃炎、食管疾病等
疾病整体鉴别	系统性红斑狼疮、系统性硬皮病、混合性结缔组织病、类风湿关节炎

七、治疗

PM/DM 自使用糖皮质激素药物治疗预后明显改善，5 年病死率下降至 15%～28%，但仍有相当病例常规治疗无效。死因主要是合并恶性肿瘤，严重内脏并发症及糖皮质激素使用不当。

（1）急性期应卧床休息，病情不重者应适当活动，给予高维生素及高蛋白饮食，40 岁以上的患者应反复详细检查有无恶性肿瘤，并及时治疗处理。

目前药物治疗包括糖皮质激素、氯喹、羟氯喹、蛋白同化剂、转移因子、胸腺素、中医中药。危重者大剂量甲泼尼松冲击,大剂量静脉滴注免疫球蛋白、血浆置换,近来报道应用自体外周血干细胞移植治疗。

Dalakas 推荐的阶梯治疗方案:步骤 1,泼尼松;步骤 2,AZA 或 MTX,病情进展则步骤 1 和 2 联合使用;步骤 3,IVIg(亦可作步骤 2);步骤 4,环孢素、霉酚酸酯、苯丁酸氮芥或 CTX,根据个体差异和病情选择单独使用或步骤 1～3 不同组合。

(2)糖皮质激素:常用的为泼尼松。每天 1 mg/kg,分 3 次口服。一般需要治疗 2～3 个月后或血清酶下降至正常,肌力明显恢复或接近正常时才开始减量,视病情 2～3 周减 1 次,最后以每天 15 mg 左右的剂量维持治疗 1 年以上,维持治疗期间应定期做临床及血清酶检查。对常规激素治疗效果不佳者,可用大剂量冲击疗法。地塞米松及曲安西龙等含氟的激素容易引起激素性肌病,应避免使用。整个用药过程可能要持续到 2 年。只有在病情控制极佳的情况下,才可改变为隔天疗法。类固醇治疗失败,可能由于始量不足,抽减过快,诊断不准确,或为伴有癌症、病变顽固,或同时伴有类固醇肌病。增加类固醇量可使肌力改善,提示为活动性病变;如用量较低肌力即获改善,则提示类固醇肌病。

(3)幼儿皮肌炎患者在使用皮质激素时应配合抗生素治疗。

(4)免疫抑制药对皮肌炎有效,多与糖皮质激素联用,也可单独使用。具体应用为:①硫唑嘌呤:常用剂量为每天 2～3 mg/kg,每天用量不超过 150 mg。其与泼尼松合用后疗效优于单用泼尼松。②甲氨蝶呤:常规用法为每周给药 1 次,口服 5～15 mg 或静脉注射 15～50 mg。③羟基氯喹:对皮肌炎的皮损有效。④CTX:静脉应用环磷酰胺同时口服泼尼松对儿童皮肌炎及少数成年人病例效果较好。⑤环孢素:对其他治疗不敏感的儿童皮肌炎患者使用小剂量环孢素(每天 2.5～7.5 mg/kg)疗效确切并且安全。

(5)静脉滴注免疫球蛋白,用于顽固性病例,每天 0.4 g/kg,连用 3～5 天,必要时 2～4 周,重复 1 次。

(6)皮疹治疗:可选用羟氯喹/氯喹,局部可用糖皮质激素或用遮光剂。

(7)可同时给予维生素 E 及蛋白同化剂,如苯丙酸诺龙 25 mg 肌内注射,每周 2 次,或口服司坦唑醇,每天 2 次,每次 5 mg。

(8)血浆置换疗法。

(9)PM/DM 新的治疗如下:①来氟米特,新型免疫抑制药,小剂量 20 mg/d,治疗无效的患者有效。②罗美华(Rituximab),是针对 CD20⁺ B 细胞单克隆抗体,改善难治性 DM 患者肌力,肌肉外症状。③抗 TNF-α 药物英夫利昔单抗(Infliximab)和依那西普(Etamerecpt)治疗难治性 PM/DM 有效。④自体外周血干细胞移植也试用 PM/DM 治疗。

(10)中医中药,如昆明山海棠及雷公藤等。急性期可清热解毒、利湿消肿,方用犀角地黄汤;缓解期可养血益气、双补脾肾,方用十全大补汤。

八、循证治疗选择

(一)对皮肤病变

遮光剂,局部应用糖皮质激素,抗疟药(羟氯喹或氯喹),甲氨蝶呤,霉酚酸酯,静脉用免疫球蛋白。

（二）对肌肉病变

全身应用糖皮质激素，免疫抑制药（甲氨蝶呤、硫唑嘌呤），他克莫司外用，其他免疫抑制药（环磷酰胺、霉酚酸酯、环孢素、苯丁酸氮芥），静脉用免疫球蛋白。氨苯砜用于皮肤病变，沙利度胺，地尔硫䓬用于钙质沉着，英夫利昔单抗（Infliximab），依那西普（Etanercept），全身放射。

九、病程与预后

本病病程大部分病例为慢性渐进性，2～3 年内已趋向逐步稳定恢复，仅少数病例死亡。

总体 5 年存活率约 80%，儿童预后最好。幸存的多肌炎和皮肌炎患者中，约 50% 可望完全恢复。高龄、伴有肿瘤和有明显心、肺、胃肠受累的患者，预后较差。有氨酰-tRNA 合成酶（即抗 Jo-1）抗体的患者，有间质性肺病、关节炎和发热的极多，治疗收效不佳。循环中有抗 SRP（信号识别颗粒）抗体的患者，Raynaud 现象的发生率高，是所有亚类中预后最差的。

（张志彪）

第三节　嗜酸性筋膜炎

嗜酸性筋膜炎是一种皮肤筋膜发生弥漫性水肿、硬化，同时伴随有嗜酸性粒细胞增多的结缔组织病，又名 Shulman 综合征。由于本病临床表现与硬皮病类似，有学者认为本病是局限性硬皮病的一个临床亚型。该病发病率约为万分之一，临床较少见。好发于男性，男女比例约为 2∶1，任何年龄均可发病，但多发于 30～70 岁。

一、病因和发病机制

该病患者体内存在高丙种球蛋白血症、循环免疫复合物增高、补体下降、筋膜损害处有 Ig 和 C3 的沉积，且使用皮质类固醇治疗疗效较好，故认为本病为一种自身免疫性疾病。有人推测与伯氏包柔螺旋体感染有关。还有学者认为本病的发生可能与硬皮病类似，本病是硬皮病的一种特殊类型。

二、临床表现

本病多发于秋冬季节，常常突发，30%～50% 的患者在发病前数天至数周内有过度劳累、剧烈运动、外伤、受寒或上呼吸道感染等病史。

本病好发于四肢，初发部位尤以小腿下部和前臂多见，亦可累及躯干部，但面部及指（趾）很少受累。主要临床表现为受累部位皮肤筋膜弥漫性水肿、继而硬化，导致皮肤与深部组织紧贴。患肢上举时，病损表面凹凸不平呈橘皮样外观，沿浅静脉走向部位可呈明显条沟状凹陷。患处皮肤可正常，亦可出现红斑或色素沉着等表现。

本病较少发生明显的全身症状，少数患者可伴有低热、乏力、肌肉酸痛等表现。部分患者病变累及关节，可导致关节活动受限，严重时可发生关节挛缩。

三、实验室检查

末梢血嗜酸性粒细胞明显增高,可高达 10%～40%。可见红细胞沉降率增快、高 γ 球蛋白血症(IgG 增高多见)、循环免疫复合物增高。少数患者可有类风湿因子、抗核抗体阳性。本病骨髓象表现为嗜酸性粒细胞增高。

四、组织病理检查

本病主要病变在筋膜,故活检取材要深达肌肉与筋膜。病理表现为深筋膜炎症、水肿,血管周围有灶性淋巴细胞、浆细胞和组织细胞浸润,嗜酸性粒细胞呈散在或簇集状浸润于血管周围,可见血管扩张和增生。胶原纤维增生、变厚、硬化,可伸向皮下脂肪小叶间隔。直接免疫荧光检查显示:筋膜和肌间隔中有 IgG、C3 沉积,真皮深部与皮下脂肪中的血管周围有 IgM、C3 沉积,真皮、表皮交界部位可见 IgM 沉积,表皮和真皮上层一般无明显变化。

五、诊断和鉴别诊断

(一)诊断

本病的主要诊断依据:①急性起病;②发病前常常有过度劳累、外伤、受寒等病史;③硬皮病样皮肤损害;④末梢血嗜酸性粒细胞显著增高;⑤组织病理显示深筋膜炎症伴嗜酸性粒细胞浸润,而表皮、真皮无明显改变。

(二)鉴别诊断

1.成人硬肿症

该病发病前常有上呼吸道感染病史;多先发于后颈部或肩部,随后扩展至面、躯干、上肢近端;皮损表现为进行性、对称性、弥漫性、非凹陷性皮肤肿胀、变硬;组织病理显示胶原纤维肿胀、均质化,其间隙充满酸性黏多糖基质。

2.硬皮病

可有相似的皮肤表现,使得二者的鉴别变得困难。嗜酸性筋膜炎病变主要在前臂、腿、臀,偶见躯干,皮肤可被提起,极少伴有雷诺现象,很少累及内脏,绝大多数患者有嗜酸性粒细胞增多症,组织学表现有筋膜增厚、嗜酸性粒细胞浸润。硬皮病局限于真皮和表皮内,表皮萎缩、真皮纤维化、筋膜正常。嗜酸性筋膜炎大多数对糖皮质激素较敏感,硬皮病一般疗效差。

3.皮肌炎

其肌肉病变常累及肩胛带和四肢近端,皮肤病变有上眼睑水肿性紫红斑和手臂、指节背的 Gottron 征,血清肌酶升高及 24 小时尿肌酸排出量明显增高等。

4.嗜酸性粒细胞增多-肌痛综合征

较罕见,与过量摄食 L2 色氨酸有关,多数患者有严重弥漫性肌痛及肌力减退,皮疹及系统损害常见,早期常常剧烈瘙痒。血液中嗜酸性粒细胞增多。

六、预防和治疗

(1)糖皮质激素为治疗首选,常有显著疗效。如泼尼松 30～60 mg/d,连续 1～3 个月,临床症状可得到改善。部分病例停药后可复发。

(2)右旋糖酐-40 500 mL,静脉滴注,每天 1 次,10 次为 1 个疗程,连续 3～6 个疗程有较好效果。

(3)西咪替丁或雷尼替丁对部分病例有效。非甾体抗炎药对缓解关节、肌肉酸痛有辅助作用。关节活动受限患者可进行体疗或物理治疗。

(4)生物制剂如抗肿瘤坏死因子α抑制剂也有效。

该病大多数皮损可自行消退，或使用糖皮质激素治疗后逐渐改善或消退。应注意避免过度劳累、外伤、受寒等。

（张志彪）

第四节 红 斑 狼 疮

一、系统性红斑狼疮

系统性红斑狼疮(systemic lupus erythematosus,SLE)是一种自身免疫性结缔组织病,由于体内有多种自身抗体和免疫复合物,造成组织损伤,临床表现为多脏器损害的症状。本病女性约占90%,常为育龄妇女。

（一）流行病学

绝大多数患者为30~40岁青壮年,近亲发病率高达5%~10%。我国统计资料显示患病率为70/10万人,10年生存率为80%。本病病程中可有自然缓解和加剧相交替。

（二）病因

病因未明,可能与遗传、环境和性激素有关。

1.遗传素质

研究表明,SLE是一种多基因遗传性疾病。同卵双胎者发病率约为14%~57%;患者家族中患SLE者可高达13%;SLE的易感基因,如HLA-DR$_2$、DR$_3$等,在患者中的发生频率明显高于正常人。

2.环境因素

日光、紫外线、某些化学药品(如肼屈嗪、青霉胺、磺胺类等)、某些食物成分(如苜蓿芽)都可能诱发SLE。

3.性激素

研究发现,本病育龄妇女与同龄男性之比为9∶1,而在绝经期男女之比仅为3∶1;SLE患者体内雌激素及其代谢产物增加;妊娠可诱发SLE,与妊娠期性激素水平改变有关。

（三）发病机制

SLE具体的发病机制仍未完全清楚。可能是在上述因素的影响下,促发了异常的免疫应答,使体内产生大量的免疫复合物和多种自身抗体,引起组织损伤。多数学者认为T辅助淋巴细胞的功能亢进促进B淋巴细胞功能增强而产生多种自身抗体是SLE的免疫学特点,也是本病发生和发展的主要因素之一;也与细胞因子异常、淋巴细胞凋亡异常等多种因素有关。

多种自身抗体与相应抗原形成的免疫复合物沉积在各组织、器官,引起病理损害。如抗ds-DNA抗体与循环中相应抗原结合成免疫复合物后,可沉积于肾小球;或DNA与肾小球基底膜结合后再与循环中抗 ds-DNA 抗体结合形成原位免疫复合物,引起炎症反应,发生狼疮肾炎。针对自身血细胞的自身抗体,可使血细胞损伤而减少。免疫复合物亦可沉积在小血管壁,造成血管炎,导致各组织和器官发生病变。故免疫复合物的形成及沉积是 SLE 发病的主要机制。

(四)病理

本病的基本病理变化是结缔组织的黏液性水肿、纤维蛋白样变性和坏死性血管炎,疾病早期为黏液性水肿;纤维蛋白样变性是自身免疫球蛋白、补体和 DNA 等及纤维蛋白混合构成的嗜酸性无结构物质;中、小血管壁的结缔组织发生纤维蛋白样变性、坏死、血栓形成、出血等病变,形成坏死性血管炎。受损器官的特征性改变:①苏木素小体,是细胞核变性固缩形成的嗜酸性团块。②"洋葱皮样"病变,即小动脉周围有显著向心性纤维组织增生,尤以脾脏中央动脉为明显。心、肺、肝、肾、神经系统等器官均可出现上述基本病理变化。心瓣膜的结缔组织反复发生纤维蛋白样变性,可形成赘生物。

肾组织几乎都有病变。表现为弥漫性系膜细胞增生,免疫荧光见系膜有免疫球蛋白(Ig)和补体沉积;少数肾小球有节段性细胞增生,常伴有纤维素样坏死;系膜和内皮细胞弥漫性增生同时有膜增生性病变,新月体形成,"铁丝圈"病损(内皮下沉积物)和苏木素小体;晚期肾小管间质常有炎症、坏死和纤维化病变。

(五)临床表现

SLE 临床表现复杂多样,早期仅侵犯 1~2 个器官时,表现不典型,侵犯多个器官则使临床表现复杂。大多数患者呈缓解与发作交替过程。

1.全身症状

活动期患者大多数有全身症状。约 90% 患者有发热,尤以长期低、中等度热常见。此外,疲倦、乏力、体重减轻等亦常见。

2.骨关节和肌肉

约 85% 患者有关节痛,最常见于指、腕、膝等关节,多为不对称的多关节痛,呈间歇性。伴红肿者较少。关节 X 线片大多正常。约 40% 可有肌痛,5% 可有肌炎。

3.皮肤与黏膜

约 80% 在病程中有皮肤损害;约 40% 的患者面部有蝶形红斑,偶为盘状红斑;约 60% 患者有局限性或广泛斑丘疹,有痛痒感,多见于日晒部位,有时出现水疱、大疱和血疱等,大疱破后可形成糜烂和溃疡;有约 40% 患者有光过敏现象,有时可见瘀点、瘀斑,少数患者可有口腔黏膜点状出血、糜烂或溃疡、雷诺现象、脱发等。

4.肾

约 75% 的患者有临床表现,以慢性肾炎和肾病综合征者较常见。早期多表现为尿异常,随病程进展,患者可出现大量蛋白尿、血尿、管型尿、水肿和高血压等;晚期发生尿毒症,是 SLE 死亡的常见原因。

5.心血管系统

约 30% 的患者有心血管表现,其中以心包炎最常见,多为纤维素性心包炎,也可为心包积液。患者有心前区疼痛或不适,有心包摩擦感,超声心动图可帮助诊断。约 10% 的患者有心肌炎,可有气促、心前区不适、心律失常,心电图有助于诊断。部分还可发生血栓性静脉炎等。

6.呼吸系统

约 35% 的患者有胸膜炎,多为干性,也可为胸腔积液,多为少量或中等量积液,单侧或双侧。

少数患者可发生狼疮肺炎,表现为发热、干咳、气促等。X 线可见肺部片状浸润阴影,多在双下肺。偶见肺间质病变,可引起肺不张,甚至呼吸衰竭。

7.神经系统

可累及神经系统任何部位,但以中枢神经系统最多见。患者可发生各种精神障碍,如躁动、幻觉、猜疑、妄想等。如中枢神经系统受累(脑膜炎、脑炎、脑血管意外、蛛网膜下腔出血等),临床表现常有颅内高压、颈强直、惊厥、昏迷、瘫痪等。脑神经也可受累,约 15% 的患者出现癫痫发作。

8.消化系统

约 30% 的患者有食欲减退、恶心、呕吐、腹痛、腹泻、腹水等。腹痛可能与腹膜炎、肠炎、肠系膜炎或腹膜后结缔组织病变有关。部分患者可有肝大、黄疸及血清转氨酶升高。少数可发生急腹症,如胰腺炎、肠穿孔、肠梗阻等,往往是 SLE 发作的讯号。

9.血液系统

慢性贫血常见,多为正细胞性正色素性贫血,可表现为自身免疫性贫血。约 40% 的患者白细胞减少或淋巴细胞绝对数减少。约 20% 的患者有血小板减少,临床表现为不同程度的出血。约 20% 的患者有无痛性轻、中度淋巴结肿大,以颈部和腋下为多见,常为淋巴组织增生所致。约 15% 的患者有脾大。

10.眼

约 15% 的患者有眼底变化,如眼底出血、视盘水肿、视网膜渗出物等,其原因是视网膜血管炎,影响视力,严重者可在数天内致盲,如及时抗狼疮治疗,多数可逆转。有继发性干燥综合征者可出现干燥性角膜炎。

(六)实验室和其他检查

1.一般检查

血、尿常规的异常如前所述。红细胞沉降率增快。

2.自身抗体

SLE 患者血清中多种自身抗体阳性。包括抗核抗体(ANA)、抗双链 DNA(ds-DNA)抗体、抗 Sm 抗体、抗 SSA(Ro)抗体、抗 SSB(La)抗体、抗 Rib-P(rRNP)抗体、抗红细胞膜抗体、抗血小板膜抗体、抗神经元抗体等。ANA 检测是目前最佳的 SLE 筛选试验,如多次为阴性,则 SLE 的可能性不大,但可见于多种结缔组织病和其他慢性炎症,故特异性较差。血清效价不低于 1:80 者,对结缔组织病的诊断有很大的意义。抗双链 DNA(dsDNA)抗体特异性高,对确诊 SLE 和判断狼疮活动参考价值大。抗 Sm 抗体特异性强,在病情缓解后仍持续阳性,可作为回顾性诊断的依据。此外,约 15% 的患者血清类风湿因子阳性。

3.补体

血清 CH50(总补体)、C3、C4 降低,有助于 SLE 的诊断,并提示狼疮活动,特异性比较高。

4.狼疮带试验

用免疫荧光法检测皮肤的真皮和表皮交界处有否 Ig 沉积带,IgG 沉着诊断意义较大。

5.肾活检

肾活检对狼疮肾炎的诊断、治疗和估计预后,均有价值。肾组织活动性病变为肾小球坏死、细胞性新月体、透明血栓、肾间质炎症浸润、坏死性血管炎等。慢性病变为肾小球硬化、纤维性新月体、肾间质纤维化、肾小管萎缩等。

6.其他

CT 对狼疮梗死性、出血性脑病,X 线对肺部浸润、胸膜炎,超声心动图对心包积液、心肌、心瓣膜病变均有利于早期发现。

(七)诊断

目前普遍采用美国风湿病学会 1997 年推荐的系统性红斑狼疮分类标准的 11 项中,符合 4 项或 4 项以上者,就可以诊断为系统性红斑狼疮。其敏感性和特异性均大于 90%。

(1)颊部红斑:在两颧突出部分表现为固定红斑,扁平或隆起。

(2)盘状红斑:片状隆起于皮肤的红斑,黏附有角质脱屑和毛囊栓,可发生萎缩性瘢痕。

(3)光过敏:对日光有明显的反应,引起皮疹。

(4)口腔溃疡:可以观察到口腔或鼻咽部溃疡,为无痛性的。

(5)关节炎:非侵蚀性关节炎,累及两个或更多个的外周关节,有压痛、肿胀或积液。

(6)浆膜炎:心包炎或胸膜炎。

(7)肾脏病变:尿蛋白>0.5 g/24 h 或+++,或管型(红细胞、血红蛋白、颗粒或混合管型)。

(8)神经病变:癫痫发作或精神病。

(9)血液学疾病:溶血性贫血,或白细胞减少,或淋巴细胞减少,或血小板减少。

(10)免疫学异常:抗 ds-DNA 抗体阳性,或抗 Sm 抗体阳性,或抗磷脂抗体阳性。

(11)抗核抗体:在任何时候和未用药物诱发"药物性狼疮"的情况下抗核抗体滴度异常。

(八)鉴别诊断

SLE 应与下述疾病鉴别:类风湿关节炎、各种皮炎、癫痫病、精神病、特发性血小板减少性紫癜和原发性肾小球病等,也需和其他结缔组织病鉴别。有些药物如肼屈嗪等,长期服用可引起类似 SLE 的表现(药物性狼疮),但其极少有神经系统症状和肾炎,抗 ds-DNA 和抗 Sm 抗体常阴性,血清补体常正常,可资鉴别。

(九)治疗

SLE 目前虽不能根治,早期患者合理治疗后可以缓解。治疗原则是活动且病情重者,给予强有力的药物控制,病情缓解后,则接受维持性治疗。

1.一般治疗

急性活动期卧床休息;避免日晒;防治感染;避免可能诱发狼疮的药物或食物等。

2.药物治疗

(1)糖皮质激素:对症状轻微且无重要脏器损害者,可服用小剂量糖皮质激素(泼尼松 30~40 mg/d)。对全身症状严重,并有明显内脏损害者,使用大剂量泼尼松 50~80 mg/d,晨起顿服,若有好转,继续服至 8 周,在能控制 SLE 活动的前提下,激素应缓慢减量,一直至最小量做维持治疗。如用大剂量激素未见效,宜及早加用细胞毒药物。对急性暴发性危重 SLE,如急性肾衰竭、狼疮脑病的癫痫发作或明显精神症状、严重溶血性贫血等,可采用激素冲击疗法,即甲基泼尼松龙 1 000 mg,溶于葡萄糖液中,缓慢静脉滴注,每天 1 次,连用 3 天,然后口服大剂量泼尼松。

(2)细胞毒药物:活动程度较严重的 SLE,以细胞毒药物与大剂量激素联合应用,有利于更好地控制 SLE 活动,减少暴发,以及减少激素的需要量。常用的是环磷酰胺(CTX)和硫唑嘌呤。①环磷酰胺,CTX 冲击疗法适用于狼疮性肾炎,可减少肾衰竭的发生。每次 10~16 mg/kg,加入生理盐水 200 mL,静脉缓慢滴注。通常 4 周冲击 1 次,危重者每 2 周冲击 1 次。冲击 6 次后,改为每3个月冲击1次,至活动静止后1年。CTX口服剂量为100 mg,每天1次,疗效不如冲击疗法。不良反应有胃肠道反应、血白细胞减少、肝损害等。②硫唑嘌呤,激素联合使用硫唑嘌呤仅适用于中等度严重病例,脏器功能恶化缓慢者。不良反应主要是骨髓抑制、肝损害、胃肠道反应等。剂量为100 mg/d。缓解后,应减量至停服。

(3)环孢素A:经上述治疗仍不缓解,应加用环孢素A,5 mg/(kg·d),分2次服,3个月后每月减1 mg/kg,至3 mg/(kg·d)作维持治疗。不良反应为肝、肾损害。

(4)静脉注射大剂量丙种球蛋白:作为辅助治疗措施,适用于某些病情严重而体质极度衰弱者和/或并发全身性严重感染者,对危重的难治性SLE颇有效。一般0.4 g/(kg·d),静脉滴注,连用3～5天为1个疗程。

(十)转归及预后

目前SLE的转归及预后已有较大改善,国内报告SLE 10年生存率可达84%以上。美国近些年报告SLE的5年、10年、15年生存率已分别达到97%、93%、83%。肾衰竭、感染、NP狼疮是SLE的三大主要致死原因,此外,动脉硬化性心脏病以及高血压也是较常见的死亡原因。一般认为性别、起病时年龄、种族、患者社会经济情况等因素均与患者预后相关,但患者有无肾炎以及肾活检病理改变和肾功能损害的严重程度、有无NP狼疮、有无高血压等因素对影响患者预后更为重要。

二、盘状红斑狼疮(DLE)

(一)病因

本病病因不明,但与遗传因素、感染因素、物理因素、药物因素、内分泌因素、免疫功能反应异常有关。

(二)临床表现

2%～5%的DLE患者转化成SLE,个别DLE皮损可发生癌变。皮疹好发部位为面部,特别是两颊和鼻背,呈蝶形分布;其次发生于口唇、耳郭、头皮等处,超出头面部范围时称播散性DLE。皮疹为紫红色丘疹或斑块,附有黏着性鳞屑,下面有刺状角质栓,拔出后见扩大的毛囊口,境界清楚。日久也可继发色素减退,毛细血管扩张,中心萎缩呈盘状。头皮损害可导致永久性脱发。黏膜常发生糜烂或溃疡。自觉症状轻微,部分患者可有灼热或痒感,一般全身症状不明显。发病率年龄多在40岁以后,女性是男性的2倍,少数病例有雷诺现象、冻疮病史。病程慢性,预后良好(图9-4、图9-5)。

图9-4 盘状红斑狼疮

图9-5 盘状红斑狼疮

(三)实验室检查

可有红细胞沉降率块、γ-球蛋白升高、类风湿因子阳性、轻度贫血、抗核抗体阳性等变化。

(四)组织病理

组织病理表现为表皮角化过度,毛囊口角质栓,粒层增厚,棘层萎缩,基底细胞液化变性,胶原纤维水肿,透明变性和纤维蛋白样变性,附属器周围有淋巴细胞为主的灶性浸润。

(五)诊断

根据皮疹特点和好发于暴露部位,必要时结合病理检查,不难诊断。

(六)治疗

1.一般治疗

避免精神创伤、暴晒,外出用遮光剂,避免紫外线照射、寒冷刺激、过劳。勿用光感性药物如磺胺类、焦油类制剂等。

2.全身治疗

氯喹,0.25 g,每天 1 次,好转减量,定期检查眼底和白细胞。维生素 B_{12} 0.25~0.5 mg,每天 1 次,肌内注射。维生素 E,50 mg,每天 3 次,口服。可联合使用。对皮损广泛伴有全身症状的患者可口服泼尼松。中药可选用六味地黄丸、雷公藤、青蒿素等。

3.局部治疗

外用避光剂如 5% 奎宁软膏;糖皮质激素乳剂外涂加封闭;局限性皮损可用糖皮质激素泼尼松龙混悬液局封,每 1~2 周 1 次。

三、亚急性皮肤型红斑狼疮(SCLE)

亚急性皮肤型红斑狼疮(subacute cutaneous lupus erythematosus,SCLE),占 LE 患者 10%,皮损包括非疤痕性鳞屑性(2/3)或环状多环性损害,皮损常分布于腕部以上,尤其是颈周围、背和前胸及手臂外侧。往往伴有轻度的内脏损害及特征性的血清学异常,是介于盘状与系统性红斑狼疮之间的 LE 亚型。

(一)临床表现

本病多见于中青年,女性患者约占 70%。皮肤病变有 2 型。

1.环状红斑型

此型占 1/3,开始为红色小丘疹或小斑疹,逐渐扩大成为环形、半环形、多环形或脑回形,边缘略突出于皮面,表面有细小鳞屑,中央可自然消退留下暂时性的色素沉着或灰白色色素减退,并可发生持久性的毛细血管扩张。本型偶有发生水疱结痂者。

2.非瘢痕性鳞屑丘疹型

这型占 2/3,比环状红斑型更常见,初发时为红色小丘疹,逐渐扩大,形成不规则的斑疹,表面覆有细薄的鳞屑,颇似银屑病损害。

大多数患者往往呈现为 2 型中的 1 型,但少数可 2 型同时存在。皮疹对称性、播散性分布,趋向融合,主要见于颧、颊、耳、手背、前臂及上胸部等暴露部位,也可扩散到上臂、肩及躯干侧面,而腰以下部位少见。约 90% 的病例发生光敏现象。本病病程慢性,皮疹可自然消退,但常在原处或它处复发,病程可长达数月,甚至长达 30 多年。本病不发生毛孔角质栓及萎缩性疤痕,约半数以上发生弥漫性非疤痕性脱发。药物(如氢氯噻嗪和灰黄霉素)可作为诱发因素,可发生口腔溃疡、雷诺现象、关节痛、发热、肌痛及浆膜炎等症状。约有半数符合美国 SLE 的诊断标准,但内脏受累者少且较轻微,肾功能减退及严重中枢神经系统病变少见。病情稳定,很少发展为 SLE,预后较佳。

(二)实验室检查

可发生溶血性贫血,白细胞及血小板减少,红细胞沉降率快,红斑狼疮细胞阳性,60％可有均质型抗核抗体及抗 Ro 抗体,40％抗 La 抗体,少数患者尚可出现抗双链 DNA、抗核糖核酸蛋白(RNP)和抗 Sm 抗体,循环免疫复合物升高及补体值降低,狼疮带试验在皮损处约 50％～60％为阳性,非皮损处约 30％为阳性。

(三)诊断

诊断要点如下。

(1)皮疹对称分布于暴露部位。

(2)基本损害为环状红斑或丘疹鳞屑性皮疹,光敏感明显。

(3)病程长,易反复发作,皮损消退后无萎缩及疤痕。

(4)各系统及内脏可受累,但症状较轻微。

(5)抗 Ro 及 La 抗体阳性。

(四)治疗

大多数患者给予防晒霜、局部皮质激素和抗疟药可控制,对抗疟药无反应的患者,对口服中小剂量皮质激素(泼尼松每天 20～30 mg)、伊曲替酯、异维 A 酸或 20-顺维 A 酸有效。也可给予甲泼尼松冲击、氨苯砜、环孢菌素或口服金制剂,偶尔需要给予反应停。有给予静脉免疫球蛋白成功治疗顽固病例的报道。

(张志彪)

第五节 混合性结缔组织病

混合性结缔组织病(mixed conne ctive tissue disease,MCTD)是 Sharp 等于 1972 年提出的一种独立的疾病,在临床上同时或相继出现红斑狼疮(LE)、皮肌炎(DM)、硬皮病(PSS)等结缔组织病的不全或不典型表现的混合。血中有高滴度的斑点型抗核抗体和抗核糖核蛋白(nRNP)抗体,好发于 30 岁左右女性,很少累及肾脏,预后较好。

一、病因与发病机制

中医认为本病的病机为:①正气不足,或失于调养,寒邪侵袭,阻于经脉,营卫不和。②脾肾阳虚,寒湿内生,凝滞经脉。③肝肾阴虚,虚热灼津,阴血不足,络脉不畅,气血瘀滞而发本病。

西医认为本病病因尚不十分清楚。可能是由于病毒感染等有关因素的作用使细胞损伤,释放可浸出核抗原(ENA),其中主要为 nRNP 和 Sm 抗原等,进入血流后产生抗体及免疫复合物,沉积在各组织器官而致病。

二、临床表现

(一)皮损特点

雷诺征是本病的早期症状之一,占 85% 左右,淋巴结肿大,手部呈弥漫性肿胀、紧张,呈腊肠样,亦可伴发面部肿胀发亮。手指尖变细,指端可发生糜烂、溃疡。亦可有全身硬皮病样改变。关节伸侧有萎缩性红斑,眼睑、胸部有淡紫色斑。面颊和甲周围出现毛细血管扩张,四肢近端肌肉有压痛。在曝光部皮肤有红斑狼疮样皮疹,头部可有弥漫性脱发。

(二)全身症状

典型症状为发热、多关节痛、关节炎和雷诺征。消化道损害主要症状为食管功能障碍,多数是食管下 2/3 蠕动减低;呼吸系统损害表现为肺活量减低,胸闷,胸痛,呼吸困难,X 线片显示广泛性间质浸润,亦可见胸膜炎及肺纤维化;心脏损害可见心包炎、心肌炎、心律不齐,严重者可导致充血性心力衰竭、主动脉瓣闭锁不全,心电图显示心肌损害、左心室扩大;神经系统改变可见三叉神经痛、血管性头痛、无菌性脑炎、癫痫发作,严重者可出现脑血栓、脑出血或精神病样综合征。亦可出现多发性外周神经病变。肾脏损害一般较少见,或症状较轻,亦可出现干燥综合征、桥本氏甲状腺炎、肝脾大等。

三、实验室检查

50% 有高滴度类风湿因子,高 γ-球蛋白血症,30% 有血清补体轻度至中度降低。

MCTD 患者的典型血清学特征有:高滴度荧光抗核抗体,呈斑点型;ENA 抗体;抗细胞核蛋白(RNP)抗体;MCTD 患者的抗细胞核 RNP 抗体,具有特异性,其他自身抗体无特异性。

四、诊断

根据典型重叠的结缔组织病临床特征和高滴度的抗 RNP 抗体即可诊断本病。有些患者症状轻微,但随着 RNP 抗体测定的广泛开展,高滴度 RNP 抗体阳性而临床表现较少的患者,大多数将出现 MCTD 的相符症状和体征。

五、治疗

(一)皮质激素

对关节炎、皮疹、浆膜炎、肌炎、贫血、白细胞减少和肾炎疗效良好;对间质性和限制性肺病变可能有效,亦可无效。

(二)非激素抗炎药

布洛芬、萘普生对轻度关节炎有效。

(三)抗疟药

如氯喹,对皮肤损害有效。

(四)环磷酰胺

对肾炎有效,可用静脉冲击,按(体表面积)0.5～1.0 g/m² ,每月 1 次,合用小剂量皮质激素控制肾外症状。

(张志彪)

第六节 硬皮病

硬皮病(collagen thesaurismosis)是一种较常见的结缔组织病,发病率仅次于红斑狼疮。临床上分局限性和系统性两型,前者损害主要局限于皮肤,后者除皮损外,还可累及内脏系统。

一、流行特征

(一)时间分布

硬皮病的发病率呈逐渐上升的趋势。例如,澳大利亚系统性硬化症的患病率由 1975 年的 4.52/10 万逐渐上升到 1988 年的 8.62/10 万,在英格兰和威尔士 1968—1975 年的硬皮病发病率也在逐年增加(4.5/10 万~10/10 万),但美国近 20 年来硬皮病发病变化不大。硬皮病的发病无季节性。

(二)地区分布

硬皮病的发病遍及世界,但各地发病差异很大。在美国,系统性硬化症的发病率为 1.9/10 万,患病率为 24/10 万,而局限型硬皮病的发病率为 2.7/10 万,患病率为 200/10 万;在芬兰系统性硬化症的发病率为 1.4/10 万,而英国约为 0.35/10 万。

(三)人群分布

1.年龄

硬皮病可以发生于任何年龄,其发病率随年龄的增加而增加,好发年龄为 30~50 岁。据芬兰的调查发现,0~15 岁儿童的硬皮病发病率为 0.05/10 万,而成人则为 0.4/10 万。

2.性别

硬皮病的发病女性高于男性,美国的一项调查发现男女之比为 1:3.3,英国为 1:6。育龄妇女的发病率更高,提示性激素可能对发病有一定作用。

3.种族

硬皮病的种族差异不是十分显著,但美国有调查显示,非洲女性的发病率高于其他种族。

二、病因和发病机制

本病病因和发病机制尚不清楚,主要涉及下列几方面。

(一)遗传因素

部分患者有家族史、$HLA-B_8$ 的频率增加、亲属中抗核抗体及染色体异常的发生率高。

(二)血管异常

血管异常特别在系统性硬皮病表现突出。患者多有雷诺氏现象,甲皱毛细管袢清晰度差,数目显著减少但明显扩张,血流缓慢。疾病早期血清中可以检出一种血管内皮细胞毒性因子使血管产生病变,由此活化血循中的一些细胞并释放出强效的递质促使组织纤维增生。在皮肤、肺、肾可以见到小动脉内膜下纤维化。此外在真皮和皮下组织的毛细血管周围Ⅰ型前胶原沉积增加,提示纤维化可能起始于毛细血管周围。

(三)免疫异常

在系统性硬皮病可测出多种自身抗体,有些具有特征性,但一般与发病机制关系不大。β细胞活性的提高与辅助性 T 细胞功能的增强有关。后者尚可刺激淋巴细胞产生可溶性因子,与其他单核细胞或巨噬细胞释放的递质一起,对成纤维细胞的趋化、核分裂和胶原合成起调节作用。

(四)胶原代谢的失调

在患者,循环的Ⅲ型胶原前肽及皮肤水肿期的Ⅲ型胶原增加,其成纤维细胞的Ⅰ型胶原和 mRNA 值增高。由于氨基前肽裂解缺陷促使细原纤维形成,并导致可以反馈控制胶原生物合成的游离的前胶原肽数量减少。此外,纤维连结蛋白能刺激成纤维细胞增殖,在患者纤维化部位的成纤维细胞和毛细血管周围其含量增高。

上述的一些异常并不是互相孤立的,而是在相互影响下导致病变的发生和发展。

三、病理

病理上分早期(炎症期)和晚期(硬化期)。在早期损害中,胶原纤维束肿胀和均一化。胶原纤维间和血管周围有以淋巴细胞为主的浸润,血管壁水肿,弹力纤维破碎。晚期真皮明显增厚,胶原纤维索肥厚硬化,排列紧密,成纤维细胞减少。除血管周围外,炎性浸润全消失。真皮内小血管壁增厚和硬化、管腔缩小,甚至阻塞。皮脂腺萎缩,汗腺减少,脂肪层变薄,皮下组织内大小血管壁均显著增厚,管腔狭窄。在系统型中,表皮萎缩,上皮脚消失,真皮深层和皮下组织中可见广泛钙质沉积。电镜检查患者皮肤显示有高度活性的成纤维细胞存在,这些细胞呈池状扩张,其中充满无定形物质。此外,由于胶原合成增加,细胶原纤维的比例明显增多。

在系统型中,平滑肌包括食管肌组织的肌纤维束呈均一性、硬化和萎缩。肌纤维束间结缔组织增生,小血管壁增厚,管腔缩小或闭塞。心肌和肠壁肌可发生广泛性萎缩和纤维变性,心肌内中小血管呈广泛硬化。

心内膜、心包、浆膜、食管和肠黏膜均可发生病理改变,早期为胶原的纤维蛋白样变性,伴炎性浸润;陈旧性损害的胶原呈均一性和硬化。

肺部显示广泛性间质和肺泡纤维化,并有囊性改变,肺内小动脉壁增厚。电镜下肺泡和微血管的基底膜增厚,是气体交换障碍的原因。

肾脏的主要变化为肾小叶间动脉内膜增生,肾小球入球动脉和血管丛纤维素样坏死,肾皮质梗死,和肾小管变性(萎缩或扩张)。

甲状腺可出现间质萎缩与纤维变性。

四、临床表现

发病年龄以 20～50 岁最多见,女性发病率约为男性的 3～8 倍。临床分局限性和系统性两型。

局限性和系统性硬皮病,两者无论在临床、组织病理学、组织化学、免疫学和电生理学上均无明显的本质上区别,故多认为,两者似属一个病理过程的不同的临床类型。

(一)局限性硬皮病

其也称局限性硬斑病,一般有斑状(包括泛发性硬斑病)、带状和点滴状 3 种。

1.斑状损害

初起为圆形、长圆形或不规则形、淡红或紫红色水肿性发硬片块损害。数周或数月后渐扩大,直径可达1～10 cm或更大,色转淡呈淡黄或象牙色,周围常绕淡紫或淡红色晕。表面干燥平滑,呈蜡样光泽,触之有皮革样硬度,有时伴毛细血管扩张。局部不出汗,亦无毛发,损害可单个或多个。经过缓慢,数年后硬度减轻,渐出现白色或淡褐色萎缩性瘢痕。可发生于任何部位,但以躯干为多见。在局限型中此形最为常见,约占60%。

泛发性硬斑病罕见,其发生和发展类似斑状硬皮病,但特点为损害数目多,皮肤硬化面积大,分布广泛而无系统性损害。好发于胸腹及四肢近端,但面、颈、头皮、前臂、小腿等处亦可受累,常可合并关节痛、神经痛、腹痛、偏头痛和精神障碍。少数患者可转为系统性硬皮病。

2.带状损害

损伤常沿肢体或肋间呈带状分布,但头皮或面额部亦常发生,经过与片状损害相似,但皮损有明显凹陷,有时皮损下的肌肉,甚至骨骼可有脱钙、疏松、吸收变细。多见于儿童。

3.点滴状损害

其多发生于颈、胸、肩、背等处,损害为绿豆至黄豆大集簇性或线状排列的发硬小斑点。表面光滑发亮,呈珍珠母或象牙色,周围有色素沉着,时间较久,可发生萎缩。此型比较少见。

(二)系统性硬化症

这又可分为肢端型和弥漫型,其主要不同点在于肢端型开始于手、足、面部等处,受累范围相对局限,进展速度较缓,预后较好。鉴于两型的临床症状相似,现归纳叙述如下。

1.皮肤

可分水肿、硬化和萎缩三期。

(1)水肿期:皮肤紧张变厚,皱纹消失,肤色苍白或淡黄,皮温偏低,呈非凹陷性水肿。肢端型水肿常先从手、足和面部开始,向上肢、颈、肩等处蔓延。在弥漫型中,则往往由躯干部先发病,然后向周围扩展。

(2)硬化期:皮肤变硬,表面有蜡样光泽,不能用手指捏起。根据受累皮肤部位不同,可产生手指伸屈受限、面部表情固定、张口及闭眼困难、胸部紧束感等症状。患处皮肤色素沉着,可杂有色素减退斑,毛发稀少,同时有皮肤瘙痒或感觉异常。

(3)萎缩期:皮肤萎缩变薄如羊皮纸样,甚至皮下组织及肌肉亦发生萎缩及硬化,紧贴于骨骼,形成木板样硬片,指端及关节处易发生顽固性溃疡,并有患区少汗和毛发脱落现象。少数病例可出现毛细血管扩张。

上述皮肤损害在各种硬皮病中很为普遍,但值得指出的是,也有全无皮肤症状的硬皮病存在。

2.肌肉

肌肉受累并不少见,症状包括肌无力、弥漫性疼痛。有些病例可似多发性肌炎的临床表现,肌肉受累明显者可发生肌萎缩。

3.骨和关节

先有关节的红肿痛者约占12%,在病程中发展成关节改变的占46%,表现自轻的活动受阻至关节强直以致挛缩畸形。手的改变最为常见,手指可完全僵硬,或变短和变形,指端骨的吸收可呈截切状表现。

4.内脏

(1)消化系统:舌的活动可因系带挛缩受限,齿因根尖吸收变疏松,食管受累相当常见(45%～90%),表现为吞咽困难,多伴有呕吐、胸骨后或上腹部饱胀或灼痛感(因反流性食管炎所致),胃肠道受累可有食欲缺乏、腹痛、腹胀、腹泻与便秘交替等。

(2)心血管系统:约61%的患者有不同程度的心脏受累,心肌炎、心包炎或心内膜炎均有发生,临床表现为气急、胸闷、心绞痛及心律失常,严重者可致左心或全心衰竭(亦可因肺部损害导致肺源性心脏病引起右心衰竭),甚至发生心源性猝死。心电图有异常表现。

(3)呼吸系统:肺部受累时可发生广泛性肺间质纤维化,肺活量减少,临床表现为咳嗽和进行性呼吸困难。

(4)泌尿系统:肾脏受累约占75%,可发生硬化性肾小球炎,出现慢性蛋白尿、高血压及氮质血症,严重时可致急性肾衰竭。

(5)神经精神系统:少数病例有多神经炎(包括脑神经)、惊厥、癫痫样发作、性格改变、脑血管硬化、脑出血,以及脑脊液中蛋白增高和脑电图异常。

5.其他

尚可有雷诺氏现象(多发生于肢端);在手指或其他关节周围或肢体伸侧的软组织内可有钙质沉积;部分病例在本病活动期有间歇性不规则发热、乏力和体重减轻等全身症状。

有学者把钙质沉积、雷诺氏现象、肢端硬化和毛细血管扩张称为"CRST 综合征",同时有食管受累者称为"CREST 综合征",认为是系统性硬化症的亚型,预后较好。

五、实验室检查

无论局限型或系统型,受累或未受累皮肤的感觉时值测定均较正常明显延长(延长5～12倍)。

系统型的红细胞沉降率多数加快。部分病例血中可找到狼疮细胞。荧光抗核抗体阳性率可达95%左右,荧光核型以斑点状为多见,亦可见抗核仁型,在 CRST 中可见到抗着丝点染色。应用免疫扩散技术测抗 Scl-70 抗体对弥漫型有较大特异性。皮肤毛细血管镜检查甲褶处,显示多数毛细血管襻模糊,有渗出和水肿,血管襻数显著减少,血管支明显扩张和弯曲,血流迟缓,多伴有出血点。

X线检查:系统型患者往往显示如下。①牙周膜增宽。②食管、胃肠道蠕动消失,下端狭窄,近侧增宽,小肠蠕动减少,近侧小肠扩张,结肠袋呈球形改变。③指端骨质吸收。④两肺纹理增粗,或见小的囊状改变。⑤软组织内有钙盐沉积阴影。

六、诊断和鉴别诊断

本病根据皮肤硬化即可确诊。感觉时值测定,皮肤毛细血管镜和组织病理检查对本病的诊断有参考价值。

(一)局限性硬皮病鉴别诊断

1.斑萎缩

早期损害为大小不一的圆形或不规则形淡红色斑片,以后渐萎缩,呈皮色或青白色,微凹或隆起,表面起皱,触之不硬。

2.萎缩性硬化性苔藓

皮损为淡紫色发亮的扁平丘疹,大小不一,常聚集分布,但不互相融合,表面有毛囊角质栓,有时发生水疱,逐渐出现皮肤萎缩。

（二）系统性硬化症需鉴别诊断

1.成人硬肿病

皮损多从头颈开始向肩背部发展，真皮深层肿胀和僵硬。局部无色素沉着，亦无萎缩及毛发脱落表现，有自愈倾向。

2.混合结缔组织病

患者具有系统性红斑狼疮、硬皮病、皮肌炎或多发性肌炎等病的混合表现，包括雷诺氏现象，面、手非凹陷性水肿，手指呈腊肠状肿胀，发热，非破坏性多关节炎，肌无力或肌痛等症状。浸出性核抗原和 RNP 的抗体均可呈高滴度阳性反应。

七、治疗

本病目前虽无特效疗法，但部分病例治疗后可停止发展或缓解。两型在治疗上无多大差别。

（一）去除感染病灶

增加营养，特别注意肢端的保暖和避免妊娠、过度劳累及剧烈精神刺激。

（二）血管扩张药物

主要用以扩张血管、降低血黏度、改善微循环。丹参注射液（每毫升相当原生药 2 g）8～16 mL 加入右旋糖酐-40 500 mL 内静脉滴注，每天一次，10 次为 1 个疗程，连续或间歇应用，对皮肤硬化、张口吞咽困难、色素沉着、关节僵硬和疼痛以及雷诺氏征有一定效果。但有出血倾向或肾功能不全者不宜采用。胍乙啶开始 12.5 mg/d，渐增加至 25 mg/d，3 周后改为 37.5 mg/d，硝苯地平 30～40 mg/d，对雷诺氏现象有效。甲基多巴 125 mg/次，日服 3 次（或 1～2 g/天）能改善症状。

（三）结缔组织形成抑制剂

1.青霉胺

青霉胺能干扰胶原子间连锁的复合物，抑制新胶原的生物合成。开始服 250 mg/d，逐渐增至全量 1.0～1.5 g/d，连服 2～3 年。对皮肤增厚和营养性改变疗效显著，对微循环和肺功能亦有改善。本药对肾可有刺激，并能抑制骨髓，出现白细胞和血小板减少。

2.秋水仙碱

本病能阻止原胶原转化为胶原，抑制胶原的积聚。剂量为 0.5～1.5 mg/d，连服 3 个月至数年，对皮肤硬化、雷诺氏征及食管改变均有一定疗效。用药期间如有腹泻，可减量或给予半乳糖苷酶。

3.积雪苷

系中药落得打中提取的一种有效成分，能抑制成纤维细胞的活性，并具愈合溃疡，软化结缔组织的作用。制剂有片剂（每片含积雪苷 6 mg），日服 3 次，每次 3～4 片；针剂（每支 2 mL，含积雪苷 20 mg），每周 2～3 次，每次一支，肌内注射。对软化硬皮、消除组织水肿、缓解关节疼痛、愈合溃疡等均有相当效果。一般约一个月左右开始见效。

（四）抗炎制剂

1.皮质类固醇

此类药物对系统型早期的炎症、水肿、关节等症状有效。一般常先给泼尼松 40 mg/d，口服，以后渐减至维持量。如有蛋白尿、高血压或氮质血症等应避免应用。

2.其他

如苯丁酸氮芥(6 mg/d)、硫唑嘌呤(75~150 mg/d)、环磷酰胺(50~200 mg/d)等免疫抑制剂均可选用,对关节、皮肤和肾脏病变有一定疗效。与皮质类固醇合并应用,常可提高疗效并减少皮质类固醇用量。

(五)中医中药

按辨证施治法则:①以肾阳虚表现为主者,治则为壮阳通络活血软坚,药用淫羊藿、巴戟天、鸡血藤、丹参、红花、桂枝、桃仁、川芎、落得打、当归、赤芍、郁金等加减。②虚损现象不明显,仅有硬皮病表现者,治疗以益气养血、化瘀通络为主,药用党参、黄芪、熟地、首乌、鸡血藤、红花、丹参、赤芍、桂枝、落得打、生甘草等加减。如病已稳定,可改用中成药如全鹿丸、金匮肾气丸、十全大补丸、左归丸、右归丸,以及丹参片、刺五加片等。

(六)其他

封闭疗法、物理疗法(包括音频电疗、按摩和热浴等)、气功疗法、维生素 E、复合磷酸酯酶(502)片以及丙酸睾酮等均可适当配合应用。

八、卫生宣教

禁止吸烟,因吸烟可引起小动脉痉挛,加重指端缺血,促使病情加重。

九、预后

部分轻型病例可自发缓解。流产或顺产均促使病情恶化。一旦肺、心、肾等受累,病情迅速恶化,20%~40%患者死于肾衰竭。血清肌酐值大于 530.4 μmol/L(6 mg/dL)者,预后尤差。透析与肾移植对延长病者生命可能有助。

(张志彪)

第十章

皮肤附属器疾病

第一节 痤 疮

痤疮是一种常见的毛囊皮脂腺的慢性炎症性疾病,好发于青春期男女。

一、病因和发病机制

痤疮是一种多因素疾病,其发病主要与雄激素及皮脂分泌增加、毛囊皮脂腺导管角化异常、痤疮丙酸杆菌增殖及继发炎症反应四大因素相关。

(一)内分泌因素

青春期发病、青春期后减轻或自愈、月经前皮疹加重以及阉割者从不发病,这些现象都证明雄激素在痤疮的发病过程中起着重要的作用;雄激素水平增高还可使皮脂腺增大、皮脂分泌增加。

(二)毛囊皮脂腺导管角化异常

毛囊皮脂腺导管角化过度,会导致管口变小、狭窄或堵塞,影响毛囊壁脱落的上皮细胞和皮脂的正常排出,形成粉刺。

(三)微生物因素

早期痤疮并无感染,皮脂在痤疮丙酸杆菌、卵圆形糠秕孢子菌、表皮葡萄球菌等脂酶的作用下,甘油三酯水解为甘油及游离脂肪酸,刺激毛囊及毛囊周围发生非特异性炎症反应,诱导产生趋化因子、补体、氧自由基及白介素1等炎症介质;另外由痤疮丙酸杆菌产生的一些低分子多肽可趋化中性粒细胞,后者产生的水解酶也可使毛囊壁损伤破裂,上述各种毛囊内容物溢入真皮,引起毛囊周围程度不等的炎症,出现从炎性丘疹到囊肿性损害的一系列临床表现。

(四)遗传因素

痤疮的发生有一定的遗传性,如有家族聚集现象。

(五)其他因素

饮食因素如脂肪、糖类、可可等可改变表面脂类成分或增加皮脂的产生。刺激性食物如辣椒、烈酒、油煎食品与某些患者痤疮加重相关;过度劳累、精神紧张也可使皮疹加重。

二、临床表现

寻常痤疮是痤疮的最常见临床类型,皮损好发于面颊、额部,其次为胸部、背部及肩部,多为对称性分布,常伴有皮脂溢出。痤疮的各种类型皮损均是由毛囊不同深度的炎症以及其继发性反应造成的,包括因毛囊皮脂腺导管阻塞所致的粉刺、发生于毛囊口处的表浅脓疱、炎性丘疹、结节、囊肿及瘢痕等(图 10-1)。

图 10-1　寻常型痤疮

初发损害为与毛囊一致的圆锥形丘疹,如白头粉刺(闭合性粉刺)及黑头粉刺(开放性粉刺)。白头粉刺可挑出黄白色豆腐渣样物质,而黑头粉刺系由脂栓表面部分氧化所致;皮损加重后可形成炎性丘疹,顶端可有小脓疱;继续发展可形成大小不等的暗红色结节或囊肿,轻压时有波动感,经久不愈可化脓形成脓肿,破溃后常形成窦道和瘢痕。各种损害大小深浅不等,常以一到两种损害为主。本病一般无自觉症状,炎症明显时可有疼痛。痤疮病程慢性,时轻时重,部分患者至中年期病情逐渐缓解,但可遗留或多或少的色素沉着、肥厚性或萎缩性瘢痕。

临床上采用 Pillsbury 分类法将痤疮分为Ⅰ～Ⅳ级(表 10-1)。

表 10-1　痤疮的严重程度分类

严重程度	临床表现特点
Ⅰ度	散发至多发的黑头粉刺,可伴散在分布的炎性丘疹
Ⅱ度	＋炎症性皮损数目增加,出现浅在性脓疱,但局限于颜面
Ⅲ度	＋深在性脓疱,分布于颜面、颈部和胸部部
Ⅳ度	＋结节、囊肿,伴瘢痕形成,发生于上半身

除寻常痤疮外,尚有许多特殊类型。

聚合性痤疮属痤疮中较严重的类型,好发于青年男性,发病机制中免疫学因素可能更主要,机体对病原微生物的高度敏感是可能病因之一。临床表现(图 10-2)为严重结节、囊肿、窦道及瘢痕,全身症状轻微,偶见低热及关节痛,病情顽固,常持续多年。当本病与化脓性汗腺炎、头部脓肿性穿凿性毛囊周围炎发生于同一患者时,称为反常性痤疮。

暴发性痤疮的临床特点是发病突然,皮损以胸背部为主,亦可出现在面部,表现为毛囊性炎症性丘疹、脓疱,有剧烈炎症反应,局部疼痛明显,结节囊肿性皮损较少,并出现发热、关节痛、食欲缺乏、头痛、贫血等全身症状,本病预后可在局部留有色素沉着和浅表性瘢痕,但预后良好。

图 10-2 聚合性痤疮

高雄激素性痤疮包括多囊卵巢综合征性痤疮、月经前加重性痤疮、迟发性或持久性痤疮。这类痤疮与血清睾酮水平增高有关,病程持续至 30～40 岁或更久,临床表现为面部油脂分泌过多,毛孔粗大,以炎症性丘疹为主,可伴有结节、囊肿、瘢痕形成,有时可伴有多毛、月经周期紊乱等。

此外,雄激素、糖皮质激素、卤素等所致的痤疮样损害称为药物性痤疮;由于母体雄激素在胎儿阶段进入胎儿体内,可引起婴儿发生丘疹、脓疱样皮疹,称婴儿痤疮;多种化妆品、香波、防晒剂、增白剂、发胶及摩丝等均可引起皮脂分泌导管内径狭窄、开口处机械性堵塞或毛囊口的炎症,引发化妆品痤疮。

三、诊断和鉴别诊断

根据好发年龄、皮疹特点、好发部位等易于诊断。

本病应与酒渣鼻、颜面播散性粟粒性狼疮等进行鉴别。酒渣鼻好发于中年人,皮损分布以鼻尖、两颊、额及颏部为主,患部有毛细血管扩张、丘疹、脓疱,晚期形成鼻赘。颜面播散性粟粒性狼疮好发于成年人,皮损主要为半球形或略扁平的丘疹或小结节,呈暗红或褐色,触之柔软,中心坏死,玻片按压丘疹时,可以显出黄色或褐色小点,对称分布在眼睑,鼻唇沟及颊部为多,在下眼睑往往融合成堤状。

四、预防和治疗

治疗原则包括抑制毛囊皮脂腺导管的异常角化、抗雄激素、减少皮脂分泌、抑制微生物增殖、抗炎等,早期有效的治疗可防止痤疮瘢痕形成。

(一)一般治疗

应注意清洁,宜用温水及中性肥皂清洁面部以减少油脂附着于面部堵塞毛孔;忌用手挤压及搔抓粉刺,在泌油高峰尚未得到控制之前,原则上不应使用油性化妆品;尽可能避免辛辣刺激性食物,慎用溴、碘类药物。

(二)外用药物治疗

1.维 A 酸类

0.025%～0.05%维 A 酸(全反式维 A 酸)霜或凝胶,有助于粉刺溶解和排出,初用药时有轻度刺激反应,但适应后逐渐消失,故应从低浓度开始,每天晚上使用一次,症状改善后每周外用一次;第三代维 A 酸类药物如 0.1%阿达帕林凝胶、0.1%他扎罗丁凝胶,可每天晚上使用一次,对轻中度痤疮有较好疗效。维 A 酸外用有一定刺激性,阿达帕林凝胶刺激性较弱。

2.过氧苯甲酰

此药为过氧化物,外用后缓慢释放出新生态氧和苯甲酸,可杀灭痤疮丙酸杆菌,并具有溶解粉刺及收敛作用,可配制成 2.5%、5% 和 10% 不同浓度的洗剂、乳剂或凝胶,应从低浓度开始应用。含 5% 过氧苯甲酰及 3% 红霉素的凝胶可提高疗效。过氧苯甲酰有一定刺激性。

3.抗生素

常用红霉素、氯霉素或克林霉素,用乙醇或丙二醇配制,浓度为 1%~2%,疗效较好。1%克林霉素磷酸酯溶液系不含油脂和乙醇的水溶性乳液,适用于皮肤干燥和敏感的痤疮患者。

4.壬二酸

能减少皮肤表面、毛囊及皮脂腺内的细菌,尤其有抑制痤疮丙酸杆菌的作用及粉刺溶解作用,对不同类型的痤疮均有效。可配成 15%~20% 霜外用。其不良反应为局部轻度红斑与刺痛。

5.其他

2.5% 二硫化硒洗剂具有抑制真菌、寄生虫及细菌的作用,可降低皮肤游离脂肪酸含量;5%硫黄洗剂、1%~2% 水杨酸制剂能杀菌或改善毛囊口的角化异常,对痤疮也有一定的疗效。

(三)系统药物治疗

1.抗生素

口服抗生素是治疗中、重度痤疮有效的方法之一。结合抗生素的药代动力学特点,特别是选择性分布于皮脂溢出部位,应首选四环素类,其次是大环内酯类,其他如甲硝唑也可酌情使用。通常优先选择新型四环素如米诺环素、多西环素等。米诺环素的用法为口服 0.1 g/d,可一次或分两次口服,连服 6~12 周。

2.异维 A 酸

口服异维 A 酸是治疗重度痤疮的标准方法,可作用于痤疮发病的所有病理生理环节,减少皮脂分泌,控制异常角化和黑头粉刺的形成,并抑制痤疮丙酸杆菌,对结节性、囊肿性和聚合性痤疮效果好,一般剂量为 0.25~0.5 mg/(kg·d),3~4 个月 1 个疗程,不良反应有皮肤黏膜干燥、脱屑、血脂升高、抑郁等,故应注意血液学、肝、肾功能、情绪等变化,另外本药还有致畸作用,育龄期男女服药期间应避孕。

3.抗雄激素药物

(1)复方醋酸环丙孕酮:每片含醋酸环丙孕酮 2 mg 和乙炔基雌二醇 0.035 mg,本药有抗雄激素作用,同时又能抑制排卵兼有避孕作用,适用于患有痤疮而月经不正常或月经前痤疮皮损加剧的女性患者。其用法为:在月经来潮第 1 天开始,每天 1 粒;连服 21 天,停药 7 天为 1 个疗程,月经再次来潮时再继续上法服用,3~4 个疗程后有较明显疗效。

(2)螺内酯:轻度抗雄性激素作用,60 mg/d,对部分患者有效,可与其他药物合用,应定期查血钾和测血压。

(3)西咪替丁:可与二氢睾酮竞争雄激素受体,用法 0.6 g/d 口服。

4.糖皮质激素

小剂量糖皮质激素具有抗感染作用,适用于严重结节性痤疮、聚合性痤疮、囊肿性痤疮的炎症期和暴发性痤疮,常用泼尼松 15~30 mg/d。对严重的结节或囊肿性痤疮可选用皮损内注射糖皮质激素,常用复方倍他米松或曲安奈德混悬液 0.3~1.0 mL 皮损内注射,每 2~3 周一次,可根据患者情况注射 3~4 次,不宜长期反复使用,以免出现不良反应。

(四)物理治疗

1.光动力治疗

联合应用红蓝光照射以及 5-氨基酮戊酸,可通过光动力学效应破坏痤疮丙酸杆菌和减轻炎症反应。主要不良反应有疼痛、结痂、红斑和色素沉着。

2.痤疮瘢痕的激光治疗

应于痤疮得到基本控制的年龄阶段后期对瘢痕进行治疗。萎缩性瘢痕可进行铒激光或超脉冲二氧化碳激光磨削术。

3.果酸治疗

果酸的作用机制是降低角质形成细胞的黏着性,加速表皮细胞的脱落及更新,同时刺激真皮胶原合成。治疗方案为果酸浓度逐步提高,每 2～4 周 1 次,4 次为 1 个疗程。

4.痤疮的其他辅助治疗

粉刺可用特制的粉刺挤压器将内容物挤出,较大的化脓性皮损有时需切开引流。

痤疮的治疗应当根据患者情况综合考虑,建议进行分级治疗、联合治疗及维持治疗,在治疗过程中根据患者的情况及时调整,体现个体化治疗原则。一般轻度痤疮以局部治疗为主,如外用维 A 酸类药物,外用过氧苯甲酰或外用抗生素;中度痤疮常需要联合系统治疗,如联合口服抗生素、女性患者可联合方醋酸环丙孕酮。重度痤疮除外用药物外,可选用口服异维 A 酸,对炎症性丘疹脓疱较多者,也可联合系统应用抗生素,个别炎症剧烈者可短期应用糖皮质激素,部分患者可用光动力疗法。在症状得到改善后,不应立即停药,可进行维持治疗以防复发,维持治疗方案包括局部外用维 A 酸、过氧苯甲酰等,维持治疗往往需要 3～6 个月。

(韩绍华)

第二节　酒　渣　鼻

酒渣鼻又称玫瑰痤疮,是一种累及面部皮肤血管和毛囊皮脂腺单位的慢性炎症性皮肤病。发生在颜面中部,以皮肤潮红、毛细血管扩张及丘疹、脓疱为主要表现。

一、病因和发病机制

病因不明,与毛囊虫感染、皮脂溢出、血管异常等有关,此外,日晒、嗜酒、辛辣食物刺激、高温及寒冷刺激、情绪激动、内分泌障碍等均可促使发病。发病机制可能是在皮脂溢出的基础上,由于感染和冷热刺激等因素造成颜面血管运动神经失调,毛细血管长期持续扩张,继而形成皮损。

毛囊蠕形螨可能在酒渣鼻的发病机制中起作用。在酒渣鼻患者皮疹中,蠕形螨感染率较面部健康者明显升高,颊部螨密度最高,包括毛囊蠕形螨和皮脂蠕形螨,寄居于毛囊皮脂腺单位。螨虫通过自身酶分解上皮蛋白及皮脂为其生存提供营养物质,其分解产物可导致毛囊周围的炎症反应。而皮损区毛细血管扩张、血流增加又可加重螨入侵、繁殖。

二、临床表现

本病多见于 30～50 岁的中年人,女性多于男性,但严重病例一般见于男性。常并发痤疮及脂溢性皮炎,无明显自觉症状(图 10-3)。根据皮损的类型,2004 年美国国家酒渣鼻协会专家委员会提出酒渣鼻的临床分型标准,将患者分为红斑毛细血管扩张型、丘疹脓疱型、鼻赘型和眼型。

图 10-3　酒渣鼻

(一)红斑毛细血管扩张型

面中部特别是鼻部、两颊、前额、下颏等部位对称发生红斑,尤其在刺激性饮食、外界温度突然改变及精神兴奋时更为明显,自觉灼热。红斑初为暂时性的,反复发作后持久不退,并在鼻翼、鼻尖及面颊等处出现如树枝状的毛细血管扩张,使面部持久性发红,常伴毛囊口扩大及皮脂溢出等。

(二)丘疹脓疱型

病情继续发展时,在红斑基础上成批出现针头至绿豆大小丘疹、脓疱、结节,毛细血管扩张更为明显,纵横交错,鼻部、面颊部毛囊口扩大明显。皮损时轻时重,常此起彼伏,可数年或更久。中年女性患者皮损常在月经前加重。

(三)鼻赘型

病期长久者鼻部皮脂腺及结缔组织增生,致使鼻尖部肥大,形成大小不等的紫红色结节状隆起,称为鼻赘,其表面凹凸不平,毛囊口明显扩大,皮脂分泌旺盛,毛细血管显著扩张。从红斑期发展至鼻赘期需要数十年。仅见于少数患者,几乎均为 40 岁以上男性。

(四)眼型

很少单独发病,通常在以上三型中出现,多见于绝经期后的女性和鼻赘期的男性。表现为眼睑炎、结膜炎、角膜炎、复发性睑板腺囊肿等,患者可出现眼睛干燥、异物感、流泪、畏光、视力模糊等症状,甚至发生视物模糊、视力丧失。

三、组织病理学

轻型酒渣鼻组织学改变常仅限于血管扩张和轻度水肿。随着疾病发展,会出现血管周围及毛囊周围淋巴组织细胞浸润。某些患者皮脂腺增生很明显,并可见弹性组织溶解。无粉刺形成,炎症最严重的可见到毛囊周围非干酪样上皮样肉芽肿。

四、诊断和鉴别诊断

根据鼻部和面中央部发生典型皮损,结合实验室检查容易诊断。

本病需与寻常痤疮、脂溢性皮炎、激素性皮炎等进行鉴别。

长期外用激素特别是含氟糖皮质激素制剂所致面部毛细血管扩张及口周皮炎改变可与酒渣鼻皮损相似,称为酒渣鼻样激素性皮炎(SIRD),它与传统的酒渣鼻不同,与长期外用糖皮质激素有关,是停止外用糖皮质激素后出现的一种反跳现象。根据长期用药病史,皮损较稳定,无阵发性加重充血等特点可与之鉴别。

五、治疗

(一)一般治疗

去除病灶,纠正胃肠功能,调整内分泌,避免过冷过热刺激及精神紧张,忌饮酒及辛辣食物。注意劳逸结合。避免长时间日光照射。

(二)外用药物治疗

可以使用复方硫黄洗剂、2.5%硫化硒洗剂,每天 2～3 次;外用维 A 酸有助于真皮乳头层和网状层的结缔组织重塑,并可减轻真皮炎症浸润;0.03%他克莫司软膏可通过对钙调磷酸酶抑制作用而抑制炎性细胞因子释放;5%过氧苯甲酰凝胶对毛囊蠕形螨和细菌有杀灭作用;外用0.75%甲硝唑凝胶、1%甲硝唑霜可以杀灭毛囊虫,也可外用含1%～3%甲硝唑的硫黄洗剂;脓疱多时应使用抗生素制剂如 2%～4%红霉素醑,1%林可霉素醑等。可同时配合温和护肤品外用,如维生素 E 乳膏等,减轻药物对皮肤的刺激。有眼部受累者,可选择四环素眼药膏、金霉素眼药膏等。

(三)内用药物治疗

对自主神经功能不稳定或紊乱,尤其是女性在月经前或月经期面部易发生阵发性潮红者,可内服谷维素、地西泮等。对于镜检有较多毛囊虫的患者,可用甲硝唑 0.6 g/d,连服 2 周后减为 0.4 g/d,共服 1 个月。炎症明显的患者,可用四环素 1.0 g/d,连服 2 周后减为 0.5 g/d,共服 1 个月,也可选用多西环素或米诺环素。对于四环素不耐受或禁用患者,可选用克拉霉素、阿奇霉素等大环内酯类。如经以上治疗仍效果不佳者,可选用口服小剂量的维 A 酸类药物治疗,特别是严重的肉芽肿型、鼻赘型、爆发型酒渣鼻的治疗。丘疹脓疱型酒渣鼻患者服用0.2～0.5 mg/(kg·d)即可收到较好疗效。

(四)其他疗法

光动力疗法、强脉冲光以及脉冲染料激光可以去除毛细血管扩张。对毛细血管扩张期及鼻赘期可用切割术,即以手术刀片按纵、横方向,浅划局部以切断毛细血管网。鼻赘期损害也可采用外科手术切除整形。

(韩绍华)

第三节 斑 秃

斑秃为一种突然发生的局限性斑片状脱发,可发生于身体任何部位。

一、病因和发病机制

病因尚不完全清楚,目前认为可能与遗传、情绪应激、自身免疫等因素有关,约 25% 患者有家族史,神经精神因素被认为是重要的诱发因素。

斑秃常与一种或多种自身免疫性疾病并发,桥本甲状腺炎、糖尿病、白癜风患者及其亲属患本病的概率比正常人明显增高,斑秃患者体内存在自身抗体;有学者认为斑秃的发病与生长期毛囊丧失免疫赦免有关。

二、临床表现

本病可发生于任何年龄,以青壮年多见。典型表现为突然出现的圆形或椭圆形、直径 1～10 cm、数目不等、边界清楚的脱发区,患处皮肤光滑,无炎症,无鳞屑,无瘢痕(图 10-4)。按病期可分为进展期、静止期及恢复期,进展期脱发区边缘头发松动,很易拔出(轻拉试验阳性),拔出头发,光镜下可见毛干近端萎缩,呈上粗下细的惊叹号样,如损害继续扩大,数目增多,可互相融合成不规则的斑片;静止期时脱发斑边缘的头发不再松动,大多数患者在脱发静止 3～4 个月后进入恢复期;恢复期有新毛发长出,最初出现细软色浅的绒毛,逐渐增粗,颜色变深,最后完全恢复正常。

图 10-4 斑秃

病程可持续数月至数年,多数能再生,但也能再次发生;脱发愈广泛,复发机会愈多痊愈机会愈少。头皮边缘部位(特别是枕部)毛发较难再生。斑秃继续发展出现头发全部脱失,称为全秃,严重者眉毛、睫毛、腋毛、阴毛和全身毳毛全部脱落,则称为普秃。全秃和普秃病程可迁延,发病年龄越小,越难恢复。

三、诊断和鉴别诊断

根据临床突发性斑状秃发易于诊断。本病应与假性斑秃及头癣鉴别。假性斑秃是一种多发性圆形、椭圆形或不规则形头皮萎缩性斑片,往往由扁平苔藓等导致,逐渐出现毛囊萎缩和永久性脱发,秃发部位皮肤萎缩变薄,毛囊口消失,秃发区境界清楚,但边缘不规则。头癣仅发生于儿童,为不完全脱发,毛发易折断,残留毛根,附有鳞屑或癣痂,断发中可查到真菌。

四、预防和治疗

(一)一般治疗

去除可能的诱发因素,注意劳逸结合。向患者解释病程及预后,绝大多数斑秃可在 6～12 个月内自行痊愈。对秃发范围广或全秃、普秃患者,可戴假发。

(二)局部治疗

2%或 5%米诺地尔酊剂或霜剂、10%辣椒酊等,可改善头皮局部血液循环、促进毛发生长,一般每天外用 2 次,2～3 个月可有毛发新生。

秃发区用泼尼松龙混悬液或复方倍他米松注射液进行多点皮内注射,每 3～4 周 1 次,一般 3～4 次后可见效。

(三)系统药物治疗

可用胱氨酸、泛酸钙、B 族维生素等口服。对于精神紧张、焦虑、失眠的患者可给予镇静剂如地西泮等。对急性期重度斑秃包括全秃及普秃可口服泼尼松,每天 10～20 mg/d,数周后逐渐减量,维持数月,一般 1 个月内即有头发生长,宜缓慢减量,减药过快或停药过快易致复发,应注意长期应用糖皮质激素的不良反应。

(韩绍华)

第四节　雄激素性秃发

雄激素性秃发又称男性型秃发是男性秃发的最常见类型,但也可发生于女性,具有高度遗传性状。特征是进行性脱发,主要影响头顶中央的头发。雄激素性脱发影响人类各个种群,中国男性的患病率约为 20%,女性约为 6%。患病率随着年龄的增大而逐渐增加。

一、病因和发病机制

本病常有家族史,雄激素在本病的形成中发挥重要作用。在头皮秃发区域,二氢睾酮、5α 还原酶和雄激素受体的浓度明显增加。二氢睾酮可使毛囊逐步缩小,最后导致终端毛囊转变为毳毛,形成临床上的秃发。

二、临床表现

多从青春期开始发病。常见的脱发模式是额颞区和头顶弥散性脱发。一般前额双侧头发开始变得稀疏而纤细,逐渐向头顶延伸,额部发际线向后退缩,头顶头发也逐渐开始脱落。随着病情进展,前额变高,头发呈 M 字形(图 10-5)。最后额部与头顶秃发区融合成片,仅两颞和枕部保留剩余头发。脱发处皮肤光滑,仅可见少量毳毛。本病无自觉症状,女性脱发模式与男性有所不同,多为头顶部毛发稀疏,前额发际线不后移。国际上常用改良的 Norwood-Hamilton 分类法,将男性分为七类和四种特殊的变型,女性用 Ludwig 法分为Ⅰ、Ⅱ、Ⅲ级。

图 10-5　雄激素性秃发

三、诊断和鉴别诊断

典型的慢性脱发病史;头发稀疏,主要累及额部、头顶部区域。家族史有助于诊断雄激素性脱发。女性患者应注意评估是否有内分泌功能紊乱。

本病一般不需要实验室检查,尤其是男性患者。45 岁以上的男性患者开始非那雄胺治疗前应进行前列腺特异性抗原检测。对女性患者进行实验室检查的主要目的是为了排除任何潜在的内分泌功能紊乱性疾病,尤其是多囊卵巢综合征。可化验游离雄激素、脱氢表雄酮和催乳素。必要时可进一步检测排除罕见的先天性肾上腺皮质增生症。

四、治疗

口服非那雄胺(仅适用于男性)和外用米诺地尔(适用于男性和女性)是雄激素性秃发的标准治疗方法。

非那雄胺是Ⅱ型 5α-还原酶抑制剂,可以抑制睾酮转化为二氢睾酮。口服非那雄胺 1 mg/d,可以改善男性轻中度雄激素性秃发。需服用六个月至一年。女性一般无效。

外用 2% 或 5% 米诺地尔可有效抑制本病的进展和改善病情。推荐女性外用 2% 米诺地尔,男性外用 5% 米诺地尔。常见不良反应是多毛症,有时有刺激性和接触性皮炎。

其他治疗方法包括毛发移植等。

(韩绍华)

第五节　多　毛　症

多毛症是指血液循环中雄激素生成增多,造成体毛密度增加变长变多,超过正常生理范围的症状。

一、病因和发病机制

(一)卵巢疾病导致的多毛症

最常见于多囊卵巢综合征,占多毛症的 90%,其典型临床表现为月经失调、不育、肥胖和多毛。

(二)肾上腺疾病导致的多毛症

1.先天性肾上腺皮质增生

先天性肾上腺皮质增生为常染色体隐性遗传,以 21-羟化酶缺乏最为常见。由于此酶缺乏,使皮质醇合成减少,反馈促进促肾上腺皮质激素分泌以代偿皮质醇合成之不足,继而导致其中间产物雄激素大量合成和分泌。

2.肾上腺肿瘤

单纯分泌雄激素的肾上腺肿瘤临床少见,多伴有男性化表现。

3.库欣综合征

无论是肾上腺皮质肿瘤、异位内分泌肿瘤或垂体分泌过量 ACTH 的库欣病,都可促使皮质醇及其中间产物雄激素的过量分泌,诱发多毛症。

(三)药物性多毛症

外源性雄激素可导致多毛症。甲睾酮、丹那唑和其他合成类固醇都可能引发毛发过度生长和痤疮。

(四)特发性多毛症

特发性多毛症指不能确定病因的多毛症。5%～6%的多毛症患者属此类。

二、临床表现

毛发生长过盛,主要表现为颜面、耳前、口周、胸前、乳头周围、腋窝、背部、下腹部、阴毛多而浓密。

三、诊断和鉴别诊断

多毛症的诊断一般不难,在体毛稀少部位出现多毛者即应考虑诊断。应注意与多囊卵巢综合征、肾上腺皮质增生、肾上腺皮质腺瘤、肾上腺皮质癌、卵巢肿瘤及异位 ACTH 综合征等鉴别诊断。

四、预防和治疗

治疗原则为寻找和去除诱因,积极寻找原发病灶,广泛多毛症可系统应用抗雄激素药物。

(一)药物治疗

1.抑制肾上腺皮质增生药物

有迟发型先天性肾上腺皮质增生时,可用糖皮质激素类药物,如泼尼松每晚 2.5 mg 口服,或用地塞米松 0.25～0.5 mg,每晚睡前口服。

2.抑制卵巢雄激素分泌药物

口服避孕药:多用于治疗特发性多毛症,可用复方炔诺酮片,每片含炔雌醇 0.35 μg 加炔诺酮 0.5 mg,每天 1 次,21 天为 1 个周期,疗程约半年至 1 年。

3.其他拮抗雄激素作用的药物

(1)螺内酯:一般每天用量为 60～180 mg,分 3 次口服。

(2)环丙孕酮:一般每天用量为 10～100 mg,连用 5～14 天。可与其他药联合应用,如与炔雌醇30 μg/d合用,对合并有痤疮的女性多毛症效果较佳。

（二）脱毛

应用红宝石、半导体激光、Nd：YAG 激光或强脉冲光照射治疗，疗效肯定。不良反应常见局部红肿、红斑、瘀斑、色素沉着等。

（韩绍华）

第六节 多 汗 症

多汗症是指在正常生活环境和条件下患者局部或全身皮肤异常多汗。全身性多汗症少见，常发生在身体的某些部位。

一、病因和发病机制

多汗症的原因可分为疾病性和功能性失调两种。前者见于内分泌失调或激素紊乱，如甲状腺亢进、垂体功能亢进、妊娠、糖尿病、神经系统疾病等；功能性多汗则与精神性因素有关，为交感神经功能失调所致。

本病的发生可能为各种因素导致交感神经冲动增加，乙酰胆碱分泌量增多而导致多汗；或由于汗腺神经紧张性增加，对于正常强度的神经性和非神经性刺激的出汗反应增强。服用大剂量糖皮质激素时也常出现多汗。

二、临床表现

多汗症可分为两型，局限型多汗和泛发型多汗。

（一）局限型多汗

男女均可发生。多见于掌跖、腋下、腹股沟、会阴部，其次为前额、鼻尖和胸部，其中以掌跖最为常见，无明显季节区别。常初发于儿童或青春期，一般持续数年，至 25 岁以后常自然减轻。患者常伴有末梢血液循环功能障碍，如手足皮肤湿冷、青紫或苍白、易患冻疮等。足部多汗由于汗液蒸发不畅，致足底皮肤浸渍发白，伴脚臭，并易继发细菌和真菌感染。腋窝部及阴部多汗时，同时伴有臭汗症。由于该部位皮肤薄嫩，经常潮湿摩擦，易发生擦烂性红斑，伴发毛囊炎、疖等。

（二）泛发型多汗

泛发型多汗主要由于其他疾病引起的全身广泛性多汗，如感染性高热，由于神经系统的调节或口服退热剂，通过出汗进行散热。其他如中枢神经系统损伤（包括皮质及基底神经节）、脊髓及周围神经损伤也可发生全身多汗。

三、预防和治疗

避免精神紧张及情绪激动，由其他疾病导致者应针对病因进行治疗。

（一）外用药物治疗

注意保持皮肤清洁。常用收敛性药物如 5％明矾溶液、5％鞣酸溶液或 2％～4％甲醛溶液，腋部多汗者可外用 20％氯化铝乙醇溶液，用药前应先将腋部擦干，每晚睡前外用，连续 7 天。

（二）系统药物治疗

某些镇静药如溴剂、苯巴比妥、氯丙嗪、谷维素等对情绪性多汗症有效。抗胆碱能药物如阿托品、颠茄、溴丙胺太林等内服有暂时效果，但可致口干、皮肤潮红、心悸等不良反应。

（三）注射治疗

A 型肉毒杆菌毒素（BTA）可用于治疗腋窝多汗症，对掌跖多汗症亦有效。BTA 可通过阻止胆碱能神经元释放乙酰胆碱发挥作用。注射部位的皮肤 4～6 个月基本不出汗，常见不良反应为注射部位疼痛和肌无力，均为暂时性。

（四）物理治疗

用自来水及直流电进行电离子透入疗法，适用于手足多汗症。

（五）手术治疗

其他治疗无效时可以考虑手术治疗。切除汗腺对腋部多汗症通常有效，交感神经切除术对手足多汗症有良好疗效。

（韩绍华）

第七节 甲 病

一、厚甲症

厚甲症临床症状为甲板明显肥厚性增大、变硬、变脆、失去光泽，易破裂。可将它分为先天性厚甲症和后天性厚甲症两大类。

（一）病因和发病机制

先天性厚甲症为一罕见的外胚叶缺陷病，系常染色体显性遗传，主要分为两型，均和编码角蛋白的基因突变有关。第 I 型也称 Jadassohn-Lewandowsky 型，主要与角蛋白 6A（KRT6A）或角蛋白 16（KRT16）基因突变有关；第 II 型亦称 Jackson-Lawler 型，与角蛋白 6B（KRT6B）或角蛋白 17（KRT17）基因突变有关。后天性厚甲症常为慢性甲病、甲板外伤或老年性的一种病变。甲板外伤、真菌感染或不良刺激（如长期鞋子不合适）可引起厚甲，某些皮肤病如银屑病、毛发红糠疹、毛囊角化病等也可伴发厚甲。

（二）临床表现

先天性厚甲症主要表现为生后一岁内即开始出现所有指（趾）甲对称性增厚、变硬，或生后数年内甲板变厚、变黄呈楔形，甲前缘最厚，甲质硬脆，由于甲下堆积物可使甲远端翘起。有的病例伴有掌跖角化过度或广泛的毛周角化，有的则伴有类似毛发营养不良表现或角膜角化、白内障、杵状指等发生。

后天性厚甲症常伴其他疾病，多见于成人，出现厚而极度坚硬的指（趾）甲，甲的修剪极为困难，亦可合并掌跖角皮症。

（三）预防和治疗

先天性厚甲症尚无有效治疗方法，后天性厚甲症可以在治疗原发疾病时试用维 A 酸类乳膏涂搽患处。厚甲行拔除术只能暂时缓解症状。去除甲母质无益于疗效。角化性皮损可局部应用角质溶解剂,如乳酸洗液,水杨酸和尿素制剂等。

二、甲萎缩

甲萎缩临床表现为一个、几个甚至全部指、趾甲的甲板变薄且小。

(一)病因和发病机制

本病可为先天性或后天性。先天性的甲萎缩可见于先天性外胚叶发育不育症、大疱表皮松解症、色素失禁症。后天性甲萎缩与甲基质不可修复的损伤有关,多由于外伤、溃疡、烧伤和瘢痕引起,麻风、梅毒、扁平苔藓、毛囊角化病、甲状腺功能亢进、闭塞性血栓性脉管炎、雷诺病、风湿病、脊髓空洞症等也可引起本病。长期服用阿维A酯或13-顺维A酸也可发生甲萎缩。

(二)临床表现

一个或多个甲停止生长,变薄,变短,最后出现萎缩,有时可使甲脱落。有时可有部分软甲症和无甲症(图10-6)。

图10-6 甲萎缩

(三)预防和治疗

先天性甲萎缩无特殊治疗方法。后天性甲萎缩则主要治疗原发病。

三、嵌甲症

嵌甲症是指甲板侧缘长入附近的软组织中,类似异物插入甲沟而引起疼痛,常见于大踇趾趾甲。

(一)病因和发病机制

引起嵌甲的原因较多,主要为:①遗传因素,甲的曲度和轴向与嵌甲的发生有关;②机械性损伤、碰撞、挤压等,使甲板侧缘更接近甲沟软组织而形成嵌甲;③某些疾病引起的畸形甲,如先天性踇趾外翻、甲营养不良、厚甲症或甲真菌病等;④穿鞋不当、穿鞋过紧、多由穿尖头高跟鞋挤压足趾引起,趾甲侧缘受压迫而向甲沟软组织内生长,并摩擦软组织使之肿胀,使嵌甲加重;⑤修甲过短过深为最常见的病因。甲侧缘没有剪齐,剪得过短、过深、使趾甲像硬刺般地刺向甲沟里的软组织。嵌甲症与职业也有一定关系,多见于长期站立工作者。

(二)临床表现

嵌甲为甲侧缘嵌入甲沟,容易继发感染,引起甲沟炎,伴持续疼痛,严重时可影响患者的工作与日常生活。绝大多数嵌甲发生于足踇趾甲,尤其以外侧多见,部分患者足踇趾双侧嵌甲或双踇趾双侧嵌甲。

（三）预防和治疗

避免修甲过短、过深和甲外伤,穿宽松的鞋。及时纠正甲畸形,尽量避免长久站立。

1.非手术治疗

非手术治疗适用于炎症轻、病程短者,局部轻度红、肿、痛时,可用碘酒局部外涂,每天 2～3 次,局部合并细菌感染严重者,可适当口服抗生素。

2.手术治疗

手术治疗适用于嵌入严重、非手术治疗无效者,或局部反复感染者。可行嵌甲根治术。术后卧床休息,抬高患肢,适当口服抗生素,酌情应用止痛剂。进行嵌甲根治时,必须将相应的甲根组织彻底刮除,否则日后嵌甲可重新出现。

四、甲沟炎

甲沟炎是指甲周围组织的炎症,包括两侧的旁甲沟和底部近侧甲沟,表现为红、肿、热、痛,严重时化脓。

（一）病因和发病机制

甲沟炎分为急性甲沟炎与慢性甲沟炎。急性甲沟炎的发生均源于甲床部分的微小创伤,如肉刺、修剪指甲等,这些微小的创伤可以使甲周正常的皮肤屏障破坏,导致细菌定植在甲周皮中。常见病菌为金黄色葡萄球菌,少数为白念珠菌。慢性甲沟炎可能与患者反复暴露于同一刺激因子有关。家庭主妇、调酒师、理发师、厨师、游泳者、护士等出现慢性甲沟炎的概率较高。其他内科疾病,如糖尿病、免疫抑制状态等均容易导致患者出现慢性甲沟炎。白念珠菌是慢性甲沟炎最为常见的病原菌。

（二）临床表现

急性甲沟炎病程小于 6 周,初期症状为指甲局部红肿,轻触红肿部分即会产生刺痛。约数天后开始化脓,并可能延伸至指甲下方。后期甲周皮肤脓肿波动可能扩散至甲下,累及对侧甲上皮和甲周皮。在甲板下可见脓肿形成,将甲板从甲床基质中推离分开。慢性甲沟炎通常病程超过6 周,表现为皮肤红、肿、痛,但程度通常轻于急性甲沟炎。患者的临床症状也可呈现突然间加重。甲周近端皮肤褶皱会抬起,并和下方的甲板分离。通常还会出现甲形态的变化,如隆起、沟槽、褪色、甲板变圆等。

（三）预防和治疗

急性甲沟炎的治疗取决于炎症影响的范围和脓肿是否形成。对有轻微炎症反应而无明显脓肿形成者,可使用温肥皂水、醋酸铝溶液或者氯己定进行冲洗。对轻度红肿但无脓肿形成的甲沟炎,在采用上述治疗的同时,可加用抗生素治疗。通常手术治疗急性甲沟炎仅适用于有明确的脓肿形成、保守治疗失败或者炎症广泛累及甲上皮者,手术方法包括脓肿引流、拔甲等。

慢性甲沟炎治疗:去除慢性刺激因素,局部使用抗真菌药物或联合局部使用激素类药物。手术治疗仅适用于反复发作病例,术式包括切除或抬高受累及的甲上皮组织等。

五、甲营养不良

甲营养不良是多因素引起的甲损害。常累及所有指、趾甲。患者指（趾）甲变薄,浑浊,变形,易碎。甲表面失去光泽,粗糙。常有纵嵴及甲剥离。

（一）病因和发病机制

甲营养不良可以是先天性甲形成不全的结果，也见于后天性甲营养障碍。许多皮肤病如银屑病、扁平苔藓、梅毒、系统性硬皮病、毛囊角化病、掌跖角化病及早老症等均可伴随甲的营养障碍。全身性疾病如营养缺乏、甲状腺机能低下、中毒等也可引起。其他如外伤、冻疮、烧伤及许多局部因素也可造成甲营养不良。

（二）临床表现

临床多见甲营养不良，表现为 20 个甲板均变薄或增厚，且表面有表浅细小线纹纵嵴，如砂纸样外观，甲板无光泽呈乳白色浑浊，有切迹或纵嵴。甲下及甲周无改变。18 岁以下青少年多见，多数到成人消退；少数可成人发病。也有患者表现为数个指甲无光泽，砂纸样外观，无皮肤、毛发、牙齿及口腔黏膜的病变。

（三）预防和治疗

无特异疗法。建议合理摄入营养物质；治疗系统性疾病。合理补充维生素 A 和 E、钙、铁等。

（韩绍华）

第十一章

性传播疾病

第一节 淋 病

淋病(gonorrhea)是淋病奈瑟菌(简称淋球菌)感染导致的以泌尿生殖系统化脓性感染为主要表现的性传播疾病,也可导致眼、咽、直肠感染和播散性淋球菌感染。男性最常见的表现是尿道炎,而女性则为宫颈炎。

一、流行病学

淋病是重要的全球性公共卫生问题,据估计全球每年新发病例达到 8 800 万,是我国,同时也是美国的第二大性传播疾病。近年来世界淋病有明显增加的趋势。

二、病因和发病机制

淋球菌,属奈瑟球菌科,奈瑟球菌属。淋球菌呈肾形,两个凹面相对,大小一致,长约 0.7 μm,宽0.5 μm。它是嗜二氧化碳的需氧菌,革兰染色阴性,最适宜在潮湿、温度为 35℃、含 5%二氧化碳的环境中生长。常存在多形核白细胞内,椭圆或球形,常成双排列,无鞭毛、无荚膜、不形成芽孢,对外界理化条件的抵抗力差,对干燥环境敏感,在完全干燥环境中 1～2 小时即可死亡。在高温或低温条件下都易致死。对各种化学消毒剂的抵抗力也很弱。

人是淋球菌的唯一天然宿主。淋球菌主要侵犯黏膜,尤其对单层柱状上皮和移行上皮所形成的黏膜具有较高亲和力。淋球菌感染后侵入男性前尿道、女性尿道及宫颈等处,通过其表面菌毛含有的黏附因子黏附到柱状上皮细胞的表面进行繁殖,并沿生殖道上行,经柱状上皮细胞吞噬作用进入细胞内繁殖,导致细胞溶解破裂。淋球菌内毒素及外膜脂多糖与补体结合后产生化学毒素,能诱导中性粒细胞聚集和吞噬,引起局部急性炎症,出现充血、水肿、化脓和疼痛。如果治疗不及时,可成为慢性感染。

三、传播途径

淋病主要通过性接触传播,淋病患者是其传染源。少数情况下也可因接触含淋球菌的分泌物或被污染的用具而被感染。儿童感染者多有被性虐待史,患淋病的母亲可经产道感染新生儿。

四、临床表现

淋病可发生于任何年龄,但主要发生在性活跃的青、中年;潜伏期一般为 2～10 天,平均 3～5 天;潜伏期患者具有传染性。

(一)无并发症的淋病

1.男性急性淋病

5％～10％的男性感染淋球菌后无明显症状。有症状的患者通常在暴露 2～7 天后出现尿道刺激征,很快出现尿道口红肿,有稀薄黏液流出,24 小时后病情加重,分泌物变为脓性或脓血性,且量较前增多。有明显症状和体征的患者,即使未经治疗,一般在 10～14 天症状逐渐减轻,1 个月后症状基本消失,但并未痊愈,可继续向后尿道或上生殖道扩散,甚至发生并发症。一般全身症状较轻,少数可有发热、全身不适、食欲缺乏等表现;并发症少见。

2.女性急性淋病

50％～60％的女性感染淋球菌后症状轻微或无症状。常因病情隐匿而难以确定潜伏期。有症状的患者通常在暴露 3～5 天后发生宫颈炎和尿道炎。淋球菌性宫颈炎的分泌物初为黏性,后转为脓性,体检可见宫颈口红肿,伴触痛;可有外阴刺痒和烧灼感。淋球菌性尿道炎表现为尿道口红肿,有脓性分泌物,伴触痛;主要症状为尿道刺激征。

3.儿童淋病

男童多发生尿道炎和包皮龟头炎,有尿痛和尿道分泌物;检查可见包皮红肿、龟头和尿道口潮红,有尿道脓性分泌物。幼女表现为外阴阴道炎,有尿痛、尿频、尿急,阴道脓性分泌物;检查可见外阴、阴道、尿道口红肿,阴道及尿道口有脓性分泌物。

4.淋球菌性肛门直肠炎

男性同性恋者多发,女性主要由淋球菌性宫颈炎的分泌物直接感染肛门直肠所致。轻者可表现为肛门瘙痒、烧灼感、排出黏液和脓性分泌物;重者有里急后重,可排出大量脓性和血性分泌物。检查可见肛管和直肠黏膜充血、水肿和糜烂。

5.淋球菌性咽炎

主要见于口交者。可表现为急性咽炎和急性扁桃体炎,偶伴发热和颈淋巴结肿大,有咽干、咽痛和吞咽困难等表现。检查可见咽部黏膜充血、咽后壁有黏液或脓性分泌物。

6.淋球菌性结膜炎

成人多因自我接种或接触被污染的物品而感染,多为单侧;新生儿多为通过母亲产道感染,多为双侧。表现为眼结膜充血水肿,分泌脓性分泌物,体检时可见角膜成云雾状,重者可发生角膜溃疡或穿孔。

(二)有并发症的淋病

1.男性淋病的并发症

男性淋球菌性尿道炎患者因治疗不当、酗酒或性交等因素的影响,导致感染进一步发展和蔓延至后尿道,导致后尿道炎、前列腺炎、精索炎和附睾炎等。炎症反复发作形成瘢痕后可引起尿道狭窄。

2.女性淋病的并发症

女性淋病的主要并发症为淋球菌性盆腔炎,包括急性输卵管炎、子宫内膜炎、输卵管卵巢囊肿、盆腔腹膜炎、盆腔脓肿以及肛周炎等。

(三)播散性淋病

即播散性淋球菌感染,罕见,占成人淋病患者的 $1\%\sim3\%$,多见于月经期妇女。淋球菌通过血管、淋巴管播散至全身,可表现为轻度或重度疾病。临床表现为发热、寒战和全身不适等。 $50\%\sim75\%$ 血培养阴性。可累及关节,引起脓毒性关节炎;常在四肢关节附近出现皮损,表现为瘀斑基础上出现脓疱、血疱和坏死,呈散在分布,数量通常不多。

五、诊断

应根据流行病学史、临床表现和实验室检查结果进行综合分析,慎重作出诊断。疑似病例为符合流行病学史以及临床表现中任何一项者。确诊病例为同时符合疑似病例的要求和实验室检查中任何一项者。

(一)接触史

患者有冶游史或不洁性接触史,配偶有感染史,与淋病患者(尤其家中淋病患者)共用物品史,新生儿母亲有淋病史。

(二)临床表现

淋病的主要症状有尿频、尿急、尿痛、尿道口流脓或宫颈口阴道口有脓性分泌物等。或有淋菌性结膜炎、直肠炎、咽炎等表现,或有播散性淋病症状。

(三)实验室检查

1.革兰染色涂片

男性尿道分泌物涂片革兰染色,镜下可见大量多形核白细胞,多个多形核白细胞内可见数量多少不等的革兰阴性双球菌,特异性超过 99% ,敏感性超过 95% 。革兰染色涂片对宫颈、直肠和咽部感染检出率低,不推荐应用。

2.淋球菌培养

为确诊试验,可应用于各种临床标本,可明确诊断,并可做药敏试验。

3.核酸试验

可用于检测多种多样的标本,包括宫颈拭子、阴道拭子、尿道拭子、尿液拭子等,通常核酸扩增检测生殖道和非生殖道淋球菌的敏感性优于培养。

六、鉴别诊断

淋菌性尿道炎应与沙眼衣原体性尿道炎相鉴别。女性淋菌性宫颈炎应与沙眼衣原体性宫颈炎鉴别。由于淋菌性宫颈炎可出现阴道分泌物异常等症状,因此还应该与阴道滴虫病、外阴阴道念珠菌病和细菌性阴道病鉴别。

七、治疗

(一)治疗原则

应尽早确诊,明确临床类型,明确有无耐药,明确是否合并衣原体或支原体感染;应及时治疗,治疗方案或药物应正确、足量、规则;应严格考核疗效并追踪观察;应同时检查和治疗其性伴侣。

(二)一般注意事项

未治愈前禁止性行为。注意休息,有并发症者须维持水、电解质、碳水化合物的平衡。注意外阴局部卫生。

(三)药物治疗

头孢曲松 250 mg 单次肌内注射在尿道和直肠感染的治愈率为99.2％,咽喉部感染的治愈率为98.9％;目前推荐使用单剂 250 mg 头孢曲松治疗单纯性宫颈、尿道和直肠淋球菌感染;同时,还有一些替代方案。

八、疗效评价

治疗结束后 2 周内,在无性接触史的情况下符合如下标准为治愈。

(1)症状和体征全部消失。

(2)在治疗结束后 4～7 天内从患病部位取材,复查淋球菌阴性。

九、预防

(1)进行健康教育,避免非婚性行为。

(2)提倡安全性行为,推广使用安全套。

(3)注意隔离消毒,防止交叉感染。

(4)认真做好患者性伴的随访工作,及时进行检查和治疗。

(5)执行对孕妇的性病检查和新生儿预防性滴眼制度(0.5％红霉素眼膏,外用 1 次),防止新生儿淋菌性眼炎。

(6)对高危人群定期检查,以发现感染者和患者,消除隐匿的传染源。

(王雅冬)

第二节　梅　　毒

梅毒(syphilis)是梅毒螺旋体感染所引起的一种慢性全身性疾病,是经典的性病之一。几乎可引起人体全身所有组织和器官的损害和病变,产生功能障碍,组织破坏乃至死亡。另一方面,梅毒又可能很多年无症状而呈潜伏状态。梅毒主要通过性交传染,也可以通过胎盘传给下一代发生先天梅毒。先天梅毒患儿内脏损害常较严重,存活率低。

一、病因和发病机制

梅毒螺旋体,又称苍白螺旋体,为一种小而纤细的螺旋状微生物,长6～14 μm,直径 0.5～0.3 μm,平均有 8～14 个规则的密螺旋。因其透明而不易被染色,在普通显微镜下不易发现,只有在暗视野显微镜下才能观察到。梅毒螺旋体的特征:①螺旋整齐,数目固定;②折光性强,较其他螺旋体亮;③运动缓慢而有规律,有三种运动方式:围绕其长轴旋转运动,或伸缩其螺旋间距离移动,或弯曲扭动如蛇行。人是梅毒螺旋体的唯一自然宿主。梅毒螺旋体尚不能在体外培养繁殖。最适生存温度是37 ℃,离开人体很快死亡,煮沸、干燥、肥皂水以及一般的消毒剂如双氧水、乙醇等很容易将其杀灭。梅毒的发病与梅毒螺旋体在体内大量繁殖及其引起宿主免疫反应密切相关。性接触过程中,梅毒螺旋体可通过破损的皮肤黏膜由感染者传给性伴。梅毒螺旋体侵入人体后,经2~4周的潜伏期,在此期间,梅毒螺旋体在入侵部位大量繁殖,通过免疫反应引起侵入部位出现破溃,即硬下疳。由于局部免疫力的增强,硬下疳经3~8周可自行消失。螺旋体在原发病灶大量繁殖后,可侵入附近的淋巴结,再经血液播散到全身其他组织和器官,出现梅毒疹和系统性损害如关节炎。如不经治疗,部分患者的病情可进一步发展到晚期阶段,发生心血管或神经系统损害,以及皮肤、骨与内脏的树胶肿损害。梅毒感染后,机体产生抗心磷脂抗体和抗梅毒螺旋体抗体,但这些抗体对机体无免疫保护作用。早期梅毒治愈后,可再感染梅毒;而晚期梅毒则不发生再感染,可能与机体已产生细胞免疫有关。

二、传播途径

传染源主要是早期活动性梅毒和潜伏梅毒患者。传播途径有以下几种。

(一)性接触

这是最主要的途径。在感染梅毒后第一年内,患者具有很强的传染性。随着病期的延长,传染性越来越小;感染后4年,通过性接触无传染性。

(二)母婴传播

梅毒螺旋体可通过胎盘感染胎儿。一般认为,在妊娠前4个月,由于胎盘细胞滋养层的保护,胎儿不易受感染;4个月后由于细胞滋养层萎缩,梅毒螺旋体易透过胎盘。

(三)其他

在少数情况下,梅毒可通过输血或某些间接方式传播。

三、病程与分期

根据传染途径,分为后天梅毒(获得性梅毒)和先天梅毒(胎传梅毒);根据不同病期,分为早期梅毒(一期和二期梅毒)和晚期梅毒(三期梅毒);根据有无临床表现,可分为显发梅毒和潜伏梅毒(隐性梅毒)。

(一)后天梅毒

1.早期梅毒

感染后病期在2年以内,包括一期梅毒、二期梅毒和早期潜伏梅毒。

2.晚期梅毒

感染后病期超过2年,又称三期梅毒,包括晚期良性梅毒(皮肤黏膜、眼、骨等梅毒)、心血管梅毒、神经梅毒、内脏梅毒和晚期潜伏梅毒。

(二)先天梅毒

1.早期先天梅毒

出生后2岁以内发病,约2/3的病儿在出生后3~8周发病。

2.晚期先天梅毒

出生后2岁以后发病,多在5~8岁发病。

四、临床表现

(一)一期梅毒

主要表现为硬下疳与近卫淋巴结肿大。

1.硬下疳

发生于性交后2～4周。多发生于外生殖器部位,也可见于宫颈、肛周、口唇、咽、舌、乳房、手指等处。男性多见于包皮、冠状沟、包皮系带、阴茎体、龟头;男同性恋者常见于肛周、直肠。女性多见于阴唇、阴唇系带、子宫颈、阴道前庭、阴道壁。开始为红色斑疹,迅速变成丘疹,并很快破溃,形成糜烂或浅溃疡,即硬下疳。典型的硬下疳表现:①单个溃疡;②溃疡呈圆形或卵圆形,直径1～2 cm大小,境界清楚,边缘稍隆起,呈肉红色,表面清洁,上有少量渗出物;③触诊时软骨样硬度;④无自觉疼痛与触痛(无继发感染时);⑤未经治疗可在3～8周内自然消失,不留痕迹或留有浅表瘢痕和色素沉着。硬下疳也可不典型,如多个溃疡、深溃疡、自觉疼痛、包皮龟头弥漫性红肿渗液等。

2.近卫淋巴结肿大

硬下疳出现后1～2周,腹股沟淋巴结常肿大,多为双侧。淋巴结肿大的特点为常为多个,大小不等,质硬,有弹性,不粘连,可活动,彼此不融合,无疼痛及触痛,表面无红、肿、热,不化脓破溃,穿刺液中含有梅毒螺旋体。

(二)二期梅毒

一般发生在感染后7～10周,或硬下疳出现后6～8周。常伴头痛、头晕、恶心、乏力、关节痛、肌痛、低热和浅表淋巴结肿大等前驱症状。

1.二期皮肤黏膜损害

皮疹多样,分布广泛而对称,无自觉症状或自觉症状轻微,对组织破坏性小,传染性强,可自行消退。二期梅毒疹有下列几种。

(1)皮疹:以斑丘疹为最常见,亦可表现为斑疹(玫瑰疹)、丘疹、丘疹鳞屑性疹、毛囊疹、丘脓疱疹、脓疱疹、砺壳状疹、溃疡等。多分布于躯干和四肢。掌跖皮损为暗红色或淡褐色环状脱屑性斑疹,具有特征性。

(2)扁平湿疣:好发于肛周、外生殖器等皮肤互相摩擦和潮湿的部位,为扁平丘疹,可融合成斑块状,高出皮面,界限清楚,表面湿润,呈灰白色或暗红色,内含大量梅毒螺旋体,传染性强。

(3)梅毒性脱发:头部圆形或椭圆形脱发,呈虫蚀状,脱发区的边缘境界不清楚,多发生于颞部、顶部或枕部,一般无自觉症状,病愈后毛发能重新长出。

(4)黏膜斑:多见于口腔、咽、喉和鼻腔,少数见于生殖器部位的黏膜。典型的黏膜斑是浅表的糜烂性损害,呈圆形、扁平、发亮、灰白色或粉红色,周围有暗红色晕,黏膜损害中含有大量梅毒螺旋体,有较强的传染性,黏膜斑一般持续2～3周。

(5)梅毒性甲病:表现为甲床炎、甲沟炎。

2.全身浅表淋巴结肿大

发生率为50%～85%,全身浅表淋巴结肿大,质硬,孤立,不与周围组织粘连,不化脓,不破溃,可活动。

3.二期骨关节损害

包括骨损害(骨膜炎、骨炎)及关节损害(关节炎、滑膜炎、腱鞘炎),以骨膜炎和关节炎为常见。一般无自觉症状,少数可出现疼痛,一般白天和活动时疼痛减轻,晚间和休息时疼痛加重。

4.二期眼梅毒

包括虹膜炎、虹膜睫状体炎、脉络膜炎、视神经炎和视网膜炎等。

5.二期神经梅毒

分为无症状神经梅毒、梅毒性脑膜炎、脑血管梅毒和脑实质梅毒等,其中以无症状神经梅毒居多。

6.二期内脏损害

包括肝炎、肾病、脾大、胃肠道疾病等。

7.二期复发梅毒

二期损害消退后可复发,常发生在感染后1~2年内,多因抗梅毒治疗剂量不足或患者免疫力降低所致。可有血清复发以及皮肤黏膜、眼、神经系统、骨关节、内脏损害复发,以血清复发多见。皮肤黏膜损害与二期梅毒疹相似,但数量少,分布局限而不对称,皮疹较大,形态奇异,对组织的破坏性较大。皮损好发于前额、口角、颈部、掌跖、会阴及皱褶部位。

(三)晚期梅毒

1.晚期良性梅毒

(1)三期皮肤黏膜梅毒。其特点有:皮损数目少,不对称;有树胶肿性浸润所致的硬结;易发生溃疡,有中心愈合、向四周蔓延的倾向,溃疡呈环形、多环形、马蹄形或肾形;炎症现象及全身症状轻微;传染性较小而破坏性大,愈后有萎缩性瘢痕,边缘有色素沉着;病程缓慢,可自愈;抗梅毒治疗后愈合较快。

结节性梅毒疹:多见于头面部、四肢伸侧、肩胛与肩胛间等处。为圆形、褐色或紫色的皮下小结节,直径为 0.3~1 cm,稍高出皮面,单发或多发,发生后数周逐渐扩大成片,结节可溃破,溃疡愈后遗留浅瘢痕和色素沉着,边缘部位可又出现新的损害。

树胶肿:是三期梅毒的特征性损害,多见于小腿、前额、头部、胸骨部及臀部等处。先为皮下小硬结,逐渐扩大,坚实而硬,呈紫褐色,直径可达 3~5 cm,无疼痛感,与周围组织粘连,形成浸润性斑块,中心逐渐软化有波动感,随后发生溃破,流出黏稠的脓液。溃疡较深,呈穿凿形,境界清楚,边缘锐利硬韧,基底为红色肉芽组织,表面有黄色胶样物质。愈后留瘢痕和色素沉着。

近关节结节:发生于髋、肘、膝等大关节附近的皮下结节,对称发生,直径1~2 cm,质硬,无自觉症状或稍有压痛,不破溃,可持续数年。

黏膜损害:为口腔、舌、上腭、鼻、咽喉部的树胶肿或软骨膜炎。上腭及鼻中隔黏膜树胶肿可侵犯骨质,排出死骨,造成上腭及鼻中隔穿孔和鞍鼻。

(2)骨梅毒:以骨膜炎为多见,其次是骨髓炎和骨炎等,晚期关节梅毒包括关节炎和滑囊炎。晚期骨梅毒的特点:有钝性疼痛,晚间或温暖时加重,白天或寒冷时减轻;损害一般为增生性的,发生骨赘、骨疣和骨质增生等;损害发展缓慢,病程较长;一般无全身症状;有自愈倾向;抗梅毒治疗效果好。

(3)眼梅毒:包括间质性角膜炎、虹膜睫状体炎、视网膜脉络膜炎、视神经炎等。

2.神经梅毒

早期梅毒未经正规治疗,是导致神经梅毒的重要因素。大多数患者在感染后5~20年出现神经系统症状和体征。临床上以无症状性神经梅毒、梅毒性脑膜炎、脑血管梅毒、实质性神经梅毒(包括脊髓痨和麻痹性痴呆)为常见。

(1)无症状神经梅毒:无任何神经系统症状和体征,但脑脊液有异常变化。

(2)脑膜神经梅毒:①梅毒性脑膜炎:可出现发热、头痛、恶心、呕吐、颈项强直、克氏征阳性和视盘水肿等。部分患者可出现颅神经麻痹,第3、6、7、8对脑神经易受累。②梅毒性硬脊膜炎:少见,表现为臂和手放射痛、感觉异常、腱反射消失和肌肉萎缩、受累部位以下节段感觉缺失、强直性轻瘫和颈项强直。

(3)脑膜血管梅毒:①脑血管梅毒:梅毒性动脉内膜炎造成动脉梗死,闭塞性脑血管综合征是脑血管梅毒的特征。表现为偏瘫、截瘫、失语、癫痫发作、阿-罗(Argyll-Robertson)瞳孔(瞳孔小而固定,散瞳药不能散大瞳孔,对光反射消失,调节反射存在)等。发病前,可有前驱症状,如头痛、失眠、记忆力减退、情绪异常等。②脊髓脑膜血管梅毒:少见,基本过程是慢性脊髓脑膜炎,引起脊髓实质退行性变。

(4)脑实质梅毒麻痹性痴呆:发生于感染后10～20年,为大脑皮质弥漫性的实质性损害而导致进行性精神衰退。精神症状有智力减退,注意力不集中,判断力与记忆力下降,情绪变化无常,兴奋、躁狂或抑郁,妄想;神经症状有震颤(特别是唇、舌及手),口吃及发音不清,共济失调,癫痫发作,四肢瘫痪及大小便失禁,可有阿-罗瞳孔。

脊髓痨:发生于感染后5～30年,为脊神经后根及脊髓后索发生变性及萎缩所致。可发生闪电样痛(多见于下肢),感觉异常(束带感、蚁走感、感觉过敏),触痛觉及温度觉障碍,深感觉减退及消失,腱反射减弱及消失,共济失调,阿-罗瞳孔,排尿困难,尿潴留及性欲减退,内脏(胃、喉、膀胱或直肠)危象,夏科(Charcot)关节(无痛,非炎症,关节肿胀变形,反复损伤致骨生长过度)。

(5)视神经萎缩:罕见,表现为进行性视力丧失,开始为一侧,以后另一侧也发生。

3.心血管梅毒

发生于感染后10～30年,损害呈破坏性,危害大,病死率较高,即使经过治疗,也难以完全恢复。

(1)单纯性梅毒性主动脉炎:梅毒螺旋体侵犯主动脉壁的滋养血管,引起炎症损害。常发生于升主动脉。可有胸骨后不适感或疼痛。有的有阵发性呼吸困难。

(2)梅毒性主动脉瘤:多发生于升主动脉及主动脉弓,由于动脉壁的破坏,失去弹性,产生梭状或囊袋状动脉瘤,可产生胸痛和压迫邻近组织的症状,严重者血管瘤可突然发生破裂,导致患者猝死。

(3)梅毒性主动脉瓣闭锁不全:可产生动脉血反流引起的一系列症状,临床可见舒张期吹风样杂音,左心室肥大,脉压大,水冲脉,指端甲床毛细血管搏动,收缩期杂音等,严重时可发生心力衰竭。

(4)梅毒性冠状动脉口狭窄或阻塞:炎症累及冠状动脉所致,可引起心绞痛和心肌梗死。

(5)心肌树胶肿:少见,多发生于左心室壁和室中隔,预后不良,可发生猝死。

4.其他晚期内脏梅毒

包括呼吸道、消化道、肝脾、泌尿生殖系、内分泌腺梅毒等。

(四)潜伏梅毒

有梅毒感染史,无任何临床症状,或临床症状已经消失,梅毒血清反应阳性。可能是患者虽未经治疗但感染轻,或抵抗力强,或治疗剂量不足引起。

(五)梅毒合并 HIV 感染

由于免疫系统受损,早期梅毒可不出现皮肤损害、关节炎、骨炎等,但却处于活动阶段,且病程进展快,迅速从一期发展到三期,甚至出现快速进展的恶性梅毒。HIV 感染还可增加早期神经梅毒的发生,而且影响抗梅毒治疗效果。

（六）先天梅毒

1.早期先天梅毒

（1）营养障碍：消瘦、皮肤松弛貌似老人，发育迟缓。

（2）皮肤黏膜损害：与成人相似，但不发生硬下疳。包括水疱-大疱型皮损（梅毒性天疱疮）及斑丘疹、丘疹鳞屑性损害等；在皱褶部位（特别是肛周）损害可发生糜烂，形成扁平湿疣；在口角、鼻孔及肛门周围可发生线状皲裂性损害，愈后成为特征性放射状瘢痕。

（3）上呼吸道炎症：鼻炎为最常见的早期症状，可因流涕、鼻塞以致哺乳困难；喉炎可造成声音嘶哑；口腔内有黏膜斑。

（4）骨损害：骨髓炎、骨软骨炎、骨膜炎，多发生于长骨，疼痛，肢体不敢活动，如同肢体麻痹，故称为梅毒性假性麻痹。发生梅毒性指炎时，手指呈梭状肿胀。

（5）其他损害：包括淋巴结肿大、肝脾大、贫血及血小板减少，也可有脱发、甲沟炎、甲床炎等。

2.晚期先天梅毒

（1）畸形：为早期（包括在母体子宫内）或晚期病变对身体发育造成的损害所遗留。损害无活动性，具有特征性。骨骼畸形，颅面部畸形、前额圆凸、方颅、鞍鼻、佩刀胫、锁胸关节骨质肥厚（Higoumenakis 征）等；牙齿畸形，赫秦生（Hutchinson）齿、桑葚齿（Moon 齿）；口腔周围皮肤放射状瘢痕及视网膜炎等。

（2）炎症损害：损害仍有活动性，包括间质性角膜炎、神经性耳聋、脑脊液异常、肝脾大、鼻或腭树胶肿、克勒顿（Clutton）关节（对称性无痛性膝肘关节肿胀，关节积水，活动受限，易继发损伤）、骨膜炎、指炎及皮肤黏膜损害。

3.先天潜伏梅毒

未经治疗，无临床症状，梅毒血清试验阳性。

（七）妊娠期梅毒

指妊娠期发生或发现的活动性梅毒或潜伏梅毒。孕妇早期活动性梅毒的传染性强，如不治疗，几乎 100％可引起不良妊娠后果，导致流产、死胎、早产和先天梅毒儿；孕妇晚期梅毒的传染性较弱。

五、实验室检查

（一）暗视野显微镜检查

查梅毒螺旋体。取硬下疳、扁平湿疣、皮肤斑丘疹、黏膜斑或羊水做暗视野显微镜检查，找到形态典型和具有特征性运动方式的梅毒螺旋体，即为阳性结果，具有确诊价值。

（二）非梅毒螺旋体抗原试验

检测血清中的抗心磷脂抗原的抗体（反应素），包括性病研究实验室（VDRL）试验、不加热血清反应素（USR）试验、快速血浆反应素（RPR）试验，此类试验操作简便，可用于筛查，还可做定量试验用于疗效评价。

（三）梅毒螺旋体抗原试验

包括梅毒螺旋体血球凝集试验（TPHA）、梅毒螺旋体颗粒凝集试验（TPPA）和荧光螺旋体抗体吸收试验（FTA-ABS）等，敏感性和特异性均高，可用于确证，但不能作为观察疗效的指标。

（四）血清学检查注意事项

（1）梅毒的诊断、分期、活动性判定、疗效观察等，需结合梅毒螺旋体检查、梅毒血清学试验、脑脊液检查及临床表现综合分析。

（2）暗视野显微镜检查结果，受患者不规则服用抗生素或局部使用消毒剂等因素的影响。如果检查阴性而临床怀疑有梅毒时，可于以后2天内复查；或用直接免疫荧光试验或其他检查螺旋体的实验室方法检查。

（3）非梅毒螺旋体抗原血清学定量试验应在同一实验室，用同一方法（如 VDRL 或 RPR）作连续观察。如果两次试验的滴度相差4倍（即两个稀释度，如从1：16到1：4，或从1：8到1：32），说明滴度有显著变化。不同试验的定量结果不能直接比较（RPR 滴度通常稍高于VDRL 滴度）。

（4）梅毒合并 HIV 感染时，梅毒血清反应常有异常变化。可滴度过高或过低、假阴性，或滴度上下波动，或阳性反应推迟。若临床上提示梅毒而血清学试验阴性，做暗视野显微镜检查、皮损活检或直接免疫荧光试验有助于诊断。

（5）梅毒血清反应假阳性：非梅毒患者的梅毒血清学试验呈阳性，此现象称为梅毒血清反应假阳性。由于血清标本保存不当（如细菌污染或溶血）、试剂质量差或过期、实验室操作不正确所造成技术性假阳性。生物学假阳性则是由于其他疾病或生理状态发生变化所致。可分急性生物学假阳性和慢性生物学假阳性。

1）急性生物学假阳性，见于多种感染性疾病，如风疹、麻疹、水痘、传染性单核细胞增多症、病毒性肝炎、细菌性肺炎、猩红热、亚急性细菌性心内膜炎、活动性肺结核、斑疹伤寒、丝虫病、锥虫病、疟疾、回归热、钩端螺旋体病等。非梅毒螺旋体抗原血清学试验滴度低，一般不超过1：8，多在6个月内转阴，FTA-ABS 试验或 TPHA 试验阴性。

2）慢性生物学假阳性，可持续6个月以上或数年，甚至终身。①非梅毒螺旋体抗原试验假阳性，可见于：某些结缔组织病及伴有自身抗体的疾病，如系统性及盘状红斑狼疮、类风湿性关节炎、风湿性心脏病、麻风病、肝硬化、自身免疫性贫血、结节性多动脉炎、桥本甲状腺炎、干燥综合征、慢性肾炎、进行性系统性硬化症等，血清学试验滴度低；吸毒成瘾者，其中绝大多数为静脉注射海洛因者，其滴度可达1：64～1：128；少数孕妇及老年人，也可出现低滴度假阳性反应，一般人群中假阳性率为1%～2%。②梅毒螺旋体抗原试验假阳性，较少见。可见于系统性及盘状红斑狼疮、药物诱发的红斑狼疮、类风湿性关节炎、混合结缔组织病、硬皮病、肝硬化、淋巴肉瘤、脑膜瘤、自身免疫性溶血性贫血、莱姆病、结肠癌、麻风病、糖尿病，还见于静脉注射海洛因者和妊娠妇女。以系统性红斑狼疮多见。

梅毒血清反应假阳性的处理：技术性假阳性经过重复试验即可除外。急性生物学假阳性，应做梅毒螺旋体抗原血清试验。出现慢性生物学假阳性时，应对患者做全面检查，密切随访，注意有无自身免疫性疾病、麻风病、吸毒成瘾等。对于孕妇，如梅毒血清反应阳性，但又不能排除梅毒，为保护胎儿，应做抗梅毒治疗。

（6）梅毒血清反应假阴性：①硬下疳早期：一般在感染后3～4周机体才出现反应素，故在硬下疳早期，非梅毒螺旋体抗原血清试验可阴性。②感染后及时治疗和部分晚期梅毒：由于血清反应素浓度低，非梅毒螺旋体抗原血清试验可阴性。③二期梅毒前带现象时：在少于1%的二期梅毒中非梅毒螺旋体抗原血清学试验可阴性，但血清稀释后可出现阳性反应。④技术操作错误或试剂质量问题。

（7）梅毒治疗后血清学变化：①非梅毒螺旋体抗原试验。接受充分治疗后，一期梅毒多数可阴转，二期梅毒阴转的机会也较多，部分二期复发梅毒可出现血清固定，晚期梅毒血清固定多见。

②梅毒螺旋体抗原试验。不管梅毒患者治疗与否,此试验通常终生阳性。但在一期梅毒阶段接受治疗的患者,15%～25%在2～3年后可转阴。

(8)前带现象:在非梅毒螺旋体抗原试验中,有时出现弱阳性、阴性结果,而临床上又表现为二期梅毒的症状和体征,将此血清稀释后再做此试验便出现阳性结果,此现象称为前带现象。原因是血清中抗心磷脂抗体量过多,抑制了阳性反应的出现。

(9)血清固定:是指经过抗梅毒治疗后,非梅毒螺旋体抗原试验在一定时期内不转阴(多低于1:4)。一期梅毒在1年以内,二期梅毒在2年以内转阴均属正常。少数梅毒患者治疗后,血清学反应可持续低滴度(随访3年以上)可判为血清固定。早期梅毒的血清固定,与治疗剂量不足或治疗不规则、复发、再感染或发生神经梅毒有关。晚期梅毒的血清固定,与梅毒的类型及开始治疗早晚有关。晚期梅毒经过正规足量治疗后,即使再予以更多的治疗也不能使血清反应滴度降低。在对此类患者进行详细的检查,特别是除外神经、心脏与其他内脏梅毒后,应停止治疗,做定期随访。

(10)血清复发:指非梅毒螺旋体抗原试验由阴性转为阳性,或滴度上升4倍以上。

六、组织病理学检查

(一)一期梅毒

典型硬下疳,在真皮淋巴管和血管周围有淋巴细胞和浆细胞浸润,小动脉壁肥厚甚至闭塞。用银染色法或荧光抗体染色法可发现梅毒螺旋体。

(二)二期梅毒

斑疹性梅毒疹多无特征性病理变化;丘疹性梅毒疹真皮血管内皮肿胀,周围有大量浆细胞浸润,呈袖口状,有一定诊断意义;扁平湿疣内可见到大量梅毒螺旋体。

(三)三期梅毒

皮疹表现为典型的肉芽肿病变,含大量淋巴细胞、浆细胞、组织细胞、成纤维细胞和上皮样细胞,可有巨细胞。血管管壁增厚,内皮细胞增生,致使管腔狭窄甚至闭塞,发生干酪样坏死。结节性梅毒疹的肉芽肿病变限于真皮内,干酪样坏死一般不广泛。树胶肿的肉芽肿病变较广泛,累及真皮和皮下组织,有大量的上皮样细胞和巨细胞,中央有大片干酪样坏死,皮下大血管病变明显。

七、诊断标准

(一)一期梅毒

1.病史

有非婚性接触史或配偶感染史,潜伏期一般为2～4周。

2.临床表现

(1)硬下疳:直径为1～2 cm,圆形或椭圆形,边缘稍隆起,呈肉红色的轻度糜烂或浅表溃疡,疮面较清洁,分泌物少,不痛不痒,触诊时有软骨样硬度。一般单发,也可多发。多见于外生殖器部位,也可见于肛周、宫颈、口唇、舌、咽等部位。

(2)腹股沟或患处近卫淋巴结可肿大,常为数个,大小不等,质硬,不粘连,不破溃,无痛。

3.实验室检查

(1)暗视野显微镜检查:皮肤黏膜损害或淋巴结穿刺液查见梅毒螺旋体。

(2)梅毒血清学试验阳性,如感染不足3～4周,非梅毒螺旋体抗原试验可阴性,应于2周后复查。

(二)二期梅毒

1.病史

有非婚性接触史及配偶或性伴感染史,可有一期梅毒史,病期 2 年以内。

2.临床表现

(1)皮疹呈多形性,包括斑丘疹、斑疹、丘疹、鳞屑性皮疹、毛囊疹及脓疱疹等,常泛发对称;掌跖易见暗红斑及脱屑性斑丘疹;外阴及肛周皮疹多为湿丘疹及扁平湿疣等,不痛,可有瘙痒。可有虫蚀样脱发。二期复发梅毒,皮损局限,数目较少。

(2)口腔可发生黏膜斑,也可有眼损害、骨损害、内脏及神经系统损害等。

(3)全身可有轻微不适及浅表淋巴结肿大。

3.实验室检查

(1)暗视野显微镜检查:二期皮疹尤其扁平湿疣、湿丘疹及黏膜斑查见梅毒螺旋体。

(2)梅毒血清学试验阳性。

(三)三期梅毒(晚期梅毒)

1.病史

有非婚性接触史及配偶或性伴感染史,可有一期或二期梅毒史。病期大于 2 年。

2.临床表现

常见结节性皮疹、近关节结节及皮肤、黏膜、骨骼树胶肿等。系统受累时以梅毒性脑膜炎、脊髓痨和麻痹性痴呆多见。

3.实验室检查

(1)梅毒血清学试验:非梅毒螺旋体抗原试验大多阳性,梅毒螺旋体抗原试验为阳性。

(2)组织病理学检查:有三期梅毒的组织病理学特点。

(3)脑脊液检查:若不伴神经梅毒,脑脊液检查无异常。

(四)潜伏梅毒(隐性梅毒)

1.病史

有非婚性接触史及配偶或性伴感染史,可有一期、二期或三期梅毒病史。

2.临床表现

无任何梅毒的症状和体征。

3.实验室检查

非梅毒螺旋体抗原试验 2 次以上阳性,梅毒螺旋体抗原试验阳性(需排除生物学假阳性)。脑脊液检查正常。

4.分期

病期 2 年内为早期潜伏梅毒,2 年以上为晚期潜伏梅毒。

(五)神经梅毒

1.病史

有非婚性接触史或配偶感染史,可有一期、二期或三期梅毒病史。

2.临床表现

梅毒的任何阶段都可能发生中枢神经系统病变。以出现视觉或听觉症状、颅神经麻痹、脑膜炎、脊髓痨和麻痹性痴呆多见。也可为无任何神经系统表现而脑脊液异常的潜伏神经梅毒。

3.实验室检查

(1)梅毒血清学试验阳性。

(2)脑脊液检查,白细胞计数>10×10^6/L、蛋白定量>500 mg/L,脑脊液的 VDRL 试验为阳性。在除外血清污染的情况下,脑脊液 VDRL 阳性对神经梅毒有诊断意义,但也可为阴性;脑脊液 FTA-ABS 的敏感性高,若阴性,一般可除外神经梅毒。

(六)心血管梅毒

1.病史

有非婚性接触史或配偶感染史,可有一期、二期或三期梅毒病史。

2.临床表现

梅毒性主动脉瘤早期可无症状,病情发展时可出现胸痛或压迫邻近组织的症状,梅毒性冠状动脉病可出现心绞痛或猝死。主动脉瓣闭锁不全时可出现脉压增大、水冲脉、甲床毛细血管搏动、舒张期吹风样杂音。

3.实验室检查

梅毒血清学试验阳性。

(七)先天梅毒(胎传梅毒)

1.生母为梅毒患者

2.临床表现

(1)早期先天梅毒(2 岁以内):与后天性二期梅毒类似,但皮损常有红斑、丘疹、糜烂、水疱、大疱、皲裂和软骨炎、骨炎及骨膜炎,可有梅毒性鼻炎及喉炎、淋巴结肿大、肝脾大、贫血、发育迟缓等。

(2)晚期先天梅毒(2 岁以上):与后天性三期梅毒类似,但以间质性角膜炎、赫秦生齿、鞍鼻、神经性耳聋等较常见,还可出现皮肤、黏膜树胶肿及骨膜炎等,X 线摄片见到干骺端溶骨性破坏和骨骺分离等改变。

(3)先天潜伏梅毒:无临床表现。

3.实验室检查

(1)早期先天梅毒皮肤及黏膜损害中可查到梅毒螺旋体。

(2)梅毒血清学试验阳性。经正规治疗的梅毒孕妇所生的正常婴儿,一般在生后 3～6 个月 RPR 试验滴度下降或阴转,如出生时滴度大于或等于母亲滴度的 4 倍可诊断为先天梅毒。有条件时可做 19S-IgM-FTA-ABS 试验,有确诊价值。脑脊液检查如出现异常应考虑神经梅毒。

(八)妊娠梅毒

妊娠期发生或发现的活动性梅毒或潜伏梅毒。

八、鉴别诊断

梅毒的临床表现复杂,要鉴别的疾病很多,鉴别时要注意以下事项:①有无感染史;②皮疹的临床特点;③梅毒螺旋体检查;④梅毒血清反应;⑤必要时做组织病理学检查。

(一)一期梅毒

(1)硬下疳:需与软下疳、生殖器疱疹、性病性淋巴肉芽肿、糜烂性龟头炎、白塞病、固定型药疹、癌肿、皮肤结核等鉴别。

(2)梅毒性腹股沟淋巴结肿大:需与软下疳、性病性淋巴肉芽肿鉴别。

（二）二期梅毒

1.梅毒性斑疹

需与玫瑰糠疹、银屑病、白癜风、花斑癣、药疹、多形红斑、远心性环状红斑等鉴别。

2.梅毒性丘疹、斑丘疹和扁平湿疣

需与银屑病、体癣、扁平苔藓、毛发红糠疹、尖锐湿疣等鉴别。

3.梅毒性脓疱疹

需与各种脓疱病、脓疱疮、臁疮、雅司、聚合性痤疮等鉴别。

4.黏膜梅毒疹

需与传染性单核细胞增多症、地图舌、鹅口疮、扁平苔藓等鉴别。

（三）三期梅毒

1.结节性梅毒疹

需与寻常狼疮、类肉瘤、瘤型麻风等鉴别。

2.树胶肿

需与寻常狼疮、瘤型麻风、硬红斑、结节性红斑、小腿溃疡、脂膜炎、癌肿等鉴别。

（四）神经梅毒

血清和脑脊液的梅毒血清学试验对各型神经梅毒的鉴别诊断十分重要。

1.梅毒性脑膜炎

需与由各种原因引起的淋巴细胞性脑膜炎相鉴别,包括结核性脑膜炎、隐球菌性脑膜炎、钩端螺旋体病和莱姆病等。

2.脑膜血管梅毒

需与各种原因引起的脑卒中相鉴别,包括高血压、血管硬化性疾病、脑血栓等。

3.脊髓脑膜血管梅毒

需与各种原因引起的横断性脊髓炎相鉴别,包括前脊髓动脉阻塞、脊髓硬脑膜外脓肿或感染性肉芽肿、硬脑膜出血、肿瘤脑转移等。

4.全身性麻痹病

需与脑肿瘤、硬膜下血肿、动脉硬化、老年性痴呆、慢性酒精中毒和癫痫发作等相鉴别。

5.脊髓结核

需与 Adie 综合征、糖尿病性假脊髓结核等鉴别。

（五）心血管梅毒

梅毒性主动脉瘤需要与严重主动脉硬化症相鉴别;梅毒性冠状动脉病需要与冠状动脉粥样硬化相鉴别;梅毒性主动脉瓣闭锁不全需与慢性单纯性主动脉瓣闭锁不全相鉴别。

九、治疗原则

梅毒诊断必须明确;及早治疗,治疗越早效果和预后越好;以青霉素为首选药物;剂量必须足够,疗程必须规则;治疗后要做随访观察;患者配偶及性伴应同时接受检查和治疗。

十、治疗目的

（一）早期梅毒

迅速杀灭体内梅毒螺旋体,消除传染性;使损害消失,达到临床治愈,力争梅毒血清阴转(注:

指非梅毒螺旋体抗原试验阴转);防止梅毒螺旋体对人体重要脏器的损害,预防复发和发生晚期梅毒。

(二)晚期梅毒

杀灭体内梅毒螺旋体,防止发生新的损害,对已造成的脏器实质性病变治疗后炎症可消退,已损害的组织可被瘢痕代替,功能常不能完全恢复,不一定要求血清阴转。

(三)妊娠梅毒

早期足量治疗不但能治愈孕妇梅毒,并可能使胎儿免受感染;或虽遭受感染,经治疗后其症状较轻,不发生或少发生发育畸形。

(四)先天梅毒

使症状消失或症状不再加重。先天梅毒病儿在母体内造成的某些发育畸形和临床表现,通过治疗多只能使其不再恶化,难以得到完全恢复。早期先天梅毒,要求症状消失,血清阴转;晚期先天梅毒,要求损害消失,防止新的损害发生,不一定要求血清阴转。

(五)潜伏梅毒

保障患者的健康,防止症状复发,防止晚期梅毒的发生和发展,争取血清阴转。对晚期潜伏梅毒,要求给足量的抗梅毒治疗,但短期内常不能使血清阴转。

(六)心血管梅毒和神经梅毒

应会同有关专家,慎重进行抗梅毒治疗,防止治疗中症状加重恶化,防止治疗矛盾和吉海反应。

十一、治疗药物

(一)青霉素类

包括苄星青霉素、普鲁卡因青霉素、水剂青霉素等,是所有类型梅毒的首选和最有效治疗药物,依从性好,没有出现耐药性;只有在青霉素过敏的情况下,才考虑使用其他抗生素。

(二)四环素类

四环素类包括四环素、多西环素、米诺环素,是优先推荐的青霉素过敏时的替代药物,强力霉素的血-脑屏障穿透性优于四环素,四环素类不能用于妊娠期梅毒患者。

(三)大环内酯类

主要是红霉素和阿奇霉素。红霉素作为替代治疗药物,疗效低于青霉素,血清学反应较弱(滴度下降较慢),通过血-脑屏障或胎盘的能力差,有妊娠期治疗失败的报道,荐孕妇在分娩后再次治疗,也有耐药的报道。阿奇霉素治疗早期梅毒有效,治疗方案为 0.5 g,1 次/天,疗程 10 天。阿奇霉素 1 g 顿服,对梅毒接触者有预防作用。

(四)头孢曲松

头孢曲松的血-脑屏障通透性好,主要用于青霉素过敏者,治疗方案为每天 0.25~1.00 g,肌内注射或静脉注射,疗程 5~10 天。

十二、治疗方案

(一)早期梅毒(包括一期、二期梅毒和早期潜伏梅毒)

1.青霉素

(1)苄星青霉素 240 万 U,分两侧臀部肌内注射,每周 1 次,共 2 或 3 次。

(2)普鲁卡因青霉素 80 万 U,1 次/天,肌内注射,疗程 10～15 天,总量 800 万～1 200 万 U。

2.青霉素过敏者可用以下替代方案

(1)四环素 500 mg,4 次/天,口服,疗程 15 天。

(2)多西环素 100 mg,2 次/天,口服,疗程 15 天。

(3)红霉素 500 mg,4 次/天,口服,疗程 15 天。

(二)晚期梅毒

包括三期皮肤、黏膜或骨骼梅毒,晚期潜伏梅毒,不能确定病期的潜伏梅毒及二期复发梅毒。

1.青霉素

(1)苄星青霉素 240 万 U,分两侧臀部肌内注射,每周 1 次,共 3 次,总量 720 万 U。

(2)普鲁卡因青霉素 80 万 U,1 次/天,肌内注射,疗程 20 天。可根据情况,2 周后进行第 2 个疗程。

2.青霉素过敏者

可用替代方案。

(1)四环素 500 mg,4 次/天,口服,疗程 30 天。

(2)多西环素 100 mg,2 次/天,口服,疗程 30 天。

(3)红霉素 500 mg,4 次/天,口服,疗程 30 天。

(三)心血管梅毒

应住院治疗,如有心力衰竭,应在控制心力衰竭后开始抗梅毒治疗。

1.青霉素

为避免吉海反应,青霉素注射前 1 天可口服泼尼松 10 mg,2 次/天,用 3 天。应从小剂量水剂青霉素开始,逐渐增加剂量。首日 10 万 U,1 次/天,肌内注射;第 2 天 10 万 U,2 次/天,肌内注射;第 3 天 20 万 U,2 次/天,肌内注射;自第 4 天起,用普鲁卡因青霉素 80 万 U,肌内注射,1 次/天,疗程 15 天,总剂量 1 200 万 U,共 2 个疗程,疗程间休药 2 周,必要时可给予多个疗程。

2.青霉素过敏者

同晚期梅毒替代方案。

(四)神经梅毒

应住院治疗,为避免吉海反应,可在青霉素治疗前一天口服泼尼松 10 mg,2 次/天,连续 3 天。应用大剂量青霉素静脉滴注时,少数患者会产生青霉素脑病,表现为肌肉阵挛、抽搐、昏迷等,需立即停药。

1.青霉素

(1)水剂青霉素,每天 1 800 万～2 400 万 U,静脉滴注,即每次 300 万～400 万 U,每 4 小时一次,疗程 10～14 天,继以苄星青霉素 240 万 U,每周 1 次,肌内注射,连续 3 次。

(2)普鲁卡因青霉素 240 万 U,1 次/天,同时口服丙磺舒 0.5 g,4 次/天,疗程 10～14 天,继以苄星青霉素 240 万 U,每周 1 次,肌内注射,连续 3 次。

2.青霉素过敏者

同晚期梅毒替代方案。

(五)妊娠梅毒

1.青霉素

根据梅毒分期的不同,采用相应的青霉素方案治疗。妊娠初 3 个月内治疗 1 个疗程,妊娠末

3 个月时再治疗 1 个疗程。

2.青霉素过敏者

用红霉素 500 mg,口服,4 次/天,早期梅毒疗程 15 天,二期复发及晚期梅毒疗程 30 天。妊娠初 3 个月与妊娠末 3 个月各治疗 1 个疗程,但所生的婴儿应用青霉素补治。孕妇禁用四环素和多西环素。

(六)先天梅毒(胎传梅毒)

1.早期先天梅毒(2 岁以内)

如无条件检查脑脊液者,可按脑脊液异常者治疗。

(1)脑脊液异常者:水剂青霉素,10 万～15 万 U/(kg·d),出生后 7 天以内的新生儿,以每次 5 万 U/kg,静脉注射,2 次/天;出生 7 天以后的婴儿,1 次/8 小时,直至总疗程 10～14 天。或普鲁卡因青霉素,5 万 U/(kg·d),肌内注射,1 次/天,疗程 10～14 天。

(2)脑脊液正常者:苄星青霉素,5 万 U/(kg·d),分两侧臀部 1 次肌内注射。

2.晚期先天梅毒(2 岁以上)

对较大儿童的青霉素用量,不超过成人同期患者的治疗用量。

(1)青霉素:水剂青霉素,20 万～30 万 U/(kg·d),每 4～6 小时一次,静脉滴注或肌内注射,疗程 10～14 天。或普鲁卡因青霉素,5 万 U/(kg·d),肌内注射,疗程 10～14 天。可给予第 2 个疗程。

(2)青霉素过敏者:可用红霉素,7.5～12.5 mg/(kg·d),分 4 次口服,疗程 30 天。8 岁以下儿童禁用四环素。

(七)合并 HIV 感染的梅毒

(1)一、二期梅毒和早期潜伏梅毒:治疗与无 HIV 感染者相同。

(2)晚期潜伏梅毒或病期不能确定者:如脑脊液检查正常,苄星青霉素 240 万 U,肌内注射,每周 1 次,共 3 次。如脑脊液检查有异常,按神经梅毒治疗方案进行治疗。

十三、治疗注意事项

(一)药物选择

(1)青霉素是所有类型梅毒的首选和最有效治疗药物,依从性好,没有出现耐药性;只有在青霉素过敏的情况下,才考虑使用其他抗生素。

(2)四环素、多西环素、红霉素作为替代治疗药物,因需要多次用药,患者的依从性是治疗成功与否的关键。

(3)头孢曲松、阿奇霉素、米诺环素对部分梅毒有效,但现有资料及临床经验有限,其远期疗效不明确。

(二)治疗矛盾

晚期梅毒抗梅毒治疗可使肉芽肿吸收,代替以结缔组织,形成瘢痕,如在重要器官中则影响其功能。因此,晚期梅毒患者在治疗后,自觉症状可能加重,出现功能障碍。

(三)吉海反应(Jarisch-Herxheimer reaction)

又称疗后剧增反应,常发生于首剂抗梅毒药物治疗后数小时,并在 24 小时内消退。全身反应似流感样,包括发热、怕冷、全身不适、头痛、肌肉骨骼痛、恶心、心悸等。此反应常见于早期梅毒,反应时硬下疳可肿胀,二期梅毒疹可加重。在晚期梅毒中发生率虽不高,但反应较严重,特别是在心血管梅毒和神经梅毒患者中可危及生命。此反应还可致孕妇早产或胎儿宫内窒息,应给予必要的医疗监护和处理,但不应就此不治疗或推迟治疗。预防方法:可由小剂量开始抗梅毒治疗;可在疗前给予短疗程泼尼松,每天 20 mg,分2次口服,持续 3 天;但目前不主张预防性用药,一旦发生此反应时,应对症处理,必要时住院治疗。

十四、随访

梅毒经足量规则治疗后,应定期随访观察,包括全身体检和复查非梅毒螺旋体抗原血清学试验滴度,以了解是否治愈或复发。

(一)早期梅毒

随访2~3年,第1年每3个月复查1次,以后每半年复查1次。如血清反应由阴性转为阳性或滴度升高 4 倍以上,属血清复发;或有临床症状复发,均应加倍量复治。如在疗后 6 个月内血清滴度不下降4倍,应视为治疗失败,或再感染,除需加倍剂量重新治疗外,还应考虑是否需要做脑脊液检查,以观察神经系统有无梅毒感染。通常一期梅毒在 1 年内、二期梅毒在 2 年内,血清可阴转。对于血清固定者,如无临床症状复发,是否再治疗可视具体病情而定,但应做神经系统检查及脑脊液检查,以及时发现无症状的神经梅毒。

(二)晚期梅毒

需随访 3 年,第1年每 3 个月 1 次,以后每半年 1 次。对血清固定者,如临床上无复发表现,并除外神经、心血管及其他内脏梅毒,可不必再治疗,但要定期复查血清反应滴度,随访 3 年以上判断是否终止观察。

(三)心血管梅毒及神经梅毒

需随访 3 年以上,除定期做血清学检查外,还应由专科医师终身随访,根据临床症状进行相应处理。神经梅毒治疗后 3 个月做第 1 次检查,包括脑脊液检查,以后每 6 个月 1 次,直到脑脊液正常。此后每年复查 1 次,至少 3 年。无症状性神经梅毒、梅毒性单纯性主动脉炎可完全治愈;但梅毒主动脉瓣闭锁不全、冠状动脉口狭窄、梅毒性主动脉瘤及有症状的神经梅毒等,虽经充分治疗,其症状和体征也难以完全改善。

(四)妊娠梅毒

治疗后,分娩前每月复查梅毒血清反应,分娩后随访同其他梅毒。

(五)梅毒孕妇的婴儿

(1)经过充分治疗的梅毒孕妇所生婴儿。婴儿出生时,如血清反应阳性,应每月复查 1 次;8 个月时,如呈阴性,且无先天梅毒的临床表现,可停止观察。婴儿出生时,如血清反应阴性,应于出生后 1 个月、2 个月、3 个月及 6 个月复查,至 6 个月时仍为阴性,且无先天梅毒的临床表现,可除外梅毒。在随访期间出现滴度逐渐上升,或出现先天梅毒的临床表现,应立即予以治疗。

(2)未经充分治疗或未用青霉素治疗的梅毒孕妇所生婴儿,或无条件对婴儿进行随访者,可对婴儿进行预防性梅毒治疗,对孕妇进行补充治疗。

十五、治愈标准

判断梅毒是否治愈,标准有二:临床治愈和血清治愈。

(一)临床治愈

一期梅毒(硬下疳)、二期梅毒及三期梅毒(包括皮肤、黏膜、骨骼、眼、鼻等)损害愈合消退,症状消失。以下情况不影响临床判愈。

(1)继发或遗留功能障碍(视力减退等)。

(2)遗留瘢痕或组织缺损(鞍鼻、牙齿发育不良等)。

(3)梅毒损害愈合或消退,梅毒血清学反应仍阳性。

(二)血清治愈

抗梅毒治疗后 2 年以内梅毒血清反应(非梅毒螺旋体抗原试验)由阳性转变为阴性,脑脊液检查阴性。

(王雅冬)

第三节 软 下 疳

软下疳是由杜克雷嗜血杆菌引起的疾病,表现为急性、多发性、疼痛性阴部溃疡,伴腹股沟淋巴结肿大、化脓及破溃为特征的一种经典性病。多见于热带和亚热带发展中国家。20 世纪 60 年代后,此病在我国绝迹,20 世纪 80 年代以后我国部分地区有散在病例报道。男性软下疳患者中的 3/5 是与娼妓接触传染的。娼妓是传播该菌的主要宿主。我国 2003 年报告软下疳 765 例,比 2002 年的 1 009 例减少 24.18%。

医学证实,软下疳是人类获得性免疫缺陷病毒(HIV)感染的促发因素。美国及其他一些国家已经发现在软下疳患者中 HIV 感染率增高。此外,约 10%软下疳患者合并有梅毒螺旋体及生殖器疱疹病毒感染。

一、病原体简介

本病的病原体是杜克雷嗜血杆菌,是一种革兰染色阴性的兼性厌氧菌,长约 2.0 微米,宽约 0.5 微米,短棒状,末端钝圆,多在细胞外成对或呈链状排列,少数以团块状分布于细胞内;该菌无运动能力,无芽孢。低温下可长期存活,但耐热性差,在 65 ℃条件下即可迅速将其杀死。患者溃疡基底部脓性分泌物,经特殊染色方法处理后,在显微镜下显示串状球杆菌;培养后细菌排列呈鱼群游泳状,无芽孢,兼性厌氧,需要氧高铁血红素——第 X 因子才能生长。猿、黑猩猩、兔和小鼠接种可产生实验性疾病,供人类研究其特性。

二、传播途径

当人体存在创伤和擦伤时,是杜克雷嗜血杆菌进入人体表皮的必备条件。皮损处的杜克雷嗜血杆菌通常在巨噬细胞和中性粒细胞中生存,亦可见于间质组织中。杜克雷嗜血杆菌潜在的毒力因子有脂寡糖、菌毛、细胞外毒素、低溶血素和胞质铜锌超氧化物歧化酶。

本病为性接触传播。常见于男性,男女之比约为 9∶1。女性患者少可能是由于发生在阴道及宫颈的损害较少引起症状而未被诊断与统计之故,女性是杜克雷嗜血杆菌的宿主,是向男性传染的病菌来源。

三、临床表现

本病主要通过性接触传播,也可自身接种。男性患者多见。

(一)潜伏期

潜伏期 3～14 天,以 4～7 天常见。

(二)初发损害

其表现为外生殖器部位的炎性小丘疹,24～48 小时后,迅速形成脓疱,3～5 天后脓疱破溃后形成溃疡,疼痛明显。

(三)好发部位

皮疹好发于男性的包皮、冠状沟、龟头、阴茎、肛周等处;女性多见于大小阴唇、阴蒂、阴道口、子宫颈、尿道内、会阴等处。亦可出现于手、乳房、股部、腹部、口唇、口腔内、眼睑等非生殖器部位。

(四)溃疡特点

原发皮损为微生物入侵部位的炎性小丘疹,周围绕以红晕,1～2 天后迅速发展为小脓疱,2～5 天内脓疱破裂形成境界清楚、边缘不整齐的潜行性溃疡,圆形或椭圆形,直径 2～20 mm。溃疡呈圆形或卵圆形,边缘不整齐,可潜行穿凿,周围皮肤潮红。溃疡基底见颗粒状肉芽组织,易出血,覆以浅黄色脂样苔或有脓性分泌物。溃疡大小不一,单个溃疡为 3～20 mm 不等。软下疳溃疡基底部柔软,可明显区别于梅毒性硬下疳。溃疡基底触之较软,易出血,上部覆灰黄色脓性分泌物及坏死组织,有恶臭;可由于自身接种,在原发皮损周围出现成簇的卫星状溃疡。男性患者溃疡疼痛剧烈,女性溃疡如发生于阴道或宫颈则疼痛较轻,但可有烧灼感。

(五)溃疡数目

软下疳数目通常仅 1～2 个,因可自体接种而形成多发的卫星状溃疡,曾有多达 10 个损害的报道。其数目多少取决于患者自体污染与自体接种的情况。

(六)隐匿病灶

女性的症状常常不明显,也不容易发现,可有排尿疼痛、排便疼痛、直肠出血、交媾困难或疼痛及阴道溢液而就诊,被医师诊断为软下疳。

(七)急性化脓性尿道炎

资料报道,在非洲内罗毕性病诊所中发现,1%～2% 的急性化脓性尿道炎男性患者感染了杜克雷嗜血杆菌。

(八)淋巴结炎

约 50% 的病例发生急性疼痛性腹股沟淋巴结炎,常于发病 1 周左右出现,称为软下疳横痃,多为单侧性。淋巴结为单房性、无疼痛、多有触痛。红肿的淋巴结最后化脓、破溃而形成溃疡。其创口外翻成唇状,中医称为"鱼口"。

如未经治疗溃疡可持续 1～3 个月,预后遗留瘢痕。因无免疫保护,可重复感染。本病一般不发生血行播散,但局部可继发厌氧和/或需氧菌感染。若合并有梅毒感染者形成的溃疡称为"混合下疳"(即杜克雷嗜血杆菌形成的软下疳与梅毒螺旋体形成的硬下疳同时存在),表现在软下疳感染 0.5～1 个月,皮损愈合后发生硬下疳,部分患者可能表现为隐性梅毒。因此,对软下疳患者应常规进行梅毒血清学检测。

(九)软下疳并发症

主要包括：①腹股沟淋巴结炎，发生率50%，急性者多为单侧，皮损初起约指甲大，表面红肿热痛，有波动感，可形成单腔脓肿，易破溃，后迅速融合成鸡蛋大小或更大的肿块，沿腹股沟分布并与周围组织粘连，可破溃呈"鱼口状"外翻，流出浓稠的米汤色脓液，可形成窦道，预后遗留不规则瘢痕。②包茎、嵌顿性包茎、阴唇粘连或狭窄。③尿道瘘和尿道狭窄，前者由尿道内溃疡所致，溃疡瘢痕形成后收缩可引起尿道狭窄。④阴茎淋巴管炎和阴囊、阴唇象皮肿，由于病原微生物侵犯淋巴管引起。

四、实验室检查

(一)组织病理检查

典型的软下疳由三个炎症带组成。

(1)浅层，有坏死组织、红细胞、纤维蛋白、变性的中性粒细胞和大量的杜克雷嗜血杆菌。

(2)中层，有许多新生的毛细血管、血管栓塞和继发性坏死。

(3)深层，弥漫性浆细胞和淋巴细胞浸润。

(二)涂片检查

从溃疡底部和潜行边缘取材进行革兰染色，可见革兰阴性单个球杆菌或"鱼群"状杆菌，后者在细胞或黏液碎片之间呈平行柱状排列。

(三)细菌培养

取好的标本应于2小时内(最好在1小时内)接种在特制的培养基上。菌落在接种后24小时内一般为针尖大小，48～72小时增加至1～2 mm；呈灰黄色颗粒状，致密，隆起，非黏液样，大小不等。生化鉴定显示硝酸盐还原酶、碱性磷酸酶、细胞色素氧化酶、β-内酰胺酶试验阳性，过氧化氢酶试验常为阴性。

五、诊断

本病主要根据病史(当地流行病学背景及性接触史等)、典型临床表现和实验室检查结果(直接涂片、细菌培养或免疫荧光快速检测等方法)进行诊断。

(一)诊断依据

临床上凭溃疡外观诊断的准确率只有33%～53%，涂片检查也难确诊，唯一可靠的诊断方法是细菌培养，这对于少发病地区或首例报道尤其重要。从临床标本中分离杜克雷嗜血杆菌和生化鉴定是确诊的最佳方法。

(二)推理诊断

为了临床及监测目的，应注意患者是否具有下列症状或体征。

(1)有一个或多个疼痛性生殖器溃疡。

(2)溃疡渗出物做暗视野检查，或在溃疡出现7天后做梅毒血清学试验，未发现梅毒螺旋体感染证据。

(3)临床表现如干性溃疡的外观及局部淋巴结肿大，符合软下疳。

(4)溃疡渗出液单纯疱疹病毒(HSV)检测阴性，则可作出软下疳的可能诊断。

(5)1/3的患者出现疼痛性溃疡及腹股沟淋巴结肿大、触痛，两者同时存在即提示软下疳的诊断；如伴有化脓性腹股沟淋巴结肿大，几乎可作为软下疳确定诊断的条件。

六、鉴别诊断

(一)与发生在生殖器部位的其他溃疡性疾病鉴别

软下疳应与异型软下疳相鉴别,后者具有以下特征。

1.一次性软下疳

损害小,4～6天内消失,2周后发生腹股沟淋巴结病。

2.丘疹性软下疳

像二期梅毒的扁平湿疣。

3.矮小软下疳

像生殖器疱疹所致糜烂,多样小的痛性溃疡。

4.崩蚀性软下疳

溃疡发展迅速,大片坏死,外阴部破坏。

5.毛囊性软下疳

原发为毛囊性丘疹,类似毛囊炎,不久形成毛囊深部小溃疡。

6.匐行性软下疳

多个损害互相融合,形成长而窄的小溃疡。

7.巨大软下疳

溃疡向外扩展增大所致。

8.混合性软下疳

初为软下疳,后感染梅毒螺旋体而发生硬下疳并存。

(二)软下疳与硬下疳的鉴别

详见表11-1。

表 11-1　软下疳与硬下疳的鉴别

鉴别点	软下疳	硬下疳
潜伏期	4～7天	21天
溃疡数目	常多发	75%为单一
溃疡特点	基底软,表面污秽,分泌物多,脓性,有臭味	基底硬,表面清洁,分泌物少,浆液性
疼痛	显著	无
局部淋巴结	肿大、软、痛、化脓、易破溃	肿大、硬、不痛、不化脓
病原体	杜克雷嗜血杆菌	梅毒螺旋体
梅毒血清学试验	阴性	阳性

七、治疗

软下疳的治疗原则应根据药物敏感试验结果选用敏感抗生素治疗。适当的抗生素治疗可使损害在7～14天内消退。约5%的病例复发。所有的性伴侣均应同时治疗。有效的药物治疗可治愈感染,消除临床症状,预防传染给他人。常用药物治疗可选用阿奇霉素。较晚期患者,尽管治疗有效果,但仍会形成瘢痕。

(一)全身治疗

推荐方案:阿奇霉素1克,口服,一次性给药;或头孢曲松250毫克,肌内注射,单次给药;或环丙沙星 500 mg,口服,每天 2 次,共用 3 天;或红霉素 500 mg,每天 3 次,7 天为 1 个疗程。

(二)局部治疗

1.溃疡治疗

用 1∶5 000 高锰酸钾或过氧化氢液体冲洗,外用红霉素软膏或聚维酮碘敷料覆盖。

2.淋巴结脓肿治疗

一般不应切开淋巴结脓肿,可通过正常部位皮肤进针进行抽吸,亦可在全身使用抗生素控制的情况下进行切开引流。

3.包皮环切术

未做包皮环切者的疗效不及已做环切者的疗效,包茎患者在活动性损伤愈合后应行包皮环切术。

(三)疗效观察

药物治疗 3～7 天后,应对患者进行再次检查,若治疗有效,3 天内溃疡症状即有改善,7 天内溃疡即可见明显愈合。否则,应考虑:①诊断是否正确。②是否同时合并另一种性病的病原体感染。③是否同时有人类免疫缺陷病毒(HIV)感染。④杜克雷嗜血杆菌是否对所使用的抗生素耐药。通常溃疡愈合的时间和溃疡大小有关,较大的溃疡可能需要 2 周才能愈合,淋巴结的临床消退要比溃疡慢。软下疳不经治疗的自然病程可持续数月,小的病损可在 2～4 周内愈合。有报告,未经治疗的生殖器溃疡和腹股沟脓肿可持续数年。

(四)疗效判断

1.治愈

单发或多发性浅溃疡及肿大或化脓的腹股沟淋巴结消失,症状消失。

2.有效

单发或多发性浅溃疡及肿大或化脓的腹股沟淋巴结变小,症状减轻。

3.无效

经治疗浅溃疡及肿大或化脓的腹股沟淋巴结无变化或加重,症状不减。

八、预防

(1)杜绝一切不洁性活动,因为患者是软下疳病原体的唯一传播者,尤其是嫖娼之类的婚外性活动。

(2)对性伴侣进行同时治疗与追踪检查。

(3)治疗期间停止一切性活动。

(4)所使用过的内衣、内裤进行彻底消毒,可以用煮沸消毒,因为杜克雷嗜血杆菌在 65 ℃以上就会被杀死。

(5)对于可疑病例,不要轻易放过,应请有条件的医疗机构进一步鉴定。

(6)对于急性尿道炎者,若有软下疳可疑症状或体征者应进一步检查,不要被一个病因所迷惑。

(王雅冬)

第四节　腹股沟肉芽肿

腹股沟肉芽肿(granuloma of pudenda)又称杜诺凡病,是由肉芽肿荚膜杆菌引起的一种主要通过性行为传播的疾病。腹股沟肉芽肿通常累及生殖器、肛周和腹股沟,主要表现为无痛的、慢性进行性的溃疡性肉芽肿,损害呈牛肉红样外观,触之易出血。在过去,腹股沟肉芽肿曾有许多其他名称,如匐行性行溃疡、鼠蹊肉芽肿、传染性肉芽肿、慢性性病性溃疡、性病性肉芽肿和热带腹股沟肉芽肿等。

一、病因

此病原菌为革兰阴性的球杆菌。菌体呈多形性,长 1～2 μm,宽 0.5～1.5 μm,有荚膜、无鞭毛、不能运动、不产生芽孢。该菌在无生命培养基上不易培养成功,可在 5 天龄的鸡胚卵黄囊中生长良好,其细菌学和生化特性尚未明确。

人类是本病病原体的唯一自然宿主,传染性较弱,多次接触方可发病,感染主要发生在性接触部位,提示本病的传播途径以性传播为主,也可经自体接种以及密切的间接接触感染。本病好发年龄为 20～40 岁,多见于男性接触者,常合并梅毒以及 HIV 感染等性传播疾病。

二、临床表现

(一)潜伏期
1 周～3 个月。

(二)皮损形态
1.增殖性溃疡型

这是本病最常见的一种皮损类型,这类皮损是由结节型皮损进一步发展所致,并且由大的、通常无痛的、扩展的、边缘高起的溃疡组成。溃疡表面清洁,境界清楚,边缘高起、卷曲,溃疡基底质脆。典型溃疡外观呈牛肉红色并且易出血。自身接种引起邻近的皮肤受累是本病的特征。

2.结节型

表现为常伴有瘙痒的、柔软的红色结节出现在感染部位,最终发生溃疡并呈现亮红色的粗糙的颗粒状表面。结节有时被误认为淋巴结,其实是假横痃。

3.瘢痕型

干燥的溃疡进展为瘢痕斑块,可能与淋巴水肿有关。

4.肥厚型或疣状型

此型相对少见,这种增生反应形成大的增殖性肿块,有时类似于生殖器疣。

(三)好发部位
1.男性

男性的好发部位有阴茎、阴囊、龟头、腹股沟以及肛周。其中腹股沟受累约占 10%;肛周受累占5%～10%,多发生于被动肛交者。

2.女性

女性好发部位有小阴唇、阴阜、阴唇系带以及宫颈等,其中宫颈受累约占 10%。

(四)肛周生殖器以外部位受累

肛周生殖器以外部位受累约 6%。

1.淋巴结病

继发其他细菌感染所致。

2.自身接种和直接蔓延

自身接种和直接蔓延可导致口腔和胃肠道受累。

3.播散性腹股沟肉芽肿

腹股沟肉芽肿的病原体可经血行播散到脾、肺、肝、骨髓、关节以及眼眶等,有时播散性感染可导致死亡。有报告女性播散性感染病例还可出现巨大的盆腔淋巴结肿块、腕部的骨髓炎、膝和肘的化脓性关节炎以及消瘦、腹水和贫血等。也有人认为可播散至输卵管或附睾等部位。

三、实验室检查

(一)组织学检查

1.组织压片检查

通过细胞学检查可直接观察到杜诺凡小体(Donovan bodies)。杜诺凡小体位于巨噬细胞胞质的包涵体内,两极浓染,呈安全别针状。

2.组织病理学检查

溃疡部表皮缺失,边缘部棘层肥厚,甚至出现假上皮瘤样增生。真皮内有以组织细胞与浆细胞为主的密集浸润,其中有散在的中性粒细胞组成的小脓肿。淋巴样细胞的数目特别少。巨噬细胞的体积较大,有空泡,中间可见细胞内杆菌即杜诺凡小体,位于包涵体内,直径 $1\sim2\ \mu m$,呈别针状,在 HE 染色时很难辨认,如用 Wright-Giemsa 或 Warthin-Starry 染色,可见杜诺凡小体两极浓染,其周围有一圈淡染的空泡或荚膜。以压片法检查新鲜活检标本,要比常规固定的组织切片更易查到杜诺凡小体。

(二)培养

肉芽肿荚膜杆菌对分离培养的要求非常苛刻,将所取组织碎片加无菌生理盐水乳化,接种至 5 天龄的鸡胚卵黄囊中,在 37 ℃下培养 72 小时,经染色可见别针状的病原体。

(三)PCR 检测

已有报告采用 PCR 法检测本病病原体。

(四)影像学检查

如果怀疑骨骼受累,则应进行 X 线摄片或其他影像学检查以便确定。

四、诊断与鉴别诊断

(一)诊断要点

在流行区,本病的诊断并不困难,我国不属腹股沟肉芽肿流行区,病例罕见,在诊断中应注意以下要点。

1.病史

根据患者发病前的非婚性交史或其性伴的感染史,尤其是患者或其性伴到过流行区并有与当地人的性接触史。

2.症状

经过 1 周～3 个月的潜伏期,发病缓慢,无痛性的、进行性的生殖器或肛周溃疡,腹股沟区肿胀,合并细菌感染时常散发臭味。

3.体征

溃疡性肉芽肿呈牛肉红色、不痛、触之易出血。在腹股沟区肿大的通常不是淋巴结,而被称为"假性横痃",是由皮下肉芽肿组织形成的。

4.实验室检查

通过 Wright-Giemsa 或 Warthin-Starry 染色,在组织压片检查或病理切片中查到杜诺凡小体。

(二)鉴别诊断

本病须与有生殖器溃疡以及腹股沟肿胀表现的性传播疾病相鉴别。

1.硬下疳

潜伏期 2～4 周,常发生于生殖器部位,溃疡呈软骨样硬,溃疡表面相对较清洁、无臭味、不易出血、无自觉疼痛,可有触痛,溃疡数目较少,直径 1～2 cm,暗视野显微镜可检出梅毒螺旋体。硬下疳是一期梅毒的临床表现。梅毒血清学检查 RPR 试验或 TPPA 可呈阳性反应。

2.扁平湿疣

常发生于潮湿的腔道口周围以及间擦部位的皮肤黏膜,皮损呈扁平湿润的丘疹或较大的斑块,其表面常有污秽的分泌物,呈灰白色,皮损中含有大量的梅毒螺旋体,为二期梅毒的典型表现。梅毒血清学检查 RPR 试验和 TPPA 均呈阳性反应。

3.生殖器疱疹

生殖器疱疹常表现为多发的绿豆大小的水疱,也可出现脓疱,基底红斑,疱壁破裂后呈现出糜烂或溃疡,溃疡较浅,有疼痛感,虽伴有腹股沟淋巴结轻度肿大,但不软化、不化脓,亦不破溃。生殖器疱疹还有反复发作的特点。实验室检查可培养出 HSV 或查到 HSV 抗原。

4.性病性淋巴肉芽肿

主要表现为痛性横痃,为腹股沟淋巴结疼痛性肿大,其病原体为 L 型沙眼衣原体。

5.软下疳

软下疳发病快、进展快,潜伏期 4～7 天,表现为化脓性溃疡。溃疡直径较大,常多发并伴有疼痛。软下疳横痃为腹股沟淋巴结化脓性病变,可破溃流脓,破溃处以出现"鱼口"样的窦道口最具有特征性。其致病因子是杜克雷嗜血杆菌。

6.阴茎结核

好发于龟头、冠状沟以及包皮,常无自觉症状,初发皮损为红色或肤色的丘疹或小结节,继而形成坏死性丘疹,并进一步导致化脓以至形成溃疡。病原体是结核分枝杆菌。

7.生殖器部位有溃疡表现的皮肤病

累及生殖器部位的固定性药疹、白塞病以及增殖性红斑等,都可出现生殖器溃疡的临床表现,但这些疾病都非感染引起。

五、治疗

(一)治疗原则

推荐使用的抗感染药物主要是复方磺胺甲噁唑(甲氧苄啶/磺胺甲噁唑)或多西环素,其他可选择的抗生素有阿奇霉素、红霉素或环丙沙星。抗生素的疗程至少 3 周,直至治愈。如果溃疡对最初阶段的治疗无效,应加 1 种氨基糖苷类抗生素(如庆大霉素 1 mg/kg,静脉滴注或肌内注射,每 8 小时 1 次)。由于细菌耐药,不再推荐使用四环素。对妊娠妇女可考虑给予红霉素治疗。HIV 抗体阳性患者所患的腹股沟肉芽肿可能需要较长的时间方能愈合,并且需要增加 1 种肠道外使用的氨基糖苷药物。损害愈合后,毁形的生殖器肿胀需要外科手术矫正。

(二)治疗方案

1.复方磺胺甲噁唑(TMP 160 mg/SMZ 800 mg)

2 次/天,口服,疗程至少 3 周。注意:①小于 2 个月龄的儿童禁用,超过 2 个月龄的儿童为 15～20 mg/(kg·d)(以 TMP 为基准),每天分 3～4 次,口服,共 14 天。②对复方磺胺甲噁唑过敏者禁用,叶酸缺乏所致的贫血患者禁用,孕妇禁用。

2.多西环素

100 mg,2 次/天,口服,疗程至少 3 周。注意:①小于 8 岁的儿童禁用,超过 8 岁儿童,2～5 mg/(kg·d),分 2 次口服,一天不能超过 200 mg。②孕妇禁用。

3.环丙沙星

750 mg,2 次/天,疗程至少 3 周。注意:①小于 18 岁的患者禁用,超过 18 岁的患者用法与成人相同。②孕妇禁用。

4.红霉素

500 mg,一天 4 次,疗程至少 3 周。注意:①治疗第 1 天,儿童首剂口服 20 mg/kg,2 小时后 10 mg/kg,每 6 小时 1 次,治疗第 2 天起,30～50 mg/(kg·d),分为每 6～8 小时口服;严重的感染剂量加倍。②通常情况下对孕妇是安全的,但只有考虑到利大于弊的情况下方可使用。

5.阿奇霉素

1.0 g,一周 1 次,疗程 4～6 周。注意:①对儿童的安全性没有确定。②通常情况下对孕妇是安全的,但只有考虑到利大于弊的情况下方可使用。

(三)随访

复发感染可能发生在治疗后的 18 个月,因此随访应长达 2 年或更长。

六、预防

(1)提倡安全的性行为,避免非婚性行为,提高安全套的使用率,正确使用安全套,以减少和预防腹股沟肉芽肿等性传播疾病。

(2)通过各种途径积极宣传,帮助公众,尤其是青少年了解本病及其他性传播疾病的危害;鼓励青少年推迟性行为的年龄。

(3)改善就诊环境,消除歧视,提高医疗质量,使患者能放心地及时就诊。

(4)鼓励患者通知其性伴接受检查和预防性治疗。

(王雅冬)

第五节　生殖器疱疹

生殖器疱疹(genital herpes)是由单纯疱疹病毒(herpes simplex virus,HSV)引起的性传播疾病,特点是生殖器及肛门皮肤溃疡,呈慢性反复发作过程。HSV 属双链 DNA 病毒,分 HSV-1 及 HSV-2 两个血清型。70%～90%原发性生殖器疱疹由 HSV-2 引起,由 HSV-1 引起者占 10%～30%。复发性生殖器疱疹主要由 HSV-2 引起。

一、传播途径

由于 HSV 在体外不易存活,主要由性交直接传播。由于多数 HSV-2 感染者无症状或症状轻微而成为病毒携带者。孕妇合并 HSV 感染,HSV 可通过胎盘造成胎儿宫内感染(少见)或经软产道感染新生儿(多见)。

二、发病机制

HSV 是嗜神经病毒,经破损的皮肤黏膜进入角质形成细胞,在细胞内复制,细胞肿胀、变性、坏死,产生皮肤损害。感染细胞可与未感染细胞融合,形成多核巨细胞。HSV 也可不产生临床症状而沿感觉神经轴索迁移到骶神经节,形成潜伏感染。HSV 感染后 1 周血中出现特异性 IgM 抗体,2 周左右出现特异性 IgG 抗体,抗体可中和游离病毒,阻止病毒扩散,但抗体不能清除潜伏的病毒,也不能防止疱疹复发。在机体免疫力降低或某些因素如日晒、月经、寒冷、发热、劳累等可激活潜伏的 HSV,病毒沿感觉神经轴索下行到末梢而感染邻接的皮肤黏膜细胞并进行增殖,导致局部疱疹复发。

三、临床表现

可有原发性及复发性两种表现。

(一)原发性生殖器疱疹

潜伏期为 2～20 天,平均 6 天。患部先有烧灼感,表现为群集丘疹,可单簇或散在多簇,丘疹很快形成水疱,疱液中可有病毒。2～4 天疱疹破裂形成糜烂或溃疡,伴有疼痛,随后结痂自愈,若未继发细菌感染,不留痕迹。好发部位大阴唇、小阴唇、阴道口、尿道口、阴道、肛门周围、大腿或臀部,约 90%累及宫颈。亦有原发疱疹仅累及宫颈,宫颈表面易破溃而产生大量排液。发病前可有全身症状如发热、全身不适、头痛等。几乎所有患者均出现腹股沟淋巴结肿大、压痛。部分患者出现尿急、尿频、尿痛等尿道刺激症状。病情平均经历 2～3 周缓慢消退,但愈后容易复发。

(二)复发性生殖器疱疹

首次复发多出现在原发性生殖器疱疹皮损消退后 1～4 个月内。发病前局部烧灼感、针刺感或感觉异常,随后群簇小水疱很快破溃形成糜烂或浅溃疡。复发患者症状较轻,水疱和溃疡数量少,面积小,愈合时间短,病程 7～10 天,皮损多在 4～5 天愈合,较少累及宫颈,腹股沟淋巴结一般不肿大,无明显全身症状。

四、诊断

根据病史、临床典型表现可作出临床诊断,加下列实验室检查中的1项即可确诊。

(一)细胞学检查

以玻片在疱疹底部作印片,Wright-Giemsa染色,显微镜下见到具有特征性的多核巨细胞或核内嗜酸性包涵体,此法敏感性低。

(二)病毒抗原检测

从皮损处取标本,以单克隆抗体直接免疫荧光试验或酶联免疫吸附试验检测HSV抗原,是临床常用的快速诊断方法。

(三)病毒培养

取皮损处标本进行病毒培养、分离、鉴定、分型,是诊断HSV感染的金标准方法,但操作复杂,花费大。

(四)核酸检测

已有报道应用核酸杂交技术及PCR技术诊断生殖器疱疹,可提高诊断的敏感性并可进行分型。

五、治疗

生殖器疱疹为易复发疾病,尚无彻底治愈方法。治疗目的是减轻症状,缩短病程,减少HSV排放,控制其传染性。

(一)抗病毒治疗

以全身抗病毒药物为主。

1.原发性生殖器疱疹

阿昔洛韦200 mg,每天5次,口服,连用7～10天;或伐昔洛韦1 000 mg,每天2次,口服,连用7～10天;或泛昔洛韦250 mg,每天3次,口服,连用5～10天。

2.复发性生殖器疱疹

最好在出现前驱症状或皮损出现24小时内开始治疗。阿昔洛韦200 mg,每天5次,连服5天;或伐昔洛韦500 mg,每天2次,连服5天;或泛昔洛韦125 mg,每天3次,连服5天。

3.频繁复发患者(1年内复发6次以上)

为减少复发次数,可用抑制疗法。阿昔洛韦400 mg,每天2次口服;或伐昔洛韦500 mg,每天1次口服;或泛昔洛韦250 mg,每天2次口服。这些药物需长期服用,一般服用4个月至1年。

4.严重感染

指原发感染症状严重或皮损广泛者。阿昔洛韦每次5～10 mg/kg体重,每8小时1次,静脉滴注,连用5～7天或直至临床症状消退。

(二)局部治疗

保持患处清洁、干燥。皮损处外涂3%阿昔洛韦霜、1%喷昔洛韦乳膏或酞丁胺霜等。

六、治愈标准与随访

患处疱疹损害完全消退,疼痛、感觉异常以及淋巴结肿痛消失为治愈。虽易复发,预后好。

对无 HIV 感染或其他合并症者,治疗后一般无需随诊。

七、生殖器疱疹合并妊娠

妊娠期免疫力降低,生殖器疱疹的易感性及复发频率增加。HSV 感染对妊娠影响较大,尤其是原发性生殖器疱疹。由于复发性生殖器疱疹母体的抗体可通过胎盘到达胎儿,可保护部分胎儿免受感染。妊娠早、中期感染 HSV 可引起流产、早产、胎儿畸形(小脑畸形、小眼球、视网膜发育不全)、死胎、死产;晚期可引起新生儿感染 HSV,常在 5~7 天发病,出现发热、黄疸、肝脾大,皮肤及眼结膜出现疱疹,重者引起脑膜炎、脊髓灰质炎,导致新生儿死亡,死亡率达 50%～70%,幸存儿多有严重神经系统后遗症。生殖器疱疹合并妊娠的处理:若在妊娠之前有 HSV 感染,在妊娠期未复发,胎儿及新生儿感染的概率不大,可不予处理,但应密切观察胎儿发育情况。妊娠早期感染 HSV,其药物治疗的安全性未得到证实,可征求家属及患者意见决定是否终止妊娠。妊娠晚期感染 HSV,新生儿 HSV 感染率及死亡率均高,应给予抗病毒药物阿昔洛韦治疗;若在分娩时有活动性皮损或阴道分泌物仍能检出病毒,在破膜前或破膜 4 小时内行剖宫产可降低新生儿 HSV 感染率,但若破膜时间超过 4 小时,剖宫产不能降低新生儿感染率。所有 HSV 感染的孕妇所生的新生儿均应密切随访,及早发现 HSV 感染、及早治疗。

八、小结

生殖器疱疹是由单纯疱疹病毒引起的性传播疾病,主要由 HSV-2 引起。临床表现因原发性及复发性不同而表现不同。原发性生殖器疱疹的水疱、溃疡、疼痛明显,持续 2~3 周缓解,常有腹股沟淋巴结肿大,而复发性生殖器疱疹的水疱、溃疡轻,持续时间短,无腹股沟淋巴结肿大。若有不洁性生活史,根据典型临床表现可做出临床诊断,实验室检查阳性可确诊。HSV 病毒培养是诊断金标准,但实用性差。病毒抗原检测及核酸检测是临床比较实用的方法。治疗主要以抗病毒药物阿昔洛韦、伐昔洛韦以及泛昔洛韦为主。

(王雅冬)

第六节　疥　疮

疥疮是由疥螨引起的接触传染性皮肤病。它是可以通过性传播的,尤其在青年男女性乱者中,本病传播迅速,故本病已经被世界卫生组织列入性传播性疾病之中。

一、病原体

病原体为疥螨,俗称疥虫,是一种皮内寄生虫,种类很多,主要由人疥螨和动物疥螨致病。疥螨在表皮内掘成隧道,并在其中啮食角层组织,生活、繁殖,它的粪便、卵壳、死虫及钻行时可引起皮肤损害和瘙痒。成虫寿命 2 个月左右,离开人体还可活 2~4 天。因此,使用患者用过的衣服、被褥、鞋袜、帽子、枕巾也可间接传染。性生活无疑是传染的一个主要的途径。

二、临床表现

疥螨易侵犯皮肤的薄嫩部位,故发病常从手指间尤其是手指缝处开始,以后至腰围、阴股部、手腕、大腿内侧、肘窝、腋窝、乳房等处,很少侵犯头面部,主要造成的皮损为粟粒大丘疹或丘疱疹,散在分布或密集成群,有时为水疱或脓疱。疥螨钻行的隧道痕迹呈灰褐色不规则的曲线,长短不一。在阴囊、阴茎、阴唇、股内侧等处,可发生黄豆大小的淡红色结节,称为疥疮结节。病损部位自觉瘙痒,夜间加重。

另有一种严重的疥疮称挪威疥,常发生在免疫功能低下及精神障碍者,表现为全身有大量的鳞屑和结痂,呈现剥脱性皮炎样,可发热、剧痒,伴化脓感染。

疥疮患者常有的伴随症状如下。

(一)抓痕血痂

由于疥疮患者瘙痒剧烈,患者不自觉地搔抓,常常出现皮肤的抓痕和血痂。

(二)继发湿疹化

由于疥虫的分泌物刺激皮肤,加上搔抓等因素,皮肤出现红斑、丘疹、水疱等损害,这就是继发湿疹化,往往加重瘙痒。

(三)继发感染

由于搔抓,卫生条件差,或气候炎热,出汗多等原因,皮肤很容易继发感染,出现继发性脓疱疮、毛囊炎、疖病、浅表淋巴结肿大的症状。

(四)继发肾炎

由于疥疮继发感染,而疥虫的分泌物和细菌感染等因素可以作为抗原作用于人体,继而出现肾炎。患者可感到乏力、水肿、腰痛等。

三、实验室检查

刮取患处丘疹、水疱等的皮屑,在显微镜下发现疥虫或虫卵;如果发现隧道,可用针尖挑破直达闭端,挑取肉眼可看到的针头大灰白色小点,显微镜下可发现疥虫。

四、治疗

(一)一般处理

家庭及集体中患者应同时隔离治疗,擦药应从颈部(小儿应包括头面部)以下,遍擦全身,病重处可适当多用。治疗前及疗程结束后,次日用热水肥皂洗澡,衣物用品用开水烫洗灭虫。

(二)局部治疗

(1)硫磺软膏外用,每晚一次,连用4天为1个疗程,成人用10%,儿童用5%。擦药期间不洗澡,不更衣,第5天洗澡后换清洁衣物,治疗后观察两周,如有复发,应重复治疗。

(2)30%硫代硫酸钠溶液,每天擦药2次,一周可愈。

(3)甲硝唑,又名灭滴灵。该药对蚧螨有杀灭作用,每次0.2 g口服,每天3次,外用2%～3%甲硝唑软膏(霜),7天为1个疗程。

(4)也可选用1%优力肤霜、1%麝香草脑霜、0.2%呋喃西林霜等外用。

(5)疥疮结节的治疗:①液氮冷冻。②肤疾宁贴膏,每3天换一次,炎热季节不宜使用。③氟轻松软膏,每天外擦一次,连用15～30天可以治愈。

（三）全身治疗

继发感染时应加用抗生素，痒重时用氯苯那敏 4 mg 或苯海拉明 25 mg，每晚 1 次。

（四）中医药治疗

花椒、地肤子、硫黄、百部、艾叶煎汤洗浴或以膏剂外涂，每天 1 次，10 次为 1 个疗程。

（陈立明）

第七节　阴　虱　病

阴虱病是由寄生于人的阴毛和肛门周围体毛上的阴虱叮咬其附近皮肤，从而引起瘙痒的一种传染性皮肤病。

一、病原体

病原体为阴虱，属寄生于人体的三种虱之一。阴虱是卵圆形灰色寄生虫，体宽而短，长 1.2～2.0 mm。有三对足，前足细长，后足呈钩形巨爪。常以其巨爪紧握住阴毛和肛毛，也可爬在皮肤上，似淡黄色或灰色斑点。阴虱以口器刺入皮肤吸食人血而生活，吸饱血后呈棕红色。阴虱是虱子的一种，产卵于人的阴毛根部。成虫虱体如芝麻大小，它在用其喙器刺入人的皮肤吸取血液时，即把人的皮肤咬伤，又将其有毒唾液注入人体，还边吸血边排粪，故引起阴部皮肤瘙痒及炎症反应。阴虱也同其他虱病一样，还可传播回归热及斑疹伤寒等传染病。

二、传染源

阴虱病患者和带虫者。

三、传播途径

（一）直接传播

多经性接触传播，且多与其他性传播疾病如滴虫病、尖锐湿疣、生殖器念珠菌病、梅毒和淋病等并存。

（二）间接传播

通过污染的内裤、被褥、马桶坐垫或坐便器等间接接触传染，较少见。

四、临床表现

主要发病部位在阴毛和肛门周围，皮肤被阴虱叮咬后，可出现高出皮面的红色丘疹，患者感瘙痒，经搔抓往往继发湿疹或毛囊炎。少数患者在股内侧或躯干处还可见蚕豆大至指头大的青灰色或淡青色的青斑，不痒，压之不退色。这是由于阴虱吸血时，使人的皮肤微量出血，加上阴虱唾液中的色素使人的血红蛋白变为绿色而形成的。这种青斑可在阴虱杀灭后继续存在数月之久。在耻骨部皮肤或阴毛区查见阴虱或虱卵即可确诊。

五、治疗

(一)一般疗法

剃除阴毛,内衣、内裤及洗浴用具煮沸消毒,避免性生活,以免传染他人。

(二)外用疗法

(1)0.01%二氯苯醚菊酯溶液:这是一种高效低毒杀虫剂,一次外搽使阴毛全部湿润,3 天后洗净即可。此药对阴虱卵也有杀灭作用,对人体无害。但应注意防止误食或误入眼及黏膜。

(2)25%～50%的百部酒精浸液,每天外搽 2 次,连续 3 天,再用温米醋涂搽,以破坏阴虱卵与阴毛之间的黏着物,可使阴虱卵易被除去。

(3)25%的苯甲酸苄酯乳剂、1%的升汞酒精、1%的六氯苯霜,10%的硫黄软膏或优力肤霜等也均可杀灭阴虱。

(4)10%的硫黄炉甘石洗剂或 5%的氧化氨基汞软膏可搽皮损处。

(5)如有继发感染,可局部外用抗生素软膏。

如用上述方法治疗后 7～10 天,又有新的虱卵出现,应重复治疗 1 次。此外,患者往往同时染上其他一种或几种性传播疾病,因此还应同时对其做有关方面的检查。性伴侣需同时检查治疗以防再次感染。

六、预防

预防阴虱病首先是要杜绝卖淫嫖娼和性乱,还要搞好个人卫生,勤洗澡,勤换衣。如发现阴虱患者除及时治疗外,还应追踪传染来源,特别是对其性伴侣,应予以检查治疗。对患者使用的衣物、床上用品和污染物应煮沸灭虱或用熨斗熨烫。

(杨　竞)

第八节　滴　虫　病

滴虫病是由阴道毛滴虫所引起的疾病。主要导致女性生殖系统病变,也可通过性交传给男性。

一、病原学

寄生在人体的毛滴虫有三种,即阴道毛滴虫、人毛滴虫和口腔毛滴虫,分别寄生在泌尿生殖系统、阴道和口腔内。典型的阴道毛滴虫呈梨形或卵圆形。虫体前端有五颗排列成环状的毛基体,从其上发出 4 根前鞭毛和 1 根后鞭毛及波动膜。阴道毛滴虫只有滋养体而无包囊期。以二分裂或多分裂方法增殖。滋养体在体外生命力强,具有感染性。阴道毛滴虫有其特殊的生长条件,其最适的温度为 32～37 ℃,最适的 pH 为 5.5～6.0。阴道毛滴虫属兼性厌氧寄生原虫。

二、临床表现

(一)症状

其感染后的潜伏期为 4～28 天。①白带增多：为主要症状，典型的呈白色泡沫状白带，若合并感染，白带为黄绿色脓性白带，有恶臭；②外阴瘙痒，灼热感，性交疼痛，或有虫爬和蚁走感；③尿道痒感或烧灼感，严重时出现尿频、尿急、尿痛、终末血尿；④不孕：滴虫能吞噬精子、阻碍乳酸生成，加之阴道内有大量分泌物存在，一方面影响精子的存活及活动力，另一方面稀释精子而引起不孕。男性生殖系统滴虫感染中，前列腺的滴虫感染率为 25％～70％。而输精管滴虫性炎症可导致输精管梗阻而引起少精或无精。

(二)体征

女性阴道及宫颈黏膜红肿，常有散在红色斑或草莓状突起；阴道后穹隆有大量液性或脓性泡沫状分泌物。男性患者可见龟头及包皮水肿、充血、黏膜增厚或溃疡形成。

三、诊断

(1)病史：配偶有滴虫病或有患者衣物接触史。

(2)有上述临床表现及体征。

(3)实验室检查：用悬滴法、涂片染色法或培养法，在分泌物或尿道中可找到阴道毛滴虫。

四、治疗

(一)局部用药

本病多局部用药治疗。①用 1％乳酸或 0.5％醋酸溶液或 1∶5 000 高锰酸钾溶液或中药冲洗阴道，每天一次；②甲硝唑 200 mg、乙酰胂胺一片、卡巴胂 200 mg、曲古霉素 10 万单位栓剂，于冲洗阴道后或每晚塞阴道一次，10 天为 1 个疗程。

(二)全身用药

甲硝唑每次 200 mg，每天 3 次，共 7 天，男女均可服用。治疗期间禁止性交，勤洗、换内裤。

（柴永丽）

第十二章

皮肤病的中医诊疗

第一节 瘾 疹

　　瘾疹即荨麻疹，又称"风疹块"，是一种临床常见的皮肤黏膜过敏性疾病，是由各种因素致皮肤黏膜小血管扩张及渗透性增加而出现的一种局限性水肿反应。临床表现为大小不等的局限性水肿性风疹块，其特征为突然发生，发无定处，时隐时现，通常在2～24小时内消退，退后无痕迹，但反复发生新的皮疹，迁延数天至数月，且伴有剧痒。严重者可伴有发热、腹痛、腹泻、气促等症状。本病的病因和发病机制复杂，根据风团持续发生的时间6～12周为界限，可分为急性和慢性两型。另根据病因不同，又可分为以下多种特殊类型的荨麻疹，如蛋白胨性、接触性、血清病型、物理性（人工性、压力性、寒冷性、热性、胆碱能性、水源性、日光性）荨麻疹以及遗传性血管性水肿等。

一、病因病机

（一）病因

　　中医学认为荨麻疹病因总由禀性不耐，人体对某些物质敏感所致。可因食物、药物、生物制品、病灶感染、肠寄生虫病等因素而发。此外，情志不畅、外感寒热风邪等因素也可诱发本病。

（二）病机

　　荨麻疹的中医病机可由风寒外袭，蕴积肌肤，致使营卫不和而起；或由风热之邪客于肌表，引起营卫失调所致；或由饮食不节，或有肠寄生虫，致肠胃湿热，郁于皮肤腠理间而发；或平素体弱，气血不足，或病久气血耗伤，因血虚生风，气虚卫外不固，风邪乘虚侵袭所致；或由情志内伤，冲任失调，肝肾不足，肌肤失养、生风化燥、郁于肌肤而发。

二、临床表现

　　在皮肤上突然出现风团，数小时后即可消退，一般不超过24小时，成批发生，有时一天反复发生多次，呈鲜红色和浅黄白色两种，风团大小不等，大者直径可达10 cm或更大，有时在风团表面可出现水疱，疏散排列，能相互融合，形成环形、地图形等不规则形，可泛发全身，消退后不留痕迹，有剧痒、烧灼或刺痛感，如消化道受累时可有恶心、呕吐、腹痛和腹泻；喉头和支气管受累时可导致喉头水肿，出现咽喉发堵、气促、胸闷、呼吸困难，甚至窒息等。根据病程的不同，可分为急性和慢性两型,急性者发作数天至1～2周即可停发,部分病例反复发作,病期在1～2个月以上,有的经年不断,时轻时重,转为慢性。

此外,尚有一些特殊类型。

(一)蛋白胨性荨麻疹(急性蛋白过敏性荨麻疹)

在正常情况下,食物蛋白分解的蛋白胨容易消化而不被或很少被吸收入血液,但在患者精神激动或同时饮酒的情况下,蛋白胨可以通过肠黏膜吸收而致病。本过程属抗原抗体反应,其致病介质为组胺,可能有激肽。表现为皮肤充血发红有风团,伴头痛,乏力。病程短,大部分在1～4小时内消失,有时可持续1～2天。

(二)寒冷性荨麻疹

寒冷性荨麻疹分成家族性即遗传性和获得性两种。后者为物理性荨麻疹中最常见者。在寒冷性荨麻疹中,约67%为原发性获得性,5%为家族性,20%伴冷球蛋白血症,3%伴冷纤维蛋白原血症,约5%伴冷溶血素。

1.家族性寒冷性荨麻疹

家族性寒冷性荨麻疹属显性遗传,以女性多见。可从婴儿开始,常持续一生。病状的严重度可随年龄增长而减轻。一般全身受冷后发生,暴露在冷空气中比冷水中容易发生,于暴露1～4小时后发病。损害为不超过2 cm直径的红斑性丘疹,而非真性风团。不痒,但可有烧灼感,可伴发热、畏寒、关节痛、肌痛和头痛等全身症状,可持续至48小时。血象白细胞计数增高,冰块试验阴性,被动转移试验阴性。皮损活组织检查显示血管周围中性粒细胞浸润。其致病介质尚不清楚。

2.获得性寒冷性荨麻疹

约1/3病例有遗传过敏性背景。常从儿童发病。皮肤暴露于寒冷环境后即可发病,如吸入冷空气或进食冷的食物和饮料,偶尔黏膜发生肿胀引发风团所需寒冷程度变异颇大除去在暴重部位发生风团外,患者可出现全身性症状,如潜入冷水后可发生知觉丧失,甚至淹溺。症状多数在数月后消失。

(三)热性荨麻疹

本型少见,是一种局限性荨麻疹,对运动、情绪和皮内注射醋甲胆碱反应正常,分获得性和遗传性两种。前者接触热水部位在5分钟后即可引起风团,持续约1小时被动转移试验阴性:后者属染色体显性遗传对热产生延缓型局部反应,接触热水后无立即反应,但于1～2小时后出现荨麻疹,可持续12～14小时,无全身反应,被动转移试验阴性。

(四)胆碱能性荨麻疹

胆碱能性荨麻疹占荨麻疹的5%～7%,青年期发病占多数。在热、精神紧张和运动后诱发,发生在躯干和肢体近端掌跖和腋部受累损害为12 mm大小风团,周围有较大红晕,有时可仅感瘙痒而无风团出现常同时发生其他胆碱能性活动症状,如流涎出汗、腹痛腹泻和晕厥,可持续数月至十余年。被动转移试验阳性运动及热水试验阳性。乙酰胆碱局部离子透入或皮试可引起风团发生和全身反应。

(五)日光性荨麻疹

女性发病较多,暴露日光后数秒钟至数分钟后发病,局限在暴露部位,持续1～2小时。引发这种反应的光线波长可从X线直至红外线,但大部分患者的致病光谱在370 mm以下。被动转移试验阳性,为一种抗原抗体反应。血清活动因子是一种球蛋白,可能为IgE,而不在IgG和

IgM 中。

（六）压迫性荨麻疹

在较重和较久压迫 4～6 小后发生。损害为弥漫性境界不清的水肿性、疼痛性斑块。常发生在经拍手和手工操作后的手部，足跖，臀和穿紧衣的部位，有时可伴畏寒等全身症状，经数小时后消退。血白细胞计数可增高。

（七）水源性荨麻疹

水源性荨麻疹指接触自来水或蒸馏水和汗液后，于毛孔周围引起细小剧痒风团，掌跖不受累及。与温度无关。患者饮水无反应。醋甲胆碱和被动转移试验阴性。

（八）血清病性荨麻疹

发热、皮疹、关节炎和淋巴结病是血清病或血清病样反应的四个主要症状。主要表现为荨麻疹，特别呈多环形者较多见，尚有中毒性红斑、结节红斑样表现。尚可有心肾损害。总补体降低，血中浆细胞升高。

（九）自身免疫性黄体酮性荨麻疹

自身免疫性黄体酮性荨麻疹发生在月经前期和中期。黄体酮是本型荨麻疹的致病因素。注射黄体酮可引发或加剧风团发生，抑制排卵可以预防发病。黄体酮皮试呈阳性反应。被动转移试验阳性。免疫荧光检测证实有对黄体中黄体化细胞的抗体，以黄体酮吸收患者血清中的抗体后，可以阻断发病，口服避孕药可阻断发病。

（十）血管性水肿

血管性水肿也叫巨大性荨麻疹。呈突然发作的局限性水肿，多发生于夜间，持续数小时或 2～3 天，消退后不留痕迹。水肿多见于组织疏松处，如眼睑、口唇、包皮、阴唇、口腔黏膜、舌甚至咽喉。呈肤色或苍白，紧张发亮，边界不清，触之坚韧有弹性，压之无凹陷。可有轻痒、麻胀感。咽喉受累则有咽喉不适、声嘶、呼吸困难等。本病常单发或合并荨麻疹，也可在同一部位反复发作。

（十一）人工性荨麻疹

人工性荨麻疹又称皮肤划痕症，皮肤瘙痒时，因搔抓或用钝器划皮肤后，该处很快出现与划痕形状一致的风团，可与荨麻疹伴发或单独发生。划痕试验阳性。

三、实验室和其他辅助检查

（一）血常规

白细胞计数增高（见于家族性寒冷性荨麻疹）。嗜酸性粒细胞计数增高（提示肠道寄生虫感染）。

（二）尿常规

蛋白和管型（见于血清病型荨麻疹）。

（三）红细胞沉降率

加快（见于低补体性荨麻疹性血管炎）。

（四）血清学检验

抗核抗体、冷球蛋白、冷纤维蛋白增高（见于寒冷性荨麻疹）。

（五）其他试验

皮肤划痕试验（物理性荨麻疹），运动试验（胆碱能性荨麻疹），冰块试验（获得性寒冷性荨麻疹),被动转移试验(获得性寒冷性荨麻疹和日光性荨麻疹)。

(六)组织病理

表皮基本正常。真皮水肿,皮肤毛细血管、小血管扩张充血,淋巴管扩张及血管周围少量淋巴细胞、嗜酸性粒细胞浸润,肥大细胞数量增多。水肿在真皮上部最明显,乳头、网状层水肿,胶原纤维束间隙增宽。某些慢性复发性荨麻疹(荨麻疹性血管炎)可呈现真皮浅层坏死性血管炎(白细胞破碎性血管炎)的组织像。普通荨麻疹和荨麻疹性血管炎之间尚有中间型。

四、诊断要点

(1)损害为大小不等、形态不一的鲜红色或白色风团。

(2)突然发生,数小时后又迅即消退,一般不超过 24 小时,成批发生,有时一天反复发生多次。消退后不留痕迹。

(3)黏膜亦可受累,累及消化道可伴有腹痛和腹泻,累及喉头黏膜则可有胸闷,呼吸困难,甚至窒息。

(4)有剧痒、烧灼或刺痛感。

(5)急性者发作数天至 1~2 周可缓解。部分病例病程常达 1~2 个月以上,变为慢性。

(6)皮肤划痕症,部分病例呈阳性反应。

(7)血液嗜酸性粒细胞增高。

(8)其他各特殊类型荨麻疹以其临床特点作为诊断要点。

五、鉴别诊断

(1)丘疹性荨麻疹:多见于小儿,为散在的丘疹水疱,风团样损害,瘙痒剧烈,3~4 天后才消退。

(2)色素性荨麻疹:风团消失后留有黄褐或棕色的色素斑,经搔抓或其他机械刺激后可再起。病理检查,皮损处真皮内有大量肥大细胞浸润。

(3)多形性红斑:损害多在手足背、颜面、耳朵等处,为红斑、水疱,呈环形或虹膜样,一时不易消退。

(4)荨麻疹性血管炎:多见于中年妇女,可伴有不规则发热,继而皮肤出现风团样皮损,持续时间可达 24~72 小时,甚至几天不消失,风团上可有水疱及浸润,但无坏死,消退后遗留色素沉着或脱屑,自觉瘙痒。可伴有四肢关节疼痛及肿胀,腹部不适等。

(5)腹痛、腹泻者应与急腹症及胃肠炎相鉴别。

六、治疗

荨麻疹临床表现复杂,病程长短不一,易反复发作,所以治疗根据临床表现,病程长短进行辨证治疗。一般急性荨麻疹多属实证,治以祛风、清热、散寒、凉血、解毒或以清肠胃湿热积滞为主;慢性荨麻疹多属虚证、瘀证,治以益气固表,养血祛风,或以活血通络,健脾和胃,调摄冲任为主。目前急性荨麻疹单纯以西药或中医药治疗效果均较理想,但慢性荨麻疹的治疗尚是一个比较棘手的难题。因此,我们采取中西医结合的方法治疗取得较好的疗效。

（一）内治法

1.辨证治疗

（1）风热相搏。

证候特点：风团呈红色，相互融合成片，状如地图，扪之有灼热感，自觉瘙痒难忍，遇热则剧，得冷则缓；伴有微热恶风，心烦口渴，咽弓充血；舌质红，苔薄黄或少苔，脉浮数。

治法：疏风清热，退热止痒。

推荐方剂：银翘散加减。

基本处方：金银花15 g，连翘15 g，淡竹叶10 g，鱼腥草20 g，牛蒡子12 g，薄荷6 g（后下），荆芥10 g，浮萍15 g，蝉蜕5 g，芦根15 g，甘草3 g。每天1剂，水煎服。

加减法：伴咳嗽痰黄，加桑白皮15 g、杏仁10 g以止咳化痰；大便干结，加紫草12 g、冬瓜仁15 g以通便；心烦者加地骨皮10 g、珍珠母30 g以安神；咽痛者加板蓝根20 g、山豆根6 g以利咽。

（2）风寒外束。

证候特点：风团色泽淡红，或者色如瓷白，风吹或接触冷水后，风团及瘙痒感均加重，得暖则减；伴恶风畏寒，口不渴；舌质淡红，苔薄白，脉浮紧。

治法：疏风散寒，调和营卫。

推荐方剂：桂枝麻黄各半汤加减。

基本处方：桂枝12 g，麻黄6 g，白芍15 g，大枣7枚，苏叶12 g，防风12 g，荆芥穗16 g，杏仁12 g，生姜3片，甘草3 g。

加减法：阳虚遇寒加重者，去荆芥，加淫羊藿15 g、白术10 g、黄芪20 g；手足冰冷者加当归15 g、鹿角胶10 g（另烊）；易出汗，着风即起者，去麻黄，加龙骨30 g（先煎）、麻黄根9 g。

（3）肠胃湿热。

证候特点：风团的出现与饮食不节有关，色泽鲜红，多伴腹痛腹泻或呕吐脘闷，大便稀烂不畅，舌红苔黄腻，脉数或濡数。

治法：清肠利湿，祛风止痒。

推荐方剂：土茯茵陈汤加减。

基本处方：土茯苓20 g，绵茵陈20 g，金银花15 g，火炭母20 g，布渣叶15 g，山楂20 g，苏叶8 g，枳实12 g，厚朴12 g，连翘12 g，甘草5 g。

加减法：有虫积者，上方加使君子肉15 g、乌梅肉9 g、槟榔30 g以驱虫；便秘者加大黄9 g（后下）以通便。

（4）毒热燔营。

证候特点：发病突然，大片红色风团，甚则弥漫全身，或融合成片，状如地图，瘙痒剧烈；伴壮热恶寒，口渴喜冷饮，或面红目赤，心烦不安，大便秘结，小便短赤；舌质红，苔黄或黄燥，脉洪数。

治法：清营凉血，解毒止痒。

推荐方剂：复方水牛角汤。

基本处方：水牛角30 g（先煎），生地20 g，鱼腥草20 g，紫草20 g，蝉衣10 g，黄芩12 g，丹皮12 g，玄参15 g，生石膏20 g，赤芍15 g，芦根15 g，甘草5 g。

加减法：壮热面赤者重用生石膏40～60 g，加金银花20 g、蒲公英20 g；口渴者加知母10 g、花粉10 g；大便秘结者加大黄9 g；咽痛者加牛蒡子9 g、射干12 g、桔梗9 g。

（5）卫外不固。

证候特点：皮疹多为针帽至蚕豆大小，相互融合成片的风团较少，但其风团往往在汗出着风时，或者表虚恶风后则诱发成批皮损，自觉瘙痒不止，发作不休，伴有恶风自汗，舌质淡红，苔薄白或少苔，脉沉细。

治法：固表祛风。

推荐方剂：玉屏风散加减。

基本处方：黄芪 30 g，防风 15 g，白术 15 g，乌梅 20 g，煅牡蛎 20 g，白芍 15 g，茯苓 15 g，乌豆衣 12 g，熟地黄 15 g，山茱萸 12 g，炙甘草 5 g。

加减法：自汗不止者，加浮小麦 15 g、五味子 10 g；恶风恶寒者，加桂枝 9 g、麻黄 3 g。

（6）气血亏虚。

证候特点：风团色泽淡红，或者与肤色相同，反复发作，迁延数月乃至数年未愈，或劳累后加重；伴有头晕，精神疲惫，面色㿠白，体倦乏力，失眠；舌质淡红，苔薄白或少苔，脉细缓。

治法：益气养血。

推荐方剂：八珍汤加减。

基本处方：党参 15 g，白术 10 g，茯苓 12 g，炒白芍 10 g，生地 12 g，柴胡 6 g，黄芩 6 g，甘草 6 g，阿胶 15 g（另烊）。

加减法：大便烂者，去生地黄，改茯苓、怀山药各 20 g；痒剧者，加防风 10 g，牡蛎 30 g，刺蒺藜 10 g。

（7）冲任不调。

证候特点：风团色泽淡红，主要分布在下腹、腰骶和大腿等区域，其皮疹在月经前加重，经后则渐次消失，常有月经不调，经来腹痛，舌质正常或淡红，苔薄白或少苔，脉弦细或弦滑。

治法：调理冲任。

推荐方剂：四物汤合二仙汤加减。

基本处方：仙茅 6 g，当归 6 g，川芎 6 g，淫羊藿 12 g，菟丝子 15 g，女贞子 15 g，旱莲草 15 g，丹参 15 g，牛膝 10 g，益母草 10 g，炒丹皮 10 g。

加减法：经来腹痛者，加三七 6 g、鸡血藤 15 g；月经不调，量少色淡者，加桑寄生 20 g、阿胶 15 g。

（8）阴虚血热。

证候特点：皮疹色黯不鲜，反复发作，迁延日久不愈，且多于午后或夜间发作。伴心烦、心悸、盗汗、易怒、口干、舌红少苔或舌质淡，脉沉细。

治法：养阴清热，凉血祛风。

推荐方剂：知柏八味丸加减。

基本处方：山茱萸 12 g，茯苓 10 g，怀山药 20 g，牡丹皮 10 g，生地黄 15 g，熟地黄 15 g，黄柏 10 g，乌梅 15 g，五味子 10 g，煅牡蛎 30 g，泽泻 10 g，炙麻黄 5 g，苏叶 10 g，防风 10 g，丹参 20 g。

加减法：伴心烦、心悸者，加麦门冬 10 g、太子参 20 g；伴盗汗者，加浮小麦 15 g；夜寐梦多者，加酸枣仁 30 g。

（9）血瘀阻络。

证候特点：风团色泽黯红或呈紫红，病变多数在腰围和表带压迫等部位，伴有面色晦暗，或口唇青紫，口干不欲饮；舌质紫黯或夹瘀点、瘀斑，苔少，脉细涩。

治法:理气活血,通宣经络。

推荐方剂:桃红四物汤加减。

基本处方:桃仁10 g,红花6 g,当归6 g,川芎9 g,地龙干10 g,荆芥10 g,防风10 g,牛膝9 g,乌药4 g,香附4 g,青皮6 g,乌蛇10 g。

加减法:顽疹痒剧者,加全虫3～6 g、钩藤12 g、白蒺藜12 g;烦躁不安者,加郁金15 g、柴胡10 g、白芍10 g。

2.中成药

(1)玉屏风颗粒:适用于卫气不固型之慢性荨麻疹。口服,每次5 g,每天3次。

(2)六味地黄丸:适用于阴虚血热型之慢性荨麻疹。口服,每次6 g,每天2次。

(3)八珍合剂:适用于气血亏虚型之慢性荨麻疹。口服,每次3.5 g,每天2次。

(4)乌蛇止痒丸:适用于顽固性荨麻疹。口服,每次半袋(60粒),每天2次。

(5)消风止痒颗粒:适用于风热型慢性荨麻疹。口服,每次15～30 g,每天2次。

(二)外治法

1.外洗

(1)用消炎止痒洗剂、飞扬洗剂外洗,适用于急性荨麻疹。

(2)荆芥30 g,防风30 g,川芎20 g,干姜皮15 g,飞扬草30 g,蛇床子30 g,煎水外洗皮损,适用于慢性荨麻疹。

(3)外搽:用1%薄荷三黄洗剂、炉甘洗剂、肤康止痒水外搽皮损。

2.针灸

(1)循经取穴:风邪善犯阳经,取大椎、血海、足三里;湿邪善犯脾经,取脾俞、曲池、足三里;血燥生风,易犯肝经,取三阴交、血海、行间。

(2)邻近取穴:风团主要发生在头面部,取丝竹空、迎香、风池;在腹部取中脘;在腰部取肺俞、肾俞;在下肢取伏兔、风市、足三里、委中。

(3)病因取穴:风热之邪所致者取大椎、风池、百会、委中;肠胃不和所致者取大肠俞、中脘、合谷、足三里。方法:虚证施补法,实证施泻法,针刺得气后留针10～15分钟,1～2天1次。

(4)经验取穴:处方1:大椎;方法:泻法,针刺深度1.5寸,大幅度捻转后不留针,日1次,适用于急性荨麻疹。处方2:大肠俞;方法:补法,针刺得气后留针30分钟,其间行针3～5次,日1次,适用于慢性荨麻疹。

(5)针刺与刺血结合法:大椎、天井、血海(双)、悬钟(双)、曲池(双)、曲泽、委中。方法:施平补平泻法,针刺得气后留针5分钟,出针后,点刺曲泽、委中,挤出血液少许,日1次。适用于慢性荨麻疹、胆碱能性荨麻疹。

3.隔姜灸法

取合谷、阳池、曲池、行间、足三里、血海、三阴交。方法:鲜生姜切片贴在穴位上,每穴灸3～5壮,日1次。适用于慢性荨麻疹或寒冷性荨麻疹。

4.穴位敷贴

适用于慢性荨麻疹。脐部消毒后,用加味玉屏风散(黄芪30 g,防风15 g,白术15 g,乌梅30 g,荆芥15 g,冰片3 g,研为细末)适量,或用加味玉屏风散10 g加盐酸苯海拉明片50 mg共研粉末直接填敷于脐窝部,外用曲安奈德新霉素贴膏或普通胶布固定。每天换药1次,7天为1个疗程。

5.穴位注射

(1)维丁胶性钙注射液 4 mL,在双侧曲池、血海穴各注射 1 mL,隔天 1 次,5 次为 1 个疗程。

(2)盐酸苯海拉明 40 mg,注射用水 2 mL 混合,双侧足三里、血海各注射 1 mL,每天 1 次,7 次为 1 个疗程。

(3)黄芪注射液 4 mL,双侧足三里,每穴各注射 2 mL,隔天 1 次,7 次为 1 个疗程。

(4)丹参注射液 4 mL,双侧足三里,每穴各注射 2 mL,隔天 1 次,7 次为 1 个疗程。

6.耳针

(1)耳针法:主穴:肺、荨麻疹;配穴:寒冷性荨麻疹加刺脑点、枕、交感;风热性荨麻疹加刺心、肝;胆碱能性荨麻疹加刺交感、肾上腺、抗过敏点;蛋白胨性荨麻疹加刺大肠俞、胃;血清病型荨麻疹加刺心、肾、神门。方法:施泻法,针刺后留针 30 分钟,日 1 次。

(2)耳穴电针法:荨麻疹区;方法:针刺后左右接正负极,其电流以患者能耐受为度,持续 3～5 分钟,日 1 次。

(3)耳针注射法:内分泌、荨麻疹区;方法:常规消毒后,针刺后缓慢推注氯苯那敏 0.1 mL,每天 1 次。

(4)耳压法:肺、肾上腺、神门、内分泌、抗过敏点、相应部位;每次取 3～4 穴,将王不留行籽贴固在穴位上,并嘱每天自行按压 3～5 次,持续 1 分钟,3 天换 1 次。

(5)耳穴埋针法:荨麻疹、肺、肾上腺、神门;方法:每次取 2～3 穴,常规消毒后,将揿针刺入,外盖胶布固定,留针 72 小时后拔除,休息 3～4 天后,再施上法。

(6)刺血法:处方 1:后溪;处方 2:耳背静脉;处方 3:双耳尖、双中指尖、双足中趾尖。方法:常规消毒后,采用三棱针或消毒后磁片,点刺或砭刺出血少许,2 天 1 次。

7.自血疗法

抽取自身静脉血 3～5 mL,即刻肌内注射,隔天 1 次,5 次为 1 个疗程。适用于慢性荨麻疹。

（李志刚）

第二节　带状疱疹

带状疱疹是一种由水痘-带状疱疹病毒(varicella-zoster virus,VZV)所引起的,累及神经和皮肤的急性疱疹性病毒性皮肤病。临床表现以簇集性水疱沿身体一侧周围神经呈带状分布,伴显著神经痛为特征。可发生于任何年龄,多见于青壮年。好发于春秋季节,一般愈后不再复发。

有研究表明 20～30 岁和 60～70 岁为两个发病高峰年龄段,认为 20～30 岁发病者主要与精神压力大、家庭未稳定、生活无规律有关;而 60～70 岁年龄段的患者一般患有多种疾病,且随着年龄增大机体的各项功能也逐渐下降,免疫力降低,非常容易发生病毒感染。消极的生活方式、缺乏社会支持、抑郁、患其他慢性疾病等因素均可增加带状疱疹发生的危险性,研究表明,肿瘤、器官移植术后、自身免疫疾病长期应用糖皮质激素的患者更容易患带状疱疹。本病患者中约 37％合并其他疾病,60 岁以上患者多伴有各种原发病,绝大多数患者是原发病活动时出现带状疱疹,或带状疱疹出现后入院检查发现原发病活动。重型疱疹主要见于抵抗力极差的患者,以恶性肿瘤较多。神经痛发生率及疼痛程度与年龄相关,年龄越大,神经痛先于皮疹出现的概率亦越高。本病并发症主要为病毒性角膜炎和中耳炎,后遗症主要为后遗神经痛和失明。

带状疱疹属中医学的"蛇串疮""缠腰火丹""火带疮""蛇丹""蜘蛛疮"等范畴。

一、病因病机

中医学认为本病是由于感受毒邪,湿、热、风、火郁于心、肝、肺、脾,经络阻隔,气血凝滞而成。情志内伤,心肝气郁化热,热郁久而化火,火热溢于肌表,流窜经络,再感风、火邪毒,使气血郁闭,则见红斑、丘疱疹、痒痛等症;脾失健运而生湿,脾湿蕴结而化热,湿热外发肌肤,再感湿热邪毒,使肺的宣发、肃降、治节功能紊乱,致水液循经络闭聚于肌表,则见水疱累累如珠;湿热风火邪毒损伤经络,经气不宣,气滞血瘀,不通则痛,常致疼痛不休或刺痛不断。如《外科正宗·火丹》:"火丹者,心火妄动,三焦风热乘之,故发于肌肤之表,有干湿不同,红白之异。干者色红,形如云片,上起风粟,作痒发热,此属心、肝二经之风火……湿者色多黄白,大小不等,流水作烂,又且多痛,此属脾、肺二经湿热……"。

二、临床表现

(一)症状

1.前驱期症状

初起有类似感冒的轻度发热、疲倦无力、全身不适、食欲缺乏以及患部皮肤灼热感或神经痛,亦可不经前驱症状而直接出现皮疹。

2.典型症状

显著的沿神经分布的疼痛是本病的特征之一。一般在出现神经痛的同时或稍后即发生皮疹,也有在神经痛出现4～5天后才发生皮疹,疼痛程度轻重不一,与皮疹严重程度无一定的关系。通常儿童患者可没有疼痛或疼痛轻微,而年老体弱患者疼痛剧烈。有些患者在皮损完全消退后,仍遗留神经痛,此种神经痛可持续数月甚至数年之久。严重者可遗留神经麻痹(三叉神经受累多见)。

(二)体征

1.一般表现

带状疱疹的皮疹按神经分布排列成带状,发生部位以胸、腹、腰部为多见,四肢颜面也可发生。皮疹一般局限于身体的单侧,但少数也可超越中线,常伴局部淋巴结肿大。常在发病1～3天后,在一定神经分布区域出现不规则的红斑,继而出现多数或群集的粟粒至绿豆大小的丘疱疹,之后迅速变为水疱,水疱内液透明澄清,疱壁紧张发亮,四周有红晕。皮疹在2～5天内陆续不断出现,数天后水疱由透明逐渐变为浑浊,其内液体慢慢被吸收,或部分破裂,形成糜烂面,最后干燥结痂,痂脱而愈,可留有暂时性色素沉着,一般不留瘢痕。

2.特殊表现

由于病毒侵犯的部位、病变程度及其表现的不同,临床常分为如下特殊类型。

(1)不完全性带状疱疹(顿挫性):患处疼痛,可见潮红、淡红斑或丘疹,无典型水疱。

(2)出血性带状疱疹:水疱内容物为血性。

(3)坏疽性带状疱疹:皮疹中心可出现坏死,呈黑褐色痂皮,不易剥脱,愈后留有瘢痕,多见于老年或营养不良的患者。

(4)泛发性(播散性)带状疱疹:据报道其发病率占带状疱疹的3%～4%,从局部出疹到泛发全身为 1～10 天。水疱有融合倾向,为水痘样。常伴高热、头痛等全身中毒症状,可并发肺、脑等损害,病情严重可致死亡。常见于年老体弱、恶性淋巴瘤者,或应用大剂量类固醇激素及免疫抑制剂的患者。

(5)三叉神经带状疱疹:可侵犯三叉神经眼支、上颌支和下颌支。眼支带状疱疹多见于老年人,症状严重,疼痛剧烈,可累及角膜,水疱可迅速破溃而形成溃疡性角膜炎,以后可因瘢痕形成而失明,严重者可发生全眼球炎、脑炎,甚至死亡。当眼有损害时,常伴有鼻尖水疱(Hutchinson 征),是由于侵犯眼支的鼻分支所致。上颌支带状疱疹常常在上颌黏膜、腭垂、扁桃体出现水疱。下颌支带状疱疹水疱则出现在舌前部、口底部和颊黏膜部。三叉神经带状疱疹可以牙痛为首发症状。

(6)耳部带状疱疹:水痘-带状疱疹病毒侵犯膝状神经节后根,引起面神经、听神经受累所致。出现面瘫、耳聋、耳痛、外耳道疱疹三联征(Ramsay-Hunt 综合征),临床可见单侧外耳道疱疹,鼓膜疱疹,患侧耳鸣、耳聋、耳痛,听觉障碍,乳突压痛,面瘫及舌前 1/3 味觉障碍,可伴有眩晕、恶心、呕吐、眼球震颤等。多见于老年人。

(7)带状疱疹性脑膜脑炎:该病为病毒本身直接从脊神经前、后根向上侵犯到中枢神经系统或发生变态反应所致。多发生于发疹时或发疹后 3～14 天,但亦可发生于发疹以前,大多见于脑神经或颈、上胸脊髓神经节受侵的患者。表现有头痛、呕吐、惊厥或其他进行性感觉障碍,尚可有共济失调及其他小脑症状等。

(8)运动型麻痹:发生率为 5%,以眼、面麻痹多见,三叉神经眼支运动神经受累时为眼麻痹、面神经受累时产生面麻痹,脊髓神经根运动性麻痹较少见。常发生于疼痛后、发疹期或稍后,麻痹的肌肉与支配皮肤的神经一般相一致。

(9)内脏带状疱疹:水痘-带状疱疹病毒侵犯脊神经后根神经节,引起交感神经和副交感神经受累,导致其支配内脏区域发疹,出现胃肠道和泌尿道症状,发生节段性胃肠炎及单侧性膀胱黏膜溃疡,如侵犯胸膜、腹膜时,则可在这些部位发生刺激甚至积液等症状。

(三)常见并发症

带状疱疹的常见并发症是结膜出血、化脓性结膜炎、溃疡性角膜炎、角膜瘢痕、面瘫、耳鸣、耳痛、耳聋等。

三、实验室和其他辅助检查

(一)疱疹刮片

刮取新生疱疹基底组织碎片,瑞氏染色可发现多核巨细胞,苏木精-伊红染色可见细胞内包涵体,有助于诊断。

(二)病毒分离

对于非典型病例,病程 3～4 天,疱疹液接种于人胚或纤维细胞。

(三)病毒 DNA 检测

聚合酶链反应(PCR)法检测 VZV。

(四)免疫学检查

免疫学上可用直接免疫荧光法检查疱疹基底刮片或疱疹液中抗原。

四、诊断要点

(1)发疹前可有疲倦、低热、全身不适、食欲缺乏等前驱症状。

（2）患处有神经痛,皮肤感觉过敏。

（3）好发部位是肋间神经、三叉神经、臂丛神经及坐骨神经支配区域的皮肤。

（4）皮疹为红斑上簇集性粟粒至绿豆大小水疱,疱液常澄清。

（5）皮疹常单侧分布,一般不超过中线。

（6）病程自限,为2～3周,愈后可有色素改变,发生坏死溃疡者可留有瘢痕。

（7）头面部带状疱疹可累及眼耳部,引起疱疹性角膜炎或面瘫。

五、鉴别诊断

本病在前驱期或无疹型带状疱疹中,神经痛显著,易被误诊为冠心病、肋间神经痛、胸膜炎或急性阑尾炎等,应根据上述疾病的诊断要点加以鉴别。

本病在疱疹发生后,初起应与单纯疱疹相鉴别,如果水疱继发感染则须与脓疱疮进行鉴别。

（一）单纯疱疹

疱疹好发于面部皮肤与黏膜交界处,水疱较小易破裂,疼痛不明显。单纯疱疹常易于复发。

（二）脓疱疮

好发于四肢暴露部位,皮损分布与神经分布无关。患者自觉瘙痒,疼痛不明显。

（三）接触性皮炎

皮疹潮红,肿胀,有水疱,边界清楚,局限于接触部位,有明确的接触过敏物史。

六、治疗

中医学认为本病是感受毒邪,湿、热、风、火郁于心、肝、肺、脾,经络阻隔,气血凝滞而成。故治疗上总的原则应以解毒、清火、利湿、祛风、通瘀为主。对于重症带状疱疹患者或伴严重并发症者,临床应根据病情结合西医治疗及有关综合疗法进行处理。

（一）内治法

1.辨证治疗

（1）肝经郁热。

证候特点:初起可见丘疹、丘疱疹或小水疱,疱壁紧张,后水疱多而胀大,基底鲜红,痛如火燎,夜寐不安;或水疱混浊溃破,或伴脓疱脓痂,或伴发热、头痛、全身不适;口干口苦,小便黄赤,大便干结,舌红,苔黄或黄厚干,脉弦滑或滑数。

治法:清肝泻火,解毒止痛。

推荐方剂:龙胆泻肝汤加减。

基本处方:龙胆草12 g,黄芩12 g,栀子15 g,泽泻15 g,车前子15 g,生地15 g,柴胡15 g,绵茵陈20 g,板蓝根20 g,大青叶15 g,赤芍15 g,甘草5 g。每天1剂,水煎服。

加减法:病在头面部,去龙胆草、山栀子,加升麻10 g、鱼腥草25 g以清阳明肺胃之热;大便秘结不通加大黄10 g(后下)以泻火通便。

（2）脾虚湿蕴。

证候特点:皮肤起大疱或黄白水疱,疱壁松弛易于穿破,渗水糜烂或化脓溃烂,重者坏死结痂;纳呆,腹胀,便溏,舌质淡胖,苔黄腻或白腻,脉濡或滑。

治法:健脾利湿,解毒止痛。

推荐方剂:除湿胃苓汤或参苓白术散加减。

基本处方:苍术 15 g,厚朴 12 g,陈皮 10 g,猪苓 15 g,泽泻 15 g,赤茯苓 15 g,白术 15 g,滑石 20 g,防风 15 g,山栀 15 g,肉桂 5 g,甘草 5 g,灯心草 10 g。每天 1 剂,水煎服。

加减法:水疱大而多者加土茯苓 20 g、萆薢 15 g、车前草 10 g 利湿。

(3)气滞血瘀。

证候特点:发病后期,水疱干燥结痂,但刺痛不减或减而不止,入夜尤甚,口干,心烦,舌黯红有瘀点,苔薄白或微黄,脉弦细。

治法:理气活血,通络止痛。

推荐方剂:柴胡疏肝散合桃红四物汤加减。

基本处方:柴胡 15 g,陈皮 10 g,川芎 15 g,赤芍 15 g,枳壳 15 g,香附 15 g,甘草 10 g,桃仁 15 g,红花 5 g,丹参 20 g,田七粉 3 g(冲服),元胡 15 g。每天 1 剂,水煎服。

加减法:年老体弱属脾虚者,加怀山药 15 g、白术 12 g、党参 15 g 以健脾益气;夜晚痛甚影响睡眠者加酸枣仁 15 g、茯苓 15 g、合欢皮 20 g 以定神止痛。

2.中成药

(1)新癀片:适用于本病肝经郁热证、气滞血瘀证或疼痛明显者。口服。每次 2~4 片,每天 3 次。

(2)丹参注射液:适用于肝经郁热型或气滞血瘀型带状疱疹每次 20~40 mL,加入 0.9%生理盐水 250 mL 静脉滴注每天 1 次。

(3)黄芪注射液:适用于脾虚湿蕴型带状疱疹。每次 20~40 mL 加入 0.9%生理盐水 250 mL静脉滴注,每天 1 次。

(二)外治法

1.外洗

带状疱疹水疱、红斑期,可用大青叶、蒲公英、鱼腥草、地榆、甘草、马齿苋各 30 g,水煎外洗患处,每天 1~2 次;水疱结痂、红斑消退但疼痛未消除,可用徐长卿、肿节风、鱼腥草、七叶一枝花、甘草各 30 g,水煎外洗患处,每天 1~2 次。

2.湿敷

水疱破溃、糜烂、渗液较多者,可用地榆、五倍子、大黄、鱼腥草、紫草、甘草各 30 g,水煎后过滤取药液湿敷患处,每天数次更换敷料。

3.外搽

水疱如无溃破糜烂渗液者,可用三黄洗剂(大黄、黄柏、黄芩、苦参各等份,共研细末。每10~15 g 药粉加入蒸馏水 100 mL,医用苯酚 1 mL,即成)外搽患处。水疱干敛结痂仍疼痛者可用10%金粟兰酊(金粟兰 10 g,75%酒精 100 mL 浸泡 1 周后用)或入地金牛酊(入地金牛 16 g,75%乙醇 100 mL 浸泡 1 周后用)外搽。如水疱溃破、糜烂渗液者,在前述湿敷治疗间歇期间可外搽青黛油、紫草油等。

4.针灸

按皮肤损害所在部位循经取穴。常用穴位为合谷、曲池、内关、三阴交、阴陵泉、足三里、阳陵泉等。入针后,用泻法提插捻转 2~3 分钟,留针 20~30 分钟,每天 1 次。

5.耳针

常用肝区、神门或皮疹分布之所属区。刺入后,捻转 1 分钟,留针 30 分钟,每天 1 次。

6.耳穴放血

选皮损分布所属区之穴位,常规消毒后,以三棱针点刺出血,并挤出 3～5 滴血。隔天 1 次。

7.艾条灸

点燃艾条一端,在皮损部位缓慢向左右上下回旋移动,灸 20～30 分钟,每天 1 次。

8.艾炷灸

病者端坐,医者站于其背后,用线量病者头围,以头围之长度,由前向后经颈部绕一圈,对齐两端,沿胸椎正中线向背后下方稍拉紧,线端合拢处放艾炷,灸 1 壮,每天 1 次。

9.灯火灸

用灯心草蘸麻油,点燃后,灸灼皮损顶端。

10.磁穴疗法

用磁片直接贴敷固定在选定的穴位上,连续敷贴 3 天,休息 3 天,为 1 个疗程。

11.穴位注射疗法

以 10％丹参注射液,在选定的穴位注入 0.5 mL,一般每次注射 3 个穴位,每天 1 次,7 次为 1 个疗程。

12.入地金牛酊配合照射疗法

取消毒纱布浸入地金牛酊,取出后置于皮损上,再用神灯(高效电磁波治疗机)或频谱治疗仪对准皮损照射 15～30 分钟,每天 1 次。

（李志刚）

第三节 银 屑 病

银屑病俗称牛皮癣,是一种常见的具有特征性皮损的慢性易于复发的炎症性皮肤病。临床表现为红色丘疹或斑块上覆多层银白色鳞屑,尚可有红斑、脓疱等皮损,以四肢伸面、头皮和腰部较多。有学者曾在我国不同地区抽样调查,估计总患病率为 0.123％,且男性患病率高于女性,城市患病率高于农村,北方患病率高于南方。全世界的银屑病发病率为 0.6％～4.8％。美国人口调查估计高加索人种患病率为 2.5％,非洲裔美国人为 1.3％。据调查,丹麦法罗群岛患病率为 2.84％,英国为 2％,西北欧的成人患病率估计为 1.5％～2.0％;亚洲患病率较低,日本为0.2％～1.0％。总的说来,银屑病在所有的种族都可发生,在白种人中患病率高,其次为黄种人,黑种人较少。银屑病男女发病率是相似的,尽管银屑病可发生于任何年龄,但 20～30 岁和 50～60 岁为两个高发年龄段。国外有文献报道有出生即患本病的病例,称之为先天性银屑病。发病早预示病情重且持久,常有阳性家族史。本病大多有明显的季节性,常在冬季发病或加剧,夏季自行痊愈或减轻,部分患者也可相反,但久病之后皮损不消则季节性不明显。

银屑病属中医"白疕"的范畴。

一、病因病机

中医认为本病由外邪内侵,七情内伤,脾胃失和等因素致内外合邪、热壅血络所致。

(一)外邪侵袭

初起时多由风、湿、热、火毒之邪侵袭肌肤,致营卫不和,气血失调,郁于肌腠而发;或因湿热蕴积,内不得利导,外不得宣泄,阻于肌表而生;或因病久,气血耗伤,肌肤失养而成。

(二)七情内伤

因情志郁结,气机壅滞,郁久化火,火毒蕴伏于营血,窜流肌表而成。

(三)脾胃失和

由于饮食不节,过食腥物动风之品,致脾胃不和,气滞不畅,湿热内蕴,郁结皮肤而发。

此外,少数患者因调治不当,兼感毒邪,热毒流窜,入于营血,造成气血两燔,耗伤阴血之证。病久则经络阻隔,气血凝滞,故皮损厚硬。

二、临床表现

根据银屑病的临床特征,一般分为寻常型、脓疱型、关节病型及红皮病型四种类型。

(一)寻常型银屑病

此型最为常见,约占96%。本型银屑病大多急性发病,患者自觉有不同程度的瘙痒。

1.体征

(1)基本损害初起为炎性红色丘疹或斑丘疹,约粟粒至绿豆大小,以后可逐渐扩大或融合成为棕红色斑块,边界清楚,周围有炎性红晕,基底浸润明显,上覆多层干燥的银白色鳞屑,鳞屑在急性损害较少,慢性损害较多,在损害的中央部分鳞屑附着较牢固。轻轻刮除表面鳞屑,其下为一层淡红发亮的半透明薄膜,此即表皮内棘细胞层,称薄膜现象。再轻刮薄膜,则到达真皮乳头层的顶部,此处的毛细血管被刮破,故出现散在小出血点,呈露珠状,称点状出血现象。白色鳞屑、发亮薄膜、点状出血是本病的三大主要临床特征。

(2)在病情发展过程中,皮损可表现为多种形态:①滴状银屑病或点状银屑病,表现为粟粒至绿豆大小的丘疹,呈点滴状散布全身;②钱币状银屑病,皮损较大,呈圆形扁平斑片状,状如钱币;③地图状银屑病,损害继续扩大,互相融合,形成大片和规则地图状损害;④环状或回状银屑病,表现为损害逐渐扩大而中央消退的环状,或迂回弯曲状如脑回;⑤带状银屑病或蛇形银屑病,皮损分布呈带状或蜿蜒如蛇形;⑥泛发性银屑病,皮损数目较多,分布范围较广,可波及全身;⑦脂溢性皮炎样银屑病,多发生于头皮、眉和耳部,具脂溢性皮炎和本病的特征;⑧蛎壳状银屑病,少数患者皮损表现为糜烂和渗出,如浸润性湿疹状,干燥后形成污褐色鳞屑和结痂,并重叠堆积,状如蛎壳;⑨慢性肥厚性银屑病,反复发作及经过多种治疗的患者,皮损呈肥厚性,黯红色,鳞屑少而薄,且互相融合为片状,似皮革或苔藓样变,多发于胫前,像慢性湿疹;⑩疣状银屑病,少数患者皮损表面形成扁平赘疣状者。

(3)皮损可发生于全身各处,尤以头皮和四肢伸侧多见,指甲和黏膜亦可累及,少数可见于腋窝及腹股沟等皮肤皱襞部,掌跖部较少发病。通常对称分布,也有局限于某一部位者。部位不同其皮损表现亦不相同。

1)头皮:皮损为边界清楚,上覆较厚鳞屑的红斑,可融合成片,甚至满布头皮,鳞屑表面由于皮脂及灰尘相互混杂而呈污黄或灰黄色,剥除后其间仍为银白色;皮损处毛发由于厚积的鳞屑紧缩而成束状,状如毛笔,但毛发正常,无折断脱落,无秃发。

2)颜面:大多表现为一般点滴状或指甲大小浸润性红色丘疹或红斑,或呈脂溢性皮炎样,或呈蝶状,似红斑狼疮,因每天洗脸,故鳞屑不厚,为薄屑或无屑。

3)皱襞:少数患者发生于腋窝、乳房下、腹股沟及会阴等皱襞部位,皮损为界清的炎性红斑,无鳞屑,多因患部潮湿多汗及摩擦,皮损表面湿润呈湿疹样改变。

4)掌跖:较少见,常与身体其他部位同时发生,亦可独见于掌跖,表现为界清的角化斑片,中央厚,边缘薄,上覆白色或灰白色鳞屑,或为大小不一,边缘清楚的脱屑损害,可因皮损较厚而引起皲裂。

5)黏膜:比较少见,约占10.38%,多发生于龟头和包皮内面,口腔及眼结合膜等处亦可发生,龟头和包皮内侧多表现为界清的红色斑片,无鳞屑,口唇可有银白色鳞屑,颊黏膜及上腭则有灰黄色或白色的环形斑片。黏膜银屑病可早发,但大多在身体他处亦可见银屑病损害。

6)指(趾)甲:大约50%的患者同时具有指(趾)甲损害,尤其是脓疱型银屑病患者。常见的损害是甲板上有点状凹陷,甲板不平,失去光泽,同时可有纵嵴、横沟、混浊、肥厚、游离端与甲床剥离或整个甲板畸形甚至缺如,少数呈甲癣样改变。

3.按病情的发展分为三期

(1)进行期:为急性发作阶段,此期新疹不断出现,旧疹不断扩大,鳞屑厚积,炎症明显,痒感较著。在此阶段,患者皮肤敏感性增高,如外伤、摩擦、注射或针刺正常皮肤后,可在该处发生银屑病样皮损,称为"同形反应",又称人工银屑病。

(2)静止期:此期炎症停止发展,基本无新疹出现,旧疹亦不消退,病情处于静止状态。

(3)退行期:炎症浸润逐渐消退,鳞屑减少,皮疹缩小变平,红色变淡,最后遗留暂时性色素减退或色素沉着斑,而达临床痊愈。

4.重度寻常型银屑病的诊断标准

10分制规则,即BSA(体表受累面积)＞10%(患者10只手掌面积),或PASI(银屑病体表受累面积和严重程度指数)＞10%,或DLQI(皮肤病生活质量指数)＞10。

(二)脓疱型银屑病

临床较少见,一般可分泛发性及掌跖脓疱型银屑病两类。

1.泛发性脓疱型银屑病

(1)症状。①前驱期症状:在发脓疱前1~2天可有发热、乏力、关节痛和烧灼感等。②典型症状:大多急性发病,在数周内可泛发全身,发疹期可一直有发热,关节痛和肿胀,全身不适等全身症状。

(2)体征:①在银屑病的基本损害上出现密集的针头至粟粒大小的浅在无菌性小脓疱,上覆不典型的鳞屑,脓疱迅速增多成为大片环形红斑,边缘常有较多小脓疱,脓疱可融合成1~2 cm直径的"脓湖"。脓疱数天后干燥脱屑,其下又再发新的脓疱。②皮疹可发于全身,而以四肢屈侧及皱襞部多见,也有先发于掌跖而后延及全身者。口腔颊黏膜亦可发生簇集性小脓疱;指(趾)甲可出现萎缩、碎裂或溶解,甲床亦可有小脓疱;患者常见沟状舌。

2.掌跖脓疱型银屑病

(1)症状。①前驱期症状:患者常感低热、头痛、食欲缺乏、全身不适等。②典型症状:皮损有疼痛和瘙痒。

(2)体征:①损害为对称性红斑,斑上出现许多针头至粟粒大小脓疱,疱壁不易破裂,一般1~2周后即可自行干燥,结褐色痂,痂脱后有小片鳞屑,剥除后出现小出血点,鳞屑下又可出现成群的新脓疱,故在同一斑块上可见脓疱和结痂,指(趾)甲常被侵犯,致变形、混浊、肥厚及不规则的嵴状隆起,严重时甲下可有脓液积聚,常伴沟状舌。②皮损对称发生,多见于掌跖,也可扩展到指

（趾）背侧，身体其他部位也常见银屑病皮损。

（三）关节病型银屑病

关节病型银屑病又名银屑病性关节炎。银屑病在关节炎患者中较为常见，比正常人多2～3倍；而关节炎在银屑病患者中也较普遍，据有关统计，其发生率约为6.8%，远远高于非银屑患者群中关节炎的发病率。本型常继发于寻常型银屑病或多次反复恶化后，亦可先有关节症状或与脓疱型及红皮病型银屑病同时存在。关节症状与银屑病皮损呈平行关系。

分类：①末端型：非对称性，手足部位一些末端指（趾）关节间受累；非对称性的小关节性关节炎。②附着点型：韧带与骨连接处炎症。③伴有骨质侵蚀的残毁性银屑病关节炎型，最后导致骨质溶解或关节强直。④中轴型：特别是骶髂部、髋部、颈椎部发生强直性脊柱炎。

可伴发内脏损害，如风湿性心脏病，眼结膜炎，肝脾淋巴结肿大，溃疡性结肠炎，肾炎等；约80%伴有指（趾）甲损害。

（四）红皮病型银屑病

红皮病型银屑病约占银屑病中的0.98%，常见于寻常型银屑病治疗不当或脓疱型银屑病消退后，也有初发即为该型表现者，但较罕见。

1.症状

（1）自觉不同程度瘙痒，反复发作，病程漫长。

（2）伴发热、畏寒、头痛、不适等全身症状。

2.体征

（1）表现为剥脱性皮炎，可累及全身，初起在原发皮损部位出现潮红，迅速扩大，最终全身皮肤呈弥漫性红色或黯红色，炎性浸润明显，上覆大量麸皮样鳞屑，不断脱落，其间常伴小片正常"皮岛"；发生于手足者，常见整片的角质剥脱。此时，银屑病的典型特征银白色鳞屑、点状出血等往往消失，但愈后常可见小片寻常型银屑病皮损；指（趾）甲亦受累变形、肥厚、混浊，甚至剥离而脱落。

（2）口腔、咽部、鼻腔黏膜及眼结合膜均充血发红，可有全身各处浅表淋巴结肿大。

本型是一种少见的严重银屑病，病情顽固，常数月或数年不愈，治愈后容易复发。

三、实验室和其他辅助检查

（一）血常规检查

脓疱型银屑病及红皮病型银屑病白细胞计数增高。

（二）生化检查

银屑病患者大多有三酰甘油和胆固醇的增高，脓疱型银屑病红细胞沉降率增快，可有低蛋白血症及低钙血症；关节病型银屑病类风湿因子阴性，红细胞沉降率增快。

（三）X线检查

关节病型银屑病受累关节边缘有轻度肥大性改变，无普遍脱钙；部分病例X线检查呈类风湿关节炎的骨关节破坏。

（四）病理组织学检查

1.寻常型银屑病

主要为显著角化不全，伴有角化过度，角质层内或其下方可见Munro微脓肿，系中性粒细胞由真皮乳头层上端毛细血管向表皮游走所致。颗粒层变薄或消失；棘层增厚，表皮突延长，真皮乳头部呈杵状向上延长,其顶端棘层变薄,颗粒层变薄或消失,真皮乳头层毛细血管扩张充血,周围淋巴细胞浸润。

2.脓疱型银屑病

其病理改变基本与寻常型银屑病相同,但棘层上部出现海绵状脓疱,疱内主要为中性粒细胞,真皮浅层血管扩张,周围有淋巴细胞和组织细胞及少量中性粒细胞浸润。

3.红皮病型银屑病

除银屑病的基本病理特征外,其改变类似慢性皮炎。有显著角化不全,颗粒层变薄或消失,棘层肥厚,表皮层延长,有明显细胞内和细胞间水肿,但无水疱,真皮上部水肿,血管扩张充血,血管周围早期有中性粒细胞和淋巴细胞浸润。晚期多为淋巴细胞、组织细胞及浆细胞浸润。

四、诊断要点

(一)寻常型银屑病

1.临床特点

(1)典型皮损:边界清,形态大小不一的红斑,稍有浸润增厚,红斑表面上覆多层银白色鳞屑,刮除鳞屑,见一层淡红半透明薄膜,即"薄膜现象",再刮除薄膜,可见小出血点,称"点状出血现象"。进行期,常在外伤或针孔处出现新皮损,称"同形反应"。

(2)头皮皮损出现点状凹陷似顶针样,变形、肥厚,失去光泽。皮肤皱襞部位易造成浸渍皲裂。

(3)皮损以头皮、躯干及四肢伸侧为主,黏膜如口腔、龟头损害较轻。

(4)初发多为青壮年,病程慢性,有一定季节性,冬重夏轻,可反复发生,亦有终身不愈者。

2.病程分三期

进行期:急性发作阶段,伴"同形反应";静止期:皮损稳定,旧疹不消,无新发疹;退行期:皮损减少,变薄,逐渐消退,留色素减退或色素沉着斑。

3.组织病理改变

组织病理改变主要为显著角化不全,可见 Munro 脓肿,颗粒层变薄或消失,棘层肥厚,表皮突延长,深入真皮。真皮乳头呈杵状向表皮内上伸,真皮浅层血管周围淋巴细胞浸润。

(二)脓疱型银屑病

1.临床特点

皮损特点:在寻常型银屑病基础上出现浅表的无菌性脓疱,可融合成"脓湖"。皮损可泛发全身亦可局限于掌跖,口腔黏膜亦可累及,常见沟纹舌。伴发热,寒战,关节肿胀等全身症状。实验室检查:白细胞计数增高,红细胞沉降率增快,可有低蛋白血症及低钙血症。

2.组织病理改变

表皮内海绵状脓疱,疱内多数为中性粒细胞。脓疱多位于棘细胞上层,真皮浅层血管扩张,周围有淋巴细胞和组织细胞及少量中性粒细胞浸润。

(三)关节病型银屑病

(1)典型的关节改变,多侵犯远端指(趾)间关节,常不对称,发生类风湿关节炎样损害,关节红肿、疼痛、变形及功能障碍。

(2)常与寻常型银屑病或脓疱型银屑病同时存在,多见于男性,病程迁延,关节炎随银屑病皮损的轻重而变化。

（3）实验室检查类风湿因子阴性，红细胞沉降率增快，X线检查见类似风湿关节炎的骨关节破坏。

（四）红皮病型银屑病

（1）银屑病活动期治疗方法不当或脓疱型消退过程中可转为本型。

（2）表现全身皮肤弥漫性潮红、肿胀和脱屑，在潮红斑浸润中，可见片状正常"皮岛"为本病特点之一。

（3）伴发热、畏寒、头痛及关节痛等不适，浅表淋巴结肿大。血白细胞可升高。

（4）本型病情顽固，愈后易复发。治愈后只见典型的银屑病损害。

五、鉴别诊断

急性点滴型银屑病需与斑丘疹性药疹、二期梅毒疹、玫瑰糠疹等相鉴别；地图斑块型银屑病需与体癣、蕈样肉芽肿相鉴别；头皮银屑病需与脂溢性皮炎、头癣、石棉糠疹等相鉴别；甲银屑病需与甲癣相鉴别；掌跖脓疱病需与手足癣合并感染、汗疱疹合并感染、接触性皮炎、单纯疱疹相鉴别；泛发性急性脓疱型银屑病需与泛发性脓疱性药疹、泛发性单纯疱疹病毒（HSV）感染和合并的双重感染相鉴别；关节病型银屑病需与类风湿关节炎、强直性脊柱炎、肠病性关节炎、Reiter综合征相鉴别；红皮病型银屑病需与毛发红糠疹、特应性皮炎和湿疹、皮肤T细胞淋巴瘤等引起的红皮病相鉴别。

六、治疗

临床治疗本病，多结合实际临床表现与分型分期，采取多种治疗手段内外合治。

（一）内治法

1.辨证论治

寻常型银屑病的早期、进行期或急性复发，以及脓疱型和红皮病型银屑病以血热为主，可表现为风热、湿热、火毒等实证；寻常型银屑病静止期迁延日久以血瘀为多，消退期以血虚风燥证多见；关节病型银屑病常表现为风湿寒痹证或脾肾阳虚证。

（1）风热血热：常见于寻常型进行期。

证候特点：皮损不断增多，自觉瘙痒，常于夏季加重，伴有怕热，小便黄赤，大便干结。舌红，苔薄黄，脉滑数。

治法：疏风消热，凉血化斑。

推荐方剂：消风散合犀角地黄汤加减。

基本处方：荆芥10 g，防风10 g，牛蒡子15 g，蝉蜕5 g，苦参15 g，川木通10 g，知母10 g，石膏30 g，生地黄15 g，水牛角50 g，赤芍15 g，牡丹皮10 g，甘草5 g。每天1剂，水煎服。

加减法：咽喉疼痛者加大青叶15 g、浙贝母15 g以利咽解毒；大便秘结者加大黄（后下）10 g、厚朴15 g、枳实15 g以通腑泻热。

（2）血虚风燥：常见于寻常型消退期。

证候特点：病情迁延日久，皮疹有苔藓样变，皮肤干燥、肥厚。在关节伸侧可有皲裂，疼痛，可伴头晕眼花、面色㿠白，舌淡苔薄，脉濡细。

治法：养血祛风润燥。

推荐方剂：养血祛风润肤汤加减。

基本处方:当归 15 g,熟地黄 15 g,天门冬 10 g,麦门冬 10 g,黄芩 10 g,生黄芪 20 g,桃仁 10 g,红花 6 g,天花粉 10 g,甘草 5 g。每天 1 剂,水煎服。

加减法:心烦失眠者加酸枣仁 12 g、夜交藤 15 g 以养心安神;口干咽燥者去生黄芪,加石膏(先煎)30 g、知母 15 g 以清热生津除烦。

(3)湿热蕴结:多见脓疱型或红皮病型。

证候特点:多发于腋窝、腹股沟等皱襞部位,红斑糜烂,浸渍流滋,瘙痒,或掌跖部有脓疱,多阴雨季节加重,伴胸闷纳呆,神疲乏力,下肢沉重,或带下增多,色黄,苔薄黄腻,脉濡滑。

治法:清热利湿。

推荐方剂:萆薢渗湿汤加减。

基本处方:萆薢 10 g,薏苡仁 10 g,黄柏 10 g,牡丹皮 10 g,泽泻 15 g,滑石 10 g,赤芍 15 g,川木通 10 g,车前子 30 g,甘草 5 g。每天 1 剂,水煎服。

加减法:对于皮损广泛、脓疱较多者,可加蒲公英 30 g、土茯苓 30 g、忍冬藤 30 g 等清热解毒。

(4)火毒炽盛:多见于红皮病或脓疱型。

证候特点:全身皮肤发红,或呈黯红色,甚则稍有肿胀,鳞屑较少,皮肤灼热,或密布小脓疱。伴壮热口渴,便干溲赤,舌红绛,苔薄,脉弦滑数。

治法:清热解毒凉血。

推荐方剂:黄连解毒汤合五味消毒饮加减。

基本处方:黄连 5 g,黄柏 10 g,黄芩 12 g,栀子 10 g,蒲公英 20 g,金银花 10 g,野菊花 15 g,天葵子 10 g,紫花地丁 10 g,甘草 5 g。每天 1 剂,水煎服。

加减法:壮热、神昏、烦躁者加服安宫牛黄丸或至宝丹以通窍清热解毒;大便秘结者加大黄(后下)10 g、芒硝(冲服)10 g 以通腑泄热。

(5)血瘀:常见于寻常型静止期迁延日久者。

证候特点:病程较长,反复发作,经年不愈,皮损紫黯或色素沉着,鳞屑较厚,有的呈蛎壳状,或伴有关节活动不利,舌有瘀斑,苔薄,脉细涩。

治法:活血化瘀,养血润燥。

推荐方剂:桃红四物汤加减。

基本处方:桃仁 10 g,红花 6 g,熟地黄 15 g,当归 12 g,赤芍 10 g,川芎 15 g,丹参 15 g,甘草 5 g。每天 1 剂,水煎服。

加减法:皮损色紫黯,病情严重,血瘀较甚者酌加三棱 10 g、莪术 10 g 等破血之品。

(6)风湿寒痹:多见关节病型初起。

证候特点:皮疹红斑不鲜,鳞屑色白较厚,抓之易脱,常冬季加重或复发,夏季减轻或消失。伴畏冷,关节酸楚或疼痛,瘙痒不甚,苔薄白,脉濡滑。

治法:疏风散寒,和营通络。

推荐方剂:桂枝汤加减。

基本处方:桂枝 10 g,白芍 10 g,炙甘草 5 g,生姜 3 片,大枣 10 枚,苍耳子 10 g,白芷 10 g,白鲜皮 20 g,地肤子 10 g,当归 15 g。每天 1 剂,水煎服。

加减法:如有关节畸形、功能障碍者,可去白芷、牛蒡子等解表之品,加羌活 10 g、独活 10 g、桑寄生 15 g、桑枝 30 g、秦艽 15 g、威灵仙 15 g 以祛除风湿,活络通经。

(7)脾肾阳虚:多见关节病型日久。

证候特点:病久不愈,皮损为淡红色或黯红色浸润斑片,鳞屑干燥,关节受累日久,肿痛变形,功能障碍,爪甲增厚,灰暗无光泽;伴神疲乏力,腰膝酸软,舌质淡嫩,苔薄,脉沉细。

治法:温阳化瘀、健脾补肾。

推荐方剂:附子理中汤合济生肾气丸加减。

基本处方:附子 10 g,党参 15 g,白术 10 g,干姜 10 g,菟丝子 15 g,炙甘草 5 g,山药 15 g,茯苓 15 g,丹参 30 g,黄芪 15 g,白花蛇舌草 30 g。每天 1 剂,水煎服。

加减法:脾阳虚重者加人参 10 g 以温中回阳,补脾益气;肾阳虚重者加鹿茸(另炖)3 g、巴戟天 15 g 以壮肾阳,益肾阴。

2.中成药

(1)复方青黛丸:功效清热解毒,活血凉血,消斑化瘀,祛风止痒。尤适于寻常型银屑病进行期。每天 3 次,每次 6 g。

(2)靛玉红片:为青黛的提取物,疗效与复方青黛丸一致。每次 25 mg 或 50 mg,每天 4 次。

(3)雷公藤制剂:适用于各型银屑病。雷公藤片,每次 3～4 片,每天 3 次;三藤糖浆(雷公藤、红藤、鸡血藤)每次 10 mL,每天 3 次;雷公藤多苷片,每次 1 片,每天 3 次;雷公藤总苷,成人每天服 40～60 mg,饭后口服。

(4)抗银片:适用于各型银屑病。每次 2 片,每天 3 次,饭后吞服。

(5)当归片:与地龙片配合应用,适用于银屑病血瘀证患者。每次各 5 片,每天 2 次。

(6)复方山豆根片:可改善真皮血管扩张,控制感染灶,使表皮增殖减慢。成人每次 6～8 片,每天 3 次。

(二)外治法

1.外用药物

本病寻常型进行期、脓疱型、红皮病型可用安抚保护剂,如小檗碱、黄柏、青黛膏或调麻油外搽患处,每天 3 次。寻常型静止期或消退期,可用一扫光药膏、10％硫黄软膏或疯油膏任一种外搽,每天 2～3 次。药浴疗法,药用侧柏叶、楮桃叶、艾叶、枫球、千里光、黄柏、地骨皮、狼毒及白鲜皮各 30 g,煎水浴洗,每天 1 次。

2.毫针治疗

主穴:大椎、肺俞、曲池、合谷、血海、三阴交。配穴:头面部配风池、迎香,上肢配支沟,下肢配足三里、丰隆。手法:平补平泻。每 10 次为 1 个疗程。

3.艾灸疗法

将艾条一端点燃,在距离患处皮肤 1 寸左右灸局部,以灼热不痛,灸至皮肤红晕为度,每天 1～2 次,每次 15～20 分钟,10 次为 1 个疗程。

4.耳针治疗

主穴:肺俞、神门、内分泌;配穴:心、大肠。留针 20～30 分钟,隔天 1 次,10 次为 1 个疗程。

5.水针治疗

主穴:肺俞;配穴:足三里、曲池。方法:在所选穴位上常规消毒后选用适宜的注射器,准确进针至一定深度,回抽无血即可推进药液或自身血液。

6.皮肤针治疗

用右手持针柄均匀有力地弹叩皮损,先轻后重,至皮肤潮红或微量出血为度。隔天 1 次,

10次为1个疗程。

7.放血疗法

取患者第一至第十二胸椎两侧各旁开0.5～1.5寸处摩擦数次,充分暴露反应点,常规消毒,以三棱针挑破皮肤,挤出血1～2滴,以消毒棉签擦去血液,隔天1次,1周为1个疗程。

8.穴位注射

主穴:肺俞;配穴:曲池、足三里。常用药为当归注射液,7～10天为1个疗程,疗程间隔1周。

9.埋线疗法

取穴以背部为主,配用四肢穴位。方法:穴位皮肤常规消毒,做普鲁卡因埋线点局麻,将三角针穿线后用热盐水清洗,第一次从大椎穴进针至第三胸椎棘突出针;第二次从第四胸椎棘突进针至第七胸椎棘突出针;第三次从第九胸椎棘突进针至第十一胸椎棘突出针;第四次从大杼穴进针经风门、肺俞、膈俞,剪断肠线,针口消毒后用2 cm纱布固定。

10.拔罐疗法

主穴:大椎、陶道、双侧肝俞或脾俞;配穴:曲池、三阴交。隔天1次,15次为1个疗程。

(李志刚)

第四节　胼　胝

胼胝是由于手足皮肤长期受压或摩擦而引起的局限性、扁平状、半透明的角质增生性损害。胼胝病名,出自隋代医家巢元方《诸病源候论·卷十三咽喉等诸病·手足发胝候》"手足忽然皮肤厚涩而圆短的茧者,谓之胼胝,此由血气沉行,不容其表,故皮涩厚而成胝"。

相当于西医学中的胼胝。

一、中医病因病机

本病发生与职业有关,多发生于体力劳动者及经常行走、站立工作者的足部受压处。由于局部长期挤压、摩擦,以致气血运行不畅,肌肤失养,气血凝滞而成。

二、临床要点

(一)发病特点
胼胝多发于手足,足畸形者、有咬指癖的儿童及体力劳动者多见。

(二)好发部位
胼胝多发生在足皮肤负重处,如足跟、第1和第5跖骨下面的皮肤,一般无痛。若足部畸形,可发生在相应负重处,如平跖足者横弓下塌,可从第2～4跖骨下面发生;马蹄内翻足的胼胝常发生在足外侧。

(三)皮损特征
皮损为境界不清、黄色、扁平或丘状隆起,局限性增厚的角质板,中央较厚,边缘较薄,质硬,光滑,半透明,严重者有皲裂形成。

273

(四)伴随症状

发病较缓,多无自觉症状。严重时可有压痛。

三、诊断及鉴别诊断

(一)诊断

易受压迫、摩擦部位,黄色、中厚边薄的角质增生物,境界不清,无自觉症状。

(二)鉴别诊断

1.鸡眼

境界清楚、嵌入皮内的针头至蚕豆大小、淡黄或深黄色、局限性角质增生物,呈圆形或椭圆形,表面光滑,与皮面相平或稍隆起,能看到清晰的角质核心,压痛明显。

2.跖疣

跖疣为局限性的中央略凹的增生物,表面不光滑,挤痛明显,如用手术刀削去表面增生物见点状黑色斑点或出血。

3.先天性掌跖肥厚症

皮损分布于掌跖,为高出于正常皮面的圆形或椭圆形角质丘疹,弥漫性、对称性,色泽黯黄,质地坚硬,除掌跖部位外,尚可累及手足背、肘、膝等其他部位。也可为胼胝样皮疹,但大多有家族史。

四、辨证论治

本病不需内服药,常用外治法。

(1)纠正畸形,穿合适的鞋子,垫以软质鞋垫。

(2)外用药物(如高浓度的尿素霜、水杨酸、维 A 酸霜或其他的角质剥脱剂)治疗。

(3)手术治疗。

(4)液氮冷冻治疗。

(5)皮疹较厚者可先用热水将其浸软后,用刀削去表面角质层,但不要损伤正常皮肤,以免引起感染。

五、常用中成药

鸡眼膏,外用,纱布包扎,每 5 天一次。

六、其他中医特色疗法

(1)中药外洗。药物组成:川牛膝、独活、透骨草、威灵仙、皂角刺、黄精、白芷、当归各 10 g,补骨脂 20 g,鸡血藤 15 g。用法:将中药加水 2 500 mL,或根据药量决定加水量,一般将水浸过药面。煎沸后,再小火煎 10～15 分钟,趁热先熏后泡足 30 分钟。或将方药用布包裹(不煎),置于全自动加热足浴盆内(市售家用),加水 4 500～5 000 mL。然后设置加热到足部能承受的温度(一般为 46～47 ℃),待温度达到,盆中的药液颜色渐深时,热泡足部 30 分钟。足浴毕,将药布包取出略拧干。留待第 2 天,再放入足浴盆内加热熏泡,每剂方药用 2 次,疗程 2～3 周。

(2)金毛狗脊、地肤子各 30 g,水煎泡脚,每次热泡 30 分钟,每天 1 次。

(3)苦参、三棱、莪术、灵磁石各 30 g,川椒、枯矾各 15 g,煎水泡脚,每次热泡 30 分钟,每天

1 次。

（4）水晶膏（组成：糯米 100 g，15％氢氧化钾液 250 mL）外贴。

（5）鸡蛋煮熟，去蛋白，将蛋黄放在金属勺中用文火慢慢熬出油来，放在器皿中，凉却待用。将病灶处用温水浸泡、软化，用小刀片轻轻刮除硬化组织（以不痛、不出血为原则），然后将冷却的鸡蛋油擦在患处，用纱布包之，防止油外渗。可用塑料薄膜外缠一层，防止污染鞋袜。早晚各 1 次，一般 7～10 天即可痊愈。

（6）鸦胆子仁捣烂外敷。

（7）艾炷灸法：将艾炷（其底座略小于胼胝）直接置于阿是穴，点燃其尖端，烧至局部有灼痛时，用镊子夹掉，再放 1 炷，连灸 5～7 壮，每天 1 次，5 次为 1 个疗程，疗程间隔 2～3 天。

七、预防调护

（1）穿宽松软底的靴袜。

（2）从事手工操作者，工作时戴手套。

八、临证心得

（1）本病多因局部皮肤长期受压或摩擦后引起的皮肤应激反应，轻者无症状，足底胼胝重者可引起疼痛，伴有糖尿病者，足底胼胝容易引起足底皮肤破溃经久不愈，导致感染等，所以糖尿病患者更需注意预防胼胝，已经形成的胼胝需积极治疗，以免遗留后患。

（2）女性患者长期穿高跟鞋容易引起胼胝的发生，应多穿宽松软底鞋，可以减轻症状及预防胼胝的发生。

（李志刚）

第五节　紫白癜风

紫白癜风是指由球形/糠秕马拉色菌引起的浅表皮肤感染。《医宗金鉴·外科心法要诀》记载："此证俗名汗斑，有紫白二种，紫因血滞，白因气滞。总由热体风邪、湿气，侵入毛孔，与气血凝滞，毛窍闭塞而成。多生面项，斑点游走，延蔓成片，初无痛痒，久之微痒。"

相当于西医学中的花斑癣。

一、中医病因病机

本病乃由于夏季炎热，腠理开泄，易受湿热癣虫侵袭而发病。

二、临床要点

（一）发病年龄
本病多见于青壮年男性。

（二）好发部位
本病好发于皮脂腺丰富的部位，如前胸、后背、肩部、上臂及面颈部。

(三)皮损特征

紫色、棕褐色、粉红色、白色或褐色斑疹,圆形或卵圆形,对称散在或融合,上覆细小的糠状鳞屑,反光性强。

(四)伴随症状

一般无自觉症状,偶有微痒。

三、诊断及鉴别诊断

诊断:圆形或不规则形的斑疹,多呈淡白斑,也可呈粉红色,黄棕色甚至灰黑色,表面覆盖薄薄的糠状鳞屑,反光性强。覆有细碎鳞屑的淡白色至浅褐色斑片,对称散在或融合,真菌镜检阳性。

鉴别诊断如下。

(一)白驳风(白癜风)

正常皮肤中间出现散在的白色斑片,大小不等,边界清楚,有时白斑边缘可见色素增加,无痛痒感觉。真菌镜检阴性。

(二)风热疮(玫瑰糠疹)

初起有母斑,迅速波及躯干,皮损为椭圆或圆形红斑,其长轴与皮纹方向一致,有秕糠状鳞屑,真菌镜检阴性。

四、辨证论治

一般不需内服药物,以外治为主,治以祛风化湿,杀虫止痒。苦参、百部、土槿皮、白鲜皮、蛇床子、黄柏、地肤子各 30 g 泡洗。

五、常用中成药

消风止痒颗粒:消风清热,除湿止痒,适用于皮疹伴瘙痒患者。

六、其他中医特色疗法

(1)密陀僧散外用:雄黄 6 g,硫黄 6 g,密陀僧 3 g,蛇床子 6 g,轻粉 1.5 g,蜜水调擦,或鲜芦荟蘸药外擦。

(2)雄黄解毒散外用:取雄黄解毒散(雄黄 30 g,寒水石 30 g,生白矾 120 g 共研细末)30 g,百部酒 120 mL,摇匀外用。

(3)土槿皮 10 g,丁香 10 g 浸入 50%～75%酒精 100 mL 中,1 周后外用。

(4)贝母、南星各等份,研细末,生姜汁调药擦之。

(5)梅花针治疗:常规消毒花斑癣表面,用梅花针在上面反复重度叩刺,叩至癣面潮红渗血为止,最后用酒精棉球擦净血迹,每天治疗 1 次,10 次为 1 个疗程。

七、预防调护

(1)勤洗澡,注意皮肤清洁、干燥。

(2)衣物宜日晒或煮沸消毒。

八、临证心得

梅花针叩刺：花斑癣是由花斑癣菌所致，由于花斑癣菌只寄生繁殖于皮肤角质层内，所以不引起皮肤深层炎性反应。梅花针反复重度叩刺皮部可以疏通经络脏腑之气，从而起到调整恢复皮部功能的作用，叩刺深度达角质层之下使皮肤角质层组织破坏，促使局部组织去陈更新，同时梅花针叩刺出血，又兼有放血疗法的含义，具有清热解毒、改善局部血液循环的功能，可恢复皮损区的供血及代谢，增强局部皮肤对花斑癣菌的抵抗力。

（李志刚）

第六节　扁　平　疣

扁平疣是一种以发生于皮肤浅表部位的小赘生物为主症，多发生于青年人颜面、手背部的常见皮肤病，尤以青春期前后女性为多，故也称为青年扁平疣。中医学称为"扁瘊""瘊子""疣目"。本病多由肌肤受风热之邪搏结而赘生，或因肝气郁结，气血凝滞，发于肌肤而成。

西医学认为本病是由人类乳头瘤病毒引起。

一、辨证

本病以颜面、手背和前臂处散在或密集分布淡红色或褐色米粒至芝麻粒大的扁平丘疹为主要症状。临床根据兼症可分为肝郁化火、风热搏结等证型。

（一）肝郁化火兼

见烦躁易怒，口苦咽干，目眩，脉弦。

（二）风热搏结

发病初期，丘疹呈淡红色或红褐色伴有瘙痒，兼见咳嗽，发热，脉浮数。

二、治疗

（一）针灸治疗

(1)治则：疏风清热，泻肝养阴。以手阳明经穴位为主。

(2)主穴：阿是穴（疣体所在部位）、合谷、曲池、血海。

(3)配穴：肝郁化火者，加行间、侠溪；风热搏结者，加风池、商阳。

(4)操作：毫针刺，泻法。用26～28号0.5～1.0寸毫针，在母疣中心快速进针至疣底部，大幅度捻转提插30次左右，然后摇大针孔，迅速出针，放血1～2滴，再压迫止血；若疣体较大，再于疣体上下左右四面与正常皮肤交界处各刺1针，以刺穿疣体对侧为度。施用同样手法，3～5天针刺1次。

(5)方义：本证刺法以刺疣体局部为主，用粗针刺出血再按压止血，意在破坏疣底部供应疣体的营养血管，使之出血、阻塞，断绝疣体的血液供应，从而使疣体枯萎脱落。因本证为风热毒邪结聚于皮肤所致，故疣数较多者取合谷、曲池针而泻之，散风清热；再针泻血海凉血化瘀、软坚散结，更有助于疣体之枯萎。

（二）其他治疗

1.激光照射

选取阿是穴，用 7～25 mW 的氦-氖激光仪散焦作局部照射 20～30 分钟，每天 1 次。

2.耳针

选肺、肝、肾、面颊、内分泌、交感，每次取 2～3 穴，毫针刺，中等强度刺激，留针 30 分钟，每天 1 次。亦可用王不留行贴压。

三、按语

（1）针灸治疗扁平疣有较好疗效，多采用局部选穴。若在治疗期间出现局部色泽发红，隆起明显，瘙痒加重，往往是经气通畅之象，为转愈之征兆，应坚持治疗。

（2）治疗期间应忌食辛辣、海鲜等发物，避免挤压摩擦疣体，以防感染。

（李志刚）

第七节　痤　　疮

痤疮是一种与性腺内分泌功能失调有关的毛囊、皮脂腺慢性炎症性皮肤病。好发于青少年颜面部位，临床上以面部的粉刺、丘疹、脓疱或结节、囊肿为特征，易反复发作。

痤疮是常见多发病。据有关文献报道，该病在人群中的发病率为 20%～24%。本病在青春发育期人群中的发病率更高，占 30%～50%。国外文献报道甚至高达 90%。一般男性的比例略高于女性，但在门诊患者中是以女性患者为多，这与女性比较注重面部美容有关。由于痤疮主要发生于颜面部，有损容貌，所以随着人们生活水平的提高，痤疮的防治已日益受到重视。

痤疮相当于中医学的"肺风粉刺"。

一、病因病机

中医认为肺风粉刺主要是由于先天素体肾阴不足，相火天癸过旺，加之后天饮食生活失调，肺胃火热上蒸头面，血热郁滞而成。

（一）肾阴不足

肾为先天之本，藏精，主人之生长发育与生殖。其中由肾产生的天癸是直接影响人生长发育与生殖功能的物质，如《素问·上古天真论篇》说："女子七岁，肾气盛，齿更，发长；二七而天癸至，任脉通，太冲脉盛，月事以时下，故有子……七七任脉虚，太冲脉衰少，天癸竭，地道不通，故形坏而无子也。丈夫八岁，肾气实，发长齿更；二八，肾气盛，天癸至，精气溢泻，阴阳和，故能有子……七八，肝气衰，筋不能动，天癸竭，精少，肾脏衰，形体皆极。"若素体肾阴不足，肾之阴阳平衡失调，会导致女子二七和男子二八时相火亢盛，天癸过旺，过早发育，面生粉刺。因而肾阴不足，肾之阴阳平衡失调，天癸相火过旺是肺风粉刺发生的最主要原因。

（二）肺胃血热

面部皮肤主要由肺经和胃经所司。《素问·五脏生成篇》说："肺之合皮也，其荣毛也"。在五行理论中，肺属金，肾属水，若素体肾阴不足，不能上滋于肺，可致肺阴不足。另外肺与大肠相表里,若饮食不节,过食膏粱厚味,大肠积热,上蒸于肺胃。合而致使肺胃血热,脸生粉刺,出现丘疹、脓疱。

（三）痰瘀互结

肾阴不足,肺胃血热,日久煎熬津液为痰;阴虚血行不畅为瘀,痰瘀互结于脸部而出现结节、囊肿和瘢痕。

（四）冲任不调

肾阴不足,肝失疏泄,可使女子冲任不调。冲为血海,任主胞宫,冲任不调,则血海不能按时充盈,以致月事紊乱和月事前后面部粉刺增多加重。

二、临床表现

痤疮主要发生于青春期男女面部的前额、脸颊或下颌、口周,亦可见于胸背和上臂。近年随着社会的进步和人们生活水平的提高,饮食结构的改变,工作学习压力的增大,生活节奏的加快以及空气环境的污染,患痤疮的患者日益增多,其发病年龄已向少年化和中年化发展。也就是说,目前痤疮的发病年龄不仅局限于青春期,许多过早发育的少年儿童和青春期过后的中年男女患痤疮的也越来越多。

痤疮初起多为细小的黑头或白头粉刺,可挤出豆渣样的皮脂。亦有初起为皮色或红色小丘疹。继而发展为小脓疱或小结节。严重者可形成脓肿、囊肿或蜂窝织炎并伴有疼痛。部分皮脂溢出过多的患者伴有红斑、油腻、瘙痒等脂溢性皮炎的表现。反复发作者,继发凹凸不平的瘢痕和色素沉着。女性患者常伴有月经不调和月经前后皮疹增多加重。部分女性痤疮患者伴有四肢或乳晕多毛症。严重痤疮的女性患者如果合并多毛症、月经不调、月经量少,要注意卵巢和性腺的器质性病变。

三、实验室和其他辅助检查

（一）螨虫检查

部分患者取皮损处的皮脂或分泌物直接镜检可查到螨虫。

（二）糠秕孢子菌检查

直接涂片镜检或培养,部分患者可查到糠秕孢子菌。

（三）细菌学检查

部分患者可分离出痤疮棒状杆菌和表皮葡萄球菌。

四、诊断要点

根据青少年发病年龄,好发于颜面及上胸背部位,有粉刺、丘疹或伴有结节、囊肿、脓疱、瘢痕可诊断为痤疮。

五、治疗

根据痤疮的病因病机和主要证型,本病中医治疗总的法则是:滋阴泻火,清肺解毒,凉血活血,调理冲任。在治疗方法上应内治和外治相结合,内外合治,标本兼顾,才能达到较好的治疗效果。对于严重的痤疮,采用中西医结合的方法治疗,可明显提高疗效。

(一)内治法

1.辨证治疗

根据痤疮发病时间的长短、皮疹形态和性别的不同,一般可分为阴虚内热、瘀热痰结、冲任不调三个证型进行治疗。其中阴虚内热是痤疮的基本证型,瘀热痰结、冲任不调大多数是由阴虚内热证演变而成。

(1)阴虚内热。

证候特点:面部皮疹以红色或皮色粉刺丘疹为主,或伴有小脓疱、小结节。口干,心烦,失眠多梦,大便干结,小便短赤。舌红少苔或薄黄苔,脉数或细数。

治法:滋阴泻火,清肺凉血。

推荐方剂:消痤汤。

基本处方:女贞子15 g,旱莲草15 g,知母12 g,黄柏12 g,鱼腥草20 g,蒲公英15 g,连翘15 g,生地黄15 g,丹参25 g,甘草5 g。每天1剂,水煎服。

加减法:大便秘结加大黄10 g(后下)、枳实12 g通腑泄热;大便稀烂不畅,舌苔厚浊去生地黄,加土茯苓15 g、茵陈蒿20 g利湿清热解毒;失眠多梦加合欢皮15 g、茯神20 g宁心安神;肺胃火热盛者加生石膏20 g(先煎)、地骨皮15 g清泻肺胃之火。

(2)瘀热痰结。

证候特点:面部皮损以红色或黯红结节、囊肿和凹凸不平的瘢痕为主,或伴有小脓疱、粉刺和色素沉着。舌红或黯红有瘀点,苔薄黄,脉弦滑或细涩。

治法:养阴清热,化瘀散结。

推荐方剂:桃红四物汤合消痤汤加减。

基本处方:生地黄15 g,桃仁15 g,红花5 g,赤芍15 g,丹参30 g,女贞子15 g,旱莲草15 g,鱼腥草15 g,蒲公英15 g,郁金15 g,甘草5 g.。每天1剂,水煎服。

加减法:囊肿脓血多者加皂角刺12 g、白芷10 g消肿排脓;结节严重伴疼痛加玄参20 g、浙贝母12 g清热解毒散结;瘢痕明显,重用丹参至50 g以加强活血化瘀之功效。

(3)冲任不调。

证候特点:本证见于女子,面部肺风粉刺的发生和轻重与月经周期有明显关系。月经前面部皮疹明显增多加重,月经后皮疹减少减轻。或伴有月经不调,月经量少,经前心烦易怒,乳房胀痛不适。舌红苔薄黄,脉弦细数。

治法:养阴清热,调理冲任。

推荐方剂:柴胡疏肝汤合消痤汤加减。

基本处方:柴胡12 g,郁金15 g,白芍15 g,女贞子15 g,旱莲草15 g,鱼腥草15 g,蒲公英15 g,丹参15 g,山楂15 g,甘草5 g。每天1剂,水煎服。

加减法:月经后期不至,乳房胀痛,小腹隐痛加香附15 g、王不留行12 g通经止痛;月经先期或月经来潮期间去丹参,加益母草25 g,香附15 g调经清热。

2.中成药

(1)丹参酮胶囊:功效抗菌消炎,用于痤疮、扁桃体炎、疖肿,口服,一次4粒,一天3～4次。

(2)众生丸:功效清热解毒,活血凉血,消炎止痛,用于急慢性咽喉炎,疮毒等症。口服,一次4～6丸,一天3次。外用捣碎,用冷开水调匀,涂患处。

(3)逍遥丸:功效疏肝清热,健脾养血,用于两胁胀痛,心烦易怒,倦怠食少,月经不调,口服一次 6 g,一天 2 次。

(4)知柏地黄丸:功效滋阴降火,用于阴虚火旺,潮热盗汗,口干咽痛,耳鸣遗精,小便短赤。一次 9 g,分次温水送服,一天 2 次。

(二)外治法

(1)用 2%氯霉素(或甲硝唑)三黄洗剂外搽皮损。

(2)中药面膜:用消痤散或其他具有清热解毒、凉血消斑的中药散剂加少许蜂蜜调成糊状,均匀涂敷在面部有痤疮部位 20~30 分钟,每天或隔天 1 次。炎症明显者加用苦瓜汁调药散;色素沉着明显者加用西红柿汁调药散。

(3)四黄膏:外敷局部,用于严重的肺风粉刺伴有较大红色结节和囊肿者。

(4)清粉刺法:多黑头白头粉刺者局部用 75%乙醇消毒后,先以粉刺针沿毛孔口将粉刺穿破,然后用粉刺挤压器将粉刺内容物挤出。

(5)中药倒模:是将药物和物理疗法混合应用的一种综合治疗方法。先用洗面奶清洁脸部,再用离子喷雾器喷雾脸部并按摩,然后在皮损范围涂上糊状药膜,用脱脂棉将眼、鼻、口和胡须部位遮盖好,再将石膏粉用水调成糊状立即倒盖于脸部(注意露出鼻孔和口),待石膏由软变硬,由热慢慢变凉,即可起模取下石膏。注意痤疮炎症明显者不宜用。

(6)切开排脓或大号针头抽脓血:用于严重肺风粉刺伴有脓肿明显者。

(7)金粟兰酊:外搽,用于继发性的黯红瘢痕。

(8)针刺疗法。局部取穴:下关、颊车、攒竹;全身取穴:足三里、合谷、丰隆、三阴交,留针半小时。

(9)刺血疗法:用三棱针消毒后在耳前、耳后、内分泌穴、皮质下穴速刺出血,隔天 1 次,10 次为 1 个疗程。

(10)穴位注射法:丹参注射液或鱼腥草注射液 2 mL,分别选取双侧手三里、曲池、足三里或血海四组穴位各 1 mL,交替使用进行穴位注射,隔天或三日 1 次,7 次为 1 个疗程。

(11)自血疗法:对一些反复发作的肺风粉刺可用自身静脉血 4 mL 抽出后即刻肌内注射,隔天 1 次,10 次为 1 个疗程。

(12)耳穴压豆法:主穴选取肺、内分泌、皮质下,将中药王不留行籽置于小块胶布中央,然后贴在穴位上,嘱患者每天按压穴位数次,每次 10 分钟,10 天为 1 个疗程。

(13)耳穴埋针法:主穴取肺、膈、内分泌、皮质下,用皮内针埋入,每天按压数次,每次 10 分钟。

(李志刚)

第八节 脚 气 疮

脚气疮是由于原发真菌感染灶(头癣、足癣)释放的真菌抗原经血流带至皮肤,在该处发生了抗原抗体反应所呈现的一种变态反应性损害。《疡医大全·脚丫毒门主论》记载:"脚丫毒是足经受证,足背跗是足三阳经,足掌心丫是足三阴经受证,当分何经加引经药以治之。"《外科正宗·妇人脚丫作痒第九十八》云:"妇人脚丫作痒,乃从三阳风湿下流,凝聚不散,故先作痒而后生湿烂。

又或足底弯曲之处,痒湿皆然。"

相当于西医学中的癣菌疹。

一、中医病因病机

因湿热内蕴,复遭风毒,两者郁久化毒,凝结不散,毒溢于肤而成。

(一)湿热郁阻

禀赋不足,脾胃虚弱,湿热郁于肌肤,凝结不散而发病。

(二)湿热化毒

湿热内蕴,复遭风毒,二邪相搏,犯经窜络,外发肌肤而发病。

二、临床要点

(一)发病年龄

本病可累及任何年龄,成年人多发。

(二)好发部位

疱疹型多对称性分布于掌心、指侧、手背、足跖、足背;湿疹样型多对称性分布于足背、小腿、四肢;丹毒样型多分布于单侧或双侧下肢。

(三)皮损特征

本病表现为丘疹、丘疱疹、水疱或红斑。

(四)疾病分型

1.疱疹型

皮损为突发豆粒大小水疱,疱液清,壁厚,周围无红晕。随原发感染灶的消退而消退,可反复发作。

2.湿疹样型

皮损为丘疹、红斑、渗出、糜烂。

3.丹毒样型

皮损为轻度水肿性红斑,散在或融合成大片,类似丹毒。此外癣菌疹还可表现为多形红斑、结节性红斑或荨麻疹样皮损。

(五)伴随症状

伴瘙痒或灼热,丹毒样型无明显肿痛。

三、诊断及鉴别诊断

(一)诊断

常见对称分布的多形性皮损,皮肤癣菌感染灶炎症明显,皮损真菌镜检阴性,皮肤癣菌素试验阳性。

(二)鉴别诊断

1.蚂蚁窝(汗疱疹)

疱疹型与此病相鉴别。汗疱疹为出汗不良性湿疹,无皮肤癣菌感染灶,皮损真菌镜检及皮肤癣菌素试验均阴性。

2.湿疮(湿疹)

湿疹样型与此病相鉴别。湿疹皮损表现多形,易渗出,境界不清,无皮肤癣菌感染灶,皮损真菌镜检及皮肤癣菌素试验均阴性。

3.丹毒

丹毒样型与此病相鉴别。丹毒为球菌感染所致,常伴有发热、局部肿痛及淋巴结肿大等,无皮肤癣菌感染灶,皮损真菌镜检及皮肤癣菌素试验均阴性。

四、辨证论治

(一)湿热郁阻型

症候:以丘疹、丘疱疹、水疱为主,或有渗出、糜烂、脱屑,对称分布,可伴发热,食欲缺乏。舌红,苔薄黄微腻,脉濡数。

治法:清热利湿,止痒。

方药:三妙丸加减。

黄柏12 g,苍术9 g,大腹皮12 g,青皮10 g,忍冬藤30 g,薏苡仁30 g,赤小豆30 g,绵萆薢10 g,川牛膝9 g,木瓜10 g,赤芍10 g。

(二)湿热化毒型

症候:以红斑为主,局部焮红肿胀,伴痛痒,高热,恶寒,呕吐,便秘,溲赤。舌红,苔黄微干,脉弦数。

治法:清热化湿,解毒。

方药:解毒消肿汤加减。

金银花12 g,马鞭草15 g,败酱草15 g,赤小豆15 g,茯苓12 g,车前草15 g,甘草9 g,生地黄10 g,丹皮10 g,当归尾10 g,赤芍12 g,川牛膝9 g。

五、常用中成药

(一)湿毒清片

化湿解毒,癣菌疹两证型均可使用。

(二)新癀片

清热解毒、活血化瘀、消肿止痛,适用于癣菌疹湿热化毒型。

六、其他中医特色疗法

(1)密陀僧散外用:密陀僧30 g,石膏、枯白矾各6 g,轻粉3 g,研细,油调外涂。

(2)针灸治疗取穴:合谷、曲池、三阴交、太溪;方法:施泻法,针刺得气后留针30分钟,每天1次。

(3)黄精、大黄、丁香,煎水外洗,治皮疹以丘疹为主者。

(4)苦参、蛇床子、大黄、明矾,水煎汁洗浴湿敷,治皮疹以流滋、糜烂为主者。

七、预防调护

(1)急性期应卧床休息,少站立或行走,避免病情扩散。

(2)注意足部清洁、干燥,鞋袜、内衣裤不可混穿。

八、临证心得

(1)中医认为本病的发生多因湿热内蕴,郁于肌肤,流于下焦,日久蕴毒,邪毒内侵,犯经窜络,外发肌肤而成,故本病以清热燥湿、祛风解毒为治疗原则。

(2)癣菌疹在临床上不常见,有时受真菌镜检阳性率所限,原发病灶中有时查不到真菌,加之本病皮疹表现多样,可能与湿疹、汗疱疹、丹毒、结节性红斑、远心性环状红斑、脉管炎、荨麻疹相混淆,人为降低了并发率,临床应根据症状及实验室检查仔细鉴别。

(3)癣菌疹主要发生于足癣患者,尤其是浸渍糜烂型足癣,剧烈搔抓是主要诱发因素。治疗的关键在于积极治疗原发真菌感染灶,贯穿癣菌疹治疗始终并加强对患者进行卫生宣教。

(4)外用药以温和为好,不可乱用刺激性药物,不可乱用糖皮质激素制剂,以免诱发癣菌疹,亦不可涂擦癣药水或癣药膏,否则红肿、瘙痒反而会加重。

(李志刚)

第九节　暑　热　疮

暑热疮是一种因气温高而引发的季节性炎症性皮肤病。发病多在6~8月份,气温下降或至秋凉后自然减轻或消退。《疡科心得集》记载:"夏令暑蒸炎热,肌体易疏,遇凉饮泛,逼热最易内入……为暑热疮。"夏季皮炎的皮损特点为大片鲜红色斑,密集针头至粟粒大丘疹,有时有丘疱疹,搔抓后出现抓痕、血痂,久之皮肤粗糙肥厚。好发于躯干和四肢,两小腿伸侧多见对称发生。

相当于西医学中的夏季皮炎。

一、中医病因病机

多由禀赋不耐,血热内蕴,复遭盛夏酷暑之气外侵,与血热相搏而成;又有贪凉饮冷,脾阳受遏,湿热内阻,外发体肤所致。

(一)暑热之邪

盛夏酷暑,暑为阳邪,由火热之气所化,内伤之气,外袭肌肤,致血热沸腾,透达于表,故见灼热刺痒。

(二)湿热互遏

火旺于夏,恣食凉冷之物,损伤脾阳,使之运化减弱,致使湿热互遏或蕴结,外不行肌而汗泄,内不清利从溲行,阻于肤腠,症见淫痒不已。

二、临床要点

(一)发病年龄

成人多见。

(二)好发部位

对称发生于躯干、四肢,尤以小腿伸侧为甚。

（三）皮损特征

大片鲜红色斑，在红斑基础上有针头至粟粒大小的丘疹、丘疱疹，搔抓后可出现抓痕、血痂，久之皮肤粗糙增厚。天气转凉后可自然减轻或消退。本病可每于该季节时反复发生。

三、诊断及鉴别诊断

（一）诊断

根据本病有明显的季节性，皮疹为大片红斑基础上的丘疹、丘疱疹，有剧痒，天气转凉后可自然减轻或消退的特点，容易诊断。

（二）鉴别诊断

1.痱子

皮损多见于头、面、躯干和皱褶部位，为密集的针头大小的丘疹、丘疱疹或者小脓疱。主要见于儿童。

2.夏季瘙痒症

无原发性皮损，仅见到因搔抓而致的抓痕及苔藓样改变。

3.急性湿疹

皮损多为多形性，除有红斑、丘疹外，多伴有水疱、糜烂、渗液，一般常冬重夏轻，至秋凉不能自愈，并可转为慢性。

四、辨证论治

（一）暑热扑肤型

症候：皮肤焮红，压之褪色，扪之则有灼热烫手之感，自觉痒重；伴有口干喜饮，心烦意乱；舌质红，苔少，脉洪大。

治法：清暑益气，散风止痒。

方药：白虎汤加减。

生石膏 15 g（先煎），知母 10 g，生甘草 6 g，沙参 12 g，绿豆衣 10 g（后下），竹叶 12 g，灯心草 10 g。

用法：水煎服，每天 2 次。

（二）湿热蕴肤型

症候：皮疹以丘疹为主，病位偏在胫前，痒重，状如芒刺，抓破有少许渗出，结痂；伴有胸闷，食少，小便短黄；舌质红，苔薄黄微腻，脉滑数。

治法：清热化湿，和营止痒。

方药：藿香正气散加减。

藿香 6 g（后下），佩兰 10 g，银花 10 g，连翘 10 g，薏苡仁 12 g，茯苓皮 12 g，赤小豆 12 g，苍术 10 g，苦参 6 g，陈皮 6 g，炒枳壳 6 g，防风 6 g。

用法：水煎服，每天 2 次。

五、常用中成药

（一）龙肝泻肝丸

清肝泻火，清利湿热，适用于夏季皮炎湿热蕴肤型。

(二)新癀片

清热解毒,适用于夏季皮炎暑热扑肤型。

六、其他中医特色疗法

(一)外用

皮疹以丘疹为主,选用百部酊、1%薄荷三黄洗剂,外搽;皮肤红肿、灼热,刺痒,选用炉甘石洗剂、止痒洗剂外涂;然后外扑止痒扑粉、清凉粉,2～3次/天。

(二)毫针

合谷、曲池、足三里、血海。方法:针刺后留针30分钟,日1次。

(三)耳针法

肺、神门、皮质下、心;方法:针刺后留针30分钟,日1次。

(四)刺血法

委中,方法:常规消毒,扎紧穴上方使之青筋显露,三棱针点刺,放血少许,5天1次。

七、预防调护

(1)做好防暑降温工作,室内保持通风,室外宜穿宽大的棉织衣服。

(2)避免日光暴晒,经常清洗皮肤,保持皮肤的清洁。禁止热水烫洗和刺激性药水外涂。

八、临证心得

(一)注意清透暑热与益气养阴

遇到暑热扑肤证时,清泄暑热之法并无异议。方药可选择六一散或新加香薷饮之类,但暑热之邪不似火热之邪,不可一味清泄,暑热之邪热与湿俱,清热之药不要过分寒凉,以免损伤脾阳,致湿更胜,热不能去;治宜用轻清透达之药,引热外达,取"火郁发之"之理,药如藿香、金银花、连翘、升麻、葛根、蒲公英、荷叶等,热盛者,可适当加些黄连、黄芩、石膏一类。清泄暑热的同时,也要注意暑热易伤气阴,可加用一些益气养阴之品,方如清暑益气汤一类,药有西洋参、北沙参、石斛、知母、麦冬等。

(二)注重祛湿

暑多夹湿,所以遇到夏季皮炎时,要兼顾清利湿气,清字意为清热祛湿,方药可选三仁汤或甘露消毒丹之类,药可选用白豆蔻、薏苡仁、半夏、藿香、菖蒲、黄芩、连翘、贝母、射干、薄荷。利字意为通利小便,正可谓"治湿不利小便,非其治也。"可选用滑石、通草、车前子、泽泻、薏苡仁之辈通利小便,祛除湿气。但要注意的是,暑湿之气不同于一般湿气,兼有暑热之邪,所以不可一味通利小便,要同时兼顾清暑泄热,用点宣发之品,使湿气和暑热都可散去。此乃"给邪以出路"。

(三)注重调护

做好防暑降温工作,室内保持通风,室外宜穿宽大的棉织衣服。避免日光暴晒,经常清洗皮肤,保持皮肤的清洁。禁止热水烫洗和刺激性药水外涂。

(李志刚)

第十三章

皮肤病的护理

第一节　皮肤病基础护理技术

一、皮肤给药

（一）目的

（1）保护皮肤，减轻症状。

（2）促进皮损愈合。

（3）教会患者外用药物的使用方法，预防并发症的发生。

（二）评估

1.评估患者

（1）双人核对医嘱。

（2）核对患者床号、姓名、病历号和腕带（请患者自己说出床号和姓名）。

（3）了解患者病情、意识状态和配合能力。

（4）评估患者对用药计划的了解、认识程度，过敏史等。

（5）评估患者皮损情况，观察有无新发皮疹及用药后反应。

（6）向患者解释操作目的及过程，取得患者配合。

2.评估环境

安静整洁，宽敞明亮，温湿度适宜，环境隐蔽。

（三）操作前准备

1.人员准备

仪表整洁，符合要求。洗手，戴口罩。

2.物品准备

治疗车上层放置手套、无菌棉签或涂药用止血钳（夹上叠好的纱布）、快速手消毒剂。以上物品符合要求，均在有效期内。下层放置生活垃圾桶、医疗废物桶。

（四）操作程序

（1）携用物至患者床旁，核对床号、姓名、病历号和腕带（请患者自己说出床号和姓名）。

（2）为患者解释用药过程，取得患者的配合。

(3)保护患者的隐私、保暖,采取舒适卧位,充分暴露患者局部。

(4)戴手套。

(5)根据病情及使用的药物,清洁患者局部皮损,清除原有药液、血迹、体液、分泌物等。

(6)通过皮肤受损面积确定药物的用量。

(7)将药物涂于皮肤表面,沿毛发方向揉擦。

(8)按需为协助患者更换病号服,取舒适卧位。

(9)按医疗废物分类原则正确处理用物。

(10)洗手,并记录。

(五)注意事项

(1)注意病室温度,避免患者受凉。

(2)了解不同剂型药物的使用方法及注意事项。

(3)使用止血钳夹取纱布涂药时,止血钳勿触及皮肤。

(4)根据不同病情选择涂药力度不同,肥厚性皮损可稍用力并反复揉擦。

(5)涂药时从清洁皮损到感染皮损,防止交叉感染。

二、冷湿敷法

(一)目的

(1)湿敷法具有清洁、消炎、收敛和止痒的功用。皮肤经湿敷后,由于液体蒸发,使血管收缩,体表温度降低,渗出减少,水肿消退。

(2)可使皮肤局部温度降低,镇静末梢神经,达到止痒作用。

(3)湿敷法适用于急性渗出性皮损,如急性湿疹、皮炎及小片糜烂等;渗出少、红肿明显、皮肤感染、糜烂及溃疡者均可使用本法。

(二)评估

1.评估患者

(1)双人核对医嘱。

(2)核对患者床号、姓名、病历号和腕带(请患者自己说出床号和姓名)。

(3)了解患者病情、意识状态和配合能力。

(4)评估患者对用药计划的了解、认识程度,过敏史等。

(5)评估患者皮损情况,观察有无新发皮疹及用药后反应。

(6)向患者解释操作目的及过程,取得患者配合。

2.评估环境

安静整洁,宽敞明亮,温湿度适宜,环境隐蔽。

(三)操作前准备

1.人员准备

仪表整洁,符合要求。洗手,戴口罩。

2.物品准备

湿敷液的配制:根据评估将适量药物,放入容器中,用相应比例开水浸泡药物,并使药粉充分溶解,自然冷却。治疗车上层放置湿敷盆或小碗一个(内装湿敷液、纱布若干、棉球若干)、湿敷垫、无菌换药盘(内装镊子2把、弯盘2个)、手套1副、一次性棉中单清洁床单、病号服。以上物品符合要求,均在有效期内。治疗车下层放置生活垃圾桶、医用废物桶。

(四)操作程序

(1)携用物推车至患者床旁,核对床号、姓名、病历号和腕带(请患者自己说出床号和姓名)。

(2)为患者解释用药过程,取得患者的配合。

(3)保护患者的隐私、保暖,采取舒适卧位,充分暴露患者局部。

(4)铺好棉垫:大面积用橡皮布中单,以免把床单浸湿。

(5)戴手套。

(6)清洁皮肤:向换药盘中倒入部分湿敷液,用棉球将皮损表面清洁干净。

(7)将4～6层纱布于湿敷盆中浸透,挤干以不滴水为准,紧贴于皮损处,如此反复浸湿纱布,20～30分钟后取下。

(8)整理用物放置于治疗车下层,脱去手套,快速手消毒剂消毒双手。

(9)协助患者取舒适卧位,整理床单位。

(10)推车至治疗室,按医疗废物分类处理原则清理用物。

(11)洗手,按护理级别记录。

(五)注意事项

(1)湿敷药液应现用现配,不得使用陈旧药液。

(2)下肢可用支被架,以利于下肢活动。

(3)湿敷一般采用冷湿敷,故而面积不宜过大,不能超过身体表面积的1/3,以免感染或药物中毒。

(4)湿敷垫必须与皮肤紧密接触。

(5)湿敷垫要保持清洁,部位分开。

(6)非一次性用物使用后必须清洁并高压消毒。

三、清疮换药

(一)目的

(1)减少鳞屑、尘埃、脓痂等污物对皮肤的刺激,减少病菌滋生。

(2)减少抗原物质及毒素的吸收,防止感染的扩散。

(3)抽吸疱液,防止皮肤剥脱缺损,利于恢复。

(4)有利于药物的吸收并充分发挥其治疗作用,促进皮损的消退。

(二)评估

1.评估患者

(1)双人核对医嘱。

(2)核对患者床号、姓名、病历号和腕带(让患者说出自己的床号和姓名)。

(3)了解患者病情、意识状态和配合能力。

(4)评估患者对用药计划的了解、认识程度,过敏史等。

(5)评估患者皮损情况,观察有无新发疹及用药后反应。

(6)向患者解释操作目的和过程,取得患者配合。

(7)根据患者病情遵医嘱,协助患者淋浴或用1∶5 000高锰酸钾或1∶8 000高锰酸钾溶液浸浴。

2.评估环境

安静整洁,宽敞明亮,温湿度适宜,环境隐蔽。

(三)操作前准备

1.人员准备

仪表整洁,符合要求。洗手,戴口罩。

2.物品准备

湿敷液的配制:根据评估将适量小檗碱,放入容器中,用相应比例开水浸泡药物,并使药粉充分溶解,自然冷却,放入适量无菌纱布、棉球。治疗车上层放置1∶2 000小檗碱溶液浸泡的无菌纱布、棉球,换药盘(内含无菌弯盘2个、镊子2把)、无菌剪刀、无菌手套、10 mL注射器、干纱布、棉签、安尔碘或75%乙醇等,清洁床单、病号服、一次性中单。必要时需根据医嘱带药(如过氧化氢溶液、表皮生长因子等)。以上物品符合要求,均在有效期内。治疗车下层放置生活垃圾桶、医疗废物桶、锐器桶。

(四)操作程序

(1)携用物推车至患者床旁,核对床号、姓名、病历号和腕带(请患者自己说出床号和姓名)。

(2)为患者解释用药过程,取得患者的配合。

(3)保护患者的隐私、保暖,采取舒适卧位,充分暴露患者局部。

(4)铺好棉垫,大面积用橡皮布中单,以免把床单浸湿。

(5)戴手套。

(6)抽吸水疱:先用安尔碘棉签消毒水疱,用无菌10 mL注射器在疱体下方边缘处将疱液抽出,尽量不破坏疱壁,防止创面暴露,以利病情控制后原皮肤还可以恢复。

(7)脓性分泌物皮损:用镊子将表皮夹起,用无菌剪刀沿正常皮肤的边缘将坏死表皮剪掉,祛除脓痂,暴露出新鲜创面,然后用1∶2 000小檗碱湿棉球擦洗创面。

(8)根据医嘱外喷表皮生长因子等。

(9)贴邮票法:将纱布剪成与创面大小相等,浸入1∶2 000小檗碱溶液后贴于创面上;对于创面面积较大的部位应将纱布剪成数块邮票大小湿贴。

(10)头皮皮损换药:①剪短头发。损害较轻、创面分泌物多时,清洁头皮后,用小檗碱纱布湿敷,时间应比一般湿敷时间长,且纱布厚(温度不宜过低);尽量清除结痂,暴露新鲜创面。②痂皮不易脱落时不可强行撕扯,可用剪刀剪掉。③外涂软膏制剂,可在睡觉时戴上一次性帽子。

(11)协助患者舒适卧位,整理床单位。

(12)整理用物置于治疗车下层,脱去手套,快速手消毒剂消毒双手。

(13)推车至换药室,按医疗废物分类处理原则清理用物。

(14)洗手,按护理级别记录。

(五)注意事项

(1)淋浴时水温不宜过高,时间不宜过长,避免使用香皂、洗剂等刺激性洗涤用物,更不应搓洗。浸浴时间不宜超过30分钟。

(2)病室的温度应在20 ℃以上,采用暴露疗法时室温应保持在26~28 ℃,湿度为50%~60%,保持病室空气新鲜,注意保暖,防止受凉感冒。高热患者可根据病情适当减少换药次数。

(3)密切观察病情变化,发现病情变化及时通知医师。

(4)物品消毒:凡直接与创面接触的物品,如敷料、床单、枕套、衣服、换药用具、滑石粉等严格消毒。

（5）患者皮损创面大不宜直接接触床单，最好使用支被架，防止被单与皮肤粘连。

（6）预防压疮的发生，床单勤更换，保持平整清洁干燥，定时为患者翻身。

（7）换药前应做好患者心理护理，安抚、鼓励患者，取得患者的配合；操作应轻、稳、准，皮损面积大可两人同时换药，以减轻患者的疼痛。

四、封包疗法

（一）目的
软化皮损，有利于药物的吸收，促进皮损的愈合。

（二）评估
1.评估患者

（1）双人核对医嘱。

（2）核对患者床号、姓名、病历号和腕带（请患者自己说出床号和姓名）。

（3）了解患者病情、意识状态和配合能力。

（4）评估患者对用药计划的了解、认识程度，过敏史等。

（5）评估患者皮损情况，观察有无新发皮疹及用药后反应。

（6）向患者解释操作目的及过程，取得患者配合。

2.评估环境

评估病室温湿度及环境隐蔽性。

（三）操作前准备
1.人员准备

仪表整洁，符合要求。洗手，戴口罩。

2.物品准备

治疗车上层放置保鲜膜、胶布、剪刀、止血钳、纱布、外用药。以上物品符合要求，均在有效期内。治疗车下层放置医疗废物桶、生活垃圾桶。

（四）操作程序
（1）携用物推车至患者床旁，核对床号、姓名、病历号和腕带（请患者自己说出床号和姓名）。

（2）为患者解释用药过程，取得患者的配合。

（3）保护患者的隐私、保暖，采取舒适卧位，充分暴露患者局部。

（4）戴手套。

（5）使用止血钳夹上叠好的纱布将外用药涂擦在封包部位的皮损上。

（6）用保鲜膜包裹2圈。

（7）用胶布将保鲜膜粘好。

（8）协助患者舒适卧位，整理床单位。

（9）整理用物放置于治疗车下层，脱去手套，快速手消毒剂消毒双手。

（10）推车回换药室，按医疗废物分类处理原则清理用物。

（11）洗手，按护理级别记录。

（五）注意事项
（1）封包常在每晚睡觉前，并于次日晨打开，特殊时间请遵医嘱。

(2)外用药物(大多数为激素类药膏或与其他药物混合)药量比平时稍多,稍加揉擦。

(3)此方法在使用时应注意封包时间不宜过长,特别在夏季。

(4)封包过应密切观察病情,如发现心慌、胸闷、憋气等不适应停止治疗,及时通知医师。

五、浸浴疗法

(一)目的

通过药物的有效成分和水作用于人体皮肤或黏膜,达到治疗目的。

(二)评估

1.评估患者

(1)双人核对医嘱。

(2)核对患者床号、姓名、病历号和腕带(请患者自己说出床号和姓名)。

(3)了解患者病情、意识状态和配合能力。

(4)评估患者对用药计划的了解、认识程度,过敏史等。

(5)评估患者皮损情况,观察有无新发皮疹及用药后反应。

(6)向患者解释操作目的及过程,取得患者配合。

2.评估环境

安静整洁,宽敞明亮,温湿度适宜,环境隐蔽。

(三)操作前准备

1.人员准备

仪表整洁,符合要求。洗手,戴口罩。

2.物品准备

治疗车上层放置一次性浴缸罩、手套、药品、温度计、病号服。以上物品符合要求,均在有效期内。治疗车下层放置医疗废物桶、生活垃圾桶。

(四)操作程序

(1)核对床号、姓名、病历号和腕带(请患者自己说出床号和姓名)。

(2)为患者解释用药过程,取得患者的配合。

(3)将一次性浴缸罩套好。

(4)放入适量温水,用温度计测量水温(常用温水浴:36~38 ℃;常用热水浴:38~40 ℃)。

(5)协助患者脱去病号服,进入浴缸。

(6)使身体充分与药液接触,浸浴时间20分钟。

(7)协助患者离开浴缸,擦干,协助患者穿好病号服。

(8)整理用物放置于换药车下层,脱去手套,快速手消毒剂消毒双手。

(9)推车至换药室,按医疗废物分类处理原则清理用物。

(10)洗手,按护理级别记录。

(五)注意事项

(1)体弱、有心血管疾病的患者不宜使用。

(2)药浴的水温要适度,浸浴时间不能超过20分钟。

(3)治疗中应专人看护,观察有无不适反应。

（4）药浴过程中如有感觉不适，应立即停止治疗，及时通知医师。

（5）浸浴后浴盆应及时消毒，防止交叉感染。

（宋　延）

第二节　细菌性皮肤病

细菌性皮肤病主要是由化脓性球菌感染或杆菌感染引起的。化脓性球菌感染引起的皮肤病有脓疱疮、毛囊炎、疖、痈、丹毒等；杆菌感染引起的皮肤病有麻风病、皮肤结核病、类丹毒等。细菌性皮肤病可以通过接触方式传播，感染后的症状与细菌数量、毒力、机体免疫功能有关。

本节介绍常见的细菌性皮肤病：丹毒、脓疱疮、麻风病的护理。

一、丹毒

丹毒是皮肤或皮下组织内淋巴管及其周围软组织的急性炎症，成人好发于下肢和面部，婴儿好发于腹部。其临床表现为起病急，局部出现界限清楚、水肿性红斑，颜色鲜红，并稍隆起，压之褪色，皮肤表面紧张炽热，迅速向四周蔓延，有烧灼样痛，伴高热、畏寒及头痛等前驱症状。鼻部炎症、抠鼻、掏耳、足癣等因素是丹毒的常见诱因，若细菌潜伏于淋巴管内，当机体抵抗力低下时，易反复发作，为复发性丹毒。

（一）一般护理

（1）患者应安排单间，限制探视及陪住人员，并限制患者间的相互接触，避免传染，实施接触性隔离。

（2）保持室内空气新鲜，按时通风，每天空气消毒 2 次。墙面、地面及用物等均应使用含氯消毒剂每天擦拭 1 次，床单位及被服保持整洁，用物专人专用。医护人员勤洗手。正确处理器械和敷料等，严格落实消毒隔离措施。

（3）选择营养丰富、清淡易消化的高热量饮食为主，包括糖类、优质蛋白、各种维生素等，多饮水，每天 2 000 mL，忌食辛辣腥发刺激性食物，戒烟、戒酒。

（4）给予适当卧位，抬高患处，避免局部压迫受累。小腿部丹毒应抬高患肢，肿胀明显时抬高患肢 30～45 cm；颜面部丹毒患者应取半卧位，患处朝上；急性期应卧床休息，满足生活所需，协助患者床上活动，促进血液循环。

（5）积极治疗全身疾病，如糖尿病、结核、慢性肾炎、营养不良、血液病等；查找病因并治疗耳、鼻、足部的感染灶。

（6）保持良好的情绪，充足的睡眠，大便通畅，有助于疾病恢复。

（7）每天测量生命体征，密切观察体温变化。

（二）专科护理

1.皮损护理

（1）每天检查患者皮损情况，保持皮肤、黏膜的完整及清洁，用无菌生理盐水清洁皮损，每天 2 次。

（2）局部肿胀、疼痛者，可用 0.1％依沙吖啶溶液、50％硫酸镁溶液冷湿敷；也可使用冰袋冷敷,适用于炎症早期;或行微波热疗,适用于中、后期。

(3)水疱形成时,按"疱液抽取法"处理,严格执行无菌操作。

(4)皮下脓肿形成时,应切开引流,及时换药,并遵医嘱外用抗菌药物软膏,如0.5%新霉素软膏、达维邦或莫匹罗星软膏等。

2.病情观察及护理

(1)密切观察患者体温变化,有无畏寒、头痛、恶心、呕吐等前驱症状,高热患者应对症治疗。

(2)观察皮损发生的部位、面积大小、深度、颜色、皮肤温度、有无水疱、脓疱及疱液的性质,有无自觉症状,如瘙痒、疼痛等。典型皮损表现为水肿性红斑,界限清楚,表面紧张发亮,迅速向四周扩大,在红斑基础上可发生水疱、大疱或脓疱,病情多在4~5天达高峰,消退后局部可留有轻度色素沉着及脱屑。

(3)观察皮损发展情况。①坏疽型丹毒:皮损炎症深达皮下组织并引起皮肤坏疽。②游走型丹毒:皮损一边消退,一边发展扩大,呈岛屿状蔓延。③复发型丹毒:皮损于某处多次反复发作。

(4)观察患者有无全身中毒症状,有无局部淋巴结肿大、皮下脓肿、皮肤坏疽等伴随症状,观察局部有无红肿、疼痛情况。

(5)了解化验结果,如白细胞总数、中性粒细胞数等,观察尿的颜色、性状、量,有无肾炎、败血症等并发症。

(6)婴儿应加强观察,避免发生高热惊厥。

(7)下肢慢性反复发作性丹毒应注意观察有厄继发象皮肿。

3.用药护理

(1)遵医嘱用药,不能擅自增、减、改、停药。

(2)全身治疗首选青霉素,使用前首先要详细询问患者过敏史,做青霉素过敏试验,有过敏史者及药物过敏试验阳性者禁用,同时备好抢救设备、用物及药品。青霉素液须现用现配,要注意药物间的配伍禁忌,青霉素有增强抗凝药药效的作用。注意观察用药反应,大剂量青霉素治疗者要注意有无神经症状、出血、溶血、水及电解质平衡紊乱、酸碱平衡紊乱及肝肾功能异常等。

(3)如青霉素过敏者可用红霉素,注意观察胃肠道反应,有无恶心、呕吐、腹部不适,告知患者饭后30分钟服用此药。输液时应加强观察,避免药液渗出,大剂量长时间给药时,应注意观察患者的听力、肝、肾功能情况,有无心律失常、口腔、阴道念珠菌感染等。

(4)应用磺胺类药物时,应注意观察肝、肾功能及血液系统情况,有无中枢系统症状等。

(5)复发性丹毒应以间歇小剂量抗菌药物长时间维持治疗。

4.疼痛护理

(1)协助患者取舒适体位,提供舒适、整洁的床单位,安静、通风、温湿度及采光适宜的环境。

(2)进行护理操作前,向患者耐心、细致地做好解释,促使患者身心舒适,有利于减轻疼痛。

(3)缓解或解除疼痛的方法:抬高患肢,减少下床活动;炎症早期,可局部使用冷敷法缓解疼痛,必要时遵医嘱使用药物止痛。

(4)做好患者的心理疏导,讲解疾病的特点、病程及预后,减轻患者的心理负担。

(5)教会患者分散注意力的疗法,如读书、看报、听音乐、与人聊天等,缓解疼痛。

5.心理护理

了解患者日常的生活习惯,观察患者言行,倾听患者主诉,评估患者心理,满足患者生活需要,呼叫器置患者床旁,多巡视,合理安排锻炼及社交活动,营造良好的住院环境,增加患者的舒适度,使患者信任医护人员,积极配合治疗,早日康复。

(三)健康教育

(1)指导患者养成良好的卫生习惯,保持皮肤清洁,避免搔抓。面部丹毒应避免和纠正挖鼻、掏耳习惯,根治足癣有利于预防下肢丹毒。

(2)指导患者养成规律的生活习惯,注意休息,避免过度劳累。

(3)按时、按疗程用药,避免自行减量、停药,病情复发应及时就医。

(4)避免丹毒的诱发因素,如有鼻孔、外耳道、耳垂下方、肛门、阴茎损伤、趾间裂隙或外伤等应积极处理并保持患处清洁。

(5)指导患者保持全身皮肤清洁,有静脉曲张者,穿医用弹力袜,糖尿病患者应每天检查双足,避免足部外伤、烫伤及冻伤等。

二、脓疱疮

脓疱疮俗称"黄水疮",是一种化脓球菌传染性皮肤病。特征为发生丘疹、水疱或脓疱,易破溃而结成脓痂,接触传染,蔓延迅速,夏秋季儿童(2～7岁)多见,易流行。本病分为两型:大疱型脓疱疮和非大疱型脓疱疮,后者也称接触性脓疱疮,传染性强于前者。

(一)一般护理

(1)患者应安排单间,限制探视及陪住人员,实施接触性隔离,避免传染他人。

(2)病室安静、温湿度适宜,每天定时通风,空气消毒2次。墙面、地面及用物等均应使用含氯消毒剂擦拭,每天2次,床单及被服保持整洁,用物专人专用,定时消毒更换。医护人员勤洗手,正确处理器械和敷料等,严格落实消毒隔离措施。

(3)保持床单位整洁,床单平整、清洁、干燥、无杂屑;保护皮肤清洁、完整,避免搔抓,协助患儿剪短指甲,必要时戴手套;选择宽松、棉质衣物。

(4)每天测量生命体征,密切观察体温、呼吸变化。

(5)选择营养丰富、清淡易消化的高热量饮食,包括糖类、优质蛋白、各种维生素等,同时加强水分和电解质的补充。避免食用辛辣腥发刺激性食物。

(6)母乳喂养时,母亲应忌食辛辣腥发刺激性食物,将奶挤出后用奶瓶喂哺患儿,防止乳母被传染。

(二)专科护理

1.皮损护理

(1)疱液澄清、疱壁未破时可每天涂擦炉甘石洗剂5～6次。

(2)脓疱处理按"疱病清创法"清除脓液、痂皮等分泌物,外涂抗菌药物。

(3)脓疱结痂时应用1:5 000高锰酸钾溶液清洁创面,0.1%依沙吖啶溶液湿敷,外涂抗菌药物如0.5%新霉素软膏,浸软痂皮后再剪除痂皮,不要强行剥离。

(4)创面渗出较多时,使用糊剂外涂。

(5)注意局部清洁,保护创面,避免搔抓或摩擦,避免患儿哭闹,防止患儿剧烈运动,以免扩散。

(6)加强患儿眼、口、鼻的护理,及时清理分泌物。

2.病情观察

(1)观察皮疹发生的部位、大小、类型、颜色、有无水疱、脓疱及疱液的性质、侵犯面积、有无渗出、糜烂、尼氏征阳性(尼氏征又称棘层细胞松解现象检查法,有四种阳性表现:①手指推压水疱一侧,水疱沿推压方向移动。②手指轻压水疱顶,疱液向四周移动。③稍用力在外观正常皮肤上推擦,表皮即剥离。④牵扯破损的水疱壁时,可见水疱周边的外观正常皮肤一同剥离),有无新生皮疹、抓痕伴痒等情况。

接触性传染性脓疱疮,本病可发生于任何部位,以面部等暴露部位多见。皮损初起为红色斑点或小丘疹,迅速转变为脓疱,有明显的红晕、疱壁薄、易破溃、糜烂,脓液干燥后形成蜜黄色厚痂。

深脓疱疮,好发于小腿或臀部,皮损初起为脓疱,逐渐向皮肤深部发展,表面有坏死和蛎壳样黑色厚痂,红肿明显,去除痂后可见边缘陡峭的蝶状溃疡,自觉疼痛明显。

大疱性脓疱疮,好发于面部、躯干和四肢。皮损初起为米粒大小水疱或脓疱,迅速变为大疱,疱液先清澈后浑浊,疱壁先紧张后松弛,直径1 cm左右,疱内可见半月状积脓,红晕不明显,疱壁薄,易破溃形成糜烂结痂,痂壳脱落后留有暂时性色素沉着。

新生儿脓疱疮,发生于新生儿的大疱性脓疱疮,皮损为广泛分布的多发性大脓疱,尼氏征阳性,疱周有红晕,破溃后形成红色糜烂面。

葡萄球菌烫伤样皮肤综合征,多累及出生后3个月内的婴儿,起病前常伴有上呼吸道感染或咽、鼻、耳等处的化脓性感染,皮损常于口周和眼周开始,迅速波及躯干及四肢。特征性表现为在大片红斑基础上出现松弛性水疱,尼氏征阳性,皮肤大面积剥脱见潮红的糜烂面,似烫伤样外观,手足皮肤呈手套、袜套样剥脱,口周可见放射状裂纹,无口腔黏膜损害,皮损有明显疼痛和触痛。

(2)观察患者全身症状,有无咳嗽、咳痰、呼吸困难等肺炎表现;观察意识、精神状况,有无头痛、呕吐、精神萎靡等脑膜炎症状;有无咽痛前驱症状。有无全身中毒症状伴淋巴结炎,易并发败血症、肾小球肾炎。

(3)密切监测生命体征,注意体温变化,如超过39 ℃以上时,遵医嘱应做血培养,以便及早发现脓毒血症,及时处理,观察尿的颜色、性状和量,以便于及早发现并处理急性肾小球肾炎症状。

3.用药护理

(1)遵医嘱用药,禁忌乱用药。

(2)外用药涂擦前,要清洁皮损处的分泌物及残余药物。

(3)痂皮厚时,先涂擦硼酸软膏,再以消毒液状石蜡油去除脓痂,最后涂擦抗菌药物,有利于药物吸收。

(4)皮损面积大或有全身症状者,可选用抗菌药物如红霉素、青霉素等,应注意有无变态反应及其他药物不良反应发生,并根据药敏试验结果选用敏感性高的抗菌药物。

(三)健康教育

(1)幼儿园如有发病应及时隔离治疗,衣服、被褥、毛巾、用具、玩具、换药物品应严格消毒。

(2)告知患儿及家属不宜进入公共场所。

(3)告知患儿家属皮肤护理的方法及注意事项,如涂擦法、湿敷法。

(4)开展卫生宣教,注意个人卫生,保持皮肤清洁,及时治疗瘙痒性皮肤病,如痱子常是本病的前奏,防治痱子对预防本病很重要。

(5)出院后患儿家里所有的衣物均应消毒处理,可采用日晒、煮沸。

三、麻风

麻风是由麻风分枝杆菌引起的一种慢性传染病,主要侵犯人的皮肤、周围神经,如不及时治疗也可损害眼睛、肝、脾、睾丸及淋巴结等。早期就可因神经损害发生残疾和畸形,使其不同程度地丧失劳动和生活能力,麻风杆菌可自健康人破损的皮肤进入机体,这是传统认为麻风重要的传播方式,目前认为带菌者咳嗽或打喷嚏时的飞沫或悬滴经过健康人的上呼吸道黏膜进入人体。

(一)一般护理

(1)消毒与隔离。①实施接触传播和飞沫传播的隔离,建立麻风病房来切断传播途径,控制麻风传播。②焚烧污染的敷料,其他物品可通过煮沸、高压蒸汽、福尔马林熏蒸、紫外线照射等疗法进行消毒处理。③医护人员应加强个人防护,严格遵守操作规程,接触患者虚戴口罩、帽子、手套,穿隔离服。

(2)给予高热量、高维生素、低脂和易消化的饮食,加强营养,有利于创面愈合,避免辛辣刺激性食物。

(3)密切观察体温、脉搏、呼吸、血压、皮损、疼痛、肢体活动等情况,发现异常,及时报告医师,配合处置。

(4)评估患者自理能力,加强生活护理,实施安全措施。

(5)患者住处要通风良好,环境清洁,及时消火蚊虫,避免蚊虫叮咬。

(二)专科护理

1.皮损护理

(1)保护手足皮肤,日常给予温水浸泡,油脂涂擦,湿润和软化皮肤,防止皲肤、裂口。

(2)足底红肿压痛或溃疡者应避免行走,让患肢抬高,卧床休息。愈合后应穿足部防护鞋

(3)单纯性溃疡叮用生理盐水、3%过氯化氢溶液清洗局部,消毒凡士林纱布保护创面,用无菌纱布包扎,每2～3天换1次药,若溃疡伴大量渗出时,应每天换药。

(4)感染性溃疡应用抗菌药物控制感染,局部用过氧化氢溶液浸泡后,清除分泌物及坏死组织,外用抗感染药物,无菌纱布包扎,每天换药1次。

(5)久治不愈或复发的顽固性溃疡,感染控制后用无菌方法进行扩创,也可根据病情给产手术治疗。

(6)有水疱时,按"疱液抽取法"处理。

(7)睾丸附睾炎的护理:卧床休息,用悬吊或男性保护隔离带托起阴囊,保持局部清洁、干燥,遵医嘱使用止痛剂或糖皮质激素。

2.睫状体炎的护理

(1)眼部受累可用1阿托品和泼尼松眼药水或抗菌眼药膏交替滴眼或涂眼,每天1～2次。

(2)局部热敷可促进血液循环,减轻疼痛,促进炎症吸收。

(3)倒睫患者勿用手和不洁毛巾等揉眼睛,轻者可为其拔出倒睫,重者需进行手术治疗。

(4)监测患者的眼压,以防发生糖皮质激素性青光眼。

3.观察与护理

(1)观察皮损的大小、数量、颜色、面积、形状、累及范围及自觉症状。①定类麻风:早期表现轻微,常被忽视,典型皮损为单个或数个浅色斑或淡红色斑。光滑无浸润,呈圆形、椭圆形或不规则形,局部轻、中度感觉障碍,神经症状较轻,可有浅神经粗大。②结核样型麻风:皮损常局限,数

目少,不对称累及面、肩、四肢、臀等少汗易受摩擦部位,典型皮损为较大的红色斑块,境界清楚或稍隆起,表面干燥粗糙,汗毛脱失,可覆盖鳞屑,可摸到粗硬的皮神经,可致神经功能障碍,伴有明显的感觉和出汗障碍、肌肉萎缩、运动障碍及畸形,一般不累及黏膜、眼和内脏器官。③瘤型麻风:早期皮损为浅色、浅黄色或淡红色斑,边界模糊,广泛对称分布于四肢伸侧、面部和躯干等,浅感觉正常或稍迟钝,有蚁行感,鼻黏膜可见充血、肿胀或糜烂。中期皮损分布广泛、浸润明显,四肢呈套状麻木,眉、发脱落明显,周围神经普遍受累,可产生运动障碍和畸形,足底可见营养性溃疡,淋巴结、肝、脾大,睾丸也可受累。晚期皮损呈深在性、弥漫性浸润,常伴暗红色结节,双唇肥厚,耳垂肿大,形如狮面,毛发脱落。④麻风反应:病程中突然原有皮损或神经炎加重,出现新的皮损和神经损害,并伴有畏寒、发热、乏力、全身不适、食欲减退等症状。神经肿痛的患肢应休息、保暖,必要时夹板固定。

(2)观察足部情况,有无足底红肿压痛或破溃发生。保持皮肤清洁,加强足部护理,根据脚形选择合适的胶鞋或布鞋,新鞋每天穿不超过 2～3 小时,避免远行,足底变形者要学会走鸭步,以避免足底滚动,用足底起落于地面。指导患者每晚用温水浸泡足部 30 分钟,促进血液循环,再涂擦油膏保护皮肤。

(3)观察眼部情况,有无充血、流泪和分泌物增多、视力下降、睑裂闭合不全等情况。注意用眼卫生,避免强光刺激,劳动时戴防护镜,防止异物进入眼内。

(4)观察周围神经受损情况,浅感觉障碍的程度。①通常温觉障碍发生最早,痛觉次之,触觉最后丧失。②有无肌肉萎缩或瘫痪所致的运动障碍,容貌损毁。③有无营养障碍所致的皮肤干燥、萎缩、脱毛、手足骨质疏松或吸收,形成畸形。④有无手足发绀、温度降低、肿胀等循环障碍。⑤有无出汗障碍。⑥注意保暖,慎用取暖用品,防止烫伤,避免外伤,洗浴后给予涂擦保湿剂滋润皮肤,防止干燥。肌肉关节局部按摩,适当进行活动锻炼,以促进循环,防止萎缩。

4.用药的护理

本病以内用药物治疗为主,采用联合化疗和麻风反应的治疗。世界卫生组织推荐联合化疗(MDT)治疗麻风病。

(1)MDT 治疗方案及药物的不良反应观察及护理。

多菌型成人:利福平 600 mg 每月 1 次,氨苯砜 100 mg 每天 1 次,氯法齐明 300 mg 每月1 次或 50 mg 每天 1 次,疗程 24 个月。

少菌型成人:利福平 600 mg 每月 1 次,氨苯砜 100 mg 每天 1 次,疗程 6 个月。①DDS(氨苯砜):极少数患者服药 1 个月左右可发生药疹。如呈麻疹样、猩红热样皮炎,严重时伴高热、蛋白尿。出现上述症状应立即通知医师,停用 DDS。鼓励患者多饮水,加强排泄,给予高蛋白、高热量、高维生素饮食。②RFP(利福平):患者服用本品 2～3 个月后,可出现一过性丙氨酸氨基转移酶升高,严重时可出现黄疸,因此,使用 RFP 应定期做肝功能检查,明显异常者应停药。③B-663(氯法齐明):服用后易引起皮肤干燥、红染,肤色可呈棕红至紫黑色和鱼鳞样改变,影响患者外貌;大剂量使用有消化道症状和腹痛。护士要做好解释工作,随着病情的好转,色素沉着会逐渐减轻,停药后半年左右即消退,不必过于忧虑,但应注意避光,外出时应着长袖衣裤,戴帽或打伞,每次沐浴后涂擦维生素 AD 油膏或润肤膏。

(2)麻风反应的治疗,首选糖皮质激素,长期使用糖皮质激素的患者,注意观察疗效和不良反应。

5.神经痛的护理

(1)理疗或冰袋冷敷可缓解神经疼痛。

(2)必要时遵医嘱给予镇痛剂,麻醉药不可滥用,疼痛剧烈时可给予吗啡或哌替啶制剂,应注意成瘾性。

(3)肢体发生急性神经炎时,应予吊带、石膏或支架固定,使之处于休息状态,疼痛减轻或消失后,应尽早主动或背被动进行功能锻炼,避免关节僵直或挛缩。

6.假肢的自我护理

(1)初用假肢时残端易起水疱,在接受腔内垫柔软的衬垫,减少摩擦,应坚持用假肢,使残端皮肤角化,增加耐磨力。

(2)教会患者每晚检查残端有无红肿、擦伤及水疱,清洗残端,涂擦油脂并按摩片刻,以保护皮肤。

(3)开始使用假肢时可借助拐杖,两腿原地交替承重进行基本步态的训练,直至能单足站立平衡为止。迈步训练,应先迈健肢,慢行。

7.心理护理

由于长期的社会偏见和恐惧,患者往往会讳疾忌医,甚至产生逆反心理和行为,护士应多与患者沟通、交谈,改变患者不正确的认知、不良的心理状态,调整患者情绪,调动主观能动性,树立战胜疾病的信心,以良好的心理接受治疗及护理。

(三)健康教育

(1)宣传麻风病的科学知识及其病情、诊断和处理,使患者对麻风病有正确的了解,早期发现、早期治疗,认识本病及其发生的反应是可防可治的。

(2)鼓励患者正确对待社会上客观存在的不同程度的偏见,做到自尊、自重、自强、自立,树立与疾病做斗争的信心。

(3)向新患者说明暂时勿去、少去公共场所,外出戴口罩。

(4)遵守联合化疗的要求,按时、足量、规则服药,及时复诊。

(5)根据既往患病史、检查结果及过敏史进行相关知识宣教。

(6)注意手、足、眼的自我护理,加强麻木肢体的功能恢复锻炼。

(7)向患者说明治疗后,一旦出现任何问题或疑问,应及时到当地诊治机构检查或咨询。

（黄　慧）

第三节　真菌性皮肤病

真菌病是由真菌感染引起的疾病。真菌喜温暖潮湿,生长最适温度为 $22\sim36\ ℃$,相对湿度 $95\%\sim100\%$,pH $5.0\sim6.5$。真菌耐寒不耐热,在 $100\ ℃$ 左右,大部分真菌死亡,但在低温条件下 $(-30\ ℃)$ 可长期存活,与疾病有关的真菌主要有皮肤癣菌、酵母菌和霉菌 3 种,它们在临床上引起两大类真菌性皮肤病,即浅部真菌病和深部真菌病。

本节介绍深部真菌病、浅部真菌病和黏膜念珠菌病的护理。

一、深部真菌性皮肤病

酵母菌和霉菌主要侵犯真皮、皮下组织及内脏器官引起深部真菌病,临床上通常按菌种命名,如孢子丝菌病、念珠菌病等。

(一)一般护理

(1)安排患者单独病室,实施接触性隔离,减少探视人员,避免交叉感染。医护人员进入病室及各项操作时,应戴帽子、口罩、手套,必要时穿隔离衣,做好防护。

(2)保持室内空气清新,温湿度适宜,定时通风换气,注意保暖。

(3)患者用物严格按照消毒隔离原则处理,每天2次用含氯消毒液擦拭物体表面和地面;空气消毒,每天2次。

(4)对于老年体弱、低蛋白血症、免疫功能低下和严重营养不良的患者,应加强保护措施,严格执行无菌操作原则。

(5)对于有严重基础疾病的患者,尤其对留置各种导管的患者,做真菌培养时,应同时做药敏试验,护理上应加强对导管的监测、预防感染。

(6)床单位整洁,及时更换病服,使用后按消毒隔离原则灭菌消毒。

(7)宜选择清淡饮食,加强营养,忌食辛辣、刺激性食物,戒烟、戒酒。

(8)每天监测生命体征,注意体温变化。

(9)注意个人卫生,保持皮肤清洁。

(二)专科护理

1.躯干四肢的皮损护理

(1)严格按无菌操作原则进行皮损的清创与换药。

(2)取新鲜创面和坏死组织接壤处的组织送真菌培养并做病理检查。

(3)伤口创面局部用2%过氧化氢棉球和0.5%无菌聚维酮碘棉球擦洗。

(4)红外线照射,每次30分钟,每天1次。

(5)0.2%两性霉素B溶液湿敷20分钟后,以无菌干纱布包扎固定,每天1次。

2.口鼻黏膜的护理

(1)观察、评估患者的疼痛情况,使用小手电筒、棉签及压舌板检查,每天评估记录口鼻黏膜变化,包括破溃黏膜局部的动态变化以及渗出物的颜色和性状。

(2)口鼻黏膜溃疡、穿孔的护理。①指导患者少食多餐,给予半流食或软食,细嚼慢咽,防止食物从上颌穿孔处进入鼻腔,引起窒息。②指导患者餐后用2.5%碳酸氢钠溶液漱口,建立口腔碱性环境。漱口时以含漱为主,切勿用力,防止漱口液由穿孔处反流入鼻腔引起误吸。

3.呼吸道的护理

(1)肺部真菌感染患者咳嗽、咳痰明显,甚至出现大咳血,要评估肺部感染程度,如痰液量、性状、颜色、咳血量并进行痰培养。

(2)密切观察患者呼吸模式、频率的变化及血氧饱和度、胸片的情况,听取患者的主诉。

(3)肺部真菌感染者,遵医嘱给予氧气吸入3 L/min,吸氧时在鼻周垫小棉块,使用双鼻导管吸氧;若患者鼻周破溃明显,宜使用面罩吸氧6~8 L/min。

(4)保持呼吸道通畅,每天遵医嘱用0.9%氯化钠溶液2 mL+复方异内托溴铵溶液2.5 mL,每12小时雾化吸入治疗,雾化后拍背,协助患者进行痰液体位引流,帮助患者排痰。

4.输液管路的护理

(1)两性霉素 B 是治疗深部真菌毛霉病的最佳药物。长期使用易诱发静脉炎,需注意观察输液管路是否畅通。

(2)每次输液前要观察穿刺部位有无感染、红肿、渗液、疼痛,针头有无脱出。

(3)输液时严格无菌操作避免感染。

(4)指导患者保持输液穿刺处清洁干燥,不要擅自撕去贴膜。避免输液侧肢体剧烈活动或过度屈伸、持重。

5.病情观察

(1)密切监测生命体征及生化指标,高热者给予物理降温,必要时,遵医嘱使用退热药物。

(2)观察皮损有无感染、糜烂、渗出等,观察面部皮肤感染者有无容貌损毁现象发生。

(3)曲霉病应密切观察有无肺部受累,有无咳嗽、咳痰、咯血、气喘、呼吸困难等表现,有无皮肤损害,还应注意眼、耳、鼻、脑、消化系统、心血管系统、泌尿生殖系统有无感染,儿童应注意有无骨髓炎的症状。

(4)毛霉病应密切观察有无鼻部、脑部受累,表现为头痛、鼻部疼痛、充血、流血清样或黑褐色鼻涕、中枢神经系统症状等,累及肺部有咳嗽、胸痛、咯血等表现,累及胃肠道有腹痛、胃痛、胃溃疡、腹泻、血便、呕吐物为咖啡色等表现,观察皮肤有无新生皮疹,初期为痛性结节,逐渐扩大,以后中央溃疡、结焦痂和坏死等变化。

(5)孢子丝菌病应密切观察皮肤、骨、眼、肝、脾、肾、肺及脑部变化。

(6)着色芽生菌病观察皮损发生的部位,常见足、小腿和手臂。观察局部皮损痂下有无脓液溢出,肉芽之间有无脓栓,有无继发细菌感染或溃疡;有无疣状皮肤结核样、梅毒树胶肿样、银屑病样、足菌肿或象皮肿样皮损;有无侵及黏膜、甲周、甲板等表现;有无周围淋巴管播散、卫星状皮损及泛发性皮损表现;关节部位皮损受累可造成关节强直畸形、肌肉萎缩、骨质疏松等继发损害,应注意观察。

6.两性霉素 B 用药护理

(1)药物的保存:要求低温 2～8 ℃储存,禁止冷冻。在保存和输注过程中保证处于避光状态并现用现配。

(2)药物的配制:50 mg 瓶装两性霉素 B 用 10 mL 无菌注射用水溶解后加入 5% 葡萄糖 500 mL 中输注。防止药物效价降低。不可与生理盐水或其他药物接触,此药分子量大,应使用单独的不带过滤网的避光输液管。

(3)药物的滴速:严格控制滴速,防止因药物输注过快而导致患者血压下降:一般初次使用时滴速为 6～8 滴/分,使用过程中严密观察血压变化,待患者静脉输注药液 1 周后如血压无明显变化。可适当增加速度,但一般不宜超过 15 滴/分。

(4)药物不良反应观察。①发热、寒战、低血压及心动过速是常见不良反应,通常在开始输药后 1～3 小时出现,护士遵医嘱在用药前 30 分钟应给予对乙酰氨基酚口服预防发热、寒战,鼓励患者适当增加饮水量。②恶心、呕吐、腹泻、食欲缺乏也较常见。严重不良反应有肾毒性、肝毒性、骨髓抑制等。③肾毒性较常见可出现蛋白尿和管型尿。在用药期间密切观察肾功能情况,准确记录出入液量,测量尿比重;定期对肝功能、肾功能、血清电解质、血常规、凝血酶原反应时间等进行监测。④保护静脉血管:输注两性霉素 B 时一条静脉在输注 2 次后几乎无法使用,且第 2 次使用后渗漏率明显升高。尽可能从远端小血管逐级向上使用,并尽量避免重复使用同一条静脉血管,避免药液渗出,如发生药液渗出应积极进行处理。必要时行深静脉置管。输液前后不可用生理盐水冲管,应用5%葡萄糖溶液。

7.心理护理

深部真菌病病程较长、病情较重,指导患者耐心与积极的治疗特别对于依从性差、性格固执的患者,了解患者的心理状态,获得患者的信任,同时与患者家属沟通,取得家属的理解与支持。

(三)健康教育

(1)指导患者养成良好的生活习惯,劳逸结合,加强锻炼,增加机体抵抗力,避免外伤。

(2)积极寻找并去除诱因。

(3)严格遵医嘱长期用药,避免随意减量或停药。

(4)定期复查血常规、肝功能、肾功能等,定期随诊。

(5)避免长期应用抗菌药物、糖皮质激素及免疫抑制剂等。

二、浅部真菌性皮肤病

浅部真菌病即皮肤癣菌病,只侵犯表皮的角质层、毛发和甲板,根据感染部位命名如头癣、体癣和股癣、手癣和足癣、甲癣等,按菌种命名如花斑癣等。

(一)一般护理

(1)实施接触性隔离。严格消毒公共用品及个人用物,不与他人共用毛巾、鞋、袜、盆、浴盆等。

(2)病室应定时开窗通风,保持温湿度适宜,避免潮湿。

(3)注意个人卫生,保持皮肤清洁,宜选择淋浴,患处最后清洁,可每天用碱性香皂和流水清洁皮损,保持皮肤干燥。衣物、鞋袜应勤换洗,个人衣物单独清洗、消毒。

(4)积极处理患癣宠物如猫、狗等。

(二)专科护理

1.皮损护理

(1)躯干、四肢外涂药膏时要戴一次性手套,涂擦方向呈包围状由外向内,螺旋状涂擦,涂擦面积要大于皮损,促进药物吸收,防止皮疹扩散。

(2)手、足癣患者外用药膏时,要用棉签涂擦,湿敷或浸泡时应将指(趾)间分开。

(3)头癣患者应剃光头发后再外涂药膏。

(4)甲癣患者先把指甲削薄,再外涂药物或用激光治疗。

(5)花斑癣患者鳞屑较厚时应先清除鳞屑再外涂药物,治疗后色素减退可遵医嘱紫外线照射治疗。

(6)皮疹发生感染时,先清除腐痂,再外用抗菌药,必要时进行红光、紫外线等照射治疗。

2.病情观察及护理

(1)花斑癣患者应观察有无皮损面积扩大,脓肿形成,有无累及泪囊引起阻塞性泪囊炎,治疗后注意色素减退斑消退情况。

(2)头癣患者应观察皮损的大小、颜色、面积,有无炎症、糜烂、渗出、脓疱、肿块及肿块性质,有无继发感染及脓肿形成,有无自觉瘙痒、疼痛及伴随周围淋巴结肿大,有无秃发和瘢痕形成。脓癣患者应注意有无淋巴结肿大、食欲缺乏、乏力、发热等表现,高热者实施物理降温并按高热护理。

（3）甲真菌病观察侵入的范围、甲板的性状、光泽度、光滑度、颜色，甲床有无粗糙角化、脱屑、增厚等。

（4）手足癣观察皮损的大小、颜色，有无感染、渗出、异味，有无红斑、丘疹，有无水疱、大疱及疱液的性质，有无皮损干燥、角质增厚、粗糙、脱屑、皲裂等，自觉症状有无瘙痒、疼痛。

（5）观察皮损有无蔓延扩大，如继发丹毒、蜂窝织炎、淋巴管炎、淋巴结炎、癣菌疹、象皮肿等。

3.用药护理

（1）严格遵医嘱使用药物治疗。

（2）激素药物不可长期使用，必须配合抗真菌药同步使用。

（3）用药期间不可自行停药，疗程一般为4周。对服药患者注意观察肝、肾功能是否有受损表现，定期复查。

（4）根据不同类型的浅部真菌病：掌握外用药物的剂型、用法、注意事项和治疗原则，在采用外用药治疗时细心观察病情变化，皮损有无减轻。外用药物时，应从外向内涂于皮损处，以控制皮损扩展，同时注意药物刺激与变态反应。

4.心理护理

护理人员应多关心患者，通过良好的沟通使患者了解本病的病因、临床表现、治疗方法，树立战胜疾病的信心，并积极配合治疗。

（三）健康教育

（1）手癣和足癣患者应勤换鞋袜，平时最好穿吸汗的棉袜，勿穿不透气及过紧的鞋，特别是女性尽量不穿高跟鞋，鞋内要洒抗真菌散剂，毛巾和鞋袜等洗净后应置于通风处，日晒除菌。不到公共浴池泡澡，不与他人共用毛巾、鞋、袜、盆、浴缸等。患者要多洗手，不要随便用手去碰足癣部位，不随便用手搔抓，手癣患者避免接触肥皂、洗涤剂。另外，剪指（趾）甲时不能剪得太深。

（2）头癣患者剃除病变部位的头发，剃下的头发应焚烧，患者在治疗期间需戴帽子，用过的帽子、毛巾、枕套、梳子等应煮沸消毒，切断传染源，避免与患病的猫、狗等动物接触。

（3）体癣和股癣患者衣着宜宽松、透气，注意个人卫生，勤清洗，尤其在运动大量出汗之后。

（4）甲癣患者尽量不穿高跟鞋，不美甲，避免双手长期在水中浸泡。

（5）花斑癣患者应加强营养，保持皮肤清洁干燥，避免日晒，避免高温潮湿环境，避免剧烈运动，洗澡时水温不宜过高，禁止蒸桑拿，避免大量出汗，用过的内衣裤、被单、枕套等应煮沸消毒。

（6）预防：①切断传播途径，应采取适当的隔离措施。②消灭传染源，治愈现存的真菌患者及有病的家畜。③保护易感者，增加机体免疫力，平日做好个人卫生。

三、黏膜念珠菌病

黏膜念珠菌病是由念珠菌属，主要是白色念珠菌引起的黏膜部位的急性、亚急性、慢性炎症。白色念珠菌是人体正常菌群之一，一般不致病，当年老体弱、营养不良、患消耗性疾病、戴假牙方法不当、机体免疫力降低等情况时可导致感染。

（一）一般护理

（1）实施接触性隔离。严格消毒公共用品及个人用物，不与他人共用洁具、衣物。

（2）病室应定时开窗通风，温湿度适宜，避免潮湿，每天空气消毒2次。

（3）注意个人卫生，保持皮肤黏膜部位清洁、干燥。贴身衣物选择棉质、宽松、柔软为宜，勤换洗并在阳光通风处曝晒。

(4)保护口腔黏膜,宜选择软毛牙刷,每月更换1次。

(5)选择清淡、营养丰富的饮食,避免辛辣刺激性食物,口腔黏膜病变者应选用温度适宜的软食、流食或半流食,避免冷热刺激。

(二)专科护理

1.皮损护理

(1)口腔黏膜护理:①可选用抗真菌的含漱液漱口(如肉桂煎剂、1%~4%碳酸氢钠液),使用时应尽量延长含漱时间,也可选用抗真菌的口含片或栓剂含于口腔,使之缓慢融化,与黏膜充分接触,达到治疗的目的。②如合并细菌感染,可选用1:5 000氯己定溶液漱口或使用地塞米松注射液10 mg、0.1%利多卡因注射液5 mL、庆大霉素注射液16万单位加入0.9%氯化钠500 mL配制的溶液与肉桂煎剂交替漱口,可起到抗细菌与抑制某些真菌的作用。③口唇及口角感染可外涂抗真菌霜剂。

(2)会阴护理:①治疗期间应避免性生活,必要时位夫妻同治。②保持外阴部清洁、干燥,应穿纯棉、宽松的内裤并勤换洗消毒,避免穿透气性差的紧身裤。③外阴部感染者可外涂咪唑类抗真菌制剂。④阴道感染者可应用抗真菌栓剂每晚一粒,塞入阴道深处。⑤龟头感染者用生理盐水局部冲洗,外用抗真菌药物,并发细菌感染破溃者可外用抗菌溶液湿敷后外用抗真菌药物,并保持局部通风、干燥,避免潮湿摩擦。

2.病情观察

(1)观察口腔情况:①有无鹅口疮发生,表现为灰白色假膜附着于口腔黏膜上,边缘清楚,周围有红润,严重者黏膜可溃疡坏死,自觉疼痛,吞咽困难,食欲缺乏等。②有无念珠菌生长的黑毛舌情况发生,表现为舌面滑中央线覆黑褐色厚苔,似绒毛状,表面干燥。③有无念珠菌性白斑,口腔黏膜白斑表现为微亮的乳白色斑片,边缘鲜明,一般无自觉症状。正中菱形舌炎表现为在舌背人字沟前方有菱形的、杏仁大小的光滑无乳头区,损害大小始终不变。④有念珠菌性白斑的患者应观察有无癌前病变的特征,如损害表面有红色增生区,又有白色增生区,应警惕。⑤有无念珠菌性舌炎,表现为舌面糜烂和浅表性溃疡,自觉疼痛。⑥有无念珠菌性口角炎,表现为单侧或双侧口角浸渍发白、糜烂结痂,病程久者皮损呈角化增殖、皲裂,常因疼痛影响张口。⑦有无念珠菌性唇炎的发生,特点为病变只限于下唇,一种表现为下唇唇红的中央部位长期糜烂,色鲜红,四周过度角化,表面可有脱屑,称糜烂型。另一种表现为下唇弥漫性肿胀,唇红及唇红与皮肤交界处有小颗粒,稍高出皮肤表面,称颗粒型。

(2)观察会阴情况:①女性为念珠菌性阴道炎,表现为阴道壁充血、水肿,阴道黏膜上有灰白色假膜,阴道分泌物浓稠,呈黄色或乳酪样,有时混有豆腐渣样小块,皮损可表现为红斑、轻度湿疹样反应、脓疱、糜烂和溃疡,自觉外阴部剧烈瘙痒。②男性为念珠菌性龟头炎,表现为龟头、冠状沟轻度潮红的斑片,表面干燥光滑或糜烂脓疱,严重者可发生鹅口疮样白斑,伴有明显的瘙痒,若累及尿道,可产生尿频、小便时刺痛等尿道炎症表现。

(三)健康教育

(1)遵医嘱用药,避免随意减量或停药。一般情况下症状缓解后,仍需用药1周,应在医师指导下停药或减量。

(2)注意口腔、会阴部位的清洁卫生,掌握正确戴假牙的方法。

(3)加强营养,增加机体抵抗力,去除诱因。

(4)避免长期应用抗菌药物、糖皮质激素及免疫抑制剂等。

（5）会阴部念珠菌病,应夫妻同时治疗,用药期间性生活时应使用避孕套,防止交叉感染。

（6）定期复查肝肾功能等,定期复诊或随诊。

（黄　慧）

第四节　病毒性皮肤病

病毒性皮肤病是由病毒感染引起的皮肤黏膜病变病毒侵入人体后,对各种组织有其特殊的亲嗜性,病毒感染可产生各种临床表现,其症状轻重主要取决于机体的免疫状态,同时,也与病毒的毒力有关。

本节介绍常见的病毒性皮肤病:带状疱疹、传染性软疣、手足口病和风疹的护理。

一、带状疱疹

带状疱疹是由水痘-带状疱疹病毒感染引起的急性疱疹性皮肤病。本病常突然发生,表现为成群的密集性小水疱,沿一侧周围神经呈带状分布,常伴有神经痛和局部淋巴结肿痛,愈后极少复发。在临床工作中,常发现有些小儿在接触了带状疱疹患者后发生水痘,而有些成人在接触了水痘患者后患带状疱疹。

（一）一般护理

（1）安排病室时,相同病原的患者可同居一室,避免与免疫力低下的患者同病室。

（2）保持病室安静、整洁,温湿度适。每天定时通风,每天2次空气消毒,用物专人专用。

（3）选择营养丰富、清淡易消化的饮食,多吃新鲜水果、蔬菜。急性期避免摄入辛辣、刺激性食物;治疗期间不宜饮浓茶、咖啡,戒烟、戒酒,禁止饮用一切含有酒精的饮料。

（4）提供良好的睡眠、休息环境,保证充足的睡眠,有助于疾病康复。

（5）评估患者二便情况,尤其是外阴部带状疱疹患者要密切观察其二便情况。

（6）每天测量生命体征,注意体温变化。严重病例、泛发性患者以及偶见有复发者常伴高热等全身症状,往往提示免疫功能有缺陷及有潜在的恶性疾病。

（二）专科护理

1.皮损护理

（1）保持皮损处清洁干燥,贴身衣物应选择宽松、纯棉织品,避免抓挠、挤压和冷热刺激,以免继发感染。

（2）皮疹处有水疱者,按照"疱液抽取法"处理,局部皮损采用清除全部水疱和痂皮,可以缩短患者皮损干燥结痂的时间,减少感染机会,缩短疼痛的时间,减轻患者的痛苦,并外用抗菌溶液湿敷,每天2次,每次20～30分钟,紫外线照射治疗。保持皮疹清洁、干燥。皮疹面积较大时,应用一层无菌纱布覆盖,避免摩擦皮损处,预防感染。

（3）皮疹发生感染时,给予清除腐痂,外用抗菌药,伴有糖尿病的带状疱疹溃疡者,外用每毫升生理盐水含有普通胰岛素1单位溶液湿敷,效果较好。

（4）红光、微波照射治疗,促进表面干燥,必要时可使用促进表皮生长的药物。

（5）皮疹处痂皮较厚的患者,可外用抗菌药物软膏,促进痂皮软化、脱落。

305

2.病情观察及护理

(1)观察皮疹情况,有无继发感染、水疱形成及皮损处是否清洁、干燥。

(2)注意体温变化,高热者给予物理降温或适量应用退热药并按高热患者护理,儿童避免服用阿司匹林。

(3)不同部位皮疹观察及护理:①皮疹发生在头面部,观察有无周围性面瘫;耳郭及外耳道疱疹,观察有无耳和乳突深部疼痛,有无唾液腺和泪腺分泌减少,有无眩晕、恶心、呕吐、眼球震颤、听力障碍等 Ramsay-Hunt 综合征表现;皮疹发生在头面部,应选择纯棉、色浅的枕巾,每天更换。②皮疹累及眼部时,应观察患者视力情况,角膜和结膜有无充血、穿孔等。避免强光刺激,避免用手揉眼及不清物接触双眼,如有分泌物,及时用一次性消毒棉签拭去,每天应用无菌生理盐水冲洗双眼,定时滴用抗病毒眼药水。③皮疹累及口腔者,餐前、餐后、睡前应漱口,晨晚间进行口腔护理;影响进食者,应给予半流食或流食,必要时补液。④皮疹发生在乳房部位,避免穿文胸、紧身内衣,乳房下皮疹伴水疱、破溃时,应将乳房托起,暴露皮损,促进通风干燥,预防感染。⑤皮疹发生在手部,应避免提拿物品,避免接触水、污物等;皮疹发生在足部,避免穿袜子,鞋子应穿宽大的拖鞋。伴有肿胀者,应抬高患肢,促进血液及淋巴液回流,睡眠时应采取健侧卧位。⑥皮疹发生在会阴处,观察二便排出情况,便后用 1∶10 000 高锰酸钾溶液清洗,确保皮损处清洁干燥。穿纯棉长裙,避免穿内裤,必要时给予支被架。尿潴留者,可采取听流水声、热敷、按摩、局部刺激等措施帮助排尿,若以上方法均无效,B超提示膀胱残余尿量超过 400 mL,予间歇导尿或留置导尿,留置导尿期间指导患者每天饮水 2 500～3 000 mL,达到自然冲洗尿道的目的。尿道口每天消毒 2 次,膀胱每天冲洗 1 次。间歇式夹闭导尿管,训练膀胱反射功能。排便困难者,除神经麻痹原因外,给予开塞露肛注、口服疏肝理气具有泻下作用的中药并观察排便情况,必要时遵医嘱予以灌肠。⑦注意观察有无特殊类型带状疱疹,带状疱疹性脑炎会出现头痛、呕吐、惊厥或其他进行性感觉障碍;内脏带状疱疹引起的胃肠道、泌尿道、腹膜及胸膜刺激症状等。

3.疼痛护理

(1)协助患者取舒适体位,操作时动作应轻柔、迅速,夜间操作应尽量集中。

(2)与患者充分沟通,评估疼痛的原因、性质和程度等。

(3)了解患者既往疼痛的处理办法及效果,指导患者应用物理方法分散注意力,鼓励患者进行文娱活动,如看报、听收音机或音乐等,根据病情适当运动,如有节律地呼吸或按摩局部皮肤,有目的性地想象或者回忆过去愉快的经历,减轻疼痛,促进睡眠。

(4)疼痛严重时可遵医嘱给予物理治疗、中医针刺疗法,必要时给予药物止痛并观察疗效。

4.发热护理

(1)保持床单位及被服的整洁、干燥,出汗后及时拭干汗液,更换衣服,注意保暖。

(2)监测生命体征,每天 4 次并记录,体温≥38.5 ℃遵医嘱给予物理降温或药物降温,降温 30 分钟后测量体温,并记录在体温单上,待体温正常 3 天后改为每天 1 次。

(3)做好口腔护理。

(4)无禁忌证患者,鼓励其多喝水,给予清淡易消化、高蛋白、高维生素的饮食。

(5)遵医嘱应用抗菌药物并观察疗效

5.用药护理

(1)抗病毒药物宜早期应用,常用药物如更昔洛韦、阿昔洛韦,都是通过肾脏代谢的,告知患者要多饮温水,注意有无肾脏损害发生。输注阿昔洛韦注射液可促使小血管收缩,冬季输液时应注意输液肢体的保暖,以避免因血管收缩引起输液不畅、疼痛。

(2)营养神经的药物和止痛药应饭后服用,长期服用止痛药时应注意成瘾性。

(3)中药应根据药物性质服用。常用疏肝清热、活血化瘀的药物,少量患者服用后发生腹泻,应观察大便的次数和性状、服用中药时不宜饮浓茶,如有饮茶习惯的患者建议其饮淡茶。

(4)急性期疼痛时,遵医嘱合理应用糖皮质激素可抑制炎症过程,缩短疼痛的病程,主要用于病程7天内、无禁忌证的老年患者,可口服泼尼松7~10天。

(5)使用退热药应及时补水,注意观察、记录用药后体温变化。

(三)健康教育

(1)注意休息,避免因劳累、感冒等降低机体免疫力,影响疾病恢复。

(2)结痂未脱落前,禁搓澡、泡澡、蒸桑拿等,会阴部有结痂应避免性生活,以防止感染发生。

(3)部分患者在皮损完全消失后,仍遗留有神经痛,可采取热敷、针灸、理疗等缓解疼痛。

(4)患病期间禁止接触未行免疫接种的儿童、老人、免疫力低下的人群。

二、传染性软疣

传染性软疣是由传染性软疣病毒感染所致的皮肤病,多见于儿童及青年人,具有传染性。潜伏期14天至6个月,主要传播方式是皮肤间的密切接触,此外。亦可通过性接触、日常生活用品接触等途径传播。

(一)一般护理

(1)皮损无感染者,可给予正常的饮食。

(2)保持皮肤清洁干燥,防止继发感染。

(3)避免用手搔抓皮损,以免自身传染或传染给他人;内衣应柔软、宽松,防止摩擦。

(4)患病期间物品不应混用,衣服及接触物应单独使用,定期清洗、消毒。

(二)专科护理

1.皮损护理

(1)无感染的皮疹,在严格无菌操作下,用刮匙将软疣小体刮除,以2%碘酊外涂创面,详见"匙刮法"。第2天开始,遵医嘱涂擦抗菌药物软膏每天2次,5~7天,预防感染。告知患者及家属皮损部位不用包扎,尽量避免摩擦及刺激伤口,禁止淋浴及搓澡。

(2)皮疹发生感染时,可给予抗菌药物(如呋喃西林软膏等)外用,待炎症消退后再刮除。避免抓挠,因抓破皮疹可导致感染或接种正常皮肤出现新的软疣。

2.病情观察

(1)观察儿童皮损发生的部位,好发于手背、四肢、躯干及面部,也可发生于外阴部。

(2)观察成人皮损发生的部位,经性接触传播,可见于生殖器、臀部、下腹部、耻骨部及大腿等,也可发生于躯干、四肢及面部。

(3)观察皮损的大小、形状、颜色、数量及有无破溃、感染,皮损典型表现为直径3~5 mm大小的半球形丘疹,呈灰色或珍珠色,表面有蜡样光泽,中央有脐凹,内含乳白色干酪样物质即软疣小体。

(三)健康教育

(1)向患者或家属讲解疾病的病因、传染方式及预防的方法。

(2)为防止传染性软疣扩散,告知患者避免到公共游泳池游泳、使用公共洗浴设施、参加接触性体育活动等,直至皮疹完全消退。避免搔抓,防止病变自身接种传染。

(3)皮疹刮除后,贴身的内衣裤应开水煮沸,毛巾、拖鞋等个人洁具应专人专用,禁止共用搓澡巾,防止交叉感染。

(4)皮损愈合期间,每天遵医嘱用抗菌药物软膏涂1～2次,预防皮损感染。愈合后局部可出现色素沉着,逐渐吸收。

(5)创面1周内勿沾水,1周后可淋浴,1个月内禁搓澡、泡澡、蒸桑拿等,防止感染。

(6)指导患者加强锻炼,提高机体抵抗力。

(7)根据传染性软疣的疾病特点。治疗将进行多次,方可治愈。如发现有新生皮疹,应及时治疗。

(8)告知患者沾污的衣物要消毒处理,可开水煮沸或日晒6小时。

(9)幼儿园或集体生活勿共用衣物和浴巾,并注意消毒。

三、手足口病

手足口病是由多种肠道病毒引起的常见传染病,以婴幼儿发病为主,多发生于学龄前儿童,尤以1～2岁婴幼儿最多。大多数患者症状轻微,以发热和手、足、口腔等部位的皮疹或疱疹为主要特征。少数患者可并发无菌性脑膜炎、脑炎、急性弛缓性麻痹、肺水肿、循环障碍、呼吸道感染和心肌炎等,个别重症患儿病情进展快,易发生死亡,致死原因主要为脑干脑炎及神经源性肺水肿。少年儿童和成人感染后多不发病,但能够传播病毒:潜伏期一般3～5天,病程一般约1周,愈后极少复发。

(一)一般护理

(1)建立传染病登记卡,根据规定及时据实上报。

(2)安排病室时,同病种患者应安排同一病室,以免传染他人,实施接触性、空气传播、飞沫传播的隔离。限制探视及陪护人员,陪护人员相对固定,禁止与其他患者相互接触。

(3)病室每天空气消毒2次,地面、家具、物品用含氯消毒液每天擦拭2次,衣物、毛巾、玩具、餐具等个人用品均应消毒处理。患儿呕吐物、排泄物等倾倒前用等量含氯消毒剂浸泡30分钟后弃去。床头配备快速消毒洗手液,陪护及家属接触患者前后均应洗手消毒。

(4)保持口腔清洁,餐前、餐后、睡前漱口,每天2次口腔护理。

(5)对于低热及中等发热的患者不需要特殊处理(有高热惊厥史者除外),多饮水,注意保暖。对于高热患者,每天4次测量体温,给予物理降温或遵医嘱服用药物降温。高热持续患者,药物降温每天不超过4次。出现高热不退、肢体抖动或肌阵挛者,年龄在3岁以内,病程在5天以内,降温的同时,给予安定等镇静剂。大量出汗、食欲不佳及呕吐时,及时补充液体,防止虚脱。

(6)饮食以清淡为主,宜选择温凉、无刺激、富含维生素、易消化、流食或半流食。多饮温开水,注意饮食卫生,避免饮生水及食用腐败、不洁食物。忌食辛辣腥发刺激性食物。口腔有糜烂者给予流质或半流质饮食。母乳喂养的患儿,母亲也应禁食辛辣刺激性食物,保持乳头部位的清洁卫生,每次哺乳前应用温水擦净乳头再行哺乳。

(二)专科护理

1.皮肤护理

(1)保持口腔、手足等部位皮肤、黏膜的清洁卫生。选择柔软、舒适、宽大的棉质衣服,经常更换,保持清洁干燥。剪短指甲,婴幼儿可戴手套,避免抓伤皮肤,预防感染。

（2）臀部皮疹者，保持臀部清洁、干燥，加强看护，防止搔抓，及时清理患儿的大小便，便后清洗臀部，防止疱疹破溃。

（3）手足及臀部疱疹溃疡者给予抗菌溶液湿敷或外用抗菌药物软膏。

（4）口腔黏膜疱疹溃疡者，餐前、餐后、睡前给予漱口液漱口，以减轻进食时口腔黏膜的疼痛，预防感染。每天2次生理盐水棉球口腔护理。对不会漱口的患儿，用棉棒蘸漱口液轻轻地擦拭口腔黏膜。遵医嘱使用西瓜霜等药物涂擦口腔患处，每天2～3次。

（5）口腔及咽部疱疹溃疡严重者可遵医嘱应用抗病毒、抗菌药物进行雾化吸入。

2.病情观察及护理

（1）普通病例观察：①观察体温变化，注意热型，有无低热、全身不适、腹痛等前驱症状，有无咳嗽、流涕和流口水等类似上呼吸道感染的症状，如体温≥38.5℃，按高热护理，遵医嘱使用物理降温或药物降温。②观察患者手足、口腔黏膜、齿龈、舌和腭部、臀部和身体其他部位有无疱疹、溃疡及皮疹消退情况；有无咽痛、疼痛性口腔炎、恶心、呕吐等。

（2）重症病例观察：①观察神经系统表现，患者的精神状态，有无脑膜炎、脑炎、脑脊髓炎症状，如嗜睡、易惊、头痛、呕吐，甚至昏迷，有无肢体抖动、肌阵挛、肢体瘫痪、共济失调眼球运动障碍等表现。②观察有无肺水肿、循环障碍、心肌炎等表现，如呼吸急促，呼吸困难，口唇发绀，咳嗽，咳白色、粉红色或血性泡沫样痰液。③观察循环系统表现，有无面色苍灰、皮肤花纹、四肢发凉，指（趾）发绀、出冷汗、毛细血管再充盈时间延长、心率增快或减慢、脉搏浅速或减弱甚至消失、血压升高或下降。

（3）密切观察周围人群，包括患者家属、医护人员有无感染症状。

3.用药指导

遵医嘱给予利巴韦林、阿昔洛书等抗病毒治疗。利巴韦林常见不良反成有溶血、血红蛋白减少及贫血、乏力等。

（三）健康教育

（1）教会患者及家属皮肤护理及消毒方法。

（2）患病期间应隔离治疗，一般1～2周，不能外出，限制在室内活动，以免传染他人。

（3）养成良好的卫生习惯，进行分餐制，餐具应专人等用，不与他人共用生活用品，患者用过的毛巾、手绢、牙杯、玩具、食具、奶具以及床上用品均应消毒处理，接触患者和被患者污染的衣服、用物、分泌物、排泄物的前后均应及时洗手，保持皮肤清洁，选择纯棉、宽松衣物，勤换洗。

（4）保持环境卫生清洁，空气新鲜，经常开窗通风。

（5）避免与患者或有可疑症状者接触，不要随意使用别人的餐具或其他生活用品，尽量少去人口密集的公共场所，教导小儿勿随意将手放入口中。

四、风疹

风疹又称德国麻疹，是一种由副病毒引起的急性呼吸道发疹性传染病。以红色斑丘疹，枕后、颈、耳后淋巴结肿大，伴低热等轻微全身症状为特征。在大城市春季流行，多见于儿童及青年，潜伏期14～21天，平均18天，潜伏期有传染性，出疹后传染性迅速下降。

（一）一般护理

（1）建立传染病登记卡，根据规定及时据实上报。确诊后应实施空气传播的隔离，戴口罩，防止传染他人。

（2）安排病室时,同病种患者可安排同一病室,避免接触孕妇及未行免疫接种的儿童、青少年,防止传染。

（3）病室每天空气消毒 2 次,呼吸道分泌物、排泄物等应按消毒隔离原则处理。

（4）给予富含营养的高蛋白和维生素的流质或半流质饮食为宜,多饮水。切忌盲目忌口,造成营养不良和维生素缺乏,导致机体抵抗力下降,疾病康复减慢,甚至加重病情,引发并发症发生。

（5）监测生命体征,密切观察体温变化。高热者,应多饮水,每天测量 4 次体温,实施物理降温或药物降温,注意保暖。

（二）专科护理

1.病情观察与护理

（1）观察有无发热、咳嗽、流涕、腹泻、呕吐、头痛、咽痛等情况发生,应嘱患者注意休息,多饮水,饮食应清淡、易消化,如体温≥38.5 ℃,按高热护理,遵医嘱给予物理降温或药物降温。

（2）观察有无枕后、颈、耳后淋巴结肿大、触痛的情况。

（3）观察皮肤黏膜出疹及消退情况,一般发热 1～2 天后出现淡红色大小不一的丘疹、斑丘疹或斑疹,部分融合成片,先见于面部,第 2 天扩展至躯干和四肢,而面部皮疹消退,第 3 天躯干皮疹消退,第 4 天四肢皮疹消退。皮疹消退后不留痕迹。部分患者皮疹可持续数周或没有皮疹。

（4）注意风疹并发症的观察及护理。①风疹综合征:孕妇在妊娠 4 个月内患风疹,可发生流产、死产、早产或畸胎,加强对孕妇及育龄妇女的观察。②关节炎:成人及较大的儿童应注意有无关节肿痛情况,出现关节肿痛应注意卧床休息和保暖,减少活动,疼痛严重者遵医嘱给予止痛剂。③观察有无并发中耳炎、支气管炎、心肌炎、脑炎、紫癜的发生。

2.用药护理

根据患者病情遵医嘱给予退热药、止咳药等对症处理,同时观察疗效、药物作用及不良反应。

（三）健康教育

（1）本病传染期短,自皮疹出现后须隔离 5 天,必须外出时,应戴口罩,防止传染。

（2）对已确诊风疹的早期孕妇,应终止妊娠。

（3）儿童、青少年及易感育龄妇女可接种风疹减毒活疫苗。

（黄　慧）

第五节　色素障碍性皮肤病

正常皮肤颜色主要由皮肤内色素含量（皮肤内黑素、胡萝卜素、皮肤血液内的氧化与还原血红蛋白的含量）和皮肤解剖学上的差异而决定,黑素是决定皮肤颜色的主要色素。根据临床表现,一般将色素异常性皮肤病分为色素增加和色素减退两大类。本节介绍白癜风、黄褐斑的护理。

一、色素减退性皮肤病（白癜风）

白癜风是一种后天获得性色素脱失性皮肤病,以表皮、黏膜和其他组织内黑素细胞丧失为其特征,一般无自觉症状,白斑常呈乳白色,大小、形态不一,毛发可正常或变白,可局限于某些部位或散发、泛发全身。

(一)一般护理

(1)患者居住环境清洁、舒适、温湿度适宜。

(2)多食新鲜、清淡的绿叶蔬菜,多食猪肝、瘦肉、牛肉、黑色食物,忌食辛辣刺激性的食物,如酒、辣椒、葱,少食羊肉、肥肉、鱼虾海味,同时不食维生素 C 含量高的食物,如西红柿、山楂、杨梅等。

(3)治疗过程中及恢复期禁止应用刺激性强的化妆品或外用药,注意保护皮肤。

(4)告知患者心理情绪对疾病转归的影响,让患者尽量保持心情愉悦。学会控制自己的情绪,以提高治疗效果。

(二)专科护理

1.皮损护理

(1)避免强光刺激,外出时应注意防晒,外涂遮光剂,避免在日光下暴晒。

(2)避免机械性刺激,如压力、摩擦、烧伤、外伤,以防同形反应发生。

(3)表皮移植护理。①有同形反应及进展期的患者,患有糖尿病、末梢神经炎、瘢痕体质等的患者均不宜做此项治疗。②术后治疗部位保持清洁干燥,加压包扎 10 天内避免接触水,避免出汗。③观察伤口愈合情况,有无感染、术后瘢痕等不良后果。注意观察受皮区皮肤存活情况。④应告知患者术后供皮区、受皮区均有可能出现再生色素颜色不均匀。

2.用药护理

(1)应用糖皮质激素及免疫抑制剂和免疫调节剂时观察疗效及不良反应。

(2)进行期应慎用刺激性药物。

(3)应用叶酸和维生素 B_{12} 补充疗法和补骨脂及其衍生物疗法应结合日光或紫外线照射治疗。

(4)使用他克莫司联合准分子激光疗法,应观察疗效。

(5)遵医嘱、按疗程长期坚持用药,切不可私自减量或停药。

(6)中医药治疗应根据病情,辨证施治。

3.病情观察

(1)询问患者发病及加重的季节,一般春末夏初病情加重,冬季缓解。观察皮损的部位,任何部位均可发生,好发于暴露和摩擦部位,如颜面、颈部、腕部、前臂及腰骶部,口唇、龟头、阴唇、包皮内侧黏膜也可累及,部分女性患者白斑皮损沿神经节段单侧分布,少数泛发全身。白斑中毛发可变白也可正常。

(2)观察皮肤黏膜白斑情况,分辨是完全白斑或不完全白斑,境界是否清晰,有无向正常皮肤移形、扩大、境界模糊不清、易发生同形反应等进展期表现,进展期有时机械刺激如压力、摩擦、烧伤和外伤可继发白癜风;稳定期皮损停止发展,境界清楚的色素脱失斑,损害边缘色素增加。

(3)治疗过程中,注意观察患者的皮肤变化,如有红斑、水疱、烧灼感等,应立即告知医师处理。

(4)注意观察治疗后的效果。

4.心理护理

白癜风患者多因身体多处白斑或白发,导致对生活和工作失去信心,与人交流时缺乏自信,多存在较严重的抑郁、焦虑、自卑等不良情绪,严重影响了治疗效果,因而,护士应采用规范的语言,主动与患者沟通交流,了解患者的心理变化,并针对患者不同心理变化,给予指导,同时主动介绍治疗方法及过程,以消除患者的担忧,提高治疗的依从性。

(三)健康教育

(1)按要求合理饮食。饮食规律,忌食辛辣腥发和维生素 C 含量较多的食物,多吃花生、黑芝麻、黑豆、核桃、豆制品、瘦肉和颜色较深、味苦的蔬菜(如茄子、芹菜、苦瓜)及含铜、锌、铁等元素较多的食品。

(2)生活中可多使用一些铜制的器具或餐具,如铜碗、铜筷、铜勺等。但应注意不可过量补充铜元素以防引起中毒。

(3)要注意生活合理性和规律性,戒烟、戒酒。

(4)睡眠时间不宜太长,但也不宜熬夜,保持情绪稳定,精神愉快。

(5)避免机械性摩擦,避免损伤皮肤和曝晒,外出应涂遮光剂。

(6)指导患者按医嘱使用药物,坚持长期、按疗程用药,定期随诊复查。

二、色素增加性皮肤病(黄褐斑)

黄褐斑也称为肝斑,是面部黑变病的一种,是发生在颜面的色素沉着斑。黄褐斑形成的原因主要是因女性内分泌失调,精神压力大,各种疾病(肝肾功能不全、妇科病、糖尿病等),体内缺少维生素及外用化学药物刺激引起。

(一)一般护理

(1)尽量去除病因,积极治疗内分泌障碍和体内慢性疾病。

(2)饮食宜清淡,多饮水,多吃富含维生素 C 的蔬菜和水果,如西红柿、草莓、猕猴桃等。应戒烟忌酒,避免刺激性、光感性和加重色素沉着的食物,如咖啡、可乐、浓茶、芹菜、香菜、胡萝卜等。

(3)选择正确的面部护理方法。应选用无刺激性、具有淡斑作用的护肤品。外出时要遮阳,并涂防晒霜。

(4)保持乐观的心态,注意休息。平时可以适当参加轻松的文体活动,以放松心情。

(5)提供良好的睡眠环境,保证充足的睡眠时间,保持二便通畅。

(二)专科护理

1.皮损护理

(1)评估患者皮损的部位,常对称分布于颜面全部及颊部呈蝴蝶形,也可累及前额、鼻及口周或颏部,斑块大小不一、边缘清楚,呈黄褐色或深褐色,紫外线照射后颜色加重。常在春夏加重,秋冬季减轻。

(2)防日晒,外出时打伞、戴宽沿帽子或涂宽谱的防晒剂,选 SPF＞20、P＋＋以上的防晒剂,在强烈日光下每 2～3 小时涂 1 次,室内 4～5 小时涂 1 次,含激素、铅汞的化妆品不宜使用。

(3)可使用光子嫩肤技术,个别患者术后部分皮损可出现暂时的色素沉着,多数可随时间的推移而淡化(通常需要数月)。

(4)可使用熊果素、左旋维生素 C、精华素导入疗法淡化色斑。遵医嘱给予果酸剥脱术。

(5)遵医嘱局部外用曲酸膏、氢醌霜、0.025％维 A 酸。

2.用药护理

(1)外用药物:①0.025％维A酸可影响黑素生成,起到淡化色斑的作用。不良反应可见用药局部出现皮肤刺激症状,如灼感、红斑及脱屑,告知患者通常刺激症状可逐步消失。若刺激现象持续或加重,应遵医嘱间歇用药或暂停用药。涂擦时宜于晚间或睡前应用,防止日晒,避免与肥皂、清洁剂、含脱屑药制剂等共用,以免加剧皮肤刺激或干燥。哺乳期妇女、妊娠3个月内及眼部禁用,儿童慎用。②外用壬二酸能抑制酪氨酸酶,对功能亢进的黑素细胞有直接抑制作用和细胞毒作用,含有壬二酸成分的精华液应避光保存。③外涂氢醌霜,勿与眼睛接触,注意观察局部有无刺痛或烧灼感。

(2)口服药物:①遵医嘱给予胱氨酸、维生素C、维生素E口服,必要时可口服维生素A。维生素E长期大量服用可出现视物模糊、乳腺肿大、腹泻头晕、头痛恶心等症状。维生素C长期大剂量应用可引起停药后维生素C缺乏症,过多服用维生素C咀嚼片可致牙釉质损坏。②中药治疗应遵医嘱给予疏肝理气、健脾补肾、活血化瘀类药物,如逍遥散、六味地黄丸、补中益气丸、人参健脾丸等加减或祛斑颗粒、疏肝颗粒冲服。

3.心理护理

患者多存在抑郁、焦虑、自卑等不良情绪,导致对生活和工作均失去信心,与人交流时缺乏自信,严重影响了生活质量。因而,护士应采用规范的语言,主动与患者沟通交流,了解患者的心理变化,并针对患者的不同心理变化,给予指导,同时主动介绍治疗方法及过程,以消除患者的担忧,提高治疗的依从性。

(三)健康教育

(1)指导患者合理的饮食,保持大便通畅。

(2)调整好情绪,保持心情愉快,避免劳累、熬夜。

(3)积极治疗各种内科疾病,调理好女性内分泌环境,纠正月经不调,积极预防妇科疾病。

(4)应停用口服避孕药,改用工具避孕。

(5)禁忌使用含有激素、铅、汞等有害物质的化妆品和光感性药物。避免长期应用氯丙嗪、苯妥英钠等药物。

(6)防止热刺激及各种电离辐射,包括显示屏、荧光灯、X光机、紫外线照射仪等。慎用有创伤性的治疗,包括冷冻、激光、电离子,避免接触强酸、强碱等腐蚀性物质等。

(7)不滥用化妆品,尤其是不用劣质化妆品。

(8)面部发生皮炎要及时治疗,防止炎症性色素沉着。

(9)由于皮肤色素的改变是一个缓慢的过程,故无论是用药物治疗还是使用祛斑化妆品,都需要长期坚持治疗。告知患者要定期复诊,有问题及时咨询。

(10)避免日光照射面部,外出时应打伞或根据季节选择适宜的防晒品。

（黄　慧）

第六节 皮炎和湿疹

一、面部皮炎

面部皮炎多指发生于面部的接触性皮炎、激素依赖性皮炎、颜面再发性皮炎、染发皮炎、脂溢性皮炎。可由多种原因引起,包括接触动物、植物花粉、化学性物质、化妆品、染发剂、长期应用激素、日晒、尘埃、食用高糖高脂饮食、酗酒、疲劳、情绪紧张等。

(一)一般护理

(1)积极寻找致敏原因,迅速脱离接触一切可疑的致敏物质,当接触致敏物质后,立即用大量清水冲洗局部 10~30 分钟,将接触物洗去。

(2)饮食宜清淡,多食富含 B 族维生素的新鲜蔬菜、水果。面部皮炎急性期严格忌食辛辣腥发等易致敏与刺激性饮食,忌酒,尤其海鲜、牛羊肉会加重症状。脂溢性皮炎的患者,应减少高糖、高脂、辛辣食物的摄入。

(3)停用可疑化妆品,清水洗脸,避免一切不良刺激,做好防晒措施,忌用热水、肥皂水洗烫,忌搔抓,保持局部清洁、干燥,预防感染。

(二)专科护理

1.皮损的护理

(1)急性皮炎:轻度红肿、丘疹、水疱而无渗液时外用炉甘石洗剂。渗液少时可外用氧化锌糊剂。渗液明显时,可外用 3% 硼酸溶液、0.1% 依沙吖啶溶液冷湿敷,每天 2~4 次,每次 30~60 分钟。炎症较重、有渗出并发感染时,应使用冷气喷雾加庆大霉素溶液湿敷皮损处 20 分钟。

(2)慢性期,用冷气喷雾加中药面膜冷敷面部,外涂止痒剂,遵医嘱使用含有或不含有激素的霜剂。

(3)皮肤干燥者,可使用保湿剂,如保湿水、维生素 E 膏等,开始应少量使用并观察有无不适。

(4)脂溢性皮炎伴有睑炎者,应避免局部刺激,用棉签清洗局部,外涂四环素可的松眼膏。

2.病情观察

(1)观察颜面部有无潮红肿胀、瘙痒、丘疹、糜烂、水疱、渗出和灼热感等,不同的接触物质、部位、接触时间及个体差异决定了皮炎的反应程度。

(2)对于过敏体质的患者,初次使用某种化妆品时应非常慎重,事先应做皮肤斑贴试验,或在耳后及手臂内侧擦拭,每天 1 次,连续 5~7 天,如无变态反应方可使用。

3.用药护理

(1)遵医嘱用药,停用其他任何外用药物,停用面部护肤或化妆品。

(2)激素依赖性面部皮炎患者,在停用激素类药物或治疗过程中可出现红肿热痛等临床症状加重现象,这是激素反跳现象,可逐步减量停用含有激素成分的药物,亦可用弱效激素替代强效激素逐步减量,避免反跳现象。

(3)面部出现水疱、糜烂、渗液破溃时,禁忌外用带颜色的药物,以免留下色素沉着。

（4）使用抗组胺药物应告知患者不良反应，避免从事驾驶、高空作业等。

（5）长期使用糖皮质激素药物应观察不良反应。

4.心理护理

大多数患者，尤其是女性患者，往往会出现烦躁、焦虑、抑郁等心理。因此每次治疗前后，护士要与患者耐心沟通与交流，告知患者形象改变只是暂时的，介绍治疗期间注意事项和有关诊疗的情况，建立相互信任的护患关系，使其配合治疗与护理。

（三）健康教育

（1）向患者讲解疾病的病因、治疗、预防及日常护理的知识。

（2）指导患者掌握饮食宜忌。

（3）指导患者洁面的方法。保持面部皮损清洁，炎症明显时，指导患者洗脸不可用热水，用温凉水洗脸，勿用香皂或去脂明显的洗涤品，不可用力搓洗，洗后用毛巾轻擦吸干水分。枕巾应每天更换清洗。

（4）告知患者避免过冷、过热刺激，冬季可戴口罩。避免蒸桑拿，热蒸汽可扩张皮肤表面血管，加重面部炎症反应，避免到淡水泳池游泳，消毒氯会加重面部变态反应。

（5）急性皮炎期，停止使用化妆品，皮肤干燥时，可外用无刺激性的护肤水，以减少面部刺激。

（6）瘙痒时勿搔抓，可用冷水外敷，或用手轻轻拍打。严重时可口服抗组织胺药物。

（7）花粉过敏的患者，外出时可戴口罩。注意防晒，防止形成炎症性色素沉着。

（8）指导患者面部外用药物、化妆品时宜先选择局部少量使用，观察3～5天后，无刺激症状，方可逐步扩大使用范围。

（9）染发引起的面部皮炎，应注意避免洗发时，洗发水及头发接触面部，可采用仰头洗发，必要时可将所染头发剃除。

（10）脂溢性皮炎患者应劳逸结合，保持心情舒畅，避免情绪紧张。

（11）告知患者不要频繁更换化妆品，尽量选择不含香料、温和、无刺激性的护肤品。

二、湿疹

湿疹是一种常见的由多种内外因素引起的表皮及真皮浅层的过敏性炎症性皮肤病，以皮疹多形性、对称分布、剧烈瘙痒、反复发作为特点，易演变成慢性。可发生于任何年龄、任何部位、任何季节。根据临床症状分为急性、亚急性和慢性三期。急性期以丘疱疹为主的多种形态皮损，有渗出倾向。慢性期以苔藓样变为主。

（一）一般护理

（1）病室温湿度适宜，室温维持在20 ℃左右、湿度保持在50%～60%，人体感觉最舒适的环境，夏季开空调的时间不宜过长，冬季避免皮肤过度干燥，室内应使用加湿器。

（2）保持床单干燥、柔软、平整、无杂屑，随时清扫床上的痂皮、鳞屑等，减少刺激。

（3）避免接触变应原、花粉及宠物，被服应勤洗、勤晒，不宜到潮湿、灰尘较多的地方。避免接触易致敏的物质，室内不可摆放鲜花，输液时，使用脱敏胶布。

（4）给予患者高热量、高蛋白、高维生素、易消化及滋阴润燥的食物，滋阴、润燥、祛湿的食物有百合、梨、红枣、银耳、蜂蜜、豆浆、薏苡仁等。避免辛辣腥发的食物，禁止饮酒、浓茶、咖啡等易过敏与刺激性食物，母乳喂养的患儿母亲也应忌口。

（5）保持皮肤清洁、滋润，贴身义务选择穿纯棉、柔软、宽松、浅色衣物，勤换洗。每星期洗浴

1~2次,不可过频,不宜搓澡。急性进展期禁止蒸桑拿,洗浴时水温以38~40 ℃为宜,不宜过高。洗浴后应使用润肤剂。告知患者保护皮肤,避免搔抓、摩擦皮肤,防止感染。

(6)保持良好的情绪,突然的情绪变化可使瘙痒加重,避免不良心理刺激。因情绪为致病因素之一,告知患者保持稳定的心理状态至关重要。

(7)评估患者的睡眠情况,瘙痒严重影响睡眠时,应遵医嘱使用抗组胺或镇静药物。观察药物的疗效及睡眠的质量

(二)专科护理

1.皮损观察及护理

(1)急性期:①仅有红斑、丘疹而无渗出时,选用粉剂、洗剂,如炉甘石洗剂外擦。②当红肿、糜烂、渗出明显时,可选用溶液湿敷,如0.1%依沙吖啶溶液、3%硼酸溶液、蛇床子黄柏溶液等。③渗出不多时,可使用含有糖皮质激素的软膏、油剂或糊剂,如紫草油、雷糊等。④如果伴有感染,首先清洗创面,再用抗菌溶液湿敷,必要时光疗,如红光、微波等促进表面干燥。⑤若皮肤表面覆有厚痂,外用抗菌药软膏清除厚痂,然后给予溶液湿敷。若伴有水疱,首先清除水疱,再进行湿敷。

(2)亚急性期:渗出不多时,选用糊剂或油剂,如无糜烂者宜用乳剂或霜剂,若选用糖皮质激素,通常选弱效或中效。

(3)慢性期:选用乳剂、软膏、硬膏、酊剂、涂膜剂局部肥厚明显时可选用药物封包疗法,通常选中、强效糖皮质激素。

(4)婴儿湿疹面积较小的皮损可用糖皮质激素软膏,面积较大时可行肛门灌注中药方法;脂溢性湿疹的痂可外用植物油软化后去除。

2.瘙痒护理

(1)避免各种外界刺激,如抓、烫、肥皂擦洗,洗澡不宜过勤,洗浴后要涂擦护肤乳液或护肤油。

(2)局部瘙痒剧烈、皮肤温度高,可使用冷湿敷。

(3)转移患者的注意力,如听音乐、看电视或与亲友聊天等,感觉瘙痒难忍,可用手掌轻轻拍打,以代替抓挠。

(4)夜间瘙痒感觉加重,服药时间应在睡前1小时,睡前不要看刺激情绪的电视或书籍。

(5)内衣裤、鞋袜应宽大、透气、清洁、柔软,不用毛、丝、人造纤维等物品。

3.特殊部位护理

(1)皮疹发生在乳房部位,避免穿文胸、紧身内衣,乳房下皮疹渗出破溃时,应将乳房托起,暴露皮损,促进通风干燥,预防感染。

(2)皮疹发生在手部,应避免皮损接触水、污物等,使用强酸、强碱性洗涤剂时应戴手套。

(3)皮疹发生在足部,穿纯棉袜子,穿宽大的拖鞋,外出时穿宽松透气性好的鞋如布鞋。

(4)对于头部皮损较重的患者应将头发剃掉便于药物治疗。应选择纯棉、颜色浅的枕巾,每天更换清洗。

(5)对于外阴处有皮疹破溃者,应穿纯棉长裙,避免穿内裤,必要时使用支被架,减少摩擦,避免感染发生。

4.用药护理

(1)抗组胺药物可引起部分患者困倦,睡眠增多,对于老年合并内科病症的患者须注意鉴别。

（2）长期使用免疫抑制剂和糖皮质激素药物时，注意观察不良反应。

（3）指导患者正确按医嘱使用外用药物，注意外用药物的浓度，高效激素禁用于面部及外阴部皮肤。低效激素可用于面部，但不可长期应用，以免发生激素性皮炎。

5.心理护理

因病程长，反复发作，故患者心理负担重，对治疗缺乏信心，且剧烈的瘙痒使患者心情烦躁、坐立不安，所以应多关心、体贴、同情患者，耐心讲解湿疹发病的有关因素，介绍治疗成功病例，以解除患者的顾虑，增强信心，以良好稳定的心理状态接受治疗。

（三）健康教育

（1）积极寻找变应原，消除诱因。

（2）保持平和心态，避免不良心理刺激。告知患者保持稳定的心理状态至关重要。

（3）指导患者保持皮肤清洁、滋润，避免使用碱性强的洗护用品。

（4）指导患者掌握饮食宜忌，合理饮食，注意休息，劳逸结合，适当体育锻炼，增强体质。

（5）遵医嘱用药，本病和患者自身的身体状况密切相关，内科疾病应及时诊治。

（6）避免接触变应原、刺激源及易致敏物质，被服应勤洗、勤晒。①已知对尘螨过敏的患者，家中不要使用空调和地毯，经常开窗通风换气，减少室内花粉、尘螨、尘土、动物皮毛等浓度，不宜到潮湿、灰尘较多的地方。②保持良好的室内空气湿度与温度，避免过热及出汗。③病情反复应及时就诊。

（宋　延）

第七节　大疱性皮肤病

大疱性皮肤病是一组发生在皮肤黏膜以大疱为基本损害的皮肤病。本节主要介绍天疱疮、大疱性类天疱疮的护理。

一、天疱疮

天疱疮是一种与遗传、环境污染等因素有关的比较严重的自身免疫性疾病，特征为表皮棘层细胞松解，表皮内水疱形成，疱壁薄、易破裂、糜烂、结痂，渗出明显，口腔内糜烂，尼氏征阳性。天疱疮可分为四型：寻常型、增殖型、落叶型和红斑型。

（一）一般护理

（1）病情平稳期可住在普通病房，禁止与病毒感染患者同病室，如带状疱疹、Kaposi水痘样疹等患者。进行冲击疗法治疗时应安排单间，必要时实施保护性隔离，限制探视，防止感染。

（2）病室温度、湿度适宜，定时通风换气，保持空气新鲜。每天空气消毒1～2次。换药时，室温要提高，注意保暖，换药后更换床单，保持床单平整无渣屑、干燥清洁。

（3）饮食以易消化、无刺激性食物为宜。多食高蛋白、高热量、多维生素、低盐、低糖食物，加强营养，提高机体免疫力。忌食辛辣刺激性食物。大剂量应用糖皮质激素治疗时，应注意补钾、补钙、保护胃黏膜。鼓励患者多饮水，以补充因大量渗液导致的水分流失。口腔糜烂溃疡、进食困难者给予软食或流质饮食，少食多餐，保证营养物质的摄入。

（4）监测生命体征，密切观察病情变化。

（5）重症患者必须卧床休息，限制活动，加强生活护理，保持皮肤清洁，根据皮损的部位变换体位、拍背、按摩骨突处，促进局部血液循环，防止压疮和坠积性肺炎发生。

（6）评估患者睡眠及二便情况，保证有效的休息，大便通畅。

（7）选择宽大、柔软、棉质、颜色浅的贴身衣服，勤换洗，被子不宜过厚，保持床单平整、清洁，污染后要及时更换，必要时使用支被架，防止粘连、摩擦，影响皮损愈合。

（二）专科护理

1.皮损护理

（1）水疱处理应严格遵守无菌操作原则，疱液及时抽取。对于直径＞1 cm的水疱尽可能抽取疱液并保留疱壁。

（2）处理未感染的糜烂面可遵医嘱外涂抗菌软膏后给予无菌油纱贴敷，对于躯干部有大面积糜烂面者可外穿无菌油纱背心。渗液多时应每天清理面而，重新涂药后贴敷无菌油纱；渗液少时可不予更换外贴油纱。

（3）皮损有糜烂、渗液及脓性分泌物或恶臭时，及时进行清创处理，遵医嘱用1∶10 000高锰酸钾溶液药浴或0.1％依沙吖啶溶液清洗创衙、湿敷，视皮损情况外涂抗菌软膏或兄菌油纱贴敷。

（4）痂皮厚者应及时清除，可药浴或用油剂、软膏浸润软化后剪刀剪除，不可强行剥脱。

（5）皮损而积广泛，可采用暴露疗法。表皮剥脱处渗液多时也可用红外线、烤灯照射，每天1～2次，每次20～30分钟，使表面干燥结痂，促进愈合。床单被服应灭菌后使用。

（6）输液时用绷带固定输液针，勿用胶布粘贴皮肤，以免撕脱表皮。

（7）注意保暖，尤其在大面积换药时室内温度应保持在28℃～30℃，勿使患者受凉。

2.疼痛及瘙痒护理

（1）取舒适体位，尽量避免压迫创面。

（2）口腔糜烂严重者遵医嘱进餐前含局麻药漱口液（如地塞米松注射液10 mg、0.1％利多卡因注射液5 mg、庆大霉素注射液16万单位加入生理盐水500 mL）漱口，以缓解进食时疼痛；进餐后及时清洁口腔。

（3）如痂皮较厚，可给予油剂或软膏外涂，软化痂皮，防止干裂牵扯疼痛。

（4）转移患者的注意力，教会患者放松的方法，也可缓解疼痛及瘙痒的感觉，必要时遵医嘱使用药物治疗。

3.特殊部位观察护理

（1）观察口腔黏膜是否受累，根据分泌物培养结果，选择漱口液每天三餐后、睡前漱口，并加强口腔护理。根据口腔黏膜受累程度，给予易消化的软食，必要时给予流食或半流食，食物温度应避免过冷、过热，以减少对口腔黏膜的刺激，无法进食者可加用静脉营养。

（2）外阴部位受累者，用支被架隔开棉被与皮损，不穿内裤，暴露皮损处；便后用清水或1∶10 000高锰酸钾溶液清洗，必要时遵医嘱用0.1％依沙吖啶溶液湿敷20分钟，或烤灯照射20分钟，每天2～3次，外涂抗菌软膏。

（3）腋下、乳房下、腹股沟部位受累者，应保持局部通风，用0.1％依沙吖啶溶液或1.5％硼酸溶液湿敷20分钟，用可见光照射皮损，皮损干燥后外涂敏感的抗菌药物软膏，下次护理前用生理盐水清洗陈旧的药物及痂皮。

（4）观察有无真菌感染，如念珠菌感染等，重点观察口腔、会阴、腋、腹股沟、乳房下、臀裂、脐部等皮肤黏膜部位,还应注意内脏系统有无感染。局部皮肤黏膜感染外用制霉菌素制剂,阴道感染者外用制霉菌素栓剂,系统感染者口服克霉唑、酮康唑、氟康唑等。预防口腔感染给予肉桂溶液或4%碳酸氢钠溶液漱口。

4.用药护理

(1)早期应用糖皮质激素及激素减量时应注意观察有无新生水疱出现,原皮损部位渗出是否减少,尼氏征是否阳性;中后期应用糖皮质激素应注意观察其不良反应及并发症,如糖尿病、高血压、电解质紊乱、骨质疏松等。

(2)应用免疫抑制剂应注意观察药物的不良反应。

(3)静脉注射人丙种球蛋白治疗时,注意严格控制输液速度,观察有无输液反应。

5.密切观察病情变化

(1)寻常型天疱疮好发于口腔、胸、背、头部,严重者可泛发全身。典型皮损为外观正常皮肤上发生水疱或大疱,口腔黏膜受累几乎出现于所有患者,尼氏征阳性,易破溃,渗液多,可结痂。预后差,死亡率高,多累及中年人。

(2)增殖型天疱疮好发于腋窝、乳房下、腹股沟、外阴、肛门周围、鼻唇沟及四肢等部位。口腔黏膜损害较轻,尼氏征阳性,皮损破溃后易形成肉芽增生,皱褶部位易继发细菌和真菌感染,常有臭味。病程慢,预后较好。

(3)落叶型天疱疮好发于头面及胸背上部,水疱在红斑基础上,疱壁更薄,在表浅糜烂面上覆有黄褐色、油腻性、疏松的剥脱表皮、痂和鳞屑,如落叶状,可有臭味,多累及中老年人。

(4)红斑型天疱疮好发于头面、躯干上部与上肢等暴露或皮脂腺丰富的部位,多见于红斑鳞屑性损害,伴有角化过度,面部皮损多呈蝶形分布,预后良好。

6.心理护理

由于皮肤损害的泛发,患者易产生焦虑、恐惧、无助、濒死、绝望等不良情绪反应,护士应多与患者沟通、交谈,改变患者不正确的认知、不良的心理状态,调整患者情绪,调动主观能动性,建立信任,使患者感到安全,以良好的心理接受治疗及护理。

(三)健康教育

(1)遵医嘱用药,尤其长期服用糖皮质激素和免疫抑制剂要严格遵医嘱,不可随意减量和停药,以免加重病情。

(2)定期随诊,复查血常规、血糖、肝肾功能等。定期测量血压。

(3)保持皮损处清洁干燥,按医嘱外用药物。

(4)适当运动,加强锻炼,增加机体抵抗力,活动适量,防止骨折。

(5)病情有变化时,及时就医治疗。

(6)治疗期间应避免妊娠,如需怀孕请咨询医师。

(7)减少感染机会,避免着凉、感冒,远离呼吸道传染病患者。

(8)饮食避免过硬、过热、过冷的食物;尽量少食粗纤维、不易消化的食物,曾发生过消化道出血的患者尤其要严格遵守。

二、大疱性类天疱疮

大疱性类天疱疮(bullous pemphigoid,BP)是一种好发于老年人的自身免疫性表皮下大疱病,以紧张性大疱为特征,尼氏征阴性。本病病因未明,进展缓慢,如不予治疗可持续数月至数年,也会自发性消退或加重,预后好于天疱疮。

(一)一般护理

(1)病室整洁、空气新鲜,患者多为老年人,抵抗力低,室温一般保持 22～26 ℃,相对湿度保持在50％～60％,注意保暖。

(2)保持床铺清洁,床单干燥,无杂屑,每天 2 次湿式清扫,重症患者应随时清扫,污染的被服应及时更换。

(3)加强营养支持,给予易消化、无刺激性食物,多进食高蛋白、高热量、多维生素、富含营养的食物;对水疱、大疱数量多者应适当补充血浆或清蛋白,预防和纠正低蛋白血症。

(4)长期卧床患者,应加强生活护理。

(5)注意休息,适当活动,活动量以患者能耐受为宜。

(6)老年患者还应注意多饮水,多吃蔬菜、水果,保持大便通畅。

(二)专科护理

1.皮损护理

(1)口腔黏膜损害时,应加强口腔护理,饭前、饭后勤漱口,根据黏膜损害的程度及菌培养结果选用合适的漱口液,每天数次漱口,并配流食或半流食,食物温度不可过热。

(2)水疱处理应严格执行无菌操作原则,及时抽取疱液,按"疱液抽取法"进行处理。水疱处有感染时,应先使用抗菌溶液湿敷,每口 1～2 次,每次 20 分钟,再行抽取疱液,注意暴露皮损处,可使用鹅颈灯等对皮损部位进行照射,保持皮损干燥、清洁。

(3)局限性类天疱疮,可首选强效糖皮质激素霜剂,每天 2 次外涂。

(4)全身泛发者进行皮损护理时,要注意保暖,可分部位进行,避免着凉。

(5)保持皮肤清洁,避免搔抓,防止感染发生。

(6)皮损处糜烂、渗出时,应及时进行清创处理。详见"天疱疮"的护理。

2.用药护理

(1)糖皮质激素是治疗本病的首选药物,由于本病患者多为高龄,在治疗过程中必须注意观察和预防糖皮质激素的常见不良反应。外用强效糖皮质激素软膏冲击治疗,应根据体重和新发水疱数决定用药剂量和次数(最高剂量 40 g/d,每天 1～2 次至每周 2 次),均匀涂抹全身,但头面部除外。长期使用可使皮肤变薄、毛细血管扩张、局部感染机会增加,应注意不良反应的观察,及时对症治疗。

(2)使用免疫抑制剂(如环孢素)时,应注意高血压、肾功能损伤和高血钾的发生。

3.密切观察病情变化

(1)好发于胸腹部和四肢近端及手、足部,多见于 50 岁以上的中老年人,预后较好。

(2)典型皮损为在外观正常的皮肤和红斑的基础上出现紧张性水疱和大疱,疱壁厚,呈半球状,直径从 1 cm 至数厘米,成批出现或此起彼伏,尼氏征阴性,破溃后糜烂面常出现结痂,可自愈。

(3)观察水疱或血疱的性质,疱液是否澄清,是否有新发皮疹。

(4)观察患者有无自觉症状、伴瘙痒等。

(5)观察患者有无湿疹样或结节性痒疹样皮损。

(6)观察患者有无口腔黏膜损害。

4.心理护理

多与患者交谈,改变患者的不良心理状态,调整患者情绪,向患者介绍成功的病例,调动其主动性,积极配合治疗,有利于疾病早日康复。

(三)健康教育

(1)向患者介绍本病的诱发因素、疾病的发展过程、治疗方案及日常护理的知识。

(2)定期门诊复查,长期应用糖皮质激素或免疫抑制剂的患者,应严格遵医嘱使用,不可自行调整药物剂量。

(3)加强营养,提高免疫力,适当锻炼身体,注意休息。

(4)减少感染的机会,避免着凉、感冒、远离呼吸道传染病的患者。

(5)长期卧床患者应加强翻身、扣背、按摩骨突受压部位,防止发生压疮和肺部感染。

(6)教会患者观察糖皮质激素及免疫抑制剂的不良反应,如高血压、糖尿病、骨质疏松,定期复查血常规、肝肾功及血脂等检验项目。

（黄　　慧）

第八节　红斑、鳞屑性皮肤病

红斑、鳞屑性皮肤病是一组病因不明,以红斑鳞屑或丘疹鳞屑为主要临床表现,尚可有水疱、脓疱等损害。本节介绍银屑病、红皮病、多形红斑和扁平苔藓的护理。

一、银屑病

银屑病中医又名"白疕",俗称"牛皮癣",是一种常见的易于复发的慢性炎症性皮肤病。其症状初为针头或绿豆大小红色丘疹,逐渐扩大,有的丘疹互相融合形成斑片。表面覆盖有多层银白色鳞屑。春冬季易发或加重,夏秋季多缓解。感冒、精神紧张、酗酒、食用海鲜及牛羊肉、外伤等可诱发本病。临床上有4种类型:寻常型、脓疱型、红皮病型和关节病型。寻常型银屑病最常见,病情较轻。本病呈慢性经过。治愈后容易复发。

寻常型、关节病型银屑病患者按一般皮肤病护理常规护理。脓疱型、红皮病型银屑病患者根据病情按危重皮肤病护理常规护理。

(一)一般护理

(1)银屑病患者应避免与患有上呼吸道感染等有传染性疾病的患者同居一室,重症患者应实施保护性隔离,限制探视,避免感染或加重病情。

(2)病室空气新鲜流通,定期消毒,温湿度适宜,防止温度过高或湿度过低,加重皮损或瘙痒感觉。

(3)床铺保持平整、清洁、卫生,及时清扫皮屑,每天2次湿式清扫,鳞屑、痂皮多时,应随时清扫。

(4)鼓励患者进食高蛋白、高热量、高维生素、低脂肪饮食,如瘦肉、鸡蛋、豆制品及新鲜蔬菜、水果等,适当补含钙食物,多饮水。忌食海鲜、辛辣刺激性食物,禁饮酒、浓茶、咖啡、吸烟。

(5)保持皮肤清洁、滋润,贴身衣物选择柔软棉质、宽松、浅色为宜,勤换洗。避免搔抓、摩擦皮损,防止感染。

(6)卧床患者,应加强巡视,满足患者的生活需要,帮助患者把常用物品(水杯、手纸等)、呼叫器放于伸手可及的位置,方便患者使用。

(7)密切观察病情变化,每天测量生命体征,尤其是体温变化,高热时,观察全身皮损情况,患者应卧床休息,禁用酒精擦浴,以免刺激皮肤加剧疼痛。可采用温水浴或冰袋物理降温,使用药物退热时,观察降温效果,大量出汗时及时擦干,更换潮湿的被服,注意保暖,避免着凉,补充充足的水分。

(8)医护人员做各项操作时应严格执行无菌原则,并注意保护皮肤,减少损伤。脓疱型、红皮病型或长期服用维 A 酸类药物的患者,静脉穿刺时,先用纱布包裹皮肤,再扎止血带,穿刺后用纱布包裹输液针柄再胶贴固定或使用透明敷贴固定,同时注意保护血管,尽量避开皮疹处。

(二)专科护理

1.皮损护理

(1)头部皮损较重的患者应将头发剪短便于药物治疗,待痂皮软化剥脱后可根据患者意愿剃除头发。

(2)每次擦药前先清除皮损处鳞屑、痂皮等,有条件者宜先用温水洗去皮损处沉积的药膏和鳞屑,软化皮肤,利于药物的吸收(急性期除外)。蛎壳样的痂皮剥脱避免用手撕扯,应用剪刀修平,擦药时皮损肥厚处多加按摩,以利于药物吸收。

(3)急性进行期,勿使用刺激性强的药物,以免皮损急剧加重、扩散形成红皮病,避免搔抓或机械性刺激以防止同形反应(即旧皮损无消退,新皮损不断出现,皮损浸润炎症明显,周围可有红晕,鳞屑较厚,针刺、搔抓、手术等损伤可导致受损部位出现典型的银屑病皮损,称为同形反应)注意防晒,外出可打伞或戴帽子。

(4)大面积使用较强的角质剥脱剂或有毒的药物时,应警惕药物中毒。例如,擦芥子气或蒽林软膏时,每次不宜超过全身面积的 1/3,可分区涂擦不同药物,破损处禁忌涂擦,防止药物增加吸收而引起中毒反应。

(5)关节病型银屑病患者应注意保暖,避免接触冷水。根据病情,每天进行关节功能锻炼,逐渐增加活动强度和时间。

(6)银屑病患者伴有皮肤干裂时外涂油剂或软膏。

(7)药浴时,水温控制在 36~38 ℃,治疗时间为 15~20 分钟;女性经期、体弱及有严重心血管疾病不宜药浴;药浴过程中应加强巡视、观察患者,发现不良反应立即停止治疗;严格消毒浴盆,防止交叉感染。

(8)紫外线照射:临床上多用中波或长波紫外线进行局部或全身皮肤照射,是辅助治疗银屑病的常用物理疗法之一。全身照射时应注意保护眼睛和阴囊,可佩戴护目镜,阴囊部位给予遮挡等保护;治疗当日避免日晒,以免出现严重的红斑、水疱;口服光敏剂的患者注意胃肠道反应。

2.病情观察及护理

(1)观察皮损发生的部位、形态、大小、面积、颜色,有无伴随症状等。

1)寻常型银屑病,以四肢伸侧,特别是肘部、膝部和骶尾部最为常见,常呈对称性,初起皮损为红色匠疹或斑丘疹,逐渐扩展为境界清楚的红色斑块,呈多种形态,上覆厚层银白色鳞屑,刮除成层鳞屑,犹如轻刮蜡滴即蜡滴现象,刮去银白色鳞屑可见淡红色发光半透明薄膜即薄膜现象,剥去薄膜可见点状出血,后者南真皮乳头顶部迂曲扩张的毛细血管被刮破所致。蜡滴现象、薄膜现象与点状出血是银屑病的典型表现。

2)关节型银屑病除皮损外可出现关节病变,关节病变与皮损可同时或先后出现,任何关节均可受累,包括肘膝的大关节,指、趾小关节,脊椎及骶髂关节。表现为关节肿胀和疼痛,活动受限,严重时出现关节畸形,类风湿因子常阴性。X线显示软骨消失、骨质疏松、关节腔狭窄伴不同程度的关节侵蚀和软组织肿胀。

3)红皮病型银屑病表现为全身性皮肤弥漫性潮红、浸润肿胀并伴有大量糠状鳞屑,其间可有片状正常皮肤(皮岛),可伴有如发热、表浅淋巴结肿大等全身症状。病程较长,易复发。

4)脓疱型银屑病:①泛发性脓疱型银屑病,常急性发病,在寻常型银屑病皮损或无皮损的正常皮肤上迅速出现针尖至粟粒大小、淡黄色或黄白色的无菌性小脓疱,密集分布,可融合形成片状脓糊,皮损迅速发展至全身,伴有肿胀、疼痛和全身症状,可出现寒战和高热,呈弛张热型。患者可有钩状舌,指(趾)甲可肥厚浑浊。一般1~2周后脓疱干燥结痂,病情缓解,但可反复呈周期性发作。②局限性脓疱型银屑病,皮损局限于手掌及足趾,对称分布,掌部好发于大小鱼际,扩展至掌心、手掌和手指,跖部好发于跖中部及内侧。皮损为发生在红斑基础上的小脓疱,1~2周后脓疱破裂、结痂、脱屑,新脓疱又可在鳞屑下出现,时轻时重,经久不愈。甲常受累,可出现点状凹陷、横沟、众脊、甲浑浊、甲剥离及甲下积脓。

(2)治疗期间应观察有无新生皮疹或脓疱,关节活动情况,擦药时,应注意皮损的变化,如发现皮损面积扩大或加重时应停止擦药,同时报告医师。

(3)伴有大量脱屑的患者应注意观察其营养状况,有无低蛋白血症的出现,注意各项化验指标,如血清蛋白量等注意蛋白质的补充,选用优质蛋白如牛奶、鸡蛋、豆浆、猪瘦肉等,宜少食多餐。

(4)红皮病型银屑病、脓疱型银屑病的急性进展期时,应密切观察患者生命体征的变化,高热者按高热患者护理,可采用温水浴或冰袋物理降温。禁用酒精擦浴。

3.瘙痒的护理

避免用热水烫洗,切勿搔抓皮肤,防止继发感染,瘙痒明显时,可局部涂擦止痒药膏或用手轻轻按压、拍打皮肤,以减轻痒感。转移患者的注意力,如读书、听音乐、散步等。

4.关节的护理

(1)关节疼痛与肿胀:急性活动期应卧床休息,保持关节的功能体位,合理应用非药物止痛措施,如松弛术、皮肤刺激疗法(热敷、加压、震动),根据病情使用蜡疗、水疗、磁疗、超短波、红外线等物理疗法缓解疼痛。

(2)关节僵硬:鼓励患者早晨起床后行温水浴,或用热水浸泡僵硬的关节,而后活动关节,睡眠时可戴弹力手套保暖,减轻晨僵程度,根据患者的病情指导患者进行循序渐进的活动,避免发生关节强直。还可以按摩肌肉,防治肌肉痉挛。

(3)活动受限:护士应指导患者锻炼,使用适当的方法减轻关节的疼痛,再慢慢增进关节活动度,然后再做肌力训练,最后再加强耐力训练。训练患者做日常活动,包括饮食、更衣、洗漱等基本动作技巧,肢体锻炼如摸高、伸腰、踢腿及其他全身性伸展运动,配合理疗、按摩,增加局部血液循环,松弛肌肉,活络关节,活动苗应控制在患者能耐受程度,若活动后疼痛持续数小时,说明活动过量,应调整活动量,在症状基本控制后,鼓励患者及早下床活动,必要时提供辅助工具(如滑轮、弹簧、沙袋等)。

5.用药护理

(1)外用药的选用,应从低浓度向高浓度逐渐过渡急性期禁用刺激性强的外用药物。如必须使用时,用药前应小片皮肤试用。确认无刺激症状后方可使用。

(2)焦油类药物外用可抑制银屑病皮损,有异味并污染衣着,使用时应做好防护;主要不良反应有原发性刺激、毛囊炎、焦油痤疮及变应性反应等。

(3)蒽林软膏适用于静止或慢性银屑病斑,不可用于新出皮疹及炎症显著区,而部及糜烂区慎用,因其有肾毒性及刺激性,涂药时应从低浓度开始,并观察肾脏功能,擦药时避免入眼以防引起结膜炎。告知患者蒽林可使编织衣物永久着色,涂擦药膏时应做好防护;还可使头发和皮肤暂时着色。

(4)卡泊三醇软膏具有很强的抑制表皮细胞增殖并诱导其分化的能力,不宜用于面部。告知患者卡泊三醇水外涂头部时,需用毛巾等遮挡发际,以免流淌至面部、耳部。如有过敏者立即停药。

(5)他克莫司软膏可使用药处皮损红斑和浸润减轻,皮肤厚度减少,但部分患者使用后有强烈的皮肤烧灼和瘙痒感,数天后症状通常会减轻或消失,但有些患者会有持续灼热感,应注意观察。

(6)维A酸类药物主要毒副作用为致畸,告知育龄女患者用药期间及停药后的2~3年内要持续采取避孕措施。服药期间有唇、眼、鼻黏膜干燥,皮肤弥漫性脱屑及毛发脱落,告知患者可在唇、鼻黏膜及脱屑皮肤处涂擦滋润膏剂。长期服用还可出现血脂升高、肝脏损害等,告知患者服药期间定期随诊、化验检测。

(7)甲砜霉素的不良反应主要是骨髓抑制,食欲缺乏、恶心、呕吐、腹痛、腹泻等胃肠道症状。

(8)免疫抑制剂可引起口腔及胃肠道黏膜损害,骨髓抑制,肝、肾功能损害。用药过程中应遵医嘱定期检查血、尿常规及肝、肾功能。鼓励患者多饮水,以减少肾毒性,加速药物排泄输液过程中加强巡视,防止药液外渗。

(9)外用糖皮质激素应严格掌握用药指征,长期或大面积使用糖皮质激素时不可突然停药。以免引起反跳脱象用药过程中观察其对皮肤的不良反应,如延缓伤口愈合、膨胀纹、毛细血管扩张、细菌感染、糠秕孢子菌毛囊炎、激素性痤疮、激素性红斑、紫癜、多毛症等,发现异常后及时通知医师,给予对症治疗。

6.心理护理

患者常因疾病的迁延不愈、病情反复、加重产生悲观、焦虑、抑郁、情绪不稳定、易激惹,严重者厌世、轻生,对生活失去信心等不良情绪反应。良好的心理、稳定的情绪是治疗疾病的根本,所以护理人员要多与患者交流、沟通,了解患者的想法、顾虑。做好心理疏导,亦可采用非药物疗法,如音乐疗法、放松疗法、运动出汗、行为疗法(生物反馈)等,使患者放松心情,增加自信心,积极配合治疗。

(三)健康教育

(1)向患者讲解疾病的诱因、治疗方法、日常护理的知识,强调休息、治疗及锻炼的重要性。

(2)指导患者保持居室空气清新,适当锻炼身体,增强体质,预防感冒。

(3)指导患者规律生活,保持乐观情绪,不过度劳累,不上火、不熬夜。

(4)指导患者养成良好的生活习惯,保证睡眠时间和质量,合理饮食,忌食鱼虾类、牛羊肉等食物,戒烟、酒。

（5）掌握皮肤护理的方法，注意个人卫生，勤洗澡、修剪指甲。

（6）正确使用内服药、外用药，强调遵医嘱用药的重要性，坚持长期、规范用药，定期门诊随访，避免盲目用药而加重病情。

（7）避免各种诱发因素，如感冒、精神紧张、感染、寒冷、潮湿、过劳、外伤等诱因。

（8）关节型银屑病患者，加强预防跌倒的保护措施，家庭有防滑、防绊、防碰撞措施。多步行、游泳等，应避免剧烈、有危险的运动，要循序渐进，持之以恒。

二、红皮病

红皮病又称剥脱性皮炎，是一种严重的皮肤疾病。急性期全身皮肤呈弥漫性潮红、肿胀、渗液，亚急性和慢性期皮肤浸润肥厚，大量脱屑，引起本病的主要原因有银屑病、药物过敏、皮炎、湿疹、恶性肿瘤、毛发红糠疹、落叶性天疱疮、泛发型扁平苔藓、全身性皮肤癣病、挪威疥、真性红细胞增多症等，此外，尚有部分患者原因不明。

（一）一般护理

（1）积极查找并治疗原发病。

（2）避免与患有上呼吸道感染等有传染性疾病的患者同居一室，重症患者应实施保护性隔离，限制探视，避免感染或加露病情。

（3）室内空气新鲜、流通、定期消毒、温湿度适宜。

（4）根据原发疾病选择合适的饮食。鼓励患者进食高蛋白、高维生素易消化饮食如瘦肉、鸡蛋、豆制品及新鲜蔬菜、水果，适当补充含钙食物，注意补充水和电解质。忌食海鲜、辛辣刺激性食物，禁饮酒、浓茶、咖啡、吸烟。

（5）保持皮肤清洁、滋润，床铺平整、干燥，及时清扫皮屑；贴身衣物选择柔软棉质、宽松、浅色为宜，勤换洗。

（6）每天测量生命体征，尤其是体温变化，密切观察皮损变化。高热时，嘱患者多卧床休息，采用温水浴或冰袋物理降温，禁用酒精擦浴；使用药物退热时，观察降温效果，大量出汗时及时擦干，更换潮湿的病服，注意保暖，避免着凉，补充充足的水分。

（7）医护人员做各项操作时应严格执行无菌原则，并注意保护皮肤，减少损伤。皮损严重者，静脉穿刺时，先用纱布包裹皮肤，再扎止血带，穿刺后用纱布包裹输液针柄再胶贴固定或使用透明敷贴固定，同时注意保护血管，尽量避开皮疹处。

（二）专科护理

1.皮损护理

（1）急性期皮损鲜红、肿胀、菲薄，给予植物油（如甘草油、紫草油）、硅油、氧化锌油剂、糖皮质激素软膏外涂，以保持皮损的滋润。

（2）继发感染时，加用莫匹罗星、红霉素软膏、呋喃西林膏、氧氟沙星凝胶等抗菌药物。肿胀明显或有渗出时，可用0.1%依沙吖啶溶液或中药连柏煎剂湿敷。

（3）亚急性及恢复期针对瘙痒剧烈、大量脱屑予以矿泉浴、淀粉浴及米糠浴等，再给予外涂药膏，以避免皮肤干燥，保持皮肤滋润。

（4）伴有大片状脱屑，应用无菌剪刀将已脱落的大片皮屑剪除，严禁用手撕脱表皮。

2.病情观察及护理

（1）皮损观察：①急性红皮病，发病急骤，皮损初为泛发的细小密集斑片、斑丘疹，呈猩红热样或麻疹样,迅速融合成全身弥漫性潮红、水肿,以面部、肢端显著,伴大量脱屑,呈大片或细糠状,掌跖可呈手套或袜套样脱屑,手足四肢关节面出现皲裂,甚至出现脱发,口腔、外阴及褶皱部位常受累,出现糜烂、渗出,伴有剧烈瘙痒,经过 1~2 个月后皮肤逐渐恢复正常,留有色素沉着。也可伴高热、全身乏力、肝脾淋巴结肿大等全身症状。②慢性红皮病,表现为慢性弥漫性浸润性潮红、肿胀,上覆糠状鳞屑。患者可有畏寒、低热和高热交替,还易继发感染及消化道功能障碍、心血管病变、内分泌失调等。

(2)注意体温的变化,有无发热或低体温现象,高热者按高热护理或遵医嘱应用退热药,儿童忌用阿司匹林。低体温者应注意保暖,多饮温热水,避免寒冷刺激。

(3)观察有无黏膜损害,注意眼、口腔、外阴、尿道口及肛门周围等处有无肿胀、充血、糜烂,保持黏膜部位的清洁卫生。①眼部护理,每天用生理盐水棉球清洁眼周皮肤,外涂红霉素眼膏;眼睑不能闭合者,应用生理盐水湿纱布覆盖双眼,定时取下,每天数次滴眼药水;注意用眼卫生,及时用无菌棉签擦净分泌物,避免用脏手或不洁毛巾接触眼睛。②口腔护理,每餐后漱口,注意饮食卫生,温度适宜,避免冷、热刺激。③会阴护理,每天用温水清洁会阴;便后应清洗并使用湿巾轻轻拭干,穿纯棉、宽松的内裤;发生充血糜烂时可用抗菌溶液湿敷,避免摩擦刺激,必要时给予支被架撑起盖被,局部暴露,注意保护隐私。

(4)观察有无淋巴结、肝大、脾大、贫血;注意有无咳嗽、咳痰等肺炎表现。

(5)注意心率、脉律的变化,有无心衰症状。

(6)注意营养状况,有无低蛋白血症、负氮平衡等,应加强营养,给予高蛋白易消化的饮食,必要时给予静脉补充蛋白。

(7)观察有无代谢紊乱引起的头晕、乏力,加强看护,预防跌倒。

3.用药护理

(1)因药物过敏引起发病者要停用一切可疑药物。

(2)避免使用刺激性强的药物(如卡泊三醇、维 A 酸类等外用),以防加重病情。

(3)阿维 A 酯:主要毒副作用为致畸,告知育龄妇女用药期间及停药后的 2~3 年内要持续采取避孕措施。服药期间有唇、眼、鼻黏膜干燥。皮肤弥漫性脱屑及毛发脱落,可在唇、鼻黏膜及脱屑皮肤处涂擦滋润膏剂。长期服用还可出现血脂升高、肝脏损害等,嘱患者服药期间定期随诊,监测血脂、肝功、肾功、血细胞等指标。

(4)使用退热药时,如大量出汗,应及时补充水及电解质,注意观察、记录用药后体温变化。

4.心理护理

(1)根据患者的心理特点,做好针对性护理。向患者耐心解释发病的原因及不良的心态对疾病的影响,给予劝导、安慰、鼓励,使其安心治疗,树立战胜疾病的信心。

(2)建立良好的护患关系,言语亲切,多沟通交流,针对患者不同心理进行不同的教育与指导,使患者对教育内容能够理解、接受及依从。

(3)规劝家属要理解、关心、同情患者,避免在患者面前讲刺激性话语,增加患者及家属对医务人员的信任,积极协助患者配合治疗。

(三)健康教育

(1)向患者讲解疾病的病因、发展、转归及预后等知识。

(2)指导患者规律生活,劳逸结合,适当锻炼,增强抵抗力。

(3)指导患者调整心态,树立信心,保持乐观情绪。

（4）指导患者合理饮食，戒（限）烟酒。

（5）注意个人卫生，保持皮肤清洁、滋润。

（6）进行护理方法指导，正确使用内服、外用药，强调遵医嘱用药的重要性，坚持长期用药，定期门诊随访。

（7）洗浴时避免使用过热的水、碱性皂类，浴后涂擦润肤霜。

（8）避免各种诱发因素，如精神紧张，酗酒，食鱼虾类、羊肉等食物以及外伤等。

三、多形红斑

多形红斑为急性炎症性皮肤病，有自限性，皮疹多形，有红斑、丘疹、风团、水疱等，特征性皮疹为靶形损害即虹膜状皮疹，有不同程度黏膜损害，少数有内脏损害。根据病变的范围和症状轻重程度，临床上分为 3 型：红斑丘疹型、局限性水疱型和重症型。本病春秋季节好发，男性略多于女性，以 10～30 岁发病率最高，20％为青少年。病因尚不完全明确，已知的原因有病毒或细菌的感染，某些药物的应用（如磺胺类、巴比妥类、水杨酸盐类、苯妥英钠、疫苗、血清制品等），某些系统性疾病（如红斑狼疮、皮肌炎、结节性动脉周围炎、霍奇金病、恶性淋巴瘤、骨髓瘤等）均可引起本病。

（一）一般护理

（1）病室安静、整洁、温湿度适宜，室内空气新鲜，每天空气消毒 1～2 次。重症患者置于单人病房，实施保护性隔离，严格限制探视时间及探视人数。

（2）鼓励患者多饮水，尽快排除致敏药物，皮损面积大，渗出多者应鼓励患者多食高热量、高蛋白、高维生素、多汁易消化的食物，禁食辛辣腥发刺激性食物。口腔有糜烂、溃疡造成进食困难者，可遵医嘱先给予静脉胃肠外营养，然后再逐渐进食流食、半流食，并可适当加入治疗性膳食。

（3）监测生命体征，高热期间密切观察体温变化，避免使用药物降温，以冰袋物理降温为宜，同时观察、记录降温效果。发热出汗较多时，应及时擦干汗液，更换潮湿的病服，注意保暖，防止受凉。

（4）与患者共同查找变应原，去除可疑病因，停用可疑致敏药物，注意药物间有无交叉过敏，变应原一经确定应明确标识并详细告知患者及家属，避免再次接触变应原。

（二）专科护理

1.皮损护理

（1）保持皮肤黏膜的完整，保持全身干燥、清洁。

（2）眼、口腔、外阴的护理详见"重症药疹"。

（3）只有红斑、丘疹而无水疱渗出者，可用炉甘石洗剂或糖皮质激素霜剂。

（4）水疱和大疱者按"疱液抽取法"处理。

（5）有糜烂渗出伴感染者应先清创，再用 0.1％依沙吖啶溶液、3％硼酸溶液或黄柏、地榆煎液（黄柏、地榆各 30 g，水 2 000 mL）湿敷。

2.用药护理

（1）抗组胺药如氯雷他啶、西替利嗪、马来酸氯苯那敏等，服用这类药物可导致头晕、嗜睡、乏力、注意力不集中，还可出现黏膜干燥、瞳孔散大等不良反应，服用这类药不应从事驾驶及高空危险作业，另外，个别药过量使用有严重的心脏毒性作用。

（2）维生素 C 及钙质有参与机体代谢、抗炎、抗过敏及镇静止痒的作用，静脉注射钙剂时勿漏出血管外,以免引起组织坏死,注射速度应缓慢,注意观察脉搏。避免发生心搏过强、心律失常或心搏停止于收缩期。

(3)大剂量使用糖皮质激素时应密切观察不良反应。

(4)抗菌药物应根据病情严格按医嘱使用,应用青霉素和头孢菌素类的患者注意询问过敏史并按要求做过敏试验,观察有无过敏现象;氨基糖甙类如链霉素、庆大霉素等对肾脏、听神经有不同程度的毒性作用,应多饮水,观察听力有无政变;大环内酯类如红霉素、罗红霉素、阿奇霉素等有胃肠刺激性,宜饭后服用;喹诺酮类如氧氟沙星,治疗中如出现皮疹、瘙痒应立即停药并报告医,对用药时间长者应定期检查血常规及肝肾功能。

3.病情观察及护理

(1)观察有无畏寒、发热、头痛、关节及肌肉酸痛等前驱症状。

(2)观察皮损的形态,有无红斑、丘疹、斑丘疹、水疱、大疱、紫癜和风团等;观察有无新生皮疹,皮损有无破溃糜烂及渗出,观察有无黏膜损害如口腔、鼻、咽、眼、尿道、肛门、呼吸道等。①红斑-丘疹型,多发于面颈部和四肢远端伸侧皮肤,口腔、眼等黏膜较少发生,典型表现为暗红色斑或风团样皮损,中央为青紫色或为紫癜,严重时出现水疱,形如同心圆状靶形皮损或虹膜样皮损,融合形成回状或地图状。自觉瘙痒或轻度疼痛、烧灼感,可留有暂时性色素沉着。②水疱-大疱型,常伴有全身症状,除四肢远端外,可向心性扩散至全身,口、鼻、眼、外生殖器黏膜可发生糜烂,渗出较严重,常发生浆液性水疱、大疱或血疱,周围有暗红色晕。③重症型,又称 Slevens-Johnson 综合征,发病急,全身症状严重,皮损为水肿性鲜红色或暗红色虹膜样红斑或瘀斑,相互融合,泛发全身,其上有水疱,大疱和血疱,尼氏征阳性,累及口鼻、眼、外阴、肛门黏膜,出现红肿、糜烂、溃疡,累及呼吸道、消化道黏膜可导致支气管肺炎、消化道出血等,可并发坏死性胰腺炎、肝肾功能损害,也可继发感染引起败血症,如不及时抢救,可危及生命。

4.疼痛护理

急性期应卧床休息,协助患者取舒适体位,合理应用非药物止痛措施,如松弛术、皮肤刺激疗法(冷敷、热敷、加压、震动),根据病情使用蜡疗、水疗、磁疗、超短波、红外线等物弹疗法缓解疼痛,疼痛明显者遵医嘱使用止痛药物并观察疗效。

5.瘙痒护理

避免用热水烫洗,切勿搔抓皮肤,防止继发感染,瘙痒明显时,可局部涂擦止痒药膏或用手轻轻按压、拍打皮肤,以减轻痒感。转移患者的注意力,如读书、听音乐、散步等。

6.心理护理

(1)针对患者心理状态、情绪不同,采取个性化疏导、安慰、暗示等手段,进行心理护理。

(2)患者卧床期间可听音乐、广播等,也可让家属为其读报,增加感官刺激,还可增加患者与家属沟通和交流的机会。

(三)健康教育

(1)向患者介绍疾病的病因、治疗方法、预防、日常护理的知识。

(2)按时门诊复查,如有病情变化随时就诊。

(3)保持心情舒畅,避免情绪刺激。

(4)按要求进行饮食调护。

(5)保持全身皮肤清洁,宜用温水洗澡,勤换内衣内裤。

(6)牢记变应原,避免再次使用致敏药物。

四、扁平苔藓

扁平苔藓(lichen planus,LP)是一种发生于皮肤、毛囊、黏膜和指(趾)甲的特发性炎症性皮肤病,典型皮损为多角形紫红色扁平丘疹,好发于四肢屈侧,黏膜常受累,病程慢性。病因尚不清楚,有自身免疫、遗传、病毒感染、精神因素、药物等可能与本病的发生及加重有关,部分患者可合并自身免疫性疾病(如白癜风、桥本氏甲状腺炎、结缔组织病及恶性肿瘤等)。本病临床上可分为多种亚型,如急性泛发性扁平苔藓、慢性局限性扁平苔藓、色素型扁平苔藓、肥厚型扁平苔藓及大疱型扁平苔藓等。

(一)一般护理

(1)室内空气清新、温湿度适宜,冬季避免空气干燥,湿度保持在 50%～60% 为宜。

(2)保持皮肤清洁、滋润,避免搔抓及烫洗等刺激。

(3)详细了解发病前的用药史,应停用可能诱发本病的药物。

(4)口腔扁平苔藓患者,牙填充材料等要去除。

(5)饮食宜清淡,限制烟、酒及刺激性食物。对于口腔糜烂、进食困难者应给予半流食或流质饮食,食物温度不可过热,以免引起口腔黏膜充血。

(6)光线性扁平苔藓患者应尽量避光或用遮光剂。

(二)专科护理

1.皮损护理

(1)发生于四肢屈侧者,保持皮肤清洁、滋润,避免搔抓,引起感染。可外涂糖皮质激素软膏、0.1% 维 A 酸软膏等,皮损密集成片或融合成斑块,可应用局部封闭治疗。有皮损感染者,给予抗菌溶液湿敷,对症治疗。

(2)累及口腔颊黏膜,可见糜烂型口腔损害,保持口腔清洁,进食后用清水漱口,对于口腔卫生较差者,进行全口洁治,去除牙石及附着的菌斑。选用 0.1% 利多卡因或 0.1 mg/mL 地塞米松溶液在餐后及睡前漱口以缓解症状,加强口腔护理,每天 2 次;亦可选用雾化吸入,药物成分为 200 mL 生理盐水＋10 mg 地塞米松注射液＋16 万单位庆大霉素＋5 mL 0.1% 利多卡因注射液,取 7～10 mL 放入雾化吸入面罩进行吸入,每次 15～20 分钟,每天 1 次,连续 7～10 天;还可使用曲安奈德注射液 20 mg/mL＋2% 利多卡因 2 mL 混合,在病损区基底部注射 0.5～1 mL 进行局部封闭治疗,治疗期间常规给予 2% 碳酸氢钠漱口,每天 2～3 次,每周封闭 1 次,4 周为 1 个疗程,同时辅以抗真菌药物治疗。

(3)累及头皮者可造成永久性脱发,外用 2%～5% 米诺地尔溶液外擦,每天 1～2 次,保持头皮清洁,每周清洗 2 次为宜。

(4)累及指(趾)甲者可见甲板增厚或变薄,出现纵沟、甲翼状赘肉,进而萎缩引起脱甲,可外用 0.05% 维 A 酸软膏局部封包。每晚 1 次,连用 1～2 个月,保持指甲清洁,及时修剪,不可修剪过短,以免损伤甲床及周围皮肤。

2.病情观察

观察皮损发生的部位、形态、大小,自觉症状。

(1)四肢屈侧皮损典型表现为高起的紫红色扁平丘疹、粟粒至绿豆大小或更大,多角或圆形,界限清楚,表面有蜡样薄膜,可见白色光泽小点或细浅的白色网状条纹,密集融合成片或斑块,急性期可出现同行反应,常伴瘙痒。

（2）累及口腔颊黏膜，出现白色网状条纹，融合、增大及出现糜烂。

（3）头皮损害可造成永久性脱发。

（4）累及甲部，可出现甲板增厚或变薄，出现纵嵴、纵沟或甲翼状胬肉，还可引起脱甲。

3.瘙痒护理

避免用热水烫洗，切勿搔抓皮肤，防止继发感染。瘙痒明显时，可局部涂擦止痒药膏或用手轻轻按压、拍打皮肤，以减轻痒感。转移患者的注意力，如读书、听音乐、散步等。严重瘙痒患者，可用抗组胺药。

4.用药护理

肥厚型或皮损泛发可口服糖皮质激素（泼尼松）或维 A 酸类药物（如阿维 A），亦可应用氯喹、羟氯喹或氨苯砜，也可酌情选用免疫抑制剂、免疫调节剂、生物制剂等。若使用甲硝唑或灰黄霉素时，须注意监测其不良反应。

5.物理治疗

可采用 PUVA 治疗或窄谱 UVB 治疗，液氮冷冻可用于口腔扁平苔藓的患者，损害常在 3 周内痊愈。激光治疗用于肥厚型斑块及疣状增殖型扁平苔藓，红斑鳞屑型损害。可用氩离子激光器照射治疗。

6.心理护理

护理人员应主动与患者及家属沟通，给予关心、理解、支持，向患者说明坚持配合治疗，本病是可以治愈的，消除其不良情绪。

（三）健康教育

（1）向患者讲解疾病的相关知识，包括病因、治疗方法等。

（2）定期门诊复查，坚持巩固治疗。

（3）消除或减轻精神紧张等因素，给予正确的心理疏导，稳定患者情绪，树立其战胜疾病的信心，提高生活质量。

（黄　慧）

参 考 文 献

［1］樊超.皮肤病诊疗与传染病防治［M］.天津:天津科学技术出版社,2020.

［2］徐顺明,蔡茂庆.过敏与过敏性皮肤疾病［M］.上海:上海浦江教育出版社,2021.

［3］吴艳华,李其林.常见色素性皮肤病的中西医结合诊疗［M］.广州:暨南大学出版社,2022.

［4］李红毅,陈达灿.皮肤病学［M］.北京:科学出版社,2020.

［5］陈洪铎.皮肤性病学［M］.北京:人民卫生出版社,2021.

［6］于群.皮肤科常见病诊疗学［M］.长春:吉林科学技术出版社,2019.

［7］王伟,刘颉.现代皮肤病临床诊治策略［M］.北京:科学技术文献出版社,2020.

［8］陈华.现代皮肤病诊疗与护理［M］.长春:吉林大学出版社,2019.

［9］常建民.色素性皮肤病［M］.北京:中国科学技术出版社,2020.

［10］党林,马珊珊,周瑾,等.新编皮肤性病学［M］.开封:河南大学出版社,2021.

［11］刘玉磊,严晓峰,赵珉.皮肤科疾病诊疗学［M］.南昌:江西科学技术出版社,2019.

［12］罗玮,张旭,王明.现代皮肤病与性病学［M］.昆明:云南科技出版社,2020.

［13］王雷.皮肤病理学［M］.南京:江苏凤凰科学技术出版社,2021.

［14］刘学伟.新编皮肤性病诊疗学［M］.北京:中国纺织出版社,2019.

［15］董秀平.皮肤病诊断与治疗方法［M］.天津:天津科学技术出版社,2020.

［16］李如珍.临床皮肤性病诊治学［M］.天津:天津科学技术出版社,2021.

［17］黄南.现代皮肤病诊疗学［M］.天津:天津科学技术出版社,2019.

［18］丁小洁.临床皮肤病的治疗技术［M］.重庆:重庆大学出版社,2020.

［19］王昱捷.皮肤病性病诊治与预防策略［M］.天津:天津科学技术出版社,2021.

［20］苏江维.皮肤性病中西医结合诊疗学［M］.武汉:湖北科学技术出版社,2019.

［21］曹璨.皮肤病诊疗思维与临床实践［M］.长春:吉林科学技术出版社,2020.

［22］郭晓亮.皮肤病临床诊疗基础与进展［M］.长春:吉林科学技术出版社,2019.

［23］唐隽.临床皮肤性病基础和诊疗实践［M］.北京:科学技术文献出版社,2019.

［24］徐丽.临床皮肤性病综合诊疗学［M］.长春:吉林大学出版社,2019.

［25］付伟.实用皮肤病诊疗及预防护理［M］.长春:吉林大学出版社,2020.

［26］石海燕.皮肤性病科临床诊疗实践［M］.北京:科学技术文献出版社,2019.

［27］贺东杰,胡章一,常晶.实用皮肤病与性病学［M］.北京/西安:世界图书出版有限公司,2019.

［28］李姝文.实用常见皮肤病诊疗常规［M］.上海:上海交通大学出版社,2019.

［29］李如珍.临床皮肤性病诊治学［M］.天津：天津科学技术出版社，2021.

［30］姚战非.新编皮肤病临床诊疗精要［M］.哈尔滨：黑龙江科学技术出版社，2018.

［31］侯曼莉.新编皮肤病诊疗学［M］.天津：天津科学技术出版社，2018.

［32］辛德辉.皮肤科疾病诊断与治疗方法［M］.北京：中国纺织出版社，2021.

［33］邱雁.皮肤病性病诊疗与临床护理学［M］.昆明：云南科技出版社，2018.

［34］徐丽，李侠，王立鹏.临床皮肤性病基础与诊疗实践［M］.南昌：江西科学技术出版社，2018.

［35］冯雪梅，张东兴，郭双子.皮肤学临床诊疗新进展［M］.天津：天津科学技术出版社，2018.

［36］沈建平.中国麻风联合化疗的历史变迁［J］.中国麻风皮肤病杂志，2023，39(6)：466-470.

［37］陈爱红，童晓玲.小儿手足口病的综合预防与治疗干预措施对手足口病治疗效果分析［J］.贵州医药，2023，47(4)：527-528.

［38］陈晓明，刘华之，曾小青，等.米糠药浴联合卡泊三醇软膏治疗寻常型银屑病的临床效果［J］.中国当代医药，2023，30(7)：62-65，69.

［39］陶笑然，王再兴.抗 MDA5 抗体与皮肌炎相关性研究进展［J］.中国麻风皮肤病杂志，2023，39(4)：297-300.

［40］白雨，王红.硬皮病的中西医外治疗法研究进展［J］.中国医药科学，2023，13(7)：63-66.